# TRAITÉ

## THÉORIQUE ET PRATIQUE

# DES BLESSURES

## PAR ARMES DE GUERRE.

RELATION CHIRURGICALE DU SIÉGE DE LA CITADELLE D'ANVERS; par A. Paillard. Paris 1833. in-8.                                    3 fr. 5o

TRAITÉ DES APONÉVROSES, ou Description complète des membranes fibreuses désignées sous ce nom, par A. Paillard. Paris 1827 in-8.                3 fr. 5o

PARIS. IMPRIMERIE DE COSSON,
Rue Saint-Germain-des-Prés, 9.

# TRAITÉ

## THÉORIQUE ET PRATIQUE

# DES BLESSURES

## PAR ARMES DE GUERRE,

RÉDIGÉ

D'APRÈS LES LEÇONS CLINIQUES

### DE M. LE BARON DUPUYTREN,

Chirurgien en chef de l'Hôtel-Dieu,

ET PUBLIÉ SOUS SA DIRECTION

## Par MM. les docteurs A. Paillard et Marx.

## TOME PREMIER.

**PARIS.**

J.-B. BAILLIÈRE,

LIBRAIRE DE L'ACADÉMIE ROYALE DE MÉDECINE,

Rue de l'École-de-Médecine, n° 13 bis.

LONDRES, MÊME MAISON, 219 REGENT STREET.

**1834.**

# PRÉFACE.

—

L'OUVRAGE que nous publions doit sa naissance aux combats de juillet 1830. Les nombreux blessés par armes à feu qui affluèrent alors à l'Hôtel-Dieu de Paris, engagèrent M. *Dupuytren* à exploiter la circonstance au profit de l'instruction des élèves qui viennent en foule suivre chaque jour ses visites et son cours de clinique chirurgicale. Il fit donc, à cette époque, une série de leçons uniquement consacrées à la description et au traitement des blessures faites par les diverses armes de guerre, et principalement de celles qui sont produites par des armes à feu.

Certaines parties de la chirurgie ont un caractère de spécialité tellement tranchée, qu'il fallait en effet un concours de circonstances toutes particulières pour en faire l'objet de leçons suivies. Les blessures par armes à feu sont surtout dans ce cas. On a rarement dans la pratique de la vie civile, et dans les hôpitaux mêmes, l'occasion d'en voir assez d'exemples pour pouvoir établir des préceptes généraux. Depuis 1814 et 1815 on ne voyait que de loin en loin quelques unes de ces blessures, résultats

ordinaires de duels, de tentatives de suicide ou
d'assassinats. On conçoit facilement que ce n'était
point en présence de quelques cas isolés seulement
que M. *Dupuytren* pouvait développer d'une manière
complète la théorie et la pratique de la chirurgie
à l'égard des blessures par armes à feu. Il a fallu
les combats sanglans de juillet 1830, pour fournir à notre illustre maître l'occasion de nous
faire des leçons spéciales sur ce sujet. Rappelant
alors ses souvenirs de 1814 et de 1815, recher-
chant les nombreuses observations faites par lui
et par ses élèves à cette époque de nos désastres
militaires, les réunissant et les comparant à celles
qui furent soigneusement recueillies à l'Hôtel-
Dieu de Paris pendant les journées de juillet 1830,
et à la maison de convalescence de Saint-Cloud,
M. *Dupuytren* satisfit l'impatience de ses élèves et
d'une foule de jeunes médecins et chirurgiens na-
tionaux et étrangers, en faisant un grand nombre
de leçons sur les blessures faites par armes de
guerre.

Voici à peu près comment s'exprima M. *Dupuytren* à l'ouverture de ce que nous pourrions bien
nommer son cours sur cette importante partie de
la chirurgie :

« Messieurs, vous m'avez demandé quelques
leçons sur les blessures par armes de guerre ;
vous avez pensé que ces leçons ne seraient point
inutiles à votre instruction ni sans intérêt pour

la science. Votre vœu sera accompli, autant du moins qu'il est en moi de le faire, et je sacrifierai avec plaisir le peu d'instans que me laissent des travaux sans cesse renaissans pour mettre l'histoire de ces blessures au niveau des progrès qui ont été faits depuis un certain nombre d'années dans les autres branches des sciences médicales. Au désir de satisfaire à votre demande, se joint un autre motif tout-puissant dans le cœur d'un Français : la guerre étrangère peut éclater d'un moment à l'autre (1); les jeunes élèves formés par nos écoles peuvent être appelés à prodiguer sur le champ de bataille les secours de la chirurgie aux défenseurs de notre patrie et de notre indépendance.

» L'expérience d'autrui ne saurait tenir lieu de l'expérience personnelle, et nous n'eussions probablement pas entrepris ces leçons si nous n'avions eu à vous entretenir que de celle des auteurs. Il nous fallait des occasions de voir, d'observer et d'agir par nous-même. Les combats sont venus nous trouver, et la fatalité les a multipliés autour de nous au point de ne nous laisser rien à désirer. Enfant et encore au collége, je ne pus voir les blessés provenant des combats qui eurent lieu lors de la prise de la Bastille en 1789, ni ceux du 10 août

(1) C'est à la fin d'août 1830 que M. *Dupuytren* prononçait ces paroles. On sait qu'à cette époque tout faisait présager une guerre prochaine et générale.

1792 : ceux *du* 13 *vendémiaire* n'ont laissé que de faibles souvenirs dans ma mémoire. Néanmoins elle me rappelle encore quelques faits curieux que j'eus l'occasion d'observer à l'hôpital de la Charité, où j'étais alors élève sous un maître célèbre, M. *Boyer.* Mais c'est surtout à la suite de la double invasion du territoire français en 1814 et 1815, et à la suite des mémorables combats de juillet 1830, que j'ai pu acquérir cette expérience sans laquelle je n'eusse probablement pas entrepris des leçons qui ne seraient sans elle qu'une froide répétition des principes consignés dans les auteurs.

En 1814, l'abus de la victoire et l'épuisement qui en fut le résultat, amenèrent jusqu'au cœur de la France les ennemis tenus depuis long-temps loin de ses frontières. Des combats meurtriers, mais non sans gloire, firent refluer sur Paris un grand nombre de blessés. Les hôpitaux et tous les établissemens hospitaliers sans distinction, en furent encombrés; mais le combat qui en fournit le plus fut celui qui eut lieu sous les murs de la capitale. Il me sera peut-être permis de rappeler ici la part que j'ai prise avec un certain nombre de mes jeunes collègues (1), aux soins qui furent donnés aux braves défenseurs de notre pays. On prévoyait depuis long-temps que, malgré leur courage, nos soldats épuisés, et succombant sous le

(1) MM. *Cruveilhier, Breschet, Lebreton, Hussenet, Marx, Devienne,* etc., etc.

nombre, ne pourraient empêcher l'ennemi d'arriver sous Paris. Ce jour fatal arriva, et le 30 mars, le bruit du canon annonça dès le matin que le sort de l'empire allait être décidé; dès lors nous n'eûmes qu'une pensée, ce fut d'aller secourir les victimes de la guerre. La visite ordinaire des malades de l'Hôtel-Dieu fut faite dès cinq heures du matin, et, libres de ce devoir, bien munis de brancards, d'instrumens, de pièces d'appareils et de pansemens, nous nous acheminâmes dès sept heures vers *la Villette*, village situé entre les buttes Montmartre et Chaumont, et servant de centre et d'appui aux lignes françaises; nous nous établîmes dans une maison abandonnée et pourvue d'une vaste cour. Là, depuis huit heures du matin jusqu'à cinq heures et demie du soir, nous reçûmes du champ de bataille, nous pansâmes et opérâmes, sous le feu de l'ennemi dont les balles et les boulets atteignirent plus d'une fois les murs de la maison qui nous servait d'abri, plus de douze cents blessés que nous fîmes diriger ensuite sur les principaux établissemens de Paris. Un assez grand nombre de blessés nous restaient encore à panser, lorsqu'à cinq heures du soir le bruit des armes qui se rapprochait de plus en plus, et de nouvelles blessures reçues à la porte de notre ambulance par les malheureux militaires déjà atteints par le feu de l'ennemi, et qui attendaient leur tour pour être pansés, nous firent sentir la nécessité d'opérer notre retraite sur Paris. Mais, retenus par les vives sollicitations des blessés qui gisaient au milieu de la cour, et

qui nous conjuraient de ne pas les abandonner sans
secours, nous prolongeâmes encore notre séjour dans
ce lieu, jusqu'à ce qu'enfin un boulet de canon vint
enlever sur le seuil même de la porte de notre maison, les deux jambes à un capitaine de la garde
nationale de Paris, qui, après avoir vaillamment
combattu, emportait dans sa retraite un blessé sur
son dos. Nous dûmes donc nous retirer; et ce ne fut
pas sans peine que nous obtînmes de rentrer dans
la ville que nous avions quittée le matin. Les bar-
rières étaient fermées, et nous fûmes obligés de les
escalader, au risque d'être pris pour des ennemis.
Nous fûmes reconnus heureusement par M. le chef
de bataillon *Taupin*, mon ancien camarade d'études
à l'université : alors les portes nous furent ouvertes.
Une fois rentrés dans Paris, nous nous empressions
de retourner à l'Hôtel-Dieu, sur lequel nous avions
fait diriger nos plus graves blessés, lorsque nous
rencontrâmes à trois cents pas environ en dedans
de la barrière, une ambulance établie par la garde
impériale; nous nous y arrêtâmes pendant une heure
encore, pour aider et remplacer les chirurgiens de
la garde, qui, apprenant qu'on capitulait avec l'ennemi pour livrer la ville, se disposaient à effectuer
leur retraite avec l'armée; parmi ces chirurgiens se
trouvait Louis-Joseph *Sanson*, un de mes anciens
disciples à l'Hôtel-Dieu, et depuis devenu mon col-
lègue dans le même établissement. Nous rentrâmes
enfin dans cet hôpital, où nous ne cessâmes pendant
plusieurs jours et plusieurs nuits de donner nos

soins aux malades qui affluaient de toutes parts, et qui avaient pris dans presque toutes les salles la place des malades de la ville. A la suite de ces premiers soins, nous ne cessâmes pendant plus de six mois d'être occupés, tant de ces malades, que de ceux qui arrivèrent successivement des hôpitaux et hospices des départemens (1). Plus de cinq cents observations furent recueillies sur les cas les plus importans qui se présentèrent à nous pendant cette longue période ; les plus remarquables de ces observations seront souvent rappelées dans le cours de ces leçons.

» Les combats de 1815 furent, pour ainsi dire, une suite de ceux de 1814, et, si on en excepte les batailles de *Ligny* sous Fleurus et celle de *Waterloo*, livrées d'ailleurs sur les frontières de la Belgique, aucun combat de quelque importance n'eut lieu près de Paris, et n'amena dans les hôpitaux de la capitale un grand nombre de blessés. Cependant, le beau fait d'armes du général *Excelmans* à Roquancour, près Versailles, contre quelques régimens prussiens, et plusieurs autres petits combats peu importans

(1) Ces blessures, faites par boulets, biscaïens et balles tirés aux distances ordinaires, ainsi que cela arrive entre armées régulières, offrirent sans doute beaucoup de gravité ; mais leur danger principal provint surtout de l'encombrement, de la fièvre nerveuse, de la pourriture d'hôpital et des affections morales tristes sous l'influence desquelles se trouvaient nos malheureux soldats ; toutes circonstances qui ne se sont point reproduites en 1830 chez les citoyens blessés à Paris.

d'ailleurs, aux environs de la capitale, nous four-
nirent un certain nombre de blessés dont les observations ne furent pas sans intérêt.

» Après quinze ans d'un calme payé bien cher, la
France et Paris durent voir se renouveler les combats. L'affaire de la rue St-Denis en 1827 ne fut que
le prélude de luttes plus sérieuses et plus sanglantes
qui devaient avoir lieu plus tard. Le nombre des
blessés qui résulta de cette affaire fut peu considérable; et d'ailleurs, comme dans cette circonstance
l'autorité demeura victorieuse, les blessés malheureux se gardèrent bien de se faire recevoir dans les
hôpitaux.

» Enfin nous arrivons à 1830. Dans les combats
des Français contre des étrangers, on ne saurait
vivement déplorer que le sort des citoyens tombés
sous le fer de l'ennemi. Dans cette circonstance, il
a dû être cruellement dechiré en voyant des Français armés les uns contre les autres et s'entr'égor-
geant. L'histoire dira quelles causes ont amené cette
grande catastrophe de la fin de juillet 1830, et quels
en ont été les résultats pour le pays; médecin dé-
voué, par devoir autant que par sentiment, à l'humanité, nous devons nous borner à faire connaître
ce que nous avons fait au fort du combat pour
adoucir les souffrances des victimes.

» C'est le 26, au matin, que parurent les fatales
ordonnances; leur premier effet fut une stupeur
générale. A ce premier sentiment, succéda dans
presque toutes les classes le désir de s'opposer à

leur exécution par tous les moyens que le désespoir, l'indignation et la force peuvent suggérer.

Déjà le mardi 27, quelques coups de feu tirés par les troupes royales, sur la place du Palais-Royal et dans les rues voisines amenèrent, le soir, six ou sept blessés, à l'Hôtel-Dieu; là, fut pratiquée sur le nommé**** la première amputation qui ait été nécessitée par ces événemens de juillet. Ces premiers symptômes de la guerre civile, loin de se calmer, s'exaspérèrent, et dans la nuit se firent de part et d'autre les préparatifs des combats qui devaient être livrés dans la matinée du mercredi; les boutiques des armuriers furent enfoncées, et tout ce qu'elles contenaient passa aux mains du peuple.

Disséminées sur tous les points, les troupes royales eurent à livrer ou à soutenir de tous côtés, les combats les plus acharnés; alors commencèrent à affluer les blessés dans les hôpitaux, et particulièrement à l'Hôtel-Dieu. La nuit amena, comme le jour précédent, la fin des combats, mais non pas celle de la lutte; le peuple avait mesuré ses forces et la faiblesse des troupes. Il employa la nuit à disposer ses moyens, à briser les réverbères, à élever des barricades, et le lendemain les combats recommencèrent à l'abri de ces remparts improvisés. Cette journée fut encore plus meurtrière que les précédentes; mais elle fut décisive : les troupes royales qui avaient été concentrées, mais trop tard, furent obligées de céder les postes qu'elles avaient choisis, et de se retirer dans diverses directions sur lesquelles le feu se prolongea encore jusqu'à ce qu'elles eussent entièrement évacué la capitale.

» L'Hôtel-Dieu est situé au centre des lieux qui ont été le siége des combats, ce qui explique la grande quantité de blessés qui y ont été reçus. Les combats les plus fréquens et les plus meurtriers ont eu lieu sur la rive droite de la Seine, dans la rue Saint-Antoine, à l'Hôtel-de-Ville, à la place du Châtelet, au Louvre, au Palais-Royal, dans les rues Saint-Honoré, Richelieu, et aux Tuileries; sur la rive gauche quelques combats eurent lieu, à la caserne de Babylone, et dans la rue de Tournon, mais ces combats furent moins graves et moins meurtriers. De là, le moins grand nombre de blessés reçus dans les hôpitaux de la rive gauche de la Seine. Il était naturel, en effet, que le plus grand nombre fût apporté dans les hôpitaux plus voisins. Or, l'Hôtel-Dieu, situé entre les deux bras de la Seine, était à portée, non-seulement de la rive gauche, mais encore de la rive droite; cela explique la gravité des blessures qui ont été observées dans cet hôpital.

» L'Hôtel-Dieu, dont la population varie en temps ordinaire entre neuf cents et neuf cent cinquante malades, en contenait neuf cent un le 26 au soir. Le 27, trois cent soixante-deux malades furent évacués sur divers hôpitaux ou renvoyés chez eux. Ils furent remplacés par trois cent quatre-vingt-six blessés; on voit par là qu'il n'y a pas eu encombrement, car le nombre aurait pu être aisément porté à mille. Le 28, les blessés qui n'avaient que des blessures légères furent pansés et renvoyés dans leurs domiciles; ceux dont les blessures avaient quelque gravité, furent admis et placés dans les salles. Le nombre des blessés qui furent pansés et renvoyés chez eux de cette manière, s'éleva à quatre cents environ, ce qui, ajouté aux blessures dont la gravité a nécessité la réception, fait monter à huit cents, à peu près, le nombre de ces blessés pansés à l'Hôtel-Dieu.

» Dès le 28 au matin, un service de brancards et de porteurs fut institué pour aller chercher les blessés au dehors lorsque la chose serait nécessaire : huit ou dix brancards étaient constamment en dehors sur les marches de l'hôpital, et ce service a été fait avec beaucoup de zèle. Une salle placée au rez-de-chaussée, en avant de l'amphithéâtre dans lequel se font les cours de chirurgie clinique, fut destinée à recevoir tous les blessés : là, on examinait les blessures, et les premiers secours étaient donnés, les opérations urgentes pratiquées. Ceux qui étaient légèrement atteints étaient renvoyés chez eux; les autres étaient portés dans les salles. Les citoyens et les militaires blessés ont été confondus dans les mêmes salles, dans l'espérance que les rapports entre eux pourraient rétablir la concorde, et que, d'ennemis qu'ils étaient en entrant, ils sortiraient réconciliés. L'événement n'a pas démenti cette espérance. Pas une rixe, pas une injure, pas un mot désobligeant n'a été prononcé.

» MM. *Sanson* et *Breschet* firent chacun de leur côté dans leurs salles ordinaires, ainsi que dans les nouvelles qui furent improvisées pour les blessés, les mêmes dispositions, et en obtinrent les mêmes résultats. De jeunes docteurs (MM. *Menière*, *Marx*, *Belmas*, *Paillard*, etc.), anciens internes des hôpitaux, vinrent offrir leurs services, qui furent acceptés avec empressement, et contribuèrent avec les internes de l'établissement et d'autres jeunes élèves de la faculté non attachés aux hôpitaux, à ne pas laisser un seul instant sans secours et sans soulagement ces malheureuses victimes de la guerre civile.

»Après l'évacuation de Paris par les troupes royales, les coups de fusil ne cessèrent point encore. Le peuple célébra sa victoire en tirant, pendant les jours qui suivirent, nombre de coups de fusils aussi bien le jour que la nuit. De là résultèrent encore un assez bon nombre de blessures produites par l'éclatement des armes mal chargées ou en mauvais état; de là résultèrent aussi plusieurs blessures graves par des coups de feu qui atteignirent des citoyens paisibles; de là surtout résultèrent de graves accidens pour les malades des hôpitaux; plusieurs dûrent à ce bruit incommode de l'insomnie, de la fièvre et même le tétanos. Tout rentra enfin dans l'ordre au bout de huit jours.

» Comme si ce n'était point assez des soins que nous avions donnés à ces blessés de ces diverses époques à l'Hôtel-Dieu, notre expérience sur les

blessures par armes de guerre, devait recevoir un
complément. Une maison de convalescence fut établie à Saint-Cloud en faveur des blessés de juillet.
Elle fut confiée à mes soins (1). C'est la première
fois qu'un pareil établissement a été ouvert à des
blessés convalescens. L'idée première en fut conçue
par M. *Odilon-Barrot*, alors préfet du département
de la Seine, dans une visite qu'il fit aux blessés de
l'Hôtel-Dieu, le 1er septembre 1830. Cette pensée gé-
néreuse fut réalisée en moins de trois jours, grâces
au zèle et à l'activité de MM. *Desportes* et *Jourdan*,
administrateurs des hôpitaux; le 4 septembre, la
maison de convalescence de Saint-Cloud fut ouverte
dans le grand local des gardes-du-corps, placé sur la
rive gauche de la Seine, à l'entrée du parc, en regard
de la vaste plaine située sur la rive opposée. Là ont
été reçus, hébergés, nourris d'alimens choisis, et
revêtus de l'uniforme de la garde nationale, tous les
blessés des hôpitaux de Paris qui pouvaient avoir
besoin de convalescence. C'est ainsi que nous avons
pu voir réunis là plus de quatre cents blessés qui
ont offert à notre observation les cures les plus
étonnantes, et que nous avons pu obtenir le savoir

---

(1) M. *Félix Legros*, ancien chef de clinique à l'Hôtel-Dieu,
et qui avait montré beaucoup de courage, de zèle et d'humanité à
l'Hôtel-Dieu pendant les journées de juillet, fut placé dans cette
maison pour seconder M. *Dupuytren* avec M. *Jobert*, qui fut
nommé chirurgien en second de l'établissement. M. *Arnal*, interne, et plusieurs autres élèves distingués des hôpitaux de Paris
furent aussi adjoints dans cet hôpital improvisé.

et l'habileté des chirurgiens les plus distingués de la capitale.

»'Je ne saurais passer sous silence l'impression que ce spectacle nouveau a produit sur moi. Dans les hôpitaux, mon cœur s'était affligé à la vue des victimes que l'art n'avait pu arracher à la mort, et je m'étais souvent reproché d'avoir été si avare d'amputations; ici je fus presque tenté de me reprocher celles que j'avais faites, en voyant guéris sans cette triste ressource une multitude de malades dont quelques uns avaient été aussi gravement blessés que ceux auxquels j'avais pratiqué ces graves opérations. Une sorte d'hésitation s'éleva alors dans mon esprit; je fus sur le point de me demander si les principes de l'art étaient aussi certains qu'on le dit, et j'eus besoin, pour sortir de ce scepticisme pénible, d'évoquer l'ombre de ceux qui avaient succombé en grand nombre, parce qu'ils n'avaient point eu le courage de se soumettre à ces terribles mutilations. On verra dans le cours de ces leçons de quels secours m'ont été les observations que j'ai recueillies dans cette maison. Là, j'ai pu observer pendant des visites de quatre heures, répétées tous les jours pendant trois mois entiers, la marche et les accidens de la convalescence, les douleurs, les incapacités, les infirmités résultant des blessures, et faire sur les secours dont elles sont susceptibles des remarques que la pratique des hôpitaux n'aurait pas pu fournir, et par suite établir des principes qu'on ne trouve nulle part. Un registre de ces blessures, dressé avec la plus grande exactitude, pourra, s'il est consulté, servir à la fois, et la science, et l'administration (1).

» Enfin un dernier complément était réservé à mon expérience sur les blessures par armes à feu. Chargé avec plusieurs de mes collègues des principaux hôpitaux de Paris (2), de visiter les blessés des journées de juillet, à l'effet de constater la gravité de leurs blessures, et de déterminer les droits qu'elles pouvaient leur donner aux récompenses nationales, tout ce que je n'avais pas vu dans les hôpitaux, en ville ou à la maison de convalescence de Saint-Cloud, s'est présenté sous mes yeux comme à une revue générale; de telle sorte qu'il n'est aucune des blessures de ces mémorables journées que je n'aie vue et revue un grand nombre de fois.

» Tels sont les principaux matériaux sur lesquels vont être basées les leçons que je vous ai promises

(1) On reçut à la maison de convalescence de Saint-Cloud 425 blessés, et il n'en mourut que deux pendant leur séjour dans cet établissement. Voici quelle était la nature des blessures pour lesquelles ils avaient été traités dans les divers hôpitaux de Paris :

| | |
|---|---|
| Armes à feu. . . . . . . . . . . . . . | 354 |
| Armes blanches . . . . . . . . . . | 24 |
| Contusions. . . . . . . . . . . . . | 33 |
| Causes douteuses . . . . . . . . . | 14 |
| | 425 |

(2) MM. Boyer, Larrey, Marjolin, Roux, J. Cloquet; Jobert.

sur les blessures par armes de guerre. Il ne me reste
qu'un vœu à former, c'est qu'elles ne soient pas au
dessous de l'importance du sujet. »

Nous recueillîmes et rédigeâmes avec soin ces
importantes leçons. De plus, nous fîmes des recherches nombreuses dans les auteurs, et nous les
ajoutâmes au texte des leçons, afin de rendre notre
ouvrage aussi complet que possible.

Les funestes événemens de juin 1832, en fournissant à notre observation un grand nombre de
blessés par armes blanches et par armes à feu, sont
encore venus augmenter nos richesses, et confirmer les préceptes de notre maître, préceptes dont
l'un de nous, (M. *Paillard*), a pu de nouveau reconnaître l'importance et l'efficacité au siége de la
citadelle d'*Anvers*, auquel il s'était rendu dans le
but d'étudier particulièrement les blessures produites par l'arme de l'artillerie.

Nous ne sommes pas sans connaître le préjugé
qui existe actuellement parmi les chirurgiens, et
surtout parmi les chirurgiens militaires, sur la prétendue incapacité des chirurgiens civils, pour
traiter de pareils sujets qui semblent exclusivement
réservés à une fraction des gens de l'art, les of..ciers
de santé des armées. Si nous avions ignoré ou oublié
ce préjugé, un chirurgien aussi savant que spiri-
tuel, M. *Bégin*, disciple comme nous et collabora-
teur de M. *Dupuytren*, nous l'aurait suffisamment
rappelé dans son analyse critique d'un travail récent

fait sur *les plaies d'armes à feu*, travail qui paraît lui avoir donné une idée bien triste de la science, des ressources et de la méthode d'observation des chirurgiens civils.

Nous n'acceptons pas ces reproches d'incapacité que leur fait M. *Bégin*, et, sans vouloir discuter plus long-temps la valeur de ses imputations, nous nous contenterons de lui rappeler le nom d'*Ambroise Paré*, qui a eu sur les progrès de la chirurgie militaire une influence immense, sans avoir eu pour cela l'honneur d'en faire partie.

Quoi qu'il en soit, notre but, en exposant les idées de M. *Dupuytren* sur les blessures par armes de guerre, a été moins de songer à nos propres intérêts qu'à être utiles, persuadés que nous sommes, que les doctrines de ce professeur ne peuvent qu'avoir l'influence la plus avantageuse sur les progrès de cette partie de la chirurgie. Nous nous estimerons heureux si, dans ce travail, nous avons été toujours les fidèles interprètes du maître le plus habile de notre époque.

Avant d'entamer l'étude de ces blessures par armes de guerre nous croyons devoir jeter un coup d'œil rapide sur l'histoire des travaux de nos devanciers dans la branche de la chirurgie dont nous allons traiter.

———

Il existe deux époques principales dans l'histoire des moyens imaginés par l'homme pour faire la

guerre à ses semblables. Ces deux époques existent
aussi pour la chirurgie. La première époque a précédé et la seconde a suivi l'invention de la poudre
à canon. Dans la première époque, les instrumens
piquans, tranchans, contondans, lancés avec la
main ( 1 ) ou à l'aide de diverses machines de forme

(1) Les armes de guerre qui font partie de la classe des armes
blanches, en usage dans nos guerres actuelles, sont infiniment
moins multipliées que celles qu'employaient les anciens et surtout
nos ancêtres, les *Gaulois* et les *Francs*. On peut se convaincre
de la réalité de cette assertion en parcourant les ouvrages qui
traitent de tout ce qui est relatif à la guerre, et particulièrement
l'intéressant livre que *Carré* a publié sur cette matière sous le
titre de *Panoplie*. C'est ainsi que nous voyons *l'allumelle*, ou épée
longue et mince; *l'angon*, ou ancien javelot à trois fers, l'un
droit, l'autre recourbé; *la badelaire*, épée courte, tranchante,
recourbée vers sa pointe; *le barbelle*, ou trait armé de crochets
et de pointes recourbées en arrière; *la bâtarde*, épée droite,
sorte de demi-espadou; *le bec de corbin*, ou hallebarde à fer
crochu; *le brand*, grosse épée tranchante qui se maniait à deux
mains; *le braquemart* ou *jacquemart*, épée lourde, large jusque
près de la pointe, et tranchante des deux côtés; *la brette*, épée
ou estocade très-longue; *le cimeterre*, grosse épée, longue,
large, surtout près de la pointe, qui est recourbée en arrière et
tranchante d'un seul côté; *le coutelas*; *le couteau de brèche*, espèce de couteau tranchant d'un seul côté, très-épais et pointu,
placé sur un morceau de bois long de six pieds; *la dague*, ou
épée courte; *le damas*; *le dard*, ou trait garni de crochets disposés en arrière; *la demi-pique* ou *esponton*; *le doloire*, espèce
de hache; *l'épieu*, ou grosse lance à fer oblong, pointu, tranchant des deux côtés et porté sur un très-long et très-fort
manche; *l'estoc*, bâton ferré; *l'estocade* ou très-longue épée,
qui ne servait qu'à pointer; *le fauchard*; *le fauchon* ou arme

et de volume variables à l'infini, ont été seuls mis
en usage. Dans la deuxième époque on a ajouté à
tous ces moyens de destruction, une puissance
nouvelle, c'est-à-dire la poudre dite à canon, qui
imprime aux corps qu'elle met en mouvement,
une vitesse qui surpasse de beaucoup celle que
possédaient les anciens (*frondes, catapultes, baliste,* etc, etc.) (1).

tranchante en forme de faucille, *la flamberge,* ou la grosse
épée des chevaliers ; *la framée,* ou première lance des Français ;
*la francisque,* ou hache d'armes des premiers Francs ; *la gèse*
ou *demi-pique* des Gaulois ; *la gracieuse,* ou lance légère ; *la
guisane,* espèce de lance à deux fers tranchans et pointus ; *la
hache d'armes,* ou hache ; *le hachereau,* ou petite hache ; *la hallebarde, la javeline, le javelot,* ou traits que l'on lançait ; *le
maillet, le malloche* ou *marteaux d'armes ; la masse, la massue, la pertuisane,* espèce de hallebarde ; *la plombée,* ou épée
très-lourde ; *la rapière,* épée très-longue et étroite ; *la verge,*
épée fort mince, etc., etc

(1) Avec les frondes on lançait des pierres et des balles de plomb
qui produisaient souvent des blessures semblables ou à peu près
semblables à celles de nos armes à feu. Les Gaulois nos ancêtres,
toujours en guerre avec les Romains, redoutaient beaucoup les
blessures que leur faisaient leurs frondeurs. Quand ils étaient
atteints d'une balle de plomb ou de pierre qui pénétrait quelquefois jusque dans les os, honteux qu'une si petite plaie les mît hors
de combat, ils se couchaient sur le ventre, et mordaient la poussière de douleur et de désespoir ; tandis qu'une large blessure qui
les couvrait de sang, ne leur inspirait au contraire que plus de
fierté et de courage. ( *Tite-Live.* )

*La baliste* était une machine jaculatoire destinée à lancer des
traits, des pierres, des cailloux, des rochers, des balles de pierre

## L'invention de la poudre à canon (1) changea tout le système de la guerre. La force ne fut plus

et de plomb, etc., en ligne droite, comme notre canon chargé à mitraille. La *catapulte* les lançait par une courbe comme notre *mortier*. Les cordes formaient les ressorts de la *catapulte*. On sait qu'*Archimède* se servit des catapultes avec le plus grand avantage au siége de *Syracuse* par les Romains. On s'est servi des catapultes long-temps encore après l'invention de la poudre à canon, pour lancer dans l'intérieur des villes assiégées de gros projectiles, des rochers, des hommes, des animaux morts, tels que des chevaux, des ânes, etc. A cette occasion, *Sismond de Sismondi* raconte l'anecdote suivante.

« Les Bolonais étaient en guerre avec les Modenois ; les premiers assiégeaient Modène. Ils ne pouvaient parvenir à attirer les Modénois dans la plaine. Ils ne purent réussir que par un genre d'insulte qui parut alors d'une nature si grave, que tous les historiens du temps en font mention. Avec une catapulte, ils lancèrent dans le milieu de la ville le cadavre d'un âne auquel ils avaient attaché des fers d'argent. Cet âne tomba par hasard dans le bassin de la plus belle fontaine de la ville. Les Modénois ne crurent pas qu'après un pareil affront, leur honneur pût leur permettre de se renfermer davantage dans leurs murs. Ils sortirent, mais l'indignation redoubla leur valeur ; ils enfoncèrent les rangs des assiégeans et parvinrent jusqu'à la machine fatale, avec laquelle on les avait insultés ; ils la mirent en pièces, et rentrèrent triomphans dans leur ville. (Sismond de Sismondi, *Histoire des républiques italiennes du moyen âge*, tom. 3, pag. 105.)

(1) Les uns fixent l'époque de l'invention de la poudre à canon au quatorzième siècle, d'autres la font remonter bien plus haut. Les Vénitiens l'employèrent, dit-on, les premiers contre les Génois, à la bataille de *Chiosa ;* d'autres disent que, en 1343, Alphonse XI, roi de Castille, assiégeant une ville défendue par les *Mores*, ceux-ci tiraient certains mortiers

la première des qualités pour les hommes qui se dévouent au métier des armes. L'adresse et les calculs devinrent pour eux des qualités supérieures à la force. Une nouvelle carrière fut ouverte à l'art de guérir. Sans doute l'épée continua à être mise en usage, ainsi que les autres armes blanches; mais c'est surtout à dater de cette époque que les armes à feu devinrent le principal instrument de la guerre et l'une des causes les plus fréquentes des blessures pendant les combats.

On a dit que les batailles étaient autrefois plus meurtrières qu'elles ne le sont aujourd'hui; en ef-

de fer dont les coups, dit *A. Paré*, rendaient un son *éclatant et horrible à l'égal de celui du tonnerre*. Il ajoute même que, plusieurs siècles avant, dans une bataille navale livrée contre un roi more, les combattans *avaient certains tonneaux de fer ou bombardes, et qu'avec ils tiraient force tonnerre de feu*. En 1226, lors de la conquête de la Chine par les Tartares, sous *Gengiskan*, nous trouvons que les Chinois employaient déjà la poudre à canon, soit pour attaquer, soit pour se défendre. Voici ce que dit Anquetil (*Précis de l'Histoire universel*, t. 6, p. 166.) Au siége de Pékin, capitale de la Chine, les Tartares employèrent des machines qui lançaient des meules entières contre les assiégés. Les Chinois de leur côté avaient des inventions de différentes formes qui jetaient du feu, et qu'ils nommaient *pao*, mot imitatif pour exprimer le bruit de l'explosion. Avec ces machines, ils envoyaient contre les assiégeans, des globes de fer remplis de poudre qui éclataient quand on y mettait le feu, et faisaient un bruit semblable à celui du tonnerre. Ce feu perçait les cuirasses, et brûlait tout à deux mille pieds à la ronde. Pour déloger les assiégeans des mines qu'ils creusaient sous leurs pieds,

fet, on ne voit plus comme à la bataille de Cannes, comme à celles livrées par les Romains aux Cimbres et aux Teutons par *Marius;* comme à celles livrées par *Clovis*, *Charles-Martel*, *Charlemagne*, *Gengiskan*, *Tamerlan*, *Bajazet*, etc., etc., cinquante mille, cent mille, cent cinquante mille hommes et davantage même, couchés sur le champ de bataille. Il est peut-être permis de croire qu'il y a eu exagération dans le nombre des morts; les vainqueurs ont seuls été entendus dans cette appréciation, les vaincus n'ont pu l'être. Toutefois, même en rapportant ce qu'il peut y avoir d'exa-

---

les assiégés descendaient de dessus leurs murailles de ces globes attachés à des chaînes de fer : ils prenaient feu à l'entrée des souterrains, par le moyen d'une mèche, et éclataient au milieu des ennemis, qui redoutaient singulièrement ces armes, ainsi que les hallebardes à feu, dont les Chinois faisaient usage. Ces effets meurtriers, semblables à ceux que la poudre à canon produit aujourd'hui, font croire, contre l'opinion commune, que dès le commencement du treizième siècle, les Chinois savaient déjà la faire servir à d'autres usages qu'aux feux d'artifice de leurs fêtes.

Il est parlé pour la première fois des armes à feu dans le Code des Indous : aussi a-t-on trouvé les plus simples et les plus grossiers de ces instrumens dans les contrées les plus reculées de l'Inde. (Langlès, *Magasin encyclopédique*, an VI, n° 3, messidor, pag. 333, *Caliri*, vol. 1, pag. 105 et 206.)

En 1338, le quartier-maître *Guival* de Paris fait déjà entrer dans ses comptes l'argent dépensé pour de la poudre et des armes à feu. Les Anglais firent voir leurs premiers canons en 1346, à la bataille de Crécy. (Daniel, *Hist. de France*, t. 5, p. 67.)

géré dans ces supputations, il paraît certain que le nombre des morts, dans ces grandes batailles, était bien plus considérable qu'il ne l'est aujourd'hui ; ce qu'il ne faut peut-être pas attribuer à ce que nos armes sont moins meurtrières, mais à la manière dont étaient employées celles des anciens dans les batailles qui ont précédé l'invention de la poudre à canon. Les combats avaient lieu alors de près et corps à corps. Dans cette manière de combattre, l'acharnement devait être très-grand pendant le combat, et le nombre des victimes très-considérable après la défaite.

Aujourd'hui, au contraire, la portée des armes employées met un grand intervalle entre les corps ennemis. La supériorité des uns sur les autres se décide moins par la force que par des combinaisons plus ou moins habiles. Le sort d'une bataille peut être presque toujours prévu à l'avance par suite des dispositions qui ont été prises. D'ailleurs tous les coups sont loin de porter. Quelqu'un a calculé qu'à peine un coup de fusil porte sur quatre ou cinq cents, et, lorsque le sort de la bataille est décidé, la cavalerie peut seule atteindre l'infanterie en déroute et combattre corps à corps ; et presque toujours alors, une arrière-garde protégeant la retraite de l'armée vaincue, les désastres sont moins grands que dans les combats des anciens ; enfin, grâce aux progrès de la civilisation, on ne s'acharne plus, comme autrefois, à exterminer un ennemi vaincu.

Quoi qu'il en soit, deux périodes bien distinctes existent, comme nous l'avons dit, pour la chirurgie qui s'occupe des blessures faites par des armes de guerre : celle qui a précédé l'invention de la poudre à canon, et celle qui l'a suivie. Parlons d'abord de la première.

Une science aussi utile, aussi nécessaire que la chirurgie, a dû naître avec les hommes. Aussi en découvre-t-on des traces dès l'enfance du monde, mais effacées ou défigurées par la variété et l'incertitude des traditions (1). On avait certainement pansé une plaie avant qu'il y eût des chirurgiens; car cette belle partie de la science de guérir n'a point été pratiquée dans les premiers temps par des individus exclusivement voués à sa pratique, et les hommes devaient emprunter d'abord de toutes mains des armes pour combattre les maux qui les entouraient (2). Laissons de côté tout ce qu'ont

(1) On a prétendu que deux des fils de *Noé* étaient médecins (*Sem* et *Cham*), que le premier commença même des traités sur la médecine ; et qu'*Esculape* provint d'un de ses enfans à sa huitième génération.

(2) *Plutarque* assure sérieusement que nous tenons des animaux plusieurs pratiques de l'art de guérir. C'est ainsi qu'il veut que nous ayons appris de l'éléphant à tirer avec adresse et sans dilacération, les dards introduits dans les diverses parties du corps. L'opération de la cataracte, suivant *Pline* et *Galien*, aurait été suggérée par la chèvre, qui retrouve la vue au moyen d'un jonc aigu qu'elle se fait entrer dans l'œil, etc. L'hippopotame, suivant *Pline*, est l'inventeur de la saignée.

d'obscur et de suspect toutes ces traditions si reculées, tout ce que peut nous fournir de singulier,
de bizarre, l'enthousiasme poétique qui personni-
fiait ou déifiait les hommes et les choses utiles, laissons de côté les incertitudes de la mythologie, les
fables puériles et frivoles, les histoires symboliques,
emblématiques qui défigurent ou rendent si pénible
l'histoire de l'art : passons l'histoire si infidèle, si
incomplète, au moins en ce qui concerne l'art de
guérir, des Egyptiens, des Hébreux, des Indiens,
des Chaldéens, des Perses, des Babyloniens, des
Mèdes, des Chinois, des Japonais, des Celtes, des
Germains, des anciens Gaulois, etc., etc., et arrivons
à un temps où cet art de guérir étant plus généralement et surtout plus sagement réservé à des hommes studieux, nous trouverons des documens plus
positifs, des règles tracées pour l'exercice de l'art,
et intéressantes à rappeler; notre intention n'étant
d'ailleurs que de jeter un coup d'œil historique, rapide sur les hommes de l'art qui nous ont fourni
des matériaux utiles, nous ne devons pas nous
égarer dans ces recherches obscures.

Nous ne nous arrêterons pas sur les temps fabuleux de la Grèce (1), époque à laquelle il n'exis-

---

Lorsqu'il se sent tourmenté par une pléthore sanguine, il se
roule, dit-on, sur des pointes aiguës de jonc qui lui font une
foule de petites plaies par lesquelles sort le sang dont il désire
se débarrasser.

(1) Nous devons rendre justice cependant aux connaissances

tait point de chirurgiens proprement dits, sur l'histoire et les travaux de *Chiron*, d'*Esculape*, déifiés par les Grecs, de *Machaon* et de son frère *Podalire*, princes et chirurgiens célèbres (1). Remarquons cependant que ce fut *Machaon* (2) qui suça la plaie de *Ménélas*, qui avait été blessé par une flèche, pratique qui prouve que la succion était déjà employée dans ces temps reculés contre les plaies. Nous remarquerons aussi que le débridement fut connu dans ces temps héroïques et fabuleux : c'est ainsi que nous voyons *Patrocle*, ami d'*Achille*, qui était lui-même élève du centaure *Chiron*, débrider la plaie d'*Euripile* pour en extraire le trait qui y était resté (3).

d'*Homère*; s'il n'a point été médecin, ses poèmes sont au moins le dépôt de presque toute l'ancienne médecine et chirurgie des Grecs. Quelques unes de ses descriptions montrent qu'il n'était point étranger à l'anatomie et à la chirurgie, et il présente toute l'exactitude et toute la précision que l'on peut attendre de ces premiers âges, dans l'exposition qu'il fait de la méthode de traiter les plaies, de les laver, d'arrêter le sang, d'en tirer les flèches et les dards, et d'y appliquer des médicamens.

(1) Les guerriers, les princes, les rois eux-mêmes faisaient autrefois de la chirurgie. *Chiron* donnait sur le mont Pélion des leçons de chirurgie qui entrait alors dans l'éducation des jeunes gens destinés à la profession des armes. L'antre de *Chiron* fut une école de héros chirurgiens, parmi lesquels on compte *Hercule*, *Thésée*, *Télamon*, *Teucer*, *Pélée*; *Achille*, et même *Esculape*.

(2) Cette pratique, si ancienne suivant *Dujardin*, a fait naître l'idée des ventouses.

(3) Les *Asclépiades* débridaient pour extraire les flèches et

Après le siége de *Troie*, où tous ces héros, divinisés par les *Grecs*, avaient fait merveille en chirurgie, cette science retomba dans l'oubli, et, jusqu'à *Hippocrate*, descendant des *Asclépiades*, qui étaient eux-mêmes descendans d'*Esculape*, on ne trouve qu'une généalogie sèche de prétendus chirurgiens dont les préceptes ne sont d'aucune ressource.

Il faut arriver à *Hippocrate*, qui vivait dans le cinquième siècle avant l'ère chrétienne, pour trouver quelque chose de plus précis et de plus utile sur la chirurgie, et surtout sur la chirurgie des plaies et des blessures en général. La chirurgie de cet homme célèbre, malgré quelques préceptes assez judicieux, n'est cependant pas d'une grande utilité. Son traitement des plaies est peu rationel dans un grand nombre de cas; il veut qu'on les lave avec du vin, il les panse communément avec de l'éponge, mauvaise pratique, qui est suivie encore par quelques chirurgiens. On trouve toutefois dans *Hippocrate* quelques faits chirurgicaux intéressans, tel est en particulier l'histoire d'un corps étranger, resté six ans dans une plaie, sans qu'il en résultât d'inflammation, d'hémorrhagie, ni de gêne dans la partie. *Hippocrate* fit lui-même l'ex-

les traits engagés dans les plaies pour éviter de dilacérer les parties. Mais ces débridemens n'avaient point pour objet de prévenir l'étranglement qu'entraîne si souvent l'inflammation. (Dujardin, *Histoire de la chir.*, t. 1er, pag. 131.)

traction de cette flèche au bout de six ans. Il profite de cette occasion pour recommander de ne pas trop tourmenter les malades pour extraire les corps étrangers quand ils ne donnent pas lieu à des accidens sérieux.

Ses contemporains ne firent guère avancer la chirurgie et principalement celle qui traite des blessures faites par des armes de guerre. Parmi ses disciples nous trouvons cependant *Dioclès de Caryste* (quatrième siècle avant l'ère chrétienne), qui, suivant *Celse*, a inventé un instrument propre à extraire les traits (1); nous trouvons ensuite *Critobule*, qui, dit-on, fit l'extraction d'une flèche de l'œil de *Philippe*, roi de Macédoine, et le guérit sans difformité. Ce même chirurgien fit aussi à *Alexandre*, son fils, l'extraction d'une flèche du bras, à l'aide d'une incision. Nous voyons que le débridement était un moyen passé en usage dans la pratique.

Les guerres nombreuses d'*Alexandre-le-Grand*, la protection qu'il accordait aux sciences auraient dû faire naître des chirurgiens militaires et faire avancer la science; nous ne trouvons cependant rien de pareil. Il en est de même des premiers temps des Romains, il n'y avait point à cette époque de chirurgiens dans leurs armées. On parle cependant, dans les premiers temps des Romains, d'un certain *Synalus*, médecin d'*Annibal*, qui s'occu-

----

(1) Cet instrument est nommé *graphiscos*.

pait de la cure des plaies, d'un certain *Perusin*, qui, de soldat, devint médecin des plaies. Ce dernier soigna le fils de *Régulus*, blessé dans un combat, et il lui rendit un grand service en le pansant. Mais genéralement on ne s'occupait de ces plaies qu'accidentellement, et l'art chirurgical resta pendant très-long-temps dans l'enfance. C'est l'an 535 de la fondation de Rome que parut dans cette ville *Archagatus*, chirurgien grec, qui s'occupait de la cure des plaies, et auquel on donna le nom de *médecin vulnéraire*. Archagatus fut expulsé de Rome pour quelques mauvais succès qu'il éprouva. Les chirurgiens égyptiens qui restèrent à Rome et qui ne faisaient point ombrage aux Romains et surtout à Caton le censeur, qui haïssait profondément les Grecs, et ne voulait surtout point de leur médecine, ne firent guère avancer cette branche de l'art de guérir. Cependant, les Romains, sentant enfin le besoin de conserver leurs guerrie■■ introduisirent les chirurgiens dans leurs armées. Ils en eurent un par légion. Cela ne s'était 'pas vu avant eux. Il faut cependant arriver jusqu'à *Celse*, qui vivait sous *Auguste*, sous *Tibère* et sous *Caligula*, pour trouver une suite de préceptes sur les blessures par les armes de guerre employées à cette époque. Mais aussi ces préceptes auxquels l'expérience des siècles avait conduit, et dont l'expérience des siècles suivans a confirmé l'utilité, semblent satisfaire aux indications les plus générales que présentent celles de ces blessures qui sont compliquées de la pré-

sence du trait qui les a faites. Ces traits, dit *Celse*,
doivent être enlevés par l'ouverture qu'ils ont faite,
ou par un point opposé à cette ouverture. Ils doivent être extraits par l'ouverture d'entrée, lorsque
cette ouverture est large et que ce trait n'est pas à
grande profondeur. Dans les autres cas, il faut faire
une contre-ouverture. Cette dernière méthode semble préférable à l'autre, comme plus sûre et plus
propre qu'elle à éviter des déchirures dangereuses,
à prévenir l'inflammation, et à donner un écoulement facile aux produits de la blessure. Il faut alors
faire vis-à-vis la pointe du trait, une ouverture qui
permette de le saisir avec les doigts ou une pince,
et de l'extraire. Ce précepte est de rigueur lorsque
le fer du trait est armé de pointes en retour qui ne
manqueraient pas de déchirer les parties. Il faut
alors agrandir l'ouverture non par dilatation, comme
quelques uns l'ont dit, mais avec le scalpel: telle est
l'expression littérale de *Celse : amplianda scalpello
pluga est.* Dans le cas où le trait moins profondément engagé pourrait être extrait par l'ouverture
qu'il a faite en entrant, il faudrait agrandir cette
plaie pour l'extraire plus facilement et diminuer le
danger de l'inflammation. Ici se trouve encore le
principe du débridement des plaies généralement
suivi de nos jours. Dans le cas où le fer du trait ou
de la flèche serait armé de pointes déliées, *Celse*
conseille de le couper dans la plaie, à l'aide de
pinces ou de tenailles incisives, et dans le cas où
elles auraient trop d'épaisseur ou de force, il fau-

drait environner, enfermer en quelque sorte les
pointes entre deux moitiés de cylindre portées dans
la profondeur de la plaie, et qui devraient en être
retirées en même temps que le fer de l'instrument
vulnérant.

On trouve dans ce chapitre remarquable d'autres préceptes pour l'extraction des balles de
plomb; on en trouve enfin pour l'extraction des
traits, des flèches, etc. etc., logés dans les os. Il
faut, dit *Celse*, ébranler ces traits, les arracher,
soit avec la main, soit avec une pince, ou s'ils ne
peuvent être ébranlés, il faut les dégager, en appliquant autour d'eux quelques couronnes de
trépan.

*Celse* ne pouvait manquer de parler des blessures faites par des armes empoisonnées, alors fort
en usage parmi les peuples barbares que les Romains avaient à combattre, et, chose remarquable,
il conseille d'appliquer dans ces cas une ligature
au dessus de la plaie, d'attirer le poison au dehors
à l'aide de ventouses, moyen renouvelé depuis,
et qui serait évidemment insuffisant dans le cas
où il s'agit d'une plaie profonde, large et sinueuse (1).

(1) Voici les propres expressions de *Celse*, quand il parle du
traitement des morsures faites par des chiens enragés : « Utique
» autem rabiosus canis fuit, cucurbitulâ virus ejus extrahen-
» dum est. » Plus loin, à l'occasion des morsures faites par des
serpens : « Igitur supra vulnus id membrum deligandum est,

On trouve donc dans *Celse* d'excellens principes généraux sur l'extraction des corps étrangers, sur les contre-ouvertures et les débridemens, principes qui font encore la base du traitement des plaies par armes à feu.

Après *Celse*, il faut franchir une longue suite de siècles pour trouver quelque chose d'intéressant dans la chirurgie des blessures par armes de guerre. *Galien*, qui vivait cent cinquante ans après cet auteur, a fort peu brillé dans cette branche de l'art de guérir, et jusqu'à *Paul d'Egine*, qui vint dans le septième siècle après Jésus-Christ, on ne trouve que des travaux peu intéressans. Nous excepterons toutefois la description du tétanos par *Areté de Cappadoce*, contemporain de *Néron*, les considérations sur les plaies de tête, par *Héliodore* (quatrième siècle après l'ère chrétienne). *Paul d'Egine* termine honorablement la chirurgie grecque.

Dans ses ouvrages, *Paul d'Égine* a consacré un chapitre très-curieux à décrire les traits et les flèches dont se servaient les anciens, la composition et la forme de ces instrumens meurtriers, et la ma-

---

» non tamen nimiùm vehementer, ne torpeat : dein venenum
» extrahendum est. Id cucurbitula optime facit. Neque alienum
» est antè scalpello circà vulnus incidere, quò plus vitiati jam
» sanguinis extrahatur. Si cucurbitula non est, quod tamen vix
» incidere potest, tum quodlibet simile vas, quod idem possit :
» si ne id quidem est, homo adhibendus est, qui vulnus ex-
» sugat. »

nière de les extraire. Il recommande un instrument nommé *atracton*, instrument barbare, espèce d'arbalète à laquelle on attachait la flèche, et dont la brusque détente l'arrachait quelle que pût être sa résistance. Cet auteur parle beaucoup des balles de fer, de plomb et d'étain lancées par les machines à jet, qui produisaient de fréquentes blessures dans son temps; il conseille aussi le *belulcum* dont s'était servi Hippocrate.

Jusqu'à *Pitard*, chirurgien du roi *saint Louis*, qui fonda en 1260, à Paris, le collége de chirurgie de Saint-Côme, nous ne trouvons rien à recueillir dans la misérable chirurgie des Arabes et des moines. Quoi qu'on ait dit, les Arabes n'ont rien laissé d'important pour la guérison des plaies et l'extraction des corps étrangers qui les compliquent si souvent. Ils n'employaient pour cela que les instrumens grossiers imaginés par les Grecs.

*Guy de Chauliac* (1), qui florissait vers le milieu du quatorzième siècle et qui améliora toutes les parties de la chirurgie, proposa un grand nombre d'instrumens pour enlever les corps étrangers des plaies; on trouve encore parmi eux l'*atracton* de *Paul d'Egine*, des dilatatoires pour élargir les plaies et frayer une plus large issue aux corps étrangers, des tarières pour extraire ces corps lorsqu'ils sont implantés dans les os, etc., etc. Nous ne trouvons cependant pas encore la description des blessures

---

(1) La première édition latine des œuvres de Guy de Chauliac a été publiée en 1490.

1.

c

par armes à feu dans les œuvres de *Guy de Chau-*
*liac.*

C'est vers le milieu du quatorzième siècle que
l'invention des armes à feu avait ouvert un nouveau
champ à la chirurgie. Néanmoins on ne trouve
dans aucun auteur de ce temps l'indication du traitement des plaies causées par ces instrumens meurtriers. C'est dans le quinzième siècle seulement que
les plaies par armes à feu commencèrent à être
considérées comme devant nécessairement entrer dans les manuels de chirurgie. Dans les premières années du quinzième siècle, la chirurgie
était encore, malgré les institutions de *Pitard* et les
travaux de *Guy de Chauliac* presque entièrement
abandonnée aux baigneurs et aux barbiers, et paraissait vouloir se rapprocher entièrement de l'état
dans lequel elle se trouvait chez les premiers Grecs.
Les chirurgiens, qui ne savaient ni lire ni écrire, n'é-
taient certainement pas en état de la perfectionner.
Les médecins auraient cru déroger à leur dignité en
s'occupant des opérations, de sorte que cette
branche si utile de l'art de guérir demeurait entièrement négligée. Dans ce temps, en effet, l'Europe
possédait à peine un chirurgien instruit, et il fallait
se rendre en Asie lorsqu'on voulait trouver un ocu-
liste habile. Nous avons une preuve convaincante de
cette pénurie dans les moyens extraordinaires que
*Mathieu Corvin, roi de Hongrie,* fut obligé d'employer pour se procurer un chirurgien en état de
le guérir d'une blessure qu'il avait reçue dans une

bataille contre les Moldaves. Il fit publier partout qu'il comblerait d'honneurs et de richesses celui qui parviendrait à le guérir. Ces promesses séduisirent enfin, en 1468, *Hans de Dockenbourg*, chirurgien de l'Alsace, qui partit pour la Hongrie, rétablit le roi, et revint chargé de présens.

Parmi les parties de la chirurgie qui furent cultivées avec soin dans le cours du seizième siècle, nous trouvons la doctrine des plaies par armes à feu, doctrine qui ne put être empruntée aux anciens ou aux arabistes, et qui par conséquent dut être entièrement créée.

*Braunschweig*, chirurgien de Strasbourg, à la fin du quinzième siècle, d'accord en cela avec les chirurgiens ses contemporains, les traitait positivement comme si elles eussent été envenimées. Il y enfonçait un morceau de lard, et donnait à l'intérieur la thériaque pour chasser le venin (1).

*Jean de Vigo* (2) attribue le danger des plaies par armes à feu à la forme ronde des balles, à l'ustion des parties et aux qualités vénéneuses de l'instrument vulnérant et de la poudre. D'après cela, il établit deux indications, la première d'humecter pour guérir la brûlure, la seconde de dessécher pour anéantir le poison. Avant tout, il applique un fer rouge ou de l'huile bouillante, dans la vue de détruire ce dernier : ou bien il a recours à l'onguent égyptiac, ensuite il fait des frictions avec le beurre

(2) Braunschweig, t. 2, c. 10, p. 10, *a*.
(3) Jos. de Vigo, lib. 3, t. 2, c. 3, *f* 89.

frais, pour détacher l'escharre, et vante un digestif
composé de jaune d'œuf et d'essence de térébenthine pour calmer les douleurs.

*Alphonse Ferri de Faenza* (1), chirurgien de
Naples d'abord, puis médecin du pape Paul III,
soutint aussi que les plaies par armes à feu étaient
empoisonnées. Il traitait ces plaies par des caustiques de son invention, dans lesquels entrent le su-
blimé, le vitriol, la litharge. Il imagina pour retirer
les balles un assez mauvais instrument qu'on a
nommé d'après lui *Alphonsin*. Toutefois il dit qu'on
peut laisser les balles sans inconvénient dans le
corps, car il en a vu qui sont restées vingt ans sans
produire d'accidens.

*Sprengel* (2) dit que c'est à *A. Paré* et à *Maggi*
qu'on doit la tournure différente que prirent la
théorie et le traitement des plaies par armes à feu,
et qu'on ne sait lequel en conçut le premier l'idée.
L'ouvrage de *Maggi* (3) parut, il est vrai, plus tard
que l'ouvrage d'*Ambroise Paré;* mais le chirurgien
français avoue lui-même qu'il doit beaucoup aux
praticiens italiens, d'où l'on a conjecturé que *Maggi*
avait été son maître. Quoi qu'il en soit, *A. Paré*
s'efforça de démontrer que l'opinion que les plaies

(1) Ferri, *de Sclopetor. vul.*, p. 998-1009. In Uffenbach,
*Thesaur. chirurg.*, in-fol., Francof., 1610.

(2) *Histoire de la Médecine*, t. 3, p. 385.

(3) Maggi, *de Vulner. Bombard. et Sclopetor. Globul.*, in-4,
Bonon., 1552.

d'armes à feu sont accompagnées d'ustion était fausse, et il réussit. Cet illustre chirurgien, justement nommé le père de la chirurgie française, fit faire un pas immense au traitement des plaies par armes à feu. Le hasard sans doute y contribua pour beaucoup; mais son génie fit le reste de la révolution qui s'opéra sur ce point. Il acheva d'anéantir la pratique de la cautérisation employée pour détruire le prétendu poison qui était introduit dans les plaies avec les projectiles. Il imagina divers tire-balles, des pincettes à branches coudées, divers becs de canne (1). Il adopta les dilatatoires pour élargir les plaies (2), il recommanda surtout les grandes incisions dans le débridement. Telle fut enfin la sagesse de la doctrine de ce père de la chirurgie française sur un sujet absolument neuf dans notre pays, que, malgré l'imperfection de plusieurs des moyens qu'il employait, on risquerait encore peu de s'égarer en la suivant aujourd'hui. En effet, *A. Paré* recommande surtout le débridement. « Il faut, dit-il, que le chirurgien amplifie la playe, si la partie le permet, tant pour donner issue à la sanie que pour donner libre passage aux choses estranges et les oster. » A l'occasion de la recherche des corps étrangers, et des balles en

---

(1) On peut voir dans ses livres, ses discours et son apologie sur les plaies d'arquebusade, ses nombreuses figures des *becs de lézards, becs de perroquets*, etc.

(2) *Traité de la nature et de la curation des plaies de pistolet, harquebuse et autres bastons à feu.* Paris, 1568, in-8.

particulier, il ajoute judicieusement : « Èt pour regarder à bien trouver lesdites balles et autres choses estranges, il les faut chercher avec le doigt (s'il est possible) plustot qu'avec autre instrument, parce que le sens du tact est plus certain que nulle sonde ou autre chose insensible. »

On doit toutefois regretter qu'*A. Paré* n'ait pas traité les cas d'amputation, et surtout la question des amputations immédiates et consécutives à la suite des blessures par armes à feu : sa longue expérience et son esprit judicieux n'auraient pas manqué de porter une vive lumière sur ce sujet important, encore si débattu de nos jours.

On ne suivit long-temps après cet illustre chirurgien que les préceptes qu'il avait donnés; et dans les auteurs qui jusqu'à une époque assez voisine de nous écrivirent sur les plaies par armes à feu, on trouve généralement peu de choses neuves et intéressantes, et souvent beaucoup d'erreurs qu'*Ambroise Paré* et quelques uns de ses prédécesseurs même avaient déjà détruites, tels sont *Paulmier* (1), *Quillaumet, Joubert* (2), *Delaborde, Duchesne, Filioli, Paracelse, Lelièvre, Panget*, et autres noms qui ne méritent pas d'être cités.

Il est digne de remarque cependant que c'est un de ces auteurs anciens et obscurs (*Joseph Duchesne*) qui paraît être le premier écrivain dans lequel on trouve la recommandation de faire l'am-

---

(1) *Traité des arquebusades.* Paris, 1581.

(2) *Traité de la cure générale et particulière des plaies d'ar-quebusade.* Paris, 1625.

putation dans les blessures graves des extrémités avant que l'inflammation et les autres symptômes généraux soient survenus. *Wiseman* (1) recommandait aussi l'amputation immédiate dans ces cas, et les chirurgiens militaires de son temps la pratiquaient très-souvent.

N'ayant pas l'intention de faire l'histoire approfondie de chaque découverte dans la connaissance des plaies par armes à feu et leur traitement, et ne voulant que faire un aperçu très-général, nous passerons sous silence quelques faits de détail peu importans, tels que les inventions d'instrumens plus embarrassans qu'utiles, et destinés à extraire les balles, instrumens d'un massif et d'un volume capables seuls de détourner d'y avoir recours, et dont on trouve la description dans *André Delacroix*, *Fabrice de Hilden*, *Scullet*, *Dionis*, *Tassin* (2), *Abeille* (3), *Garengeot*, *Ravaton*, etc. pour arriver aux autres sources dans lesquelles nous trouvons d'utiles matériaux.

C'est ici que nous devons mentionner *Verduc*, *Faudacq*, *Ledran*, *Lecat*, *Ramby*, *Desport*, et surtout les Mémoires de l'Académie royale de chirurgie, dans lesquels se trouvent insérés ceux de *Fabre*, de *Boucher*, de *Lamartinière*, de *Leva-*

(1) *Several chirurgical treatises.* Londres, 1676.—In-fol., *ibid.* 1686. In-fol., *ibid.* 1705. In-fol., *ibid.* 1719.

(2) *La Chirurgie militaire*, ou *l'Art de guérir les plaies d'arquebusade.* Nimègue, 1673, in-18. Paris, 1688, in-12.

(3) *Le Parfait Chirurgien d'armée.* Paris, 1696, in-12 ; et *Traité des Plaies d'arquebusade.* Paris, 1695, in-12.

*cher,* mémoires dans lesquels on trouve débattue d'une manière si savante et si pratique surtout, cette grande question des amputations immédiates et consécutives.

Sous les deux premières races des rois de France et au commencement de la troisième, ainsi que dans tout le reste de l'Europe, on ne vit aucun vestige de cette chirurgie militaire que les Romains avaient enfin introduite dans leurs armées. Les rois avaient auprès d'eux leurs médecins ou physiciens, ainsi que quelques grands seigneurs. Le reste des officiers et des soldats était livré aux médicastres ou aux charlatans, et même à des femmes qui pullulaient dans les camps, pour y vendre leurs baumes et leurs recettes.

*Jean Pitard,* premier chirurgien de *saint Louis,* cet homme auquel la chirurgie française et de l'Europe entière doivent tant de reconnaissance, accompagna bien ce roi lorsqu'il partit pour ses croisades. Il était suivi de plusieurs autres *myres* qui étaient les chirurgiens du temps. Mais ni lui ni ses successeurs n'établirent aux armées de corps de chirurgie militaire. L'invention de la poudre à canon, qui devait changer complétement un pareil état de choses, n'amena cependant une utile réforme sur ce point que bien plus tard. Il faut même arriver jusqu'à *Henri IV* pour la trouver. Notre grand *A. Paré* lui-même, qui exerça aux armées, n'y avait aucun grade, mais fut seulement attaché à deux grands seigneurs du temps, à M. *de Montejean* d'abord, puis à

M. *de Rohan.* Il en fut de même de *Pigray*, qui appartenait à un autre grand seigneur, M. *de Lavauguyon.* C'est sous le règne de *Henri IV* que furent établis les premiers hôpitaux militaires. Ce fut sous *Louis XIII* qu'on donna des chirurgiens à chaque régiment, et qu'on institua en campagne des ambulances dirigées par un chirurgien en chef, institutions qui furent bien perfectionnées sous *Louis XIV*, et qui acquirent tant d'éclat sous *Louis XV* et *Louis XVI.* C'est parmi ces chirurgiens des hôpitaux militaires et des régimens que nous voyons sortir *J.-L. Petit, Ledran, Arnaud, Faure, Dufouard, Lombard, Thomassin, Percy,* etc., etc., et tant d'autres praticiens et écrivains distingués.

Pendant notre première révolution, la France, obligée de combattre l'Europe tout entière liguée contre elle, de lever à la fois quatorze armées, dut avoir un grand besoin de chirurgiens militaires. Malgré tout le désordre révolutionnaire, la chirurgie militaire dirigée par les *Noël, Saucerotte, Thomassin, Percy, Larrey,* etc., etc., mérita bientôt la reconnaissance et l'admiration de l'Europe. L'histoire redira les immenses services que rendirent surtout les *Percy,* les *Larrey* et une foule de leurs disciples, devenus depuis leurs collaborateurs, parmi lesquels on distingue surtout MM. *Bégin, Sanson, Gama, Zinck, Forget* et tant d'autres, dans les écrits ou les conseils desquels nous avons trouvé une foule de choses importantes. Leurs écrits resteront là d'ailleurs pour attester l'impor-

tance et la grandeur de leurs travaux, que sut si
bien apprécier notre glorieux empereur *Napoléon*.
Ce monarque se déclara le protecteur de la chirurgie
militaire, l'honora de ses éloges, la seconda dans
tous ses projets généreux, et la récompensa d'une
manière assez éclatante pour l'obliger elle-même,
comme le dit *Percy*, à se créer de nouveaux de-
voirs et de nouveaux dangers. C'est ainsi qu'autrefois les chirurgiens d'armée se tenaient derrière la ligne de bataille, et attendaient loin des
périls qu'on leur apportât les militaires blessés. Aujourd'hui ils accompagnent les braves au combat;
ils partagent leurs dangers, et les soulagent sur le
lieu même où ils ont été frappés.

Le vertueux *Larrey*, pour le qualifier ainsi que
l'a fait un grand homme, est sans contredit celui
qui, dans ces derniers temps, a le plus contribué
par son zèle, son activité et son courage, à secourir les victimes de la longue lutte que la France
a soutenue. Il est aussi un de ceux qui ont le
plus concouru, par leur esprit inventif, à reculer
les bornes de la chirurgie militaire. Qui n'applaudi-
rait pas sans réserve à sa belle création des ambulances volantes, au moyen desquelles les blessés sont
enlevés du champ de bataille et secourus aussitôt que
frappés? Combien de méthodes nouvelles, de procédés ingénieux, ne devons-nous pas à cet illustre
chirurgien! Ses ouvrages, malgré quelques imper-
fections et un défaut évident de méthode, seront
toujours consultés avec un grand fruit par ceux

qui voudront connaître tous les faits extraordinaires recueillis par l'auteur dans presque toutes les parties du monde.

Nous avons consulté, lu et relu les ouvrages de tous ces auteurs, nous en avons retiré les plus grands avantages, et nous profitons de cette occasion pour affirmer publiquement que, loin d'être restée stationnaire ainsi que l'a dit dernièrement un chirurgien, la chirurgie militaire a fait faire de grands, d'immenses progrès à la science de guérir.

Mais la chirurgie française semble n'avoir pas voulu se reposer un seul instant; elle a cru n'avoir point assez fait pour son perfectionnement pendant les guerres de la révolution et de l'empire. Dans les expéditions tentées sous la restauration, et depuis la révolution de juillet, elle a encore produit de nouvelles améliorations dans le service de santé. C'est ainsi que, dans l'expédition d'*Alger*, on a adopté dans l'armée française l'établissement d'hôpitaux ambulans en quelque sorte, dressés en peu d'instans, de manière à donner partout les secours aux blessés. Ce sont des constructions mobiles, de véritables hangars portatifs, couverts en toile imperméable, et qui, ajoutés les uns à côté des autres, forment des salles d'une longueur donnée. Des lits en fer, d'une forme portative, faciles à monter et à démonter, complètent cet hôpital.

Enfin, l'expédition toute récente d'*Anvers* est venue fournir à notre chirurgie militaire de nouvelles occasions de prouver que, loin d'avoir dégénéré, elle avait toujours gagné. C'est là que l'un de nous eut l'occasion de voir ( voyez *Relation chirurgicale du siége de la citadelle d'Anvers* ) et d'apprécier l'étendue du mérite de nos chirurgiens militaires, le zèle qui les anime, les efforts qu'ils font, et les peines infinies qu'ils se donnent pour abréger ou adoucir les souffrances de nos malheureux soldats. Il faut en effet avoir été témoin oculaire de leur manière de faire et des circonstances difficiles dans lesquelles ils se trouvent, pour avoir une juste idée des services qu'ils rendent à l'humanité.

Si nous avons rendu justice à nos compatriotes, nous devons aussi le faire pour les étrangers, dont les travaux nous ont également beaucoup servi. Nous avons consulté avec fruit les traités, mémoires, thèses, etc., des chirurgiens anglais, allemands, italiens et autres, des *Hunter*, *Alanson*, *Hennen*, *Guthrie*, *Samuel Cooper*, *Blackader*, *Bilguer*, *Grœfe*, etc., etc., illustres rivaux, qui cultivent dans leur patrie, avec éclat et dignité, une science dont leurs ancêtres doivent les premiers principes à la France (1).

(1) Nous avons déjà dit que c'est *Pitard*, chirurgien du roi saint Louis, qui donna une première consistance à la chirurgie, en fondant le collége des chirurgiens de Saint-Côme, à une époque où il n'en existait dans aucune partie de l'Europe. Dans ce temps, en effet, la chirurgie pratiquée par les Arabes et les moines était dans l'état le plus misérable. C'est au collége des chirurgiens de Saint-Côme qu'elle dut sa véritable origine en Europe.

# LEÇONS CLINIQUES

SUR LES

# BLESSURES PAR ARMES DE GUERRE.

## BLESSURES PAR ARMES DE GUERRE EN GÉNÉRAL.

### CHAPITRE PREMIER.

#### ARMES DE GUERRE.

##### SECTION PREMIÈRE.

Division des armes de guerre.

L'EXPOSITION des causes des maladies précède, dans tous les traités de pathologie, celle de leurs phénomènes, de leurs signes, de leur marche, de leurs effets, de leur traitement, de leur terminaison et de leurs suites. On sent quel secours cette connaissance doit prêter à l'historien des maladies, et quel vide cette omission laisserait dans leur étiologie. Les blessures dont je dois traiter, ont leurs causes comme toutes les autres affections : ces causes sont les armes de guerre; et, dès lors, je dois d'autant moins m'abstenir de donner une idée de ces armes, que leurs espèces, leurs moteurs et leur manière d'agir influent sur le caractère des blessures, qu'ils se mêlent à chaque instant à leur histoire, et qu'ils jettent une vive lumière sur leurs effets.

Le génie de l'homme semble s'être complu, dans tous les temps, à imaginer les moyens de détruire ses semblables; et le nombre des armes de guerre qu'il a inventées, depuis l'origine des sociétés jusques à nous, est presque incalculable. L'ouvrage de *Carré*, tout volumineux qu'il est, n'a pas épuisé ce sujet (1). Mon but n'est assurément pas de faire connaître toutes ces armes; je me bornerai à donner un aperçu de celles qui sont aujourd'hui en usage dans les armées.

Les auteurs qui ont traité des armes de guerre, se sont efforcés de les classer, mais aucun d'eux n'a trouvé, que je sache, une classification dans laquelle ces armes puissent être placées sans difficulté, et surtout avec quelque avantage. Les divisions en *armes de main* et *de jet;* en *armes mécaniques, neuro-balistiques* et *katabalistiques;* en *armes offensives* et *défensives, mobiles* et *portatives, immobiles* ou *non portatives;* en *armes de chasse* et *de guerre,* en *armes blanches* et en *armes à feu,* etc... Toutes ces divisions, peu usitées dans l'art de la guerre, et encore moins dans l'art de guérir, ont surtout l'inconvénient d'être complètement stériles.

La classification la plus utile de ces armes, celle qui conviendrait le mieux à mon but, qui est de faire connaître les blessures faites par armes de guerre, est celle qui serait fondée sur leur manière d'agir; mais un grand nombre de ces armes pouvant produire plusieurs sortes d'effets, une classification, uniquement fondée sur cette base, exposerait à beaucoup de redites, si elle était exac-

(1) CARRÉ, *Panoplie*, 1 vol. in-4. Paris, 1795.

tement suivie : je l'adopterai cependant, parce qu'elle a moins d'inconvéniens que les autres, mais en y apportant les modifications commandées par la nature du sujet. Ainsi je parlerai, successivement, des armes piquantes, des armes tranchantes, des armes piquantes et tranchantes tout à la fois, des armes déchirantes, des armes arrachantes, des armes contondantes, des armes écrasantes, des armes à air et à vapeur comprimés, des armes à feu portatives, des armes à feu non portatives ou bouches à feu, de la poudre à canon, des projectiles, des fusées de guerre, des mines, et autres moyens de destruction qui ont la poudre pour principe d'action. Ces divisions répondent assez exactement aux divisions chirurgicales des blessures faites par des instrumens piquans, tranchans, piquans et tranchans tout à-la-fois ; par des instrumens déchirans, arrachans, contondans, écrasans ; par des armes à air, à vapeur et à feu; par la poudre, les fusées, etc., ce qui renferme tout ce que la guerre présente de blessures qui lui soient propres.

## SECTION II.

### Armes piquantes.

Les armes piquantes sont celles qui présentent *une pointe*, suivie d'une *tige* plus ou moins grêle, mais sans tranchans, et qui agissent en écartant les tissus plutôt qu'en les divisant; telles sont *le stylet, le trait simple, le pieu, le carfelet, le fleuret démoucheté ou déboutonné, la flèche simple, le clou* dont les Cosaques arment quelquefois une longue gaule qu'ils nomment une *lance; la fourche, la broche,* que des populations irritées ont plus d'une fois employées contre les troupes régulières; *les bâtons ferrés,* ou simplement pointus et durcis au feu; *les poinçons* et *compas* (1) dont, à défaut d'autres armes, se sont quelquefois servis des écoliers, des ouvriers, des duellistes ou même des assassins ; *les chevaux de frise* ou longues poutres traversées, en tous sens, de pieux armés de pointes en fer, destinés à défendre des passages, et sur lesquels hommes et chevaux sont quelquefois obligés de se précipiter; *les chausses trappes, les herses en fer* employées dans les siéges pour défendre l'approche des villes, etc., etc. (2)

La matière de ces armes varie à l'infini : la pierre, le bois, la corne, l'os, l'ivoire, le fer, l'acier et autres métaux, y ont été successivement employés. Leurs formes sont moins variées; elles peuvent être toutes rapportées à celle d'un cône plus ou moins allongé, droit ou légèrement courbé, lisse ou inégal, comprimé sur une, deux, trois ou un plus grand nombre de faces, terminé à une de ses extrémités par une pointe aiguë, et à l'autre, par une base à laquelle s'adapte ordinairement un manche de longueur et de forme variées. La plupart de ces armes reçoivent leur mouvement d'impulsion de la main

---

(1) On a vu, et cela particulièrement dans des écoles militaires, des élèves privés d'armes, se battre en duel avec des poinçons, des compas placés au bout de longs bâtons. ( *Notes des rédacteurs.* )

(2) La *chausse-trappe* est un morceau de fer en forme d'étoile, formé de quatre pointes triangulaires, de 5 à 6 pouces de longueur, et dont trois, en quelque sens que cet instrument tombe à terre, forment une base à la quatrième, toujours élevée perpendiculairement. C'est sur cette pointe que les chevaux et les pietons s'enferrent les pieds. Les *herses* sont semblables a celles qui sont employées à la culture des terres, excepté que les pointes sont en fer. Elles servent comme les chausse-trappes. *Louis XI*, dans les derniers temps de sa vie, croyant voir partout des ennemis qui en voulaient à ses jours, fit semer autour de son château *du Plessis-les-Tours*, dans la campagne, dix-huit mille chausse-trappes pour en défendre les approches. ( *Idem.* )

seule, ou bien aidée de quelque instrument mécanique, de l'arc par exemple.

Ces armes dépourvues de tranchans ne peuvent agir que par leur pointe qui pénètre les tissus en les écartant : elles exigent d'autant moins d'efforts, et elles pénètrent d'autant plus facilement qu'elles sont plus grêles, et d'autant plus difficilement qu'elles ont plus de volume, ou bien encore qu'il y a plus de disproportion entre leur pointe et leur corps, c'est-à-dire qu'elles grossissent plus rapidement de leur pointe vers leur manche. La forme allongée de ces armes les rend merveilleusement propres à pénétrer à de grandes profondeurs ; en glissant entre les organes, sans les entamer, et surtout sans les diviser, comme le font les armes tranchantes, et sans produire, aussi souvent que ces dernières, des hémorragies, des épanchemens, etc., etc. Mais comme les plaies faites par ces armes sont longues, étroites, et que les tissus qu'elles ont écartés, ferment en revenant sur eux-mêmes, l'entrée de ces plaies, il en résulte qu'elles sont propres, par-dessus toutes les autres, à déterminer des douleurs, des spasmes, des convulsions, des inflammations et des étranglemens.

## Section III.

### Armes tranchantes.

Les armes tranchantes sont celles qui présentent un tranchant précédé ou non d'une pointe, et qui agissent en divisant les tissus d'une manière plus ou moins nette ; telles sont le *sabre* droit ou courbe des cavaliers, *le briquet* ou sabre d'infanterie, *la hache* des sapeurs et des marins, *la faux*, cette arme si employée chez les anciens, chez les guerriers Francs, et renouvelée, dans ces derniers temps, par les Polonais contre les Russes , *les couteaux de chasse et coutelas, les faucilles, les serpes, la cognée*, etc.

Toutes ces armes sont faites en fer ou en acier; toutes offrent, avec des formes différentes, une lame aplatie et tranchante sur un ou plusieurs bords : ces tranchans sont la partie vraiment agissante de l'arme. Le reste n'est là que pour donner de la solidité aux tranchans, ou pour ajouter par son poids à leur action. Ces tranchans sont plus ou moins affilés, mais ils ne le sont jamais assez pour que l'on ne découvre à l'œil, ou mieux encore à la loupe, des dentelures plus ou moins fortes, et plus ou moins nombreuses. Presque toutes ces armes sont pourvues d'un manche, ou d'une poignée, à l'aide desquels on les manie. Elles ont pour moteur la main de l'homme, et leurs effets sont proportionnés à cette puissance.

Ces armes peuvent être employées de plusieurs manières: elles peuvent être promenées à la surface des parties, ou bien être portées avec violence contre elles, ou bien enfin les deux manières peuvent se trouver réunies dans leur action. Dans le premier cas elles agissent à la manière d'une scie très-fine et elles produisent une dilacération d'autant plus apparente que leur tranchant est moins affilé; dans le second cas, elles agissent à la manière des corps contondans; mais comme leur surface est très-étroite elles divisent les parties au lieu de les écraser; dans le troisième et dernier cas, elles agissent en sciant et en pressant en même temps. La puissance qui fait agir ces armes, est d'une importance telle, que leurs effets sont toujours proportionnés à cette force ; et presque toujours aux effets du tranchant de ces armes, se joignent un plus ou moins grand nombre des effets des corps contondans, tels que commotion, fracture, épanchement, etc., etc.

## SECTION IV.

### Armes piquantes et tranchantes.

Ces armes sont formées d'une pointe que suit toujours une lame pourvue de tranchans plus ou moins nombreux : elles peuvent donc agir par leur pointe, c'est-à-dire en écartant les tissus ; et par leurs tranchans, c'est-à-dire en les divisant, ou bien enfin en les écartant et en les divisant tout à la fois.

Ici se retrouvent la plupart des armes dont nous avons parlé dans la dernière section, quand celles-ci n'agissent que par leur tranchant ; mais ici se trouvent, en outre, des armes spécialement pourvues de pointes et de tranchans : telles sont *l'épée*, (1) *la baïonnette, le poignard, l'espadon, ou large épée à pointe, à tranchans latéraux et à arêtes sur les faces*, en usage dans la grosse cavalerie ; *le demi-espadon ; la flèche, à pointe et à tranchans latéraux, la lance, la pique, la zagaye*, et autres fers pointus, plus ou moins tranchans (2), à arêtes plus ou moins saillantes sur leurs faces et montés sur des bâtons plus ou moins longs.

(1) Le terme d'épée est générique, il comprend toute arme offensive formée d'une poignée et d'une lame longue ou courte, droite ou courbe, plate ou *anglée*. Une croisée sépare la lame de la poignée ; celle-ci est terminée par un pommeau : elle est tantôt simple, tantôt double, à forme de coquille avec des tranches plus ou moins multipliées qui vont joindre le pommeau et qui préservent la main qui la manie. Cette arme est renfermée dans une gaine ou fourreau en cuir, fer ou cuivre.

(*Note des rédacteurs.*)

(2) Le sabre dans certains corps, présente un côté tranchant et un autre fait en scie destinée à scier des arbres, des poutres, etc. Tels sont quelquefois les sabres de sapeurs. Si cette arme était employée comme offensive ou défensive, elle produirait des blessures éminemment déchirées et graves. C'est ce dont on peut se convaincre dans la pratique civile : les blessures

Indépendamment de leur pointe les armes piquantes et tranchantes peuvent donc présenter une, deux, trois ou quatre saillies, arêtes ou tranchans, ce qui donne aux blessures qu'elles font, une forme et des dangers différens. On sent que plus ces tranchans seront multipliés plus grande aussi sera la possibilité de la lésion des vaisseaux et des nerfs. Il n'y a qu'un petit nombre d'armes piquantes et tranchantes tout à la fois, qui n'aient qu'un seul tranchant, tel est cependant le couteau. La majeure partie en a deux au moins à la pointe, et fait des blessures à deux côtés, tels sont le sabre et la pique; d'autres en ont trois, comme l'épée et la baïonnette, et font des blessures à trois côtés; d'autres enfin ont quatre tranchans comme la lance, l'espadon; celles-ci déterminent des blessures à quatre côtés, bien mieux caractérisés encore, lorsque les quatre tranchans sont également marqués, comme cela se voit dans quelques lances.

Ces distinctions ne sont pas seulement utiles pour le traitement des blessures; elles le sont encore en médecine légale, lorsqu'on est appelé à déterminer, par l'inspection d'une blessure, quelle est l'arme qui l'a produite.

La partie piquante et tranchante de ces armes est ordinairement faite en fer ou en acier, rarement en cuivre ou en airain, ainsi que cela se pratiquait dans les temps anciens. Quelquefois cependant elle est en pierre dure, en corne, en os, en ivoire, en coquillage ou faite avec une arête de poisson, ainsi qu'on le remarque chez les peuples sauvages, chez ceux qui sont peu avancés dans l'art de la guerre, ou qui sont dépourvus de ressources pour la faire.

---

faites par la scie sont dangereuses et longues à guérir. ( *Voyez* armes déchirantes.)
                                                            (*Note des rédacteurs.*)

Les armes piquantes et tranchantes peuvent être employées de plusieurs manières; par la pointe, c'est-à-dire d'*estoc*; par le tranchant, c'est-à-dire de *taille*. Sont-elles employées à la manière des armes piquantes? elles pénètrent comme celles-ci à l'aide de leur pointe; mais elles cheminent ensuite à la faveur de leurs tranchans qui agissent avec d'autant plus d'efficacité, qu'ils sont placés en biseau sur les côtés de la lame. Ainsi employée, l'arme piquante et tranchante constitue une des armes les plus dangereuses parmi celles avec lesquelles on se bat de près : aussi les chefs de corps ne manquent-ils jamais à recommander de frapper d'estoc, alors qu'ils veulent terminer, par un coup décisif, une lutte opiniâtre.

La seconde manière d'employer les armes piquantes et tranchantes, consiste à ne se servir que de leur tranchant. Celui-ci peut être promené rapidement à la surface des parties qu'il divise même à de très-grandes profondeurs, à l'aide du plus léger effort de pression; ou bien il peut être porté, avec force, sur les parties qu'il divise, à l'aide d'une percussion qui exige ordinairement des efforts puissans; ou bien enfin, après avoir été dirigé avec percussion, il peut être promené rapidement à la surface du corps, manière qui réunit les effets de la percussion à ceux de la division. La première manière est celle des *Turcs*, des *Arabes*, et des *Orientaux* en général; la seconde est celle du plus grand nombre des cavaliers d'Europe; la troisième est l'effet du hasard plutôt que le résultat du calcul.

Par ce qui précède, il est facile de faire la différence de l'épée et du sabre; la première n'a qu'une manière d'agir, le second en a trois. L'une ne sert guère qu'aux combats singuliers; l'autre se prête à tous les genres de combats. Aussi l'épée est-elle devenue une arme de parade, tandis que le sabre est resté un *instrument* de guerre, et a remplacé l'épée entre les mains de presque tous les officiers.

La force physique employée de nos jours a mettre en mouvement les armes blanches ne saurait être comparée à celle que les anciens y déployaient; on ne voit en effet que bien rarement des exemples d'hommes pourfondus de haut en bas, tels qu'en citent les anciennes chroniques; c'est que dans nos temps modernes, on s'applique moins que dans les temps anciens, à développer les forces musculaires, et que le calcul et l'adresse ont pris, presque partout, la place de la force brute. Néanmoins les carabiniers, les grenadiers à cheval, les cuirassiers, ces géans de l'armée, peuvent encore reproduire les phénomènes de la force de nos anciens preux, et l'on voit de temps en temps de ces énormes coups de taille qui abattent un bras ou fendent une tête en deux. Ainsi le général Alexandre Dumas, que Napoléon avait surnommé l'Horatius Coclès français, pour avoir défendu, seul, contre une armée ennemie, la tête d'un pont, dans le Tyrol, partagea d'un coup de taille le casque, la tête et le col d'un cavalier autrichien; la cuirasse eut peine à arrêter le coup de ce nouveau Godefroy (1).

(1) *Godefroy de Bouillon*, dit un historien, pourfendit un Sarrasin d'un coup de taille si terrible de la tête à la ceinture, que chaque moitié tombant, çà et là du cheval, fut emportée très-loin au milieu des ennemis. C'est ainsi que *l'empereur Conrad* à une attaque aux environs de *Damas*, ne donna pas un coup inférieur à celui de *Godefroy*: d'un coup d'épée, il emporta, à un guerrier qui s'était attaqué à lui, la tête, le col, avec l'épaule gauche et le bras qui y tenait. On donna le nom de *Taillefer* au comte d'Angoulême, qui, selon les chroniques, avait coupé en deux à coups de sabre *un Normand tout cuirassé*. Un grenadier à cheval de la maison du roi pourfendit de la sorte un fantassin anglais à la bataille de Fontenoi; le coup parut si extraordinaire, que le corps du soldat anglais fut exposé le long des murs d'Antoin, pour qu'il fût aperçu de Louis XV. (*Note des rédacteurs.*)

## SECTION V.

### Armes déchirantes.

Ces armes sont formées de tiges pointues et courbées d'une manière plus ou moins régulière, comme les *crocs*, les *crochets*, les *harpons*; ou de pointes faisant retour sur une arme piquante ou tranchante, comme cela se voit sur certains traits, sur des flèches, des javelots, des lances et des hallebardes; ou bien enfin de pointes élevées sur un bord mince, comme dans le sabre de quelques sapeurs; dans la scie, et dans certains poignards dentelés, ainsi qu'on en voit encore, à la honte de l'humanité, en quelques pays : en Italie et en Espagne, par exemple. Ces armes ont été bien plus nombreuses autrefois qu'elles ne le sont aujourd'hui; et, si l'on en excepte les crocs, les crochets et les harpons employés dans la marine, soit comme moyens d'abordage, soit comme moyen de sauvetage, on ne les trouve aujourd'hui employées comme armes de guerre, que chez les sauvages.

Il y a deux temps dans leur manière d'agir; dans le premier, elles sont dirigées plus ou moins perpendiculairement à la surface des parties, comme le serait un instrument piquant; dans le second temps, elles sont tirées, avec plus ou moins de force, dans une direction perpendiculaire au trajet qu'elles ont parcouru en premier lieu; et, comme elles agissent alors par des surfaces dépourvues de tranchans, elles ne peuvent sortir qu'après avoir fortement distendu et déchiré les parties.

Le grand nombre d'armes de cette espèce en usage chez les anciens, donnait à leurs blessures un caractère de gravité que n'ont pas celles qui sont faites par nos armes tranchantes; il suffit pour s'en convaincre de lire la description de leurs combats : on y verra que l'extraction de ces armes exigeait presque autant de force que leur introduction; qu'elle causait beaucoup plus de douleurs, et entraînait souvent plus de dangers; ce que l'on conçoit aisément quand on songe que les pointes en retour dont les traits et les javelots étaient pourvus, ne pouvaient sortir qu'en déchirant les parties situées sur leur trajet.

Mais indépendamment de ces armes régulières, il en est beaucoup d'irrégulières, telles sont les éclats de pierre à surfaces inégales; les éclats de bombe et d'obus; des morceaux de bois détachés par les boulets de canon, des arbres, des vaisseaux, des affûts, etc., et qui agissent tout-à-fait à la manière des armes déchirantes dont nous venons de parler.

## SECTION VI.

### Armes arrachantes.

Le noble métier de la guerre n'a pas d'armes qui aient pour but spécial d'arracher les parties, et nous n'irons pas en chercher des exemples dans les arsenaux de la torture, ou dans ceux de la *sauvagerie*; nous dirons seulement que la torture employait à cet effet les pinces, les tenailles simples, à pointes, à crochets, etc.

Les animaux que l'homme est obligé de combattre, et plusieurs de ceux qui vivent en société avec lui, comme le chien, le bœuf, et surtout le cheval, ont une manière de mordre qui ressemble beaucoup à la manière d'agir de ces tenailles; aussi observe-t-on, aux armées, de nombreux exemples de morsures produites par la dent du cheval; ces morsures sont caractérisées par une division avec compression et arrachement des parties, d'où résulte qu'elles réunissent un plus ou moins grand nombre de caractères des blessures par armes à feu.

Il est d'autres puissances que je ne saurais qualifier du titre d'armes, et qui produisent, d'une autre manière, l'arrachement des parties; telles sont les machines qui, après avoir saisi l'extrémité d'un membre, l'attirent à elles, et le forcent à se séparer du tronc, comme les laminoirs, les roues d'engrenage, certaines machines à vapeur, le supplice de l'écartellement, dans lequel la force des chevaux est mise à contribution pour arracher les membres; telles sont encore les ailes des moulins à vent, qui plus d'une fois, en retenant un membre, l'ont séparé du corps; les voitures en mouvement et dans les rayons desquelles des membres ont été engagés sans pouvoir en être retirés; et qu'on ne croie pas ces détails déplacés ici, car ces arrachemens de membres s'observent très-souvent dans les armées.

Il est à remarquer que quelques procédés opératoires ont été empruntés à ce genre particulier de blessures; tels sont en particulier les procédés de la castration avec arrachement du cordon, de l'arrachement des polypes, des ongles incarnés, etc., etc.

Les armes arrachantes ont deux manières d'agir, tantôt l'arrachement est le produit de la traction unie à la compression, comme dans la morsure du cheval; tantôt il résulte de la traction accompagnée de torsion, comme on le voit dans le plus grand nombre des cas d'arrachement des membres par une roue de voiture, l'aile d'un moulin, etc., etc.

Lorsqu'il y a compression et traction, les parties divisées offrent tous les caractères de la contusion portés à un haut degré; lorsqu'il y a traction et torsion sans compression, la plaie est surtout remarquable par l'irrégularité de ses contours, les inégalités de sa surface qui est déprimée ou enfoncée suivant la résistance des parties et leur rétraction après l'arrachement ; mais l'effet le plus remarquable de ces blessures, est celui que l'on observe sur les vaisseaux sanguins, effet dont nous parlerons plus tard.

## Section VII.

### Armes contondantes.

Les armes contondantes, autres que celles qui sont mises en mouvement par la poudre à canon, l'air, la vapeur et autres moteurs, présentent une surface plus ou moins large, une densité plus ou moins grande, et agissent à raison de leur surface, de leur densité et de leur vitesse, de manière à produire la contusion des parties dans une étendue limitée.

Les armes contondantes régulières sont peu nombreuses, et aujourd'hui peu employées dans les guerres entre peuples civilisés; c'est ainsi que les *masses* ou *massues*, faites en bois, garnies de nœuds, de clous, de pointes, d'arêtes ou de tranchans, faites en fer ou en airain, et remplies de plomb pour les rendre plus pesantes, plus meurtrières, et qui formaient une arme si redoutable entre les mains des anciens et des guerriers du moyen-âge, ne sont plus en usage parmi nous (1). On ne les trouve guère que chez les sauvages, où elles sont con-

(1) Les ecclésiastiques guerriers du moyen âge se servaient surtout de cette arme afin de respecter, disaient-ils, la défense faite aux prêtres de verser le sang. C'est ainsi que *Jean-sans-Pitié*, évêque de Liége, *Philippe de Dreux*, évêque de Beauvais, assommaient avec une masse très-lourde dans les batailles tous ceux qui les approchaient, croyant, disaient-ils, qu'assommer n'était pas répandre le sang. (*Note des rédacteurs.*)

nues sous les noms de *masse*, *massue* et *cassetête*, qui présentent des formes très-variées. Il en est de même des *maillets*, *mailles* d'armes, *marteaux*, si célèbres autrefois, et dont l'usage terrible valut, dit-on, à *Charles*, fils de Pépin de Herstal, le surnom de *Martel*. Le marteau de la hache des sapeurs est le seul vestige qui reste du maillet dans nos armes, encore a-t-on rarement occasion d'en faire usage contre l'homme.

La crosse du fusil dans les combats corps à corps, le refouloir, les leviers dans la défense des pièces d'artillerie, deviennent, ainsi que beaucoup d'autres corps, des armes qui produisent des contusions, des commotions, des ruptures, etc., dont il nous sera indispensable de parler.

Indépendamment de ces armes contondantes auxquelles on pourrait donner le nom de *régulières*, il en est beaucoup d'*irrégulières*, qui sont aussi employés dans les guerres, les siéges, les insurrections et mille autres circonstances dans lesquelles tout devient arme dans les mains du courage et de la fureur (1). C'est ainsi que les cailloux, les pierres, les pavés, les tuiles, les carreaux des appartemens, les meubles, sont souvent employés comme moyen de défense, dans les villes assiégées ou insurgées. Qui ne sait l'histoire de *Pyrrhus*, *roi d'Epire*, lequel, après avoir échappé aux dangers des longues et sanglantes guerres qu'il eut à soutenir contre les Romains, alla mourir à Argos d'une tuile lancée par une vieille femme et qui lui rompit les vertèbres? Qui ne sait encore que les pavés jouent toujours un grand rôle, comme moyen de défense, dans les villes insurgées ou prises d'assaut? Si on l'avait oublié, les journées de juillet suffiraient pour le rappeler.

Indépendamment des contusions qui résultent des armes

(1) *Arma furor ministrat.* VIRG., Eneid.        (*Note des rédacteurs.*)

contondantes que nous venons d'énumérer, il en est d'autres qui proviennent des chutes, des coups de pied de cheval, des éclats de bois produits par les projectiles et en particulier par les boulets, dans les combats au milieu des forêts, à bord des navires; du passage de pièces d'artillerie, de caissons, de voitures sur les membres, etc.

Ces armes produisent des effets variés suivant l'intensité de leur action; de là résultent les commotions, les contusions au premier, au second et au troisième degré, dont nous parlerons ailleurs; blessures moins estimées, peut-être, que beaucoup d'autres, mais qui peuvent cependant, aussi bien que ces dernières, être reçues en combattant avec vaillance.

## SECTION VIII.

### Armes écrasantes.

La contusion s'entend de l'action d'un corps contondant, bornée ordinairement à une étendue médiocre et sans fracture aux os; l'*écrasement*, au contraire, doit s'entendre plus particulièrement de l'action d'un corps pourvu d'une surface beaucoup plus large, animé d'une vitesse qu'il tient de son poids ou de quelque force mécanique, et qui produit des contusions avec écrasement des parties molles et des parties osseuses; l'écrasement enfin indique une lésion plus large, plus profonde et plus grave que la contusion.

Les armes capables de produire ces sortes de blessures ne manquent pas chez les anciens, telles sont les *béliers*, les *catapultes*, les *balistes*; on en trouve des exemples chez eux aussi bien que chez nous, dans les rochers, les quartiers de pierre mis en mouvement du sommet des montagnes, contre des troupes engagées dans d'étroits défilés; nous en trouvons dans les éboulemens de terre, les renversemens de murailles, de remparts, à la suite de l'explosion des mines, dans les siéges poussés et soutenus avec obstination, et dont l'histoire offre de si grands exemples.

Il n'existe aujourd'hui qu'une partie de ces causes d'é-crasemens auxquelles il faut en joindre quelques autres, comme la chute d'une bombe, sur le corps, avant son explosion, le passage de voitures pesamment chargées, celui de trains et de caissons d'artillerie, etc., etc.

Toutes ces causes produisent des écrasemens dans lesquels les parties molles, et les parties osseuses sont presque toujours atteintes en même temps; mais ces écrasemens ne sont pas toujours également dangereux : ils peuvent être bornés à des appendices du corps, à des parties de membres ou à des membres entiers, à des parties du tronc, telles que la face, la poitrine ou le bassin, ou bien ils peuvent s'étendre à tout le corps, et la vie cesse alors instantanément, opprimée qu'elle est, en même temps, dans presque tous ses organes essentiels.

## SECTION IX.

### Armes à air et à vapeur.

Les armes à air et à vapeur ont un seul et même principe d'action, l'élasticité de fluides comprimés, et qui tendent à revenir à leur état naturel.

Les *armes à vent* (1), prohibées dans quelques pays, à cause que le défaut de bruit et de lumière ont paru trop propres à favoriser le crime, ou à le couvrir, sont permises

_____

(1) *Martin de Lizieux* présenta à Henri IV le premier fusil à vent qui fut vu en France. Depuis ce temps il est devenu assez commun.

( *Note des rédacteurs.* )

dans d'autres. Ainsi on les emploie fréquemment en Allemagne à la chasse au bois. Il y a plus, on en a fait usage
dans les guerres du commencement de la révolution. A
cette époque, on voyait, dans l'armée autrichienne, une
compagnie de Tyroliens armés de carabines à vent : ils
étaient employés en tirailleurs, et ils se plaçaient de manière à diriger leurs coups, sans qu'on pût deviner de quel
côté ils venaient. Une de ces carabines se trouve encore
au Conservatoire des arts et métiers à Paris. Ces armes
ont un principe d'action bien différent de celui des armes
à feu, et produisent néanmoins des effets fort analogues
à ceux de ces dernières : ce principe est le ressort de l'air
comprimé. La compression se fait, à l'aide d'une pompe
foulante et aspirante, dans une culassse, dont les parois,
faites en acier, offrent assez d'épaisseur pour supporter
tout l'effort du fluide élastique. Une batterie et un tube,
adaptés à cette culasse, servent : l'une à soulever une sou-
pape qui permet à l'air de s'échapper avec impétuosité du
réservoir dans lequel il est comprimé; l'autre à diriger
l'effort de ce fluide sur le projectile qu'il doit mettre en
mouvement.

Un fusil à vent, dépourvu de tout projectile et chargé
d'air fortement comprimé, éteint, dans le trajet direct du
fluide, une lumière à la distance de quinze ou vingt pieds;
dirigé sur un corps mou, et à la distance de quelques pas,
il y fait un trou de plusieurs pouces de profondeur; tiré
à la distance de quelques pieds, il produit, sur les corps
vivans, une contusion accompagnée de douleur.

A mesure qu'un coup est tiré, la force d'impulsion
communiquée aux coups subséquens par la masse d'air,
diminue, et les derniers coups étant extrêmement faibles, les projectiles ne sont plus lancés qu'à une très-
petite distance. C'est un des grands inconvéniens des

armes à vent. M. Perrot, ingénieur civil, a cherché dernièrement à résoudre ce problème : « Un gaz étant » comprimé dans un récipient, obtenir, à sa sortie, une » impulsion égale, quelle que soit la pression intérieure, » c'est-à-dire quand cette pression n'est plus que de dix » atmosphères, aussi bien que lorsqu'elle est de cinquante.» En conséquence, il a imaginé une machine pour le tir des projectiles à l'aide de l'air comprimé.

Cette machine, du poids de quatre cents livres, peut lancer, avec une force constante et sans qu'on soit obligé de recharger l'appareil, quatre mille balles, et davantage même, capables de porter la mort à deux cents pas. Avec un seul canon adapté à l'appareil, on peut lancer huit balles par seconde ; si on en met trois, on en lancera vingt-quatre ; ce qui fait plus de quatorze cents balles par minute, et dans des directions différentes, puisque les canons peuvent se mouvoir, et décrire une portion de cercle dans le sens horizontal, pendant la projection des balles. Suivant l'auteur, le mécanisme de cette machine est tellement simple, qu'une femme ou un enfant peuvent la manœuvrer, et que, placés dans une situation avantageuse, l'un ou l'autre pourrait tenir tête à tout un bataillon.

Quelques circonstances distinguent les blessures par armes à vent, de celles qui sont produites par des armes à feu. La première, c'est qu'à quelque proximité qu'elles aient été faites, elles ne sont jamais souillées et noircies, comme les dernières, par les produits de la déflagration de la poudre à canon, et notamment par le charbon. La seconde, c'est que les projectiles mis en mouvement par cette force n'offrent, non plus, aucune trace de ce produit qui les colore et les souille lorsqu'ils sont mis en mouvement par la poudre à canon. C'est par la réunion de ces circonstances, qui ne sont pas non plus sans intérêt pour la médecine légale, qu'il a été possible de juger que plusieurs blessures reçues par des militaires, dans les journées de juillet 1850, avaient été faites par des armes à vent.

La vapeur, qui a introduit une si étonnante révolution dans l'industrie, a été aussi proposée pour remplacer la poudre à canon, et comme moyen d'augmenter les effets des *bouches à feu*; mais, heureusement pour l'humanité, cette application n'est encore qu'en projet. Les expériences faites, en Angleterre et en France, avec les canons dits *à la Perkins*, n'ont pas été assez satisfaisantes pour qu'on ait du rendre ces armes usuelles : en effet, ces canons sont lourds, volumineux, embarrassans, et d'ailleurs leur puissance, pour lancer les projectiles, est moins forte que celle de la poudre à canon.

## SECTION X.

### Armes à feu portatives.

Les armes à feu sont celles qui lancent des projectiles à l'aide de la poudre dite *à canon*, comprimée et mise en état de déflagration par des mécanismes variés.

Les armes à feu sont nombreuses et de formes différentes. Celles qui sont employées de nos jours sont *portatives* ou *non portatives*. Ces dernières sont encore désignées sous le nom de *bouches à feu*.

Les armes à feu portatives sont réduites, dans notre système de guerre, à un très-petit nombre. Le *fusil* dit *de munition* pour *l'infanterie* en général, la *carabine* pour certains corps de fantassins, le *mousqueton* et le *pistolet* pour la *cavalerie*, sont, à peu d'exceptions près, les seules employées à la guerre. Ces armes sont actuellement, de même que les armes blanches, bien moins multipliées que chez nos devanciers (1) : il n'en est pas de même dans les guerres civiles, les siéges, les révoltes, les insurrections; circonstances dans lesquelles on se sert d'armes à feu de toute espèce, tels que fusils de chasse, tromblons, espingoles, canardières, pistolets de poche, de tir, etc., etc.

Le *fusil*, après beaucoup de perfectionnemens successifs, a fini par remplacer l'*arquebuse* et le *mousquet*, anciennes armes à feu, qui étaient lourdes, incommodes, difficiles à manier et de forme grossière. Il consiste en un *canon* ou tube cylindrique, en fer ou en acier, ouvert à une extrémité, fermé à l'autre, qui est pourvue de parois épaisses, résistantes, et qui en forme la *culasse*; là le tube se termine par un cul de sac qui forme *la chambre ou tonnerre* du canon. Une ouverture ou *lumière* partant d'un côté de la chambre, établit une communication entre elle et l'extérieur. Ce tube est placé sur un bois divisé, 1° en *fût* qui loge le canon en avant, et, en arrière, la baguette qui est en fer, en bois, en baleine ou autres matériaux, 2° en *crosse* qui sert pour reposer l'arme ou la coucher en joue.

Une série de pièces, formant *la platine,* se trouve placée à l'union de la crosse et du fût, sur les parties latérales de celui-ci, et à la hauteur de la culasse : ces pièces principales sont; le *chien*, destiné à recevoir une pierre en silex; le *bassinet*, qui contient l'amorce; le *couvre-feu*, qui reçoit le choc de la pierre, retient et protége la poudre contre l'humidité et la pluie. Le bassinet communique avec l'intérieur du canon du fusil par la lumière. Une

---

(1) Après avoir énuméré les nombreuses armes à feu employées de son temps, et qui avaient des noms très-bizarres et parfois très-indécens, notre *Ambroise Paré*, tout ému, et comme indigné de voir l'homme inventer tant de moyens pour détruire    semblables, s'écrie dans son style à la fois naïf, pittoresque et p.......que : *Misérable boutique et magasin de cruauté !* (*Note des rédacteurs.*)

*gâchette*, placée en arrière et au dessous de la culasse et protégée par une *sous-garde*, sert à mettre en mouvement des ressorts placés à la face interne de la platine, et qui sont destinés à faire tomber brusquement le chien sur le couvre-feu.

L'arme ainsi disposée, reçoit une *amorce* dans son bassinet, et, dans son canon, une *charge* déterminée de poudre et de projectiles qui est conduite et pressée dans sa chambre à l'aide de la baguette (1). Une fois que l'arme est chargée, le chien est redressé : elle est mise en joue, et la gâchette étant tirée en arrière avec l'indicateur de la main, le chien s'abat, frappe le couvre-feu, en détache de nombreuses parcelles qui s'enflamment, tombent dans le bassinet mis à découvert, mettent le feu à l'amorce, et font partir le coup.

Le fusil de munition deviendrait presque inutile, après sa *décharge*, si, dans le combat, on n'avait le temps de le *recharger*, ou si les *munitions* se trouvaient épuisées ; c'est pourquoi on a adapté à son extrémité une arme blanche nommée *baïonnette*, du nom de la ville dans laquelle elle a été inventée et fabriquée. Cette arme enveloppe très-juste l'extrémité du fusil à l'aide d'une douille, et s'y fixe, avec solidité, par le moyen d'un bouton passant dans une petite ouverture de la douille faite en équerre ; de cette douille part un manche coudé qui soutient une tige en acier de forme triangulaire et de 12 à 14 pouces de longueur : ainsi placée à l'extrémité du levier que forme le fusil, ne faisant qu'un avec lui, et mise en mouvement par la force des deux

---

(1) La charge d'une arme à feu de guerre portative ou non, consiste en une *cartouche*. C'est une espèce de boîte cylindrique, de papier pour le fusil, de carton pour le canon, et dont le fond contient la poudre, le haut le plomb, la balle, ou le boulet ou la mitraille. La cartouche du canon est nommée *gargousse*. (*Note des rédacteurs.*)

bras et l'impulsion *en avant*, la baïonnette est devenue une arme des plus terribles, qui a décidé plus d'une fois du destin des batailles. Depuis l'invention de la baïonnette, la pique a été presque entièrement abandonnée dans l'infanterie, et a fini par disparaître tout-à-fait des armées, à la fin du siècle dernier. (1)

Le poids total d'un fusil de munition est d'environ 14 livres, dans lequel celui du canon entre pour 9 livres 1/2 ; ce qui, joint à celui du sabre, du havresac, de la giberne et autres parties de l'équipement du fantassin, élève sa charge à 60 livres environ. Cette charge ne le cède presque en rien à celle que portaient les soldats romains.

Les canonniers ont un fusil de munition plus court de

(1) A la bataille de Fontenoy, tous les sergens d'infanterie française portaient encore des hallebardes, et ce n'est qu'en 1776 que cet usage a cessé d'exister. Il en reste encore quelque chose, et dans certains momens de la manœuvre, les sergens tiennent le fusil comme ils portaient autrefois la hallebarde. L'aventure qui donna lieu à ce changement en France est assez curieuse.

« Un officier gascon s'ennuyait beaucoup à la Bastille, où quelque faute d'insubordination l'avait fait enfermer. L'infortuné captif soupirait après le moment où sa liberté lui serait rendue; il adressait placets et suppliques, et ne recevait aucune réponse : le temps de sa réclusion paraissait illimité. Dans son désespoir, il commençait à croire qu'on l'avait oublié. Un jour qu'il envoyait une édition nouvelle de sa pétition, l'officier voulant intéresser plus vivement à son sort le lieutenant de police, ajoute par *post-scriptum* : « Si le roi veut bien me rendre la liberté, je puis l'en récompenser sur-le-champ en augmentant son armée de 20,000 fusiliers excellens. » Le lieutenant de police communique cette promesse au roi; on en rit à la cour, et le prince désire voir le pétitionnaire pour s'amuser de sa folie. L'officier sort de la Bastille; et quand le ministre de la guerre le presse de s'expliquer en rédigeant un mémoire détaillé sur ses moyens de recrutement, le Gascon écrit ces mots en tête du cahier de papier blanc que l'on avait mis à sa disposition : « Donnez des fusils aux sergens. » On leur en donna; et la hallebarde, arme à peu près inutile entre les mains des sous-officiers, fut remplacée par le fusil. »         ( *Note des rédacteurs.* )

huit pouces que celui de l'infanterie; il pèse seulement 8 livres 1/2 avec sa baïonnette. Les canonniers le portent en bandoulière, tout en manœuvrant le canon.

*Les carabines* ou mousquetons, employées dans la cavalerie, sont faites sur les mêmes principes que les fusils de munition : elles sont seulement plus courtes et moins pesantes. Telles sont les carabines des chasseurs, hussards et dragons. Mais il y a des *carabines* employées par des corps spéciaux nommés *carabiniers*, et qui présentent un tube *cannelé* à l'intérieur. Les balles y sont introduites avec force et souvent avec un maillet, d'où le nom de *balles forcées* que prennent ces projectiles ; ainsi introduites, ces balles sont lancées avec plus de force et de justesse que celles des fusils ordinaires, qui glissent librement dans le tube de l'arme, et laissent entre elles et lui un certain intervalle.

*Le pistolet* est fait sur les mêmes principes que le fusil, le mousqueton et les carabines. Sa crosse recourbée, ses petites dimensions, sa légèreté n'exigent, pour la manœuvre, que le secours d'une main qui suffit à la fois, pour l'élever, l'ajuster et le faire partir : circonstances qui en font une arme particulièrement propre à la cavalerie.

Presque tous les peuples de l'Europe ont adopté le même calibre pour les fusils de guerre. Les Anglais et les Russes seuls l'ont conservé plus fort; leurs fusils portent plus loin, mais ils sont plus lourds, et, partant, plus incommodes.

L'humidité que la poudre est susceptible d'attirer dans les bassinets, les longs feux qu'elle occasione souvent dans les fusils à pierre, et même, dans certains cas, l'incombustibilité qui en résulte dans la poudre des amorces, ont fait naître l'idée des fusils à *piston* ou à *percussion*, qui ont été employés pour la chasse seulement, dans les premiers temps, mais dont on cherche maintenant à répandre

l'usage dans les armées, tant ils ont d'avantages sur les
fusils à pierre (1).

Leur charge est la même que celle des autres fusils;
toute la différence consiste dans l'amorce. Dans le fusil
à pierre, elle est de même nature que la charge;
dans le fusil à percussion, l'amorce est faite avec de la
poudre fulminante contenue dans un petit cylindre, fait
avec une lame métallique très-fine, et qu'on nomme *capsule*. Une des extrémités est pleine et forme le fond de la
capsule, qui renferme la poudre fulminante, laquelle est
placée entre deux autres petites lames métalliques; l'autre
extrémité présente une cavité cylindrique, destinée à
coiffer une saillie placée sur le canon et près de la culasse de l'arme. Cette saillie, nommée *cheminée*, est parcourue par un petit canal qui doit conduire la flamme
dans la chambre de la culasse.

Le chien, au lieu de recevoir une pierre, présente une
espèce de marteau, dont la percussion, sur la capsule, est
destinée à enflammer la poudre fulminante. La détente
est pressée comme dans le fusil ordinaire; le chien, qui a
été redressé de même, s'abat, et écrase la capsule; un jet
de flamme s'en échappe, communique, par la cheminée,
la combustion à la charge de poudre contenue dans le
canon, et le coup part encore plus vite qu'à l'ordinaire.

On a trouvé dans cette manière d'amorcer plus de
promptitude et de sûreté; mais, d'un autre côté, on trouve,
dans ces amorces nouvelles, des causes de blessures plus
sérieuses qu'avec les amorces ordinaires.

Les *fusils de chasse*, destinés à faire la guerre aux
animaux, ont été trop souvent détournés de cette desti-
nation pour faire la guerre à l'homme. Ils ont sans doute
une moindre portée que les fusils de munition; mais ils

(1) Les Prussiens ont, depuis plusieurs années, des régimens entiers de
carabiniers armés de carabines à piston.    (*Note des rédacteurs.*)

ont aussi une plus grande légèreté et une plus grande justesse dans le tir, qualités dont nous avons eu occasion de nous convaincre, surtout dans les journées de juillet 1830, pendant lesquelles le peuple se servit principalement, contre les troupes royales, de fusils de chasse enlevés aux armuriers.

Les armes portatives dont nous venons de parler se chargent par la bouche, à l'aide de la baguette. Cette manière de charger est assez longue, et, en cas d'erreur dans une manœuvre précipitée, elle expose à des accidens graves; c'est ce qui a fait imaginer de les charger par la culasse. Par ce moyen, on réunit la promptitude à la sûreté de la manœuvre. Les fusils dits à *la Pauly* se chargent de cette manière. Ce perfectionnement apporté seulement aux fusils de chasse, pourra l'être plus tard aux armes de guerre : déjà même quelques tentatives ont été faites à cet égard pour toutes les armes à feu.

A l'aide de charnières, la platine est soulevée et rejetée en bascule sur le canon, dont la chambre se trouve mise à découvert. La charge, sous forme de cartouche, y est introduite d'arrière en avant ; la platine est abaissée, fixée d'une manière solide, à l'aide d'un cliquet, et l'arme se trouve chargée en un clin d'œil. La chambre dans laquelle la cartouche est placée est plus étroite que le reste du canon, afin que cette cartouche reste immobile; la balle se trouve alors dans les conditions d'une balle forcée. L'arme est amorcée, apprêtée et tirée comme les précédentes.

Le fusil est l'arme de l'infanterie : aussi l'instruction du fantassin a-t-elle pour but principal de lui en rendre l'usage facile et familier. Sa portée, qui peut s'étendre à sept ou huit cents pas, la possibilité de lui faire tirer 50 ou 60 coups de suite et sans qu'il soit hors de service, de le diriger sur des masses ou sur des individus à volonté, etc., sont mise au premier rang des armes à feu employées à la guerre. En bataille rangée, les coups de feu sont dirigés contres les masses plutôt que contre les individus, et le point de mire doit être le milieu du corps. Cependant, parmi les diverses nations de l'Europe, les unes, comme les Suisses, visent aux pieds, d'autres à la poitrine, ou même à la tête : de là une différence très-notable dans l'espèce et la gravité des blessures. C'est ainsi que Charles Abattuci fut tué d'une balle dans le bas-ventre en défendant la tête du pont d'Huningue en 1794; que Marceau fut tué par un soldat tyrolien d'un coup de carabine qui lui traversa la poitrine, dans la forêt d'Hochsteinbach en 1796; que Joubert périt à la bataille de Novi frappé d'une balle qui lui perça le cœur; qu'à Marengo Desaix périt d'une balle dans la poitrine; que Lasalle fut tué roide à Wagram d'une balle qu'il reçut au milieu du front; qu'à Waterloo, le général Michel, atteint d'une balle à la tête, rendit le dernier soupir, à côté du chirurgien en chef son ami, M. Larrey, etc., etc. Dans les combats d'avant-poste et entre tirailleurs, les coups sont dirigés sur des individus. Ici le courage et l'adresse reprennent leur empire; ici encore la forme et les qualités de l'arme jouent un plus grand rôle; et c'est alors, par exemple, que l'on voit les *carabines carabinées*, dans le canon desquels les balles sont forcées, donner un grand avantage pour viser juste.

Tous les coups sont heureusement loin de porter; autrement les batailles se termineraient, en peu d'heures, par l'extinction des deux partis. Un coup porte à peine sur cent, et même sur deux cents; et parmi ceux qui portent, un très-petit nombre cause la mort immédiatement. Ce sont ceux qui pénètrent dans les cavités du crâne, de la poitrine ou du ventre; les autres, portant en grande partie sur les parois de ces cavités, et sur les membres, déterminent des blessures moins graves.

Le pistolet est une arme réservée à la cavalerie et aux officiers supérieurs montés. Sa portée peu étendue (une centaine de pas), la difficulté de le tirer juste, pendant les mouvemens du cheval et les manœuvres de la cavalerie, la difficulté de le recharger lorsqu'il a été une fois tiré, en font une arme défensive plutôt qu'offensive, en un mot une arme destinée à la sûreté de l'individu.

Ce que nous venons de dire du pistolet s'applique, en grande partie, au mousqueton quand il est tiré par le cavalier à cheval, excepté qu'il a une plus grande portée, et qu'une décharge générale de cette arme aurait, sur l'issue d'une affaire, une influence que ne saurait avoir le pistolet.

Il n'y a aucune circonstance de la manœuvre du fusil qu'il n'importe au chirurgien de connaître; car il n'en est aucune qui ne puisse devenir l'occasion de blessures graves.

Ainsi, dans les fusils à pierre, l'amorce, chassée par un vent adverse, peut envoyer des grains de poudre enflammés dans les paupières, les yeux et autres parties de la face; dans le fusil à piston, des parcelles détachées des capsules métalliques peuvent être projetées et insérées dans la peau de la face, et même dans la cornée transparente.

Ainsi le défaut de proportion entre la force de la poudre et celle du canon, comme lorsqu'on force la quantité de poudre, ou bien que l'on emploie de la poudre anglaise et des canons français, la résistance inégale des parois de ces derniers, les *pailles* qui peuvent s'y rencontrer, l'intervalle laissé, et celui qui peut s'établir entre la poudre et la bourre entre celle-ci et les projectiles, l'état de malpropreté du canon, l'obturation de son extrémité par de la terre ou tout autre corps étranger, suffisent pour en déterminer l'*éclatement*. Cet accident a ordinairement lieu à la hauteur ou un peu en avant du tonnerre; et comme c'est là que l'arme est saisie et soutenue par l'une des mains, celle-ci est ordinairement déchirée et mutilée par la force de l'explosion, les éclats du canon et du fût qui le soutient, par la dislocation et par la projection violente des pièces de la batterie.

Dans les fusils simples, l'éclatement porte en même temps sur le pouce et sur les autres doigts écartés et opposés pour embrasser le canon du fusil. Dans le fusil à deux coups, on ne trouve atteintes que celles des parties de la main qui répondent au côté qui éclate; les parties opposées sont ordinairement protégées par le canon qui n'a point éclaté. Ces accidens sont tellement fréquens, qu'il ne se passe pas d'année qu'on ne reçoive dans les hôpitaux de Paris vingt ou trente personnes blessées de la sorte. Cette fréquence m'a porté à rechercher les moyens d'en éviter, s'il était possible, le retour. Voici ce qu'une observation attentive m'a fait connaître sur ce sujet : d'abord, la face et la tête, couchées sur la crosse, sont presque toujours épargnées dans ces accidens, tandis que la main et l'avant-bras, étendus sous le canon pour lui servir d'appui, sont presque exclusivement atteints ; et ces parties le sont d'autant plus violemment, qu'elles sont plus allongées sur le canon ; et elles le sont d'autant moins, qu'elles se rapprochent davantage de la gachette, de telle sorte que si elles ne dépassaient pas la sous-garde, elles seraient presque toujours à l'abri des éclats du fusil : c'est la manière employée par les Anglais, et que beaucoup de personnes, en France, ont adoptée pour le tir des fusils de chasse.

Il serait difficile, il est vrai, de l'appliquer aux fusils de munition, dont le poids, déjà très-lourd par lui-même, est encore augmenté par celui de la baïonnette, et rend indispensable un appui situé au devant du tonnerre. D'ailleurs, à mesure que l'appui est porté en arrière, la justesse du tir est moins exacte. On pourrait concilier la sûreté avec l'exactitude, en plaçant, sous le bois du fusil, une plaque métallique creusée en gouttière et se terminant en tenon, que l'on saisirait pour donner un point d'appui à l'arme. De la sorte, l'appui se trouverait reculé, et l'explosion serait obligée de se faire vers la partie supérieure de l'arme, sens dans lequel les éclats ne rencontreraient rien qu'ils pussent blesser.

La gachette est aussi une source fréquente d'accidens. Le fusil est-il armé? soit que le doigt, imprudemment laissé sur elle, vienne à la presser par mégarde, soit qu'une branche d'arbre ou d'arbuste, ou même un brin d'herbe (1) tirent sur elle, ou bien qu'un animal, comme le chien, y vienne appuyer sa patte, ainsi que cela s'est fréquemment vu à la chasse, le coup part, blesse ou tue les personnes qui sont à      portée. Ce risque est d'autant plus grand que la détente est plus facile, et, par conséquent, dans les armes à double détente plus que dans les autres.

Il n'est pas toujours nécessaire, pour que ces accidens aient lieu, que le fusil soit armé. Quelquefois il part même au repos, et cela par suite de l'usure ou la mauvaise qualité de *la noix* de la platine; c'est ce qui arrive souvent aux soldats qui laissent tomber brusquement leur fusil sur la crosse.

La baguette elle-même, oubliée dans le canon pendant une manœuvre précipitée, ou laissée volontairement, peut devenir un projectile fort dangereux, et qui, plus d'une fois, a causé la mort. Tel est le cas de ce soldat dont

---

(1) Un événement de ce genre est arrivé cette année. M. de M***, chassant sur le bord de l'eau, venait de poser son fusil sur la rive; apercevant un oiseau, il voulut le reprendre et le saisir par l'extrémité libre du canon, dirigée vers lui : une herbe un peu résistante entourait la gachette, qui fut pressée; le coup de feu reçu à bout portant tua ce malheureux jeune homme.          (*Note des rédacteurs.*)

l'histoire est consignée dans la clinique chirurgicale de
M. *Larrey* (1), et qui eut la tête traversée de part en part,
du milieu du front au côté gauche de la nuque, par une
longue portion de baguette qui s'était brisée en pénétrant
dans le crâne.

## SECTION XI.

### Projectiles des armes à feu portatives.

Les projectiles lancés par les armes à feu portatives sont
le plus ordinairement en plomb. La facilité de se procurer
ce métal en tout lieu, la modicité de son prix (8 à 9 sous
le kilogr.), sa pesanteur spécifique (11,468) qui lui permet de recevoir l'impulsion de la poudre et de vaincre
la résistance de l'air, sa fusibilité à une faible température (223 centigr.), qui le rend susceptible d'être aisément fondu et moulé, sa malléabilité qui lui permet de
s'accommoder aux calibres et aux inégalités des fusils, sa
faible oxidabilité qui s'arrête ordinairement à la surface,
la force de cohésion de ses molécules, qui, à moins de
chocs violens, les tient réunies pendant tout leur trajet (2), etc., sont sans doute les raisons qui l'ont fait
préférer à tous les autres métaux. Heureuse l'humanité
que ce métal soit peu altérable, qu'il ne possède aucune
qualité nuisible, et qu'il puisse séjourner long-temps au
milieu des parties vivantes sans agir sur elles autrement
que par ses qualités physiques !

(1) Tome I, pag. 262.

(2) Cette force de cohésion n'est pas telle cependant que les balles de
plomb ne puissent être divisées au dehors ou au dedans de notre corps par
des chocs contre des corps d'une densité supérieure à la sienne ; d'où il
résulte que la même balle peut faire plusieurs ouvertures à la sortie du
corps quoiqu'elle n'en ait fait qu'une seule en entrant.

(*Note des rédacteurs.*)

Les balles sont rarement en fer ou en cuivre. Les Mameluks et les Arabes, au rapport de *M. Larrey*, traversent les leurs d'un fil de fer, plus ou moins gros, ce qui leur donne le caractère de balles ramées, ou bien ils leur laissent le pédicule qui se forme dans la fonte. Il est à remarquer, en outre, que, dans la vue d'économiser sans doute le plomb, ou de rendre les balles plus meurtrières, ils combinent, quelquefois, avec celui-ci, divers corps étrangers, tels que des pierres, du fer et du cuivre, qui peuvent se désunir au milieu de nos parties.

Les balles sont quelquefois faites en marbre, en pierre, ou en verre. Nous avons eu occasion, dans les journées de juillet 1830, d'en voir plusieurs en marbre qui avaient blessé assez grièvement des militaires (1).

Des clous, des boutons, des morceaux de fer de forme variée, de la grenaille, etc., sont quelquefois employés comme projectiles, à défaut d'autres, et ne laissent pas de produire de graves et même de mortelles blessures, comme les projectiles ordinaires ou réguliers.

Le calibre des projectiles lancés par les armes à feu portatives (et nous ne parlons ici que de ceux qui sont en plomb) varie depuis une fraction de grain jusques à une once et plus.

Le plomb de chasse, qui a été souvent employé à défaut

(1) Il faut remonter jusques aux temps de la chevalerie pour trouver des balles faites avec des substances plus précieuses que celles que nous avons indiquées. C'est ainsi que, immédiatement après la bataille de Pavie, un soldat fend la presse, se jette aux pieds de *François Ier*, prisonnier, et lui dit en lui présentant une balle d'or : « Sire, voilà une balle d'or que j'avais fait fondre pour vous tuer dans la mêlée; une si belle vie ne devant pas finir sans une distinction particulière. Je n'ai pu trouver l'occasion de m'en servir, je prends la liberté de vous l'offrir. » Le monarque reçut la balle et la paya généreusement. Quelques années avant le jeune *Lachategneraye* en avait fait couler six du même métal pour tuer l'empereur *Charles-Quint.* (*Note des rédacteurs.*)

de balles, offre des divisions nombreuses de calibre (1). Les plus petits ne sauraient donner la mort à l'homme ou lui faire des blessures graves, à moins qu'ils ne soient lancés de très-près, et qu'ils *ne fassent balle* comme on le dit ; mais des plombs d'un calibre plus fort, comme les chevrotines, le plomb à loup peuvent faire à l'homme des blessures dangereuses et même mortelles, aussi bien que les balles lancées par les *fusils de chasse* ou *de munition*. Le poids et le volume de celles-ci varient encore suivant les nations. Les Anglais qui ont des fusils de guerre d'un calibre plus fort que ceux des Français, ont aussi des balles plus pesantes ; elles pèsent *une once douze grains*. Il en est de même des Russes. La balle de guerre française pèse *six gros vingt grains*. Celle des *cartouches de guerre prussienne* étaient en 1814 moins fortes ; elles ne pesaient que *cinq gros quarante-quatre grains*.

Mais il paraît, ainsi que nous l'avons déjà dit, que presque tous les peuples d'Europe ont adopté, depuis quelques années, le même calibre pour les balles de guerre.

Les mousquetons et les pistolets pour la cavalerie sont (en France du moins) du même calibre que le fusil de munition, et se chargent avec la même cartouche.

(1) On compte 14 ou 15 numéros de plomb de chasse. Les plus petits portent le nom de *cendrée*, les plus gros celui de *chevrotine*. Les plus grosses chevrotines sont au nombre de 110, à peu près dans une livre. Les balles de chasse présentent aussi beaucoup de différences de calibre, depuis celles qui sont un peu plus grosses que les chevrotines jusques à celles qui approchent le volume et le poids de celles du calibre de guerre employées pour les fusils de munition. Il en est de même des balles de pistolets de fantaisie employés ailleurs qu'à la guerre. *Le lingot*, dont on charge quelquefois les fusils de chasse, est un cylindre de plomb moulé sur le calibre du fusil et d'une longueur variable. On le fait avec un marteau ou avec un moule. On s'en sert en guise de balle pour chasser les gros animaux, tels que le sanglier et autres.

(*Note des rédacteurs.*)

## SECTION XII.

### Bouches à feu.

On donne le nom de *bouches à feu* aux *canons*, *mortiers*, *pierriers*, *obusiers*, *caronades*, etc., des divers calibres dont se compose l'arme de l'artillerie, pour le service des armées de terre et de mer.

Ces machines ne furent, dans l'origine, que des pièces grossières, lourdes, défectueuses, et qui ne purent point donner l'idée de l'importance qu'elles auraient un jour. Depuis ce temps elles ont été bien perfectionnées, et elles ont occasioné, dans la tactique, une révolution, qui peu à peu a changé l'art de la guerre. Maintenant l'artillerie peut être considérée comme faisant une des plus grandes forces des armées de terre et de mer. De nos jours elle s'est si prodigieusement multipliée, qu'on en est venu à dire que les batailles n'étaient plus que des batailles de canon. On en a compté jusques à quinze cents, et davantage même, dans des grandes batailles livrées par Napoléon à Austerlitz, à Wagram, à la Moscowa, à Leipsick, etc. (1)

Le canon est un cylindre parfait à l'intérieur, mais à l'extérieur plus gros vers la base que vers la bouche. On distingue dans le canon la *culasse* placée à l'une de ses extrémités, la *lumière* percée au dessus pour recevoir l'amorce, les *tourillons* ou cylindres qui sortent des deux côtés du canon, plus près de la culasse que de l'embouchure, et qui servent au canon de pivot sur l'affût;

---

(1) A la bataille de Leipsick, et pendant les deux jours qui précédèrent, l'armée française tira deux cent cinquante mille coups de canon.

(*Note des rédacteurs.*)

la *bouche* qui est l'orifice par où la charge entre dans le canon et en sort avec le feu, l'*âme* qui comprend tout l'intérieur depuis la bouche jusqu'à la *chambre*. Celle-ci termine l'intérieur du canon vers la culasse, et reçoit la charge.

Une voiture à deux roues, nommée *affût*, soutient le canon. Cet affût s'unit, dans les marches, avec un avant-train entre les deux petites roues de ce dernier. L'équipage entier présente alors quatre roues.

Les affûts de rempart n'ont point d'avant-train. Souvent même sur les remparts les canons ne sont montés que sur des *flasques* courts et à quatre roulettes.

La cartouche du canon, ou la *gargousse*, est placée avec la main dans la bouche, et enfoncée dans la chambre avec un *refouloir*; une fois placée, un canonnier la perce avec un poinçon par la lumière; on place alors l'amorce, un porte-mèche y met le feu, et le coup part.

Les canons des armées de terre sont en bronze; ils ont reçu, dans chaque pays, différentes divisions de calibre. En France, ils ont été fixés pour l'artillerie de terre à cinq, savoir : de 24, 16, 12, 8 et 4 (1). Chez les autres nations de l'Europe, les calibres sont ordinairement impairs, 3, 5, 9, etc.

---

(1) On en a fait de plus volumineux, car on en a vu et on en conserve de 96, 64 et 48, c'est-à-dire qui chassent des boulets de cette pesanteur; mais on ne s'en sert pas et ils sont actuellement de simples objets de curiosité. Dans les premiers temps de l'invention des bouches à feu, celles qu'on nommait *bombardes* et qui ne lançaient que des boulets, furent si énormes, que leurs dimensions et leur poids nous sembleraient exagérés, si les auteurs ne s'accordaient pas dans tout ce qu'ils disent à ce sujet. C'est ainsi qu'au siége de Constantinople, *Mahomet II* amena une bombarde qui portait un boulet de pierre de 850 livres. Elle était traînée par dix paires de bœufs. Elle creva du premier coup et tua son inventeur. Sous *Louis XI* on en fondit une de 500 livres de balles. Elle fut amenée

On distingue les canons en pièces de siége et de place, et en pièces de campagne et de bataille. On ne fait usage, pour ces dernières, que des pièces de 12, 8 et 4. Elles ont moins de dimensions, et pèsent moins que les pièces de siége. La longueur de l'*âme* des premières est de vingt fois environ le calibre du boulet, et leur poids est de 260 livres de métal pour chaque livre de celui-ci. La longueur des pièces de campagne est de dix-huit fois le calibre du boulet, et le poids est de 150 livres de métal seulement, pour chaque livre du projectile.

La charge d'une pièce de 12 est de 4 livres de poudre, celle d'une pièce de 8, est de 2 livres 1/2, celle d'une pièce de 4, est d'une livre 1/2.

Quand on charge à mitraille, on met un quart de livre de poudre de plus. La charge des pièces de siége est aussi du tiers du calibre des boulets.

La portée du boulet pour la pièce de 24 est de 2150 toises; pour la pièce de 16, de 2080 toises; pour celle de 12, de 1870; pour celle de, 8 de 1660; enfin pour celle de 4, de 1590 toises.

On se sert quelquefois, et surtout dans les montagnes et dans les sables du désert, de petites pièces de bronze dont le calibre est 1 ou 2, la longueur de 3 ou 4 pieds, et le poids de 150 livres à peu près. Ces pièces sont fixées sur une espèce de selle que porte un mulet, un cheval ou un chameau.

Les canons de fer à l'usage de la marine en France sont des calibres 4, 6, 8, 12, 18, 24, 36.

de Tours à Paris, et éprouvée du côté de la Bastille; elle fut chargée avec 332 livres de poudre; mais elle creva et tua plus de vingt personnes.

Le père *Daniel* parle d'une pièce de canon portant des boulets de 110 livres et chargée avec 52 livres de poudre. Cette pièce avait été prise sur les Turcs en 1717, au camp de Belgrade.          ( *Note des rédacteurs.* )

Il y a encore d'autres pièces employées dans la marine : telles sont les *caronades* de divers calibres, dits *de fantaisie*, les *coulevrines*, les *pierriers* qui sont sur les corsaires, les navires marchands, et qui lancent de petits boulets, des biscaïens, de la mitraille, etc.

Les artilleurs comptent trois manières de tirer le canon : 1° à toute *volée*, c'est-à-dire que le canon est pointé sous l'angle qui donne la plus grande portée ; 2° *à plein fouet*, c'est-à-dire pour frapper directement une muraille, un rempart, etc. ; 3° *à ricochet*, c'est-à-dire pour faire produire au projectile *plusieurs bonds* successifs sur la terre, ou à la surface des eaux.

Le *mortier* est un canon court et large, ayant ses tourillons près de son extrémité, de telle sorte qu'on peut l'élever presque perpendiculairement, ou lui faire prendre telle inclinaison que l'on désire pour lancer la bombe. Il est pourvu d'une chambre plus petite en diamètre, que l'âme qui est égale à la grosseur de la bombe. Le mortier est monté sur un affût en bois ou en fer.

Les mortiers sont de calibres différens ; il y en a de 8, 10, 12 pouces, etc. La quantité de poudre que l'on met dans la chambre pour lancer la bombe varie suivant le poids de celle-ci : ainsi on en met 7 livres 3 onces 1/2 pour la bombe de 12 pouces, 3 ou 4 livres pour celle de 10, etc.

Les mortiers dits *à la Gomer* emploient une charge de poudre beaucoup plus forte ; 12 livres pour ceux de 12 pouces, 6 livres 1/2 pour ceux de 10 pouces, 2 livres pour ceux de 8 pouces. La portée moyenne des mortiers est de 1100 toises.

Dans les places maritimes on a d'autres mortiers dits *de galiotes*, dans la chambre desquels on met 20 ou 30 livres de poudre, et qui portent des bombes à 2400 toises.

Les *pierriers* sont des mortiers, mais beaucoup moins lourds, et destinés à lancer une grêle de pierres à l'ennemi, quand, dans les siéges, on n'en est éloigné que de 5o à 1oo toises.

Les *obusiers* sont des canons destinés à lancer des projectiles qui sont des espèces de bombes, lesquels agissent comme les boulets, par leur masse, et comme les bombes, en éclatant au bout de leur trajet. Il y en a de plusieurs calibres ; de 6 pouces, de 8 pouces, etc.

On tente en ce moment de mettre à exécution un nouveau genre de bouches à feu dont la charge se fait par la culasse et qui permettra de tirer avec une vitesse incroyable, sans exposer les canonniers a aucun accident. Le service de ces pièces exigera aussi un moins grand nombre de servans que les canons actuels.

On a exécuté aussi des *chevaux de frise* dits *ambulans*, garnis d'un espèce de *canon-crachoir* destiné à agir contre la cavalerie. Cette arme à la fois défensive et offensive, est conduite par des hommes qui sont à l'abri derrière elle, soit qu'ils marchent en avant, soit qu'ils battent en retraite. L'effet de ces nouvelles armes étant, sur le corps humain, le même que celui des anciennes, nous n'avons pas besoin d'insister sur leur construction.

Des *caissons* renfermant les munitions de guerre, cartouches et gargousses, forment un train séparé, qui, dans la marche, vient immédiatement après la bouche à feu dont il renferme les provisions, et qui, dans l'action, s'en tient à quelque distance pour éviter l'explosion de la poudre et ses dangers.

La manœuvre du canon peut, comme celle du fusil, donner lieu à des accidens. Il est vrai que très-épais, coulé et fondu d'une seule pièce, le canon de bronze offre moins de causes d'éclatement que le fusil (1) ; mais aussi lorsque cet éclatement a lieu, les ravages sont proportionnés aux effets du canon, c'est-à-dire qu'ils sont terribles, et que la plupart des canonniers servant la pièce, sont tués, ou mutilés d'une horrible manière.

Lorsque, par suite d'une trop grande précipitation, le *canonnier porte-mêche* met le feu avant que les *canonniers servans* aient retiré le refouloir de l'âme du canon, ou bien, lorsque quelques fragmens enflammés du carton de la précédente gargousse, sont restés dans l'intérieur du canon, et mettent le feu à celle que les canonniers servans y introduisent ; ou bien enfin, lorsque par suite d'une trop grande fréquence dans les décharges, la température du métal s'est élevée au point d'enflammer la gargousse au moment de son introduction, les plus graves blessures sont faites à ces soldats ; et c'est alors qu'ils ont les mains, les avant bras et les bras emportés, déchirés, et que souvent même ils sont tués sur le coup.

## SECTION XIII.

### Projectiles des bouches à feu.

Les *boulets* que l'on met dans les canons sont des globes pleins, ordinairement en fer ou en fonte ; on en a fait quelquefois en marbre (2). Ils sont ordinairement uniques dans un canon ; quelquefois il y en a plusieurs, et, dans ce cas, ils sont unis par une barre de fer ou une

---

(1) Les canons en fer en usage principalement dans la marine éclatent beaucoup plus souvent. (*Note des rédacteurs.*)

(2) Dans les premiers temps de l'invention des canons, on se servit beaucoup des boulets faits en pierre, en grès, et de gros cailloux roulés.

(*Idem.*)

chaîne, ce qui leur a fait donner le nom de *boulets ramés*. Ces derniers sont surtout employés dans la marine.

Les *biscaïens* sont de petits boulets ou de très-grosses balles employés dans les coups à mitraille, et dont le poids varie d'une livre à une demi-livre, un peu plus ou un peu moins. Ils sont, comme les boulets, en fer ou en fonte; quelquefois, mais rarement, en plomb. Tel était celui qui tua Charles XII, roi de Suède, sous les murs de Frédérickshal en Norwége. Les boulets et biscaïens agissent en vertu de leur vitesse et de leur volume, de leur densité et de leur température (1).

La *bombe* est un globe de fer creux, percé d'un trou par lequel on introduit une quantité donnée de poudre, et que l'on bouche ensuite avec une *fusée de composition lente d'artifice*, qui communique le feu à la poudre contenue dans la bombe, lorsque celle-ci est arrivée à son but, et la fait éclater. Elle est garnie d'anses ou anneaux en fer par lesquels on la saisit pour la mettre dans le mortier.

On place la bombe dans la bouche de celui-ci, la fusée en dessus; on y met le feu, et, sans perdre de temps, on le met aussi à la lumière du mortier; la bombe s'élève, décrit une parabole, enfonce tout ce qu'elle rencontre dans son cours, et éclate à 8 ou 10 pieds de terre.

Les bombes de 12 pouces pèsent 150 livres, sont épaisses de 18 lignes et contiennent de 5 à 6 livres de poudre (2); les bombes de 10 pouces pèsent 100 livres, ont 16 lignes d'épaisseur et contiennent 5 livres de poudre; les bombes de 8 pouces pèsent 40 livres, ont 10 lignes

---

(1) En effet, on fait souvent rougir les boulets de fer ou de fonte, afin de porter l'incendie dans les habitations ou dans les navires.

                                      ( *Note des rédacteurs.* )

(2) Il y a des bombes plus grosses encore, mais peu en usage.

                                      ( *Note des rédacteurs.* )

d'épaisseur et contiennent une livre et demie de poudre.

La quantité de poudre que l'on met dans les bombes pour les faire éclater, se règle d'après l'effet qu'on veut produire : avec peu de poudre on aura de gros éclats et en petit nombre; avec plus de poudre on aura de plus petits éclats, mais en plus grand nombre. C'est alors que les bombes de 10 pouces donneront 18 ou 20 éclats.

On n'emploie plus la bombe dite *à la Comminge*, qui pesait 500 livres, exigeait 40 livres de poudre dans son intérieur, et 18 livres dans la chambre du mortier pour la lancer.

Les *obus* sont des bombes sans anses, contenant, comme ces dernières, de la poudre dans leur intérieur : ils sont armés d'une fusée et éclatant au bout de leur trajet; ils sont lancés comme les boulets, produisent les mêmes effets qu'eux par leur ricochets et ceux des bombes par leurs éclats.

Les *grenades*, d'où est venu le nom de *grenadiers* donné aux soldats d'élite qui les portaient, sont des petites bombes qu'on lance avec la main après avoir mis le feu à la fusée dont elles sont garnies. Elles pèsent une ou deux livres; on les jette de 30 à 40 pas dans les tranchées, les fossés, etc., etc.

Enfin, au lieu des projectiles ci-dessus, on emploie, par nécessité ou par choix, de la mitraille. Celle-ci consiste en des morceaux de fer de toute espèce, des clous, chaînes, chaînettes, balles, biscaïens, etc., dont on emplit le haut de la cartouche du canon. Ces projectiles s'écartent beaucoup, et produisent de grands ravages quand on tire de près.

Le canon est, sans contredit, la plus meurtrière de toutes les armes à feu, tant à cause de son excessive multiplication dans les armées modernes, qu'à cause des projectiles qu'il lance, et de leur manière d'agir sur les corps vivans. Chargé à boulet, le canon borne quelquefois ses effets à un seul individu, comme il arriva aux généraux Dugommier, Barbanègre (Jean), Bessières, Caulaincourt (Auguste), Montbrun, Lannes, Romeuf, etc., etc., en combattant les ennemis de la France : au général Moreau en combattant contre son pays : il atteint souvent plusieurs personnes à la fois : témoin le boulet qui tua Turenne et emporta le bras à Saint-Hilaire (1). Mais les ravages du boulet ne sont jamais plus effroyables que lorsqu'il agit sur des files dans lesquelles il enlève quelquefois quinze à vingt hommes, comme cela s'est vu dans un grand nombre de batailles.

Le boulet ne borne pas ses effets, comme la balle ou le biscaïen, à creuser à la surface des corps des gouttières plus ou moins étroites et plus ou moins superficielles ou profondes, ou à faire, dans l'intérieur du corps ou des membres, des conduits étroits. Frappant par une plus large surface, il détruit la vie quand il pénètre dans les cavités splanchniques, emporte la tête, les membres, les broie ou les désorganise.

Le canon est-il chargé à mitraille ? ses effets s'éparpillent, et ses ravages acquièrent en étendue ce qu'ils perdent en intensité. C'est alors qu'on voit des plaies inégales, déchirées; des contusions, des fractures comminutives, des membres à moitié détachés, etc., etc., enfin, des blessures accompagnées de tout le cortége de douleurs et de mutilations, et suivies de tous les accidens des blessures déchirées.

Les obus ont deux manières d'agir, 1° par la force

(1) Témoin encore celui qui dans la campagne d'Allemagne en 1813, tua roide le général Kirgener et ouvrit le bas ventre au maréchal Duroc.

( *Note des rédacteurs.* )

d'impulsion qui leur est imprimée par la poudre à canon, 2° par leurs éclats. Agissent-ils par simple force d'impulsion? ils produisent tous les effets du boulet d'un calibre proportionné au leur. Agissent-ils par leurs éclats? ils dé-déterminent, sur les corps vivans, des effets analogues à ceux de la bombe. Celle-ci agit par son poids, qui écrase les hommes, les chevaux, les édifices sur lesquels elle tombe; par les corps qu'elle soulève lorsqu'elle vient à éclater dans les trous qu'elle se creuse en tombant; mais ses plus grands ravages tiennent aux éclats qu'elle projette de tous côtés. Les éclats de bombe et d'obus produisent les blessures les plus irrégulières, les plus déchirées et les plus dangereuses parmi celles qui résultent des projectiles lancés par les bouches à feu.

De tous les militaires il n'en est pas qui souffrent autant des effets de l'arme de l'artillerie que ceux qui sont chargés de la servir; car, outre qu'ils sont exposés aux effets des détonations fortes et répétées qu'elle occasione, aux accidens de la manœuvre, de l'éclatement des canons, de l'explosion des caissons remplis de munitions, ils sont encore exposés à tous les effets de la décharge des pièces qui leur sont opposées. En effet, dans le système de nos guerres actuelles, on s'applique surtout à faire taire l'artillerie ennemie, certain qu'on est que le sort des batailles tient surtout à la destruction de ce puissant moyen. De là les blessures par éclats de bois, par les pierres soulevées, qui assaillent les artilleurs; joignez à cela que lorsqu'ils ne sont pas appuyés par de la cavalerie ou de l'infanterie, et qu'ils sont abandonnés à eux-mêmes, ils sont attaqués, sabrés, mutilés sur leurs pièces, car c'est pour eux un devoir et un honneur de ne jamais les abandonner.

## SECTION XIV.

Forces motrices des armes à feu.

##### POUDRES.

Le moteur le plus commun des projectiles est la poudre
à canon. Diverses tentatives ont été faites, comme nous
l'avons dit, pour lui substituer l'élasticité de l'air comprimé, la tension de la vapeur, etc., mais celles-ci ne paraissent pas de nature à la déposséder encore. La poudre à
canon est un mélange de charbon de bois, de soufre et de
salpêtre, où l'on fait entrer chacune de ces trois substances
dans des proportions déterminées. On reconnaît plusieurs
espèces de poudre : 1° la *poudre* dite *de guerre*, 2° la
*poudre de mine* et *de commerce intérieur*, 3° enfin la *poudre
de chasse.*

La poudre de guerre est
composée de..........
$\begin{cases} \text{Salpêtre.............. } 75,00 \\ \text{Soufre............... } 12,50 \\ \text{Charbon............. } \underline{12,50} \\ \qquad\qquad\qquad\quad 100 \end{cases}$

La poudre de mine et de
commerce intérieur, de
$\begin{cases} \text{Salpêtre.............. } 62 \\ \text{Soufre............... } 20 \\ \text{Charbon............. } \underline{18} \\ \qquad\qquad\qquad\quad 100 \end{cases}$

La poudre de chasse, de
$\begin{cases} \text{Salpêtre.............. } 78 \\ \text{Soufre............... } 10 \\ \text{Charbon............. } \underline{12} \\ \qquad\qquad\qquad\quad 100 \end{cases}$

Ce mélange, conservé à l'abri de l'humidité, est inflammable à la moindre étincelle, et sa *déflagration* se commu-

nique, avec la rapidité de l'éclair, du point sur lequel est tombée l'étincelle à des distances et à des masses énormes. Cette déflagration n'est accompagnée que d'un faible bruit, et n'a que des effets modérés, lorsque la poudre est exempte de toute compression. Le bruit et les effets augmentent dans la proportion des obstacles qui sont opposés au développement de ses produits gazeux. De là résultent, d'une part, une détonation plus ou moins forte, et, de l'autre, la projection à une distance plus ou moins grande des corps qui résistent à son action.

La déflagration de la poudre de guerre produit environ 450 fois son volume de gaz, composé, sur 100 parties, de 53 de gaz acide carbonique, 42 d'azote, et 5 d'oxide de carbone. Mais le dégagement de chaleur qui a lieu, au moment de l'explosion, augmente considérablement la force élastique des gaz, et l'on peut évaluer à 40 mille atmosphères au moins, la force que ce développement donne à la poudre. Les produits solides de la combustion de la poudre sont, du sulfure de potassium, du sulfate et du carbonate de potasse. Ces diverses matières ne contribuent point à sa force; elles sont entraînées mécaniquement dans l'explosion : elles ne prennent point l'état aériforme, et deviennent même nuisibles, en ce qu'elles absorbent une partie de la chaleur due à la combustion, et qu'elles diminuent d'autant la force élastique des gaz.

Il est constant, d'après cet exposé, que pendant la combustion de la poudre, il se forme des corps dont le volume peut être un grand nombre de fois plus grand qu'il ne l'était auparavant. De cette expansion énorme, résulte une force plus ou moins considérable, qui, dans les armes à feu, agit sur l'obstacle mobile, et le chasse plus ou moins loin. Cette action ne peut être exercée que par les gaz instantanément développés; ainsi le problème à résoudre pour obtenir la meilleure poudre est de préparer un mélange qui, par sa détonation, puisse, dans un temps donné, développer la plus grande quantité de gaz. C'est par le moyen d'un instrument nommé *éprouvette* qu'on peut évaluer la force de la poudre.

La poudre à canon placée dans le tube de l'arme, et comprimée, en arrière et sur les côtes, réunit toute sa puissance sur le projectile qu'elle oblige à cheminer dans le sens du tube qui l'a reçu, le coup part, et le projectile s'achemine vers son but avec flamme, avec bruit et rapidité; cependant la lumière, le projectile et le son n'atteignent point le but au même moment. La lumière qui parcourt 70,000 lieues par seconde, arrive presque instantanément; le projectile, un boulet de canon, par exemple, qui parcourt de 4 à 500 mètres environ par seconde, dans sa plus grande vitesse, arrive en second lieu, et le son qui ne parcourt que 173 toises à peu près, par seconde, arrive en dernier lieu. Ces rapports de vitesse sont faciles à constater, lorsque des coups de fusil ou de canon sont tirés au milieu des ténèbres, ou bien encore lorsque des nuages chargés d'électricité, approchent la terre de trop près. Dans tous ces cas, la flamme et l'éclair ont brillé aux yeux de l'observateur, avant que le projectile ou la foudre aient atteint le but, et ceux-ci l'ont frappé avant que le bruit du canon et du tonnerre soient arrivés aux oreilles. A mesure que les espaces augmentent, il s'établit un intervalle de plus en plus grand entre l'instant du départ et celui de l'arrivée du projectile vers son but. Cet intervalle est quelquefois tel que les militaires qui sont à portée du canon peuvent voir arriver les boulets expirans et les éviter, ce qu'ils ne peuvent faire quand le boulet jouit de toute sa vitesse. Cet intervalle devient surtout très-apparent dans le cours parabolique que les bombes décrivent pendant la nuit. Il est possible en effet de suivre et de mesurer leur cours comme celui des étoiles filantes, à l'aide des sillons de lumière qu'elles tracent dans les airs; à tel point que des militaires exercés sur l'observation du cours d'une bombe, en l'air, peuvent juger du point où elle doit tomber, et qu'ils peuvent l'éviter. La vitesse ou la force d'un projectile est la plus grande possible au point de départ, et va constamment en déclinant, d'une manière uniforme et presque insensible, jusques au moment où il rentre dans le repos d'où l'avait tiré l'explosion de la poudre à canon. Quelques personnes ont cru cette vitesse moindre au point de départ du projectile, et qu'elle était dans toute sa force seulement au milieu du trajet; cela est une erreur.

La ligne suivant laquelle se dirigent les projectiles mis en mouvement par la poudre à canon, est différente dans les circonstances que nous allons indiquer. Si on pouvait supposer un projectile parfaitement arrondi et homogène, lancé par un fusil placé dans une direction exactement verticale, et par un temps tout-à-fait calme, il n'y a point de doute qu'il ne retombât dans le tube d'où il est parti, à moins que le mouvement de la terre ne vînt le déranger. Mais il n'en est pas de même du projectile lancé dans une toute autre direction : il est placé entre deux forces, celle de la poudre à canon et celle de la gravitation. La poudre tend à le diriger suivant la ligne du canon qui l'a reçu, et son poids tend à le ramener, comme tous les corps pesans, vers le centre de la terre : placé entre ces deux forces, le projectile prend une direction composée, dans laquelle l'effort de la poudre neutralise en partie, la force de la gravitation dans la première moitié du trajet du projectile; mais à mesure que cet effort s'affaiblit, la force de gravitation reprend son empire, et ramène insensiblement le projectile à la surface de la terre : d'où il résulte que, dans la première partie de son trajet, le projectile parcourt une ligne à peu près parabolique, et que dans la seconde il suit une ligne moins exactement courbe.

Il existe entre la quantité et la force de la poudre employée à charger les armes à feu, et la résistance de celles-ci, un rapport tel, que quand il est outre passé, le canon éclate et produit les accidens les plus graves. Ce rapport ne doit jamais être oublié dans la confection des armes et dans le choix des poudres. En France, le canon des fusils de chasse et de guerre est plus léger, et par conséquent est plus mince que celui des armes anglaises. Aussi les voit-on éclater assez souvent, quand on y met une charge un peu forte, et surtout quand on fait usage de poudres fines. Il se passe peu d'années, ainsi que nous l'avons dit, qu'on n'ait à traiter un assez grand nombre de blessures, produites par l'éclatement des armes (Voy. *Blessures par armes à feu*).

Quels que soient les effets de la poudre à canon, ils n'ont pas paru assez terribles encore, et l'art de détruire a demandé à la chimie des composés plus actifs.

Ces composés sont la poudre fulminante; il en existe de plusieurs sortes.

Voici celle que donne M. Théuard : (1)

Chlorate de potasse. . . . . . . . . . . . . o 01
        nitrate de potasse. . . . . . . . o 55
        soufre. . . . . . . . . . . . . o 33
        bois de bourdaine râpé et passé
        au tamis de soie. . . . . . . . o 17
        bois de lycopode. . . . . . . . o 17

(1) *Traité de chimie.*

Cette poudre est beaucoup plus forte que la poudre ordinaire; avec une charge égale, et même inférieure, elle
porte le projectile beaucoup plus loin.

Il y a encore d'autres poudres fulminantes, faites avec
diverses substances, telles que le chlorate d'argent uni au
soufre, l'iode à l'azote, quelques préparations particulières d'or, etc., etc., etc.

Plusieurs essais avec la poudre fulminante, ont été faits
au commencement de la révolution française; mais on a
bientôt été obligé d'y renoncer, tant à cause des dangers
attachés à sa manipulation, à son transport, à la facilité avec
laquelle elle s'enflamme à la moindre percussion, au moindre frottement, qu'à cause de l'impossibilité de trouver des
armes capables de résister à la violence de son explosion.
L'usage de ces poudres est actuellement borné à la confection des amorces des fusils et des pistolets. On les fait
aussi entrer dans la composition des fusées de guerre.

La poudre seule peut donner lieu à des accidens aussi
grands, et même plus grands, peut-être, que lorsqu'elle se
trouve unie avec le projectile, et qu'elle fait éclater l'arme
qui les renferme. Il ne se passe pas d'année, que quelque
poudrière, ou quelque dépôt de poudre ne saute dans quelque point de l'Europe. Il ne se livre point de combat, sur
terre ou sur mer, sans que quelque caisson, ou quelque
soute aux poudres, ne prenne feu, ne détruise les trains
d'artillerie, les hommes, les chevaux, ne fasse sauter les
bâtimens eux-mêmes avec leurs équipages, etc. Tous ces
accidens tiennent à la nature éminemment inflammable
de la poudre, que la moindre étincelle suffit pour enflammer; de là résultent d'immenses dégâts, des morts affreuses, d'énormes mutilations auxquelles se mêlent, presque toujours, des brûlures plus ou moins larges et profondes, et faciles à distinguer de toutes les autres, par la

I.

couleur noire des plaies, et l'insertion, dans les chairs, d'une plus ou moins grande quantité de grains de poudre non enflammés.

Cette facilité à s'enflammer, bien plus grande encore dans la poudre fulminante que dans la poudre à canon ordinaire, rend son usage bien plus dangereux; et il n'est guère de chimiste qui n'ait été plus ou moins grièvement blessé dans les expériences faites sur ces poudres. C'est ainsi que le célèbre chimiste Du.... perdit un œil. Aussi est-ce un métier fort dangereux que celui de la fabrication de ces poudres, que la confection des pétards, des pièces d'artifices, des capsules, dans la composition desquels elle entre; les accidens qu'elle occasione sont extrêmement communs, ainsi qu'on peut s'en convaincre par le grand nombre de blessures de cette espèce qu'on traite chaque année dans les hôpitaux de Paris.

## SECTION XV.

### Mines et fusées de guerre.

*Les mines*, destinées à renverser des pans de mur, des remparts, des bastions, des ponts, etc., etc., consistent à introduire, dans des galeries creusées sous ces édifices, ou dans leur épaisseur, des quantités données de poudre dans des sacs, ou dans des espèces de pétards, auxquels on met le feu; l'explosion qui en résulte donne lieu à des éboulemens, à des renversemens, à des éclats, etc., qui font des blessures nombreuses et graves, et qui consistent principalement en des contusions, des écrasemens, des ruptures, etc.

*Les fusées de guerre*, connues sous le terme générique de

*Rochettes*, et destinées à porter l'incendie dans les habitations, ou à lancer une mitraille plus ou moins meurtrière, sont loin d'être une invention nouvelle. Les soldats du Bas-Empire s'en servaient beaucoup ; et dans le vieux et célèbre manuscrit de *Marcus Græcus* (*Liber ignium ad comburendum hostes tam in mari quam in terrâ*), on trouve la manière de composer le feu grégeois, ainsi que les diverses espèces de fusées volantes et meurtrières. Ce feu grégeois qui fut employé très-anciennement chez les Mèdes, les Assyriens, les Perses, les Hébreux, les Chinois, etc., etc., passa ensuite aux Grecs et aux Romains (1).

Les fusées furent oubliées pendant long-temps ; mais dans ces dernières années, elles ont été employées de nouveau ; *William Congrève* a le triste avantage de les avoir remises en honneur, et de les avoir perfectionnées, ce qui leur a valu son nom. Actuellement des corps particuliers désignés sous le nom d'*artificiers* ou de *fuséens*, sont attachés à l'arme de l'artillerie chez presque toutes les nations de l'Europe ; ils sont spécialement destinés à lancer des fusées de forme et de composition variées. Les unes sont purement incendiaires et particulièrement employées dans les siéges, pour brûler les maisons, et dans les combats sur mer, pour incendier les na-

---

(1) Dans la *Panoplie de Carré*, p. 296, on trouve la note suivante sur le feu grégeois :

« Ce feu est composé de soufre, de naphte, camphre, poix, résines et bitumes. Soufflé avec des sarbacanes, jeté dans des vases fragiles de terre ou de verre, il s'attachait aux murs, aux habits des soldats, aux agrès, aux bois des navires, coulait en s'enflammant jusque sur la quille et brûlait même au fond de l'eau. Le vinaigre et l'urine, avec le sable, étaient, dit-on, l'unique secret de l'éteindre. »

On s'est servi aussi du canon pour lancer le feu grégeois.

( *Note des rédacteurs.* )

vires ; d'autres sont chargées de projectiles de diverses sortes qui sont lancés de toutes parts. Ces dernières sont surtout employées dans les guerres entre les armées de terre. Il y a enfin des fusées destinées seulement a produire une lumière vive et éclatante pendant la nuit, afin d'éclairer et de reconnaître la marche ou les travaux de l'ennemi.

Voici la composition d'une fusée à la Congrève, trouvée à bord d'un brûlot anglais, échoué, en 1809, sur les côtes de France. Cette fusée pesait 20 livres et était d'un mètre de longueur. Elle avait une enveloppe cylindrique en tôle, et était surmontée d'un cône. Dans sa partie postérieure elle contenait une matière fusante, composée de

Nitrate de potasse. . . . . . 53—70
Charbon. . . . . . . . 20—93
Soufre. . . . . . . . 11—37
Eau. . . . . . . . . 14—00

Dans la partie antérieure on trouvait la matière incendiaire, composée de

Nitrate de potasse. . . . . . 53—5
Bitume, suif ou graisse. . . } 46—5
Soufre et sulfure d'antimoine.

Le gouvernement français a, de son côté, fait fabriquer de ces fusées incendiaires. Chaque fusée est composée de trois parties, 1°. le corps, 2°. le pot ou chapiteau, 3°. la baguette de direction.

Le corps ou cartouche renferme la composition fusante. Il est en tôle et fermé en arrière par un culot de cuivre percé d'un œil. Le pot ou chapiteau renferme la matière incendiaire. C'est un cylindre plus court que la cartouche, et qui est surmonté d'un cône, présentant à son sommet une pointe d'acier à arêtes barbelées. Enfin la baguette est en bois léger de sapin, et cinq fois plus longue que la fusée.

La composition de la matière fusante est un mélange de *pulvérin*, c'est-à-dire de poudre écrasée, de soufre, de charbon humecté avec de l'essence de térébenthine, ou de l'huile de pétrole (1).

La matière incendiaire est formée de

| | |
|---|---|
| Soufre. . . . . . . . . . | 24 |
| Salpêtre. . . . . . . . . | 8 |
| Pulverin. . . . . . . . . | 12 |
| Poudre en grain. . . . . . . | 4 |

Des trous sont pratiqués à la surface du chapiteau, et c'est par ces trous que la fusée lance des jets de feu. On la place tantôt sur un chevalet, tantôt simplement sur un plan incliné dont l'angle varie suivant la direction que l'on veut donner à la fusée. D'autres fois, on la place dans un tube ou espèce de canon placé sur un affût semblable à celui des canons ordinaires. Quelques brins d'*étoupille* servent d'amorce à la fusée. On y met le feu pour la faire partir.

Mais la fusée de guerre dans les armées en campagne ne servirait presque à rien, si elle était seulement incendiaire. Dans celle qui est employée contre l'infanterie, la cavalerie, et même pour renverser des murailles, des remparts, y faire des brèches, etc., la matière fusante reste

(1) Dans ces derniers temps le général *Congrève* a employé le chlorate de potasse dans la composition de la cartouche. Il paraît en avoir obtenu plus de vitesse, plus de portée et de plus longs jets de flamme.

( *Note des rédacteurs.* )

comme dans la fusée incendiaire elle-même, renfermée dans la cartouche, et la matière incendiaire, qui se trouve dans le pot ou chapiteau, est remplacée par une matière détonante, qui prend feu quand la matière fusante de la cartouche est consumée : elle brise le chapiteau et lance une multitude de projectiles pleins, comme des balles, des boulets, des biscaïens, de la mitraille, ou creux comme des grenades, des obus, etc., qui prennent feu et éclatent à leur tour, après avoir été éparpillés aux alentours, et à de grandes distances, où ils produisent de grands ravages.

Les plus grosses fusées faites par *Congrève*, paraissent n'avoir pas pesé plus de 300 livres; leur pot ou chapiteau renferme de 25 à 30 livres de poudre à canon, ou des quantités égales de matière incendiaire. Il se proposait d'en construire du poids de 500 à 2000 livres et destinées à s'enfoncer dans l'épaisseur des remparts des villes fortifiées, et a y faire des brèches par leur explosion. On a pu pousser la portée des fusées à plus de 2000 toises.

Ces fusées ont plusieurs manières d'agir. Les projectiles qu'elles lancent, déterminent des blessures semblables en tout à celles des autres armes à feu; mais par les matières *comburantes* qu'elles transportent au loin, et qui s'attachent aux habitations, aux vêtemens et au corps de l'homme, elles mettent le feu aux casernes, aux édifices, aux navires, aux magasins de fourrages et autres, et surtout aux poudres; enfin elles produisent des *plaies avec brûlure* qui ne méritent pas moins d'attention que les autres blessures par armes de guerre.

# CHAPITRE II.

## BLESSURES PAR PONCTION OU PIQURE.

---

### SECTION PREMIÈRE.

#### Division des Blessures par armes de guerre.

En terme de guerre, on doit entendre par *blessure* toute lésion produite, sur le corps vivant, par une arme offensive ou défensive qui l'a frappé avec plus ou moins de force ou de vitesse, et qui a déterminé, sur lui, quelques-uns des effets connus sous les noms de *commotion*, *contusion*, *plaie*, *déchirure*, *arrachement*, *rupture*, *écrasement*, etc., etc.

On a quelquefois été tenté de restreindre ce nom de *blessure*, aux plaies faites par des armes blanches, ou par des armes à feu, et de le refuser à toute lésion qui n'était point une plaie sanglante; mais ce nom doit évidemment être donné à toutes les lésions produites par les armes de guerre, et par tous les corps qu'elles mettent en mouvement.

Comment, en effet, priver de ce nom les contusions, les fractures, les désorganisations, etc., causées par les balles, les boulets morts et autres projectiles arrivés au terme de leur course, ou qui frappent obliquement les parties, et ne produisent extérieurement aucune lésion? Comment encore priver de ce nom les blessures déterminées par les armes irrégulières employées dans une multitude de circonstances? Pour ne pas être produites par des armes régulières, ou pour ne pas être toujours extérieures, ces blessures n'ont pas moins de gravité; souvent même, elles en ont plus que les plaies extérieures et sanglantes.

Partant de cette idée, je parlerai successivement de toutes les blessures que peuvent produire les armes de guerre, et je les rangerai dans les classes suivantes :

1°. Blessures par *ponction* (1) ou par *piqûre* ;

2°. Blessures par *section* (2) ou par *division* ;

3°. Blessures par *ponction* et *division* ;

4°. Blessures par *contusion* (3) ;

5°. Blessures par *commotion* ;

6°. Blessures par *écrasement* ;

7°. Blessures par *dilacération* (4), *déchirure* ou *rupture* ;

8°. Blessures par *arrachement* ;

9°. Blessures par *attrition* (5) causées par les armes à vent et à vapeur;

10°. Blessures par attrition causées par des armes à feu portatives;

11°. Blessures par attrition causées par les bouches à feu;

12°. Blessures par brûlures causées par la poudre, les fusées, etc., etc.

---

(1) De *pungere*, *ponctum*, *pungens* ; d'où ponction. *Instrumentum pungens*.

(2) De *secare*, *secatum*, *secans* ; d'où section. *Instrumentum secans*.

(3) De *contundere*, *contusum*, *contundens* ; d'où contondant, contusion, *contus*.

(4) De *lacerare*, rompre sans trancher ; d'où *laceratio*.

(5) De *atterere*, broyer; d'où *attritio*.                    (*Notes des rédacteurs*.)

## SECTION II.

**Blessures par ponction ou piqûre, à travers les parties molles.**

Nous avons dit que les armes piquantes ou perçantes étaient celles qui étaient pourvues d'une pointe plus ou moins aiguë, qui leur permettait de pénétrer dans les parties en les écartant plutôt qu'en les divisant.

Le nombre d'armes, de corps et d'instrumens capables de déterminer ces sortes de blessures est multiplié presque à l'infini; car, outre les armes régulières dont nous avons parlé, il existe, dans la nature et dans les arts, une multitude d'agens capables de les produire. En effet, combien n'en existe-t il pas, depuis la soie du moindre végétal, depuis l'épine du plus simple arbuste, jusqu'aux longs et gros piquans dont sont pourvus quelques arbres, l'*acacia ferox*, par exemple; depuis l'aiguillon presque imperceptible dont quelques insectes sont armés, jusqu'aux dents et aux cornes de certains animaux; depuis l'aiguille la plus déliée, l'épingle, l'épinglette, jusqu'au poinçon; depuis le stylet aigu jusqu'au fleuret démoucheté, etc., etc.! Ce n'est pas tout encore; il s'en forme jusque dans l'intérieur du corps par l'effet d'accidens et de maladies : telles sont les esquilles osseuses à la suite de coups de feu, les exostoses, les nécroses en forme d'aiguilles, dont les effets déterminent si souvent des accidens graves, et contre lesquelles la chirurgie ne doit pas moins se tenir en garde que contre les corps étrangers qui viennent du dehors.

Ces blessures varient sans doute suivant la longueur, la grosseur, la forme, l'état de la surface de ces instrumens, et les matières dont ils peuvent être chargés; mais tous ces instrumens ont une manière d'agir qui leur est commune et des effets qui se ressemblent. Cette manière d'agir est surtout évidente dans l'aiguille à acupuncture. Avec sa pointe déliée, l'instrument destiné à cette petite opération, pénètre, écarte, déplace et distend les fibres des tissus, se met à leur place, et arrive, soit à l'aide de percussions légères, soit à l'aide de mouvemens de rotation accompagnés de pression, à une plus ou moins grande profondeur, à travers les parties molles de toute espèce, sans causer beaucoup de douleurs, et surtout sans produire de solution de continuité : aussi, lorsque l'instrument est retiré avec précaution, les parties reviennent à leur état naturel, et reprennent la place qu'elles avaient cédée, de manière à ce que les ouvertures qu'il avait faites aux conduits et aux cavités se ferment à mesure qu'il est retiré; d'où résulte qu'il ne se fait ordinairement d'écoulement ou d'épanchement de sang ou de matières, ni au dedans, ni au dehors.

L'acupuncture peut donner une idée de toutes les autres blessures produites par des armes piquantes. Dans l'action de ces armes, comme dans celle de l'aiguille à acupuncture, il y a douleur légère, pénétration, écartement, distension, et enfin retour des parties sur elles-mêmes, après l'extraction de l'arme. Mais à ce mode d'action, élémentaire en quelque sorte, viennent se joindre, dans l'action des autres corps piquans, des effets qui tiennent à la longueur, à la grosseur, à la forme de l'instrument vulnérant, à l'état de sa surface, et aux matières dont il peut être chargé.

Un instrument de peu de longueur, et qui ne traverse qu'un petit nombre de couches de tissus analogues, déterminera moins d'accidens que l'instrument piquant beaucoup plus long, et qui traversera un plus grand nombre de couches de tissus différens.

Un instrument piquant très-délié, et de même volume à peu près dans toute sa longueur, comme l'aiguille à acupuncture, éprouvant peu de résistance pour traverser les parties, causera peu de douleurs; au contraire, un instrument piquant dont le volume sera plus considérable, et dont la forme se rapprochera davantage de celle du cône, celui qui grossira plus rapidement de la pointe vers la base, exigera plus d'efforts, s'enfoncera avec plus de difficultés, causera beaucoup plus de douleurs, et donnera bien plus souvent lieu à des accidens. C'est probablement la difficulté que les instrumens piquans et coniques éprouvent à pénétrer les parties qui a fait ajouter des tranchans latéraux aux armes de guerre destinées à agir principalement en piquant. Le volume des instrumens piquans influe d'une autre manière encore, sur leurs effets. Les plus déliés bornent leur action à écarter les tissus, ainsi que nous l'avons dit; tandis que les plus volumineux, tels qu'un pieu aigu, une pioc e, etc., déterminent presque toujours des commotions, des distensions, des contusions, des ruptures, des écrasemens; et on conçoit en effet la difficulté que le volume de ces corps doit opposer à leur introduction au milieu des parties, et qu'il doit ajouter aux effets des corps piquans, ceux des corps contondans.

Tel était le cas de Garnier, garde national, qui, travaillant aux fortifications de Paris en 1815, reçut de l'un de ses camarades, un coup de la pointe d'une pioche qui lui perfora la voûte du crâne, et pénétra jusqu'au cerveau.

### PREMIÈRE OBSERVATION.

Garnier, lampiste, à Paris, demeurant rue des Fossés-Saint-Germain-l'Auxerrois, n. 43, travaillait aux fortifications de Paris, en 1815, lorsqu'il reçut, par inadvertance, d'un de ses camarades, un coup de pioche sur le sommet du crâne. La pointe de cet instrument traversa la peau, la voûte du crâne, et pénétra dans cette cavité en enfonçant les os. Il tomba sans connaissance et fut transporté immédiatement à son domicile. M. Dupuytren, ayant été appelé, le trouva sous le poids d'une commotion des plus caractérisées. Il pratiqua une incision cruciale, et fit l'extraction de plusieurs portions d'os détachées. Plus tard, de nombreuses et abondantes saignées furent faites. Les symptômes de la commotion durèrent pendant quelques jours, et finirent par se dissiper. Une suppuration abondante eut lieu par la plaie, et entraîna plusieurs parties d'os frappées de mort. Le malade guérit très-bien et put reprendre son commerce qu'il a fort bien dirigé jusques à ces derniers temps. Ses facultés intellectuelles ne furent jamais altérées, et il a toujours joui d'une bonne santé (1).

Les instrumens piquans de forme arrondie, tels que le poinçon et autres, sembleraient devoir faire des plaies de forme arrondie, et il semblerait que les cicatrices de ces plaies dussent représenter aussi un point arrondi, saillant ou enfoncé. Il n'en est cependant pas toujours ainsi; et j'ai vu des poinçons donner lieu à des plaies et à des cicatrices semblables en tout à celles qu'aurait pu produire un stylet aplati et pourvu de deux tranchans; ce qui ne peut guères s'expliquer que par la direction des fibres de la peau, ou par le sens dans lequel elles étaient tendues au moment de la blessure. Cette circonstance est trop importante pour ne pas être appuyée par quelque fait.

### DEUXIÈME OBSERVATION.

Le nommé Levaufre (Charles), commis négociant, âgé

---

(1) Nous avons vu dernièrement M. Garnier, actuellement retiré du commerce, il jouissait d'une très-bonne santé.    (*Note des rédacteurs.*)

de trente-trois ans, d'une forte constitution, d'un tempérament sanguin, tourmenté par de violens chagrins, résolut de se donner la mort. Pour exécuter son projet, il choisit un gros poinçon, et s'en porta trois coups dans la région du cœur, le 20 août 1831.

Transporté à l'Hôtel-Dieu immédiatement après son accident, voici ce que nous observâmes. Vis-à-vis la septième côte, il existait trois petites plaies de deux lignes de longueur, à bords rapprochés, égaux, et à angles très-aigus; elles étaient parallèles à la direction de la côte, et placées aux extrémités d'une sorte de triangle dont chaque côté avait huit lignes. Ces plaies ressemblaient, à s'y méprendre, à celles qui auraient pu être faites par un canif, ou tout autre instrument à deux surfaces aplaties, et à bords tranchans. Cependant l'arme avec laquelle le malade s'était frappé était arrondie; c'était un poinçon; on se la procura, et on fit avec elle des essais sur le cadavre; on observa les mêmes effets, c'est-à-dire des plaies allongées au lieu d'être arrondies, comme on aurait pu le penser. Les plaies que le malade s'était faites n'étaient point pénétrantes; des saignées, la diète, des boissons émollientes et antipasmodiques dissipèrent les accidens, d'ailleurs légers, qu'il ressentait, et ramenèrent le calme dans son esprit; il sortit au bout de quelques jours de l'hôpital.

Sur les indications de M. Dupuytren, M. Filhos, interne à l'Hôtel-Dieu de Paris, répéta les premiers essais faits sur le cadavre, pour déterminer sous quelle forme et dans quelle direction se présentaient des blessures faites par un instrument piquant et arrondi.

L'instrument dont il se servit était un poinçon conique de trois pouces de long à peu près, ne marquant dans sa partie la plus large que trois lignes 1/4 au graduomètre à trous.

1°. Avec cet instrument, il a obtenu constamment de petites plaies allongées, à deux bords égaux et rapprochés, à angles très-aigus.

2°. Les petites plaies étaient d'autant plus longues que l'instrument était enfoncé plus profondément.

3°. Si, dans quelques points de la surface du corps, les lèvres de la plaie restaient écartées, il suffisait de tendre la peau pour les rapprocher exactement.

4°. Ce rapprochement exact ne pouvait avoir lieu que dans un seul sens; on avait beau tendre la peau en sens contraire, on ne parvenait nullement à obtenir des angles aigus, mais bien des angles obtus; il était, en un mot, très-facile de voir que l'action du poinçon avait été bornée à écarter les fibres de la peau. La connaissance de ce fait ne pourrait-elle pas aider aux recherches sur la structure du tissu cutané?

5°. Dans une région donnée du corps, les piqûres ont toujours affecté la même direction.

6°. Au cou et à la partie antérieure de l'aisselle, elles étaient dirigées de haut en bas.

7°. Au thorax, elles étaient parallèles à la direction des côtes ou des espaces intercostaux.

8°. A la région antérieure de l'abdomen, elles étaient obliques supérieurement et inférieurement, et semblaient affecter la direction des fibres musculaires; à la partie moyenne, elles étaient dirigées de haut en bas.

9°. Aux membres, elles étaient parallèles à leur axe (1).

L'importance de ces faits, surtout dans leurs rapports avec la medecine légale, n'a pas besoin d'être démontrée, et doit engager à faire sur ce point de nouvelles recherches et à recueillir de nouvelles observations.

_____

(1) Par les rédacteurs.

Les instrumens dont la surface est lisse et polie pénètrent plus facilement, et avec moins de douleurs et de dangers, à travers les parties, que ceux dont la surface est mal polie, inégale ou rouillée. C'est ce que remarquent bien souvent les personnes qui se livrent à l'opération de la cataracte, lorsque, au lieu d'un couteau ou d'une aiguille parfaitement lisses, un instrument rouillé tombe entre leurs mains. Les effets de l'inégalité de la surface des instrumens piquans sont bien plus manifestes encore dans l'aiguillon dont sont pourvus beaucoup d'insectes, et en particulier les abeilles, les guêpes, etc., etc. Cet aiguillon ne détermine d'abord d'aussi vives douleurs qu'à cause des aspérités qu'il présente (1).

Quelques productions végétales ont des aspérités plus apparentes encore. Telles sont en particulier les barbes des épis de quelques céréales, qui, une fois introduites dans nos parties, dans la cornée par exemple, ne sauraient être extraites sans beaucoup de douleurs ou y rester sans beaucoup d'inconvéniens. En effet, les aspérités de la surface de ces corps, déchirent, irritent les parties, et peuvent devenir cause d'accidens inflammatoires ou nerveux.

La queue de cochon dont parle Marchetti, qui, gelée et rasée, de manière à former de longs piquans avec ses poils, fut introduite par son gros bout dans le rectum d'une prostituée, et qui déterminait de si vives douleurs quand on voulait l'extraire en exerçant sur elle des tractions; cette queue de cochon peut donner une idée des effets que produisent les corps dont la surface est hérissée de pointes,

_____

(1) On peut se convaincre de l'existence de ces aspérités, qui font ressembler cet aiguillon à une scie, lorsqu'on l'examine à la loupe.

( *Note des rédacteurs.* )

lorsqu'ils sont violemment introduits au milieu des parties vivantes (1).

Quelques armes piquantes employées à la guerre, mais moins souvent de nos jours que dans les anciens temps, présentent à leur surface ces aspérités, ces pointes, ces inégalités qui les rendent beaucoup plus dangereuses dans leur action. Tels étaient en particulier les traits et les flèches barbelés.

Aux effets physiques des armes piquantes, se joignent quelquefois ceux des matières irritantes, âcres ou vénéneuses dont elles peuvent être chargées : matières que l'on trouve dans le règne végétal, comme l'ortie, par exemple, l'upas tieuté, l'upas antiar, le woora, etc., etc.,

(·) Voici l'observation de cette bizarre introduction et du moyen ingénieux dont s'est servi Marchetti pour ôter, sans douleur, ce corps étranger à cette malheureuse. Elle est extraite de son ouvrage écrit en latin :
« Memini meretricem quandam in vitæ periculum deductam, cui à
» quibusdam studiosis cauda porcina quæ acri hyemis frigore obrigaverat,
» intra anum immissa hâc ratione, sectis silicet primo setis ejusdem, ad
» medium usque valde asperis, postea inuncta eadem alco, atque in anum
» ipsius mulieris vi intrusâ; cum verò aliqua portio ipsius caudæ. Longa
» tres digitos extra emineret, atque eamdem medici tantarent educere,
» pili inversi defigebantur, in intestinum rectum ut dolorens ægra ferre
» non posset; cum vero medicamenta post modum per os exhibuissent,
» speculumque immisissent ut anum dilatarent, et educerent caudam,
» frustrà fuerunt, adeò ut sex dies alvus illi supprissa fuerit, accedente
» vomitu cum febre et dolore omnium intestinorum : accitus vero, cum
» omnia prædicta intellexissem, arundinem longam duas, aut tres spotha
» mas perforavi in extremo levigatam, deindè filo crasso, extremum ipsius
» caudæ extra anum prominens arctà alligavi atque immisso filo in cavi
» tatem ejusdem arundinis in podicem immissâ, per quam filo. Attracto
» caudam eduxi, illæso omnino intestino recto, ex quò statim maxima
» copia fæcum effluxit, cum patientis levamine, etc., etc. »(PETRI DE MAR
CHETTIS, *Philos. ac medic. Patavini observationum medico chirurgicarum
rariorum sylloge*, in-12, Patavini, 1675.)      ( *Note des rédacteurs.* )

dans le règne animal, dans beaucoup d'insectes, tels que l'abeille, la guêpe, le frelon, etc., etc., dans les reptiles venimeux, tels que la vipère, le serpent à sonnettes, et, accidentellement, dans les animaux affectés de la rage, dans les matières putrides provenant de la décomposition des cadavres, et dont les scalpels des anatomistes peuvent être imprégnés, etc., etc. Ici les effets diffèrent entièrement de ceux des armes piquantes, et ces blessures ne sont que le moyen qui a servi pour l'insertion de la matière vénéneuse. Cette matière est tout alors, et c'est à elle seule qu'il faut attribuer les accidens qui surviennent.

Quoi qu'il en soit, et c'est un fait sur lequel on ne saurait assez insister, toutes les blessures faites par des armes piquantes, quels que soient leur longueur, leur volume, leur forme et l'état de leur surface, retiennent assez de leur caractère primitif, pour qu'on puisse toujours reconnaître une tendance des tissus écartés à revenir à leur situation naturelle, et pour que les épanchemens de liquides soient le plus souvent empêchés.

Ces blessures, au reste, se présentent sous plusieurs états : ou les corps qui les ont faites ont été retirés en entier, ou bien ils sont restés, en partie ou en totalité, au milieu des tissus, ou bien enfin, sans y être restés, ils y ont introduit et déposé des substances vénéneuses.

Celles de ces blessures dans lesquelles il n'est resté aucune partie de l'instrument vulnérant, dans lesquelles aucun virus n'a été déposé, dans lesquelles aucun vaisseau important ou viscère n'a été atteint, et qui ne sont compliquées d'aucun accident nerveux ou inflammatoire, ces blessures guérissent pour ainsi dire d'elles-mêmes, et n'exigent que l'emploi d'infusions et de décoctions de plantes émollientes, de résolutifs de nature sédative, tels que l'acétate de plomb étendu d'eau, ou de réfrigérans, tels que l'eau froide ou glacée, suivant qu'il y a tendance à l'inflammation, à la douleur, etc.; et leur réunion, par première intention, se fait d'autant moins attendre que leurs surfaces sont partout en contact.

Les blessures par armes piquantes donnent rarement lieu à des hémorrhagies externes, parce que les parties qui ont été traversées reviennent promptement sur elles-mêmes; mais elles donnent souvent lieu à des ecchymoses, à des infiltrations, à des épanchemens de sang, quelquefois, mais rarement, à des anévrysmes diffus et circonscrits, à des anévrysmes artérioso-veineux, à des épanchemens de sang dans les cavités splanchniques, maladies dont nous traiterons à part.

## SECTION III.

### Blessures par ponction ou piqûres aux parties dures.

Les armes piquantes, dans leur trajet à travers les diverses parties du corps, peuvent ne rencontrer que des parties cutanées, celluleuses, musculeuses, et autres de peu d'importance; mais elles peuvent rencontrer des parties aponévrotiques, tendineuses, ligamenteuses, cartilagineuses, osseuses; elles peuvent blesser des nerfs, des vaisseaux, des conduits et des canaux de toute espèce, pénétrer dans des organes creux, dans des cavités tapissées de membranes séreuses, synoviales, muqueuses, etc., etc. : ces blessures cessent alors d'être simples.

La lésion des parties aponévrotiques, tendineuses, cartilagineuses et osseuses par les armes piquantes, peut donner lieu à des accidens graves.

Les anciens confondaient, sous le titre de *parties nerveuses*, tous les tissus blancs et resplendissans, quelles que fussent d'ailleurs leurs fonctions et leur nature intime; et, par suite de cette confusion, ils attribuaient à la lésion des tendons et des aponévroses ce qui dépendait souvent de la lésion des nerfs.

L'anatomie, en faisant connaître la nature et les différences qui existent entre ces tissus, a permis de rapporter à chacun d'eux les accidens dont il est le siége et la cause; mais elle a, suivant nous, fait rejeter d'une manière trop absolue, la part que les organes fibreux prennent aux accidens des plaies faites par des armes piquantes. Ces tissus ont une manière de sentir qui leur est propre; et s'ils ne répondent point aux excitans qui mettent en jeu la sensibilité des parties nerveuses, ils répondent à d'autres, comme on peut s'en convaincre par les douleurs que font éprouver les distensions et les torsions des parties fibreuses et ligamenteuses. C'est encore ainsi que les piqûres qui ne déterminent aucune douleur au moment où elles sont faites sur ces tissus en développent de très-vives au bout de quelques jours, comme je l'ai remarqué souvent dans les expériences faites sur les animaux, et comme je l'ai observé aussi chez l'homme. Les accidens attribués, dans la saignée, à la piqûre du tendon du biceps ne sont pas tout-à-fait imaginaires; et il survient, à la suite de cette saignée et d'autres piqûres des tendons ou des aponévroses, des phénomènes qu'on ne peut attribuer qu'à la lésion de ces parties.

Ces accidens ne se déclarent ordinairement qu'au quatrième ou au cinquième jour de la blessure; ils commencent par des douleurs profondes, qui sont bientôt accompagnées de gonflement à la partie du tendon ou de l'aponévrose qui a été lésée : à ces douleurs et à ce gonflement se joignent bientôt, la rétraction du membre dans le sens de la blessure; l'impossibilité de l'étendre, du moins sans de vives douleurs, dans le sens opposé. Quelquefois des

accidens nerveux, des spasmes, des contractions, surviennent, avec fièvre locale et générale. Ces symptômes
persistent pendant des semaines, et même pendant des
mois entiers, temps au bout duquel le gonflement et la
douleur diminuent graduellement : les mouvemens se rétablissent dans la même proportion; la peau se détache
des parties fibreuses, et les parties reprennent leur sou-
plesse et leur mobilité accoutumées.

Cette affection ne se termine pas toujours d'une manière aussi heureuse : il se manifeste quelquefois, autour
des parties tendineuses et aponévrotiques qui ont été pi-
quées, des abcès qui affectent une marche chronique, et
qui, après leur ouverture, faite spontanément ou par art,
restent fistuleux, et ne guérissent qu'après la sortie de
parties plus ou moins considérables de tendons ou d'aponévroses. Le mal s'est alors terminé par une véritable
mortification. Dans ces derniers cas, l'adhérence qui
s'établit entre les parties fibreuses et les tissus voisins est
plus intime, et par conséquent plus longue et plus difficile à détruire ; quelquefois même, elle persiste pendant
toute la vie; et on voit cette cicatrice adhérente se déplacer dans tous les mouvemens que l'action des muscles
imprime aux tendons, comme dans toutes les autres cicatrices adhérentes, à quelque cause qu'elles appartiennent.

Les saignées, les applications de sangsues et de cataplasmes émolliens, les boissons émollientes, antispasmodiques, la diète modérée, doivent être employés d'abord
pour dissiper l'inflammation; plus tard, on doit avoir recours, pour diminuer l'adhérence, aux douches d'eau simple, d'eau en vapeur, aux embrocations huileuses, etc.

Les armes piquantes peuvent rencontrer, dans leur trajet, des parties cartilagineuses ou osseuses par lesquelles
elles sont arrêtées, et contre lesquelles elles se brisent

souvent, lorsqu'elles sont faibles et cassantes. Ces piqûres déterminent des *périchondrites* ou des *périostites*, c'est-à-dire des inflammations de la membrane fibreuse qui revêt les cartilages et les os.

Dans les os, l'inflammation est rarement bornée au point où ces membranes ont été lésées ; elle s'étend presque toujours à une distance plus ou moins grande, et elle est accompagnée de tuméfaction, d'œdème du tissu cellulaire sous-cutané, de rougeur et de chaleur à la peau, de fièvre locale et générale. Elle peut se terminer par la résolution ; alors les symptômes diminuent par degrés ; mais souvent aussi elle se termine par suppuration, et alors le pus, presque toujours fourni par la face interne de la membrane enflammée, s'accumule entre elle, le cartilage ou l'os, et y forme des foyers étendus en largeur plutôt qu'en profondeur : ces foyers, en s'étendant, détruisent les adhérences de la membrane avec les parties qu'elle est destinée à nourrir, et cette séparation, qui prive l'os et le cartilage de leurs vaisseaux nourriciers, en détermine la *nécrose* dans une partie plus ou moins étendue : la nourriture de l'os, retenue dans le périoste, détermine l'ossification de celui-ci, qui forme un os nouveau destiné à remplacer l'os ancien, lequel se trouve enfermé dans la cavité de l'os nouveau ; d'où résultent des *séquestres* de forme, de longueur et de grosseur variées. Ces abcès peuvent s'ouvrir spontanément, ou être ouverts par l'art. On s'expose, en les abandonnant à la nature, à les voir augmenter, à étendre la dénudation des os, des cartilages, et à produire de plus grandes nécroses, d'où la nécessité de les ouvrir presque aussitôt qu'ils sont formés. Quant aux séquestres, ils doivent être enlevés plus tard à l'aide d'incisions faites aux parties molles, et de trépanations faites aux parties osseuses.

Les corps qui produisent les blessures dont nous venons de parler peuvent se briser dans les parties, et ils peuvent y rester plus ou moins adhérens; ils constituent alors des *corps étrangers* qui entretiennent des fistules, ou sur lesquels la cicatrice peut se faire. Nous en parlerons plus loin.

## Section IV.

#### Blessures par ponction ou par piqûre à travers les parois des cavités et les organes qu'elles contiennent.

De même que les armes perçantes peuvent rencontrer des parties molles et des parties dures, elles peuvent rencontrer et traverser les parois des cavités faites de tissus musculeux, séreux, muqueux, vasculaire, de membranes synoviales, etc., et même de tissu osseux (1); et l'on doit

(1) La portion du coronal qui fait partie de l'orbite et en constitue la voûte est très-fragile, et peut facilement être traversée par un instrument piquant, qui pourra alors atteindre le cerveau; et une blessure reçue à la paupière supérieure, et en apparence fort légère, peut avoir les suites les plus graves. On cite des exemples de coups de fleuret, d'épée, etc., qui ont traversé la voûte orbitaire et tué presque sur-le-champ le blessé.

D'autres parties du crâne peuvent aussi être assez facilement traversées par un instrument perçant poussé avec force; telle est, par exemple, la fosse temporale, dont l'épaisseur est peu considérable. Enfin, dans l'enfance, les os étant fort peu épais et flexibles, peuvent l'être encore bien plus facilement; chez l'adulte même, dont les os sont épais et résistans, ceux du crâne peuvent l'être partout, lorsque les corps piquans sont très-résistans et dirigés avec violence. Les auteurs en citent des exemples, et nous avons eu occasion d'en observer. Enfin cet accident peut-être plus commun encore chez quelques vieillards, qui présentent, dans certains points du crâne, une si faible épaisseur que le moindre choc peut les briser. On conçoit alors qu'une arme piquante peut sans beaucoup d'efforts pénétrer dans le crâne. D'autres points du système osseux peuvent être également perforés par des armes perçantes dirigées avec force; tel est, par exemple, l'os des îles, à la partie moyenne de la fosse iliaque externe: ici l'os est très-mince, et réduit quelquefois à l'épaisseur d'une feuille de papier.                              (*Note des rédacteurs.*)

sentir que les résultats de ces blessures peuvent être bien différens de ceux qu'elles ont quand elles n'atteignent que les parties molles, ou les parties dures, dépourvues de conduits et de cavités.

Lorsque les parois atteintes par des instrumens piquans sont formées, en totalité ou en partie, de tissus musculaires, et lorsque ces instrumens n'ont qu'un médiocre volume, il est rare que ces blessures laissent échapper les parties contenues dans la cavité que ces parois concourent à former. En effet, les fibres musculaires, écartées, ferment, en revenant sur elles-mêmes, le canal qu'avait formé l'instrument vulnérant. C'est ainsi qu'à la suite de ponctions faites à l'abdomen, à la vessie, par dessus ou par dessous les pubis, et même qu'à la suite de ponctions faites à l'estomac, à l'intestin de l'homme, ou des animaux, pour cause de maladie, on voit ces plaies se fermer sans qu'aucun épanchement ait lieu. C'est encore ainsi qu'à la suite des blessures par armes de guerre ou autres, on voit des coups de pointe qui ont pénétré dans les articulations, dans le ventre, dans la poitrine, dans des vaisseaux, et même jusque dans le cœur, ne pas déterminer d'autres accidens que si elles avaient traversé des parties sans cavité.

Il n'en est pas tout-à-fait ainsi lorsque les parois traversées ne contiennent aucune partie musculaire : l'élasticité et la contractilité organiques des tissus qui les forment suppléent bien quelquefois à la contractilité musculaire, et s'opposent bien encore à la sortie des matières contenues dans les cavités qui ont été pénétrées ; c'est ce qui arrive dans les piqûres des artères. Mais si, par quelque cause que ce soit, ces propriétés manquaient ou se trouvaient affaiblies, et si, surtout, l'instrument vulnérant avait un gros volume, il pourrait se faire des épanchemens de fluides élastiques, de fluides liquides, mous, et même des déplacemens d'organes. C'est ainsi que des blessures faites à la vésicule du fiel, même par des instrumens très-déliés, donnent lieu à des épanchemens de bile; que des blessures faites au canal intestinal fortement distendu peuvent donner lieu à des épanchemens de fluides élastiques ou liquides; que des blessures légères faites à la ligne blanche, peuvent donner naissance à des hernies. Mais de tous les états dans lesquels peuvent se trouver les viscères atteints par un instrument piquant, il n'en est pas qui ait des suites plus notables que l'état de relâchement et de distension. Un viscère creux, comme la vessie, a-t-il ses parois distendues au moment où il est blessé? plusieurs choses peuvent arriver: ou l'instrument qui l'a atteint est pourvu, comme le trocart, d'un canal par lequel s'évacuent les matières contenues dans la cavité, et alors que le trocart est retiré, toute distension et toute cause d'épanchement ont cessé: ou l'instrument n'a pas de cavité ou de canal, comme un poinçon; et alors il peut être retiré ou rester en place: s'il est retiré, comme il n'a rien évacué, l'état de distension n'a pas cessé; le liquide, pressé de tous côtés, peut s'épancher et s'épanche en effet très-fréquemment. S'il reste dans la plaie, il prévient l'épanchement; d'où il résulte qu'avant d'extraire une arme enfoncée et arrêtée dans certaines parties, il faut, auparavant, bien s'assurer de l'état où elles se trouvent. S'il était possible, par exemple, qu'un instrument piquant eût été engagé dans la vessie et s'y trouvât retenu, il faudrait, avant de l'extraire, vider l'urine que cet organe peut contenir; si on avait à extraire un instrument engagé dans la substance du cœur, il faudrait auparavant diminuer la masse du sang, etc.

Les dangers de ces blessures ne viennent pas seulement

des épanchemens qui peuvent survenir, mais encore des inflammations qu'elles peuvent déterminer. En effet, les instrumens piquans qui pénètrent dans les cavités tapissées par des membranes synoviales, par des membranes séreuses, etc., déterminent souvent des inflammations, indépendamment de tout épanchement. C'est ainsi que des coups de poinçon, de carlet et autres instrumens, déterminent, tant dans les villes que dans les camps, des inflammations graves et souvent mortelles, des synoviales des articulations, du péritoine, des plèvres et même du péricarde, inflammations qui ont leurs signes et leurs traitemens particuliers.

Les armes piquantes ne sauraient pénétrer dans les cavités splanchniques sans exposer à blesser quelqu'un des viscères qu'elles renferment, tels que le cerveau, le poumon, le foie, etc.

La situation de ces blessures, la profondeur à laquelle les instrumens ont pénétré, la direction qu'ils ont suivie, les symptômes particuliers qui les accompagnent et dont nous parlerons dans l'examen des blessures qui affectent les régions en particulier, font assez reconnaître ces lésions, dont le traitement est presque toujours le même et consiste principalement en moyens généraux, plutôt qu'en remèdes spéciaux, quel que soit l'organe affecté.

En pénétrant dans les cavités articulaires, les armes piquantes déterminent souvent des inflammations qui peuvent se terminer d'une manière différente : ou elles causent une irritation simple qui peut donner lieu à des hydropisies de l'articulation, à des hydarthroses, comme on dit, ou bien elles déterminent une inflammation aiguë de l'articulation qui se termine quelquefois par une suppuration de la membrane synoviale. Distendue par l'abondance du pus, celle-ci peut se rompre, et le pus s'épancher dans les parties environnantes, et y produire des désordres tels, que l'amputation est ordinairement le seul remède à y apporter, afin de sauver la vie du malade. Rien n'est plus grave que cette rupture de la membrane synoviale d'une grande articulation distendue par du pus épanché.

J'ai vu un coup d'épée, qui avait pénétré dans l'articulation du genou, donner lieu à cette inflammation de la membrane synoviale, à sa suppuration, enfin à sa rupture et à la dissémination du pus entre les muscles de la cuisse et le fémur. Le malade, qui ne voulut jamais se résoudre à l'amputation de la cuisse, succomba.

Le devoir du chirurgien, dans le cas de blessure d'une articulation par une arme piquante, doit être de prévenir et de dissiper l'inflammation de la synoviale par l'emploi le plus actif des antiphlogistiques, des saignées, des sangsues, des émolliens, des narcotiques, des résolutifs, du repos absolu de l'articulation blessée, etc.

M. Fleury de Clermont a obtenu les plus grands avantages d'un traitement qui lui est propre. Il consiste dans l'application d'un vésicatoire autour de l'articulation blessée et sur la blessure elle-même : on entretient pendant plusieurs jours la suppuration de ce vésicatoire, et on le renouvelle ensuite, si le cas l'exige. J'ai, plusieurs fois, employé ce moyen avec un plein succès.

Ne pourrait-on pas aussi en faire usage pour des piqûres sur des parties du corps autres que les articulations ? La chose est assez importante pour être essayée.

Les piqûres qui intéressent les gaînes synoviales des tendons, présentant à peu près les mêmes accidens que celles des articulations, pourraient probablement être traitées avec beaucoup d'avantages par les mêmes moyens.

## SECTION V.

Blessures par ponction ou piqûre avec complication de la
présence des corps vulnérans.

La complication qui résulte de la présence de la totalité ou de partie du corps vulnérant est assez commune
dans les blessures faites par des armes piquantes, surtout
quand celles-ci sont fragiles, comme un fleuret, un
stylet, une flèche, des aiguilles, du verre, etc., etc.

Lorsqu'on a la certitude de l'existence de ces corps dans
les plaies, certitude que l'on acquiert par la vue, le toucher,
la sonde, par les douleurs, la gêne et les obstacles que les
malades ressentent dans les mouvemens, il faut ôter de suite
ces corps avec les doigts ou des pinces, à moins que leur
présence ne paraisse indispensable pour prévenir une hémorrhagie que leur extraction peut déterminer. Dans ce
dernier cas-là même, on ne doit les laisser que pendant
le temps nécessaire pour disposer ce qu'il faut, à l'effet
d'arrêter l'hémorrhagie, si elle doit se manifester après
l'extraction de l'arme. Pour extraire ces corps vulnérans,
il faut, suivant le précepte de Celse, précepte qui n'a
point vieilli, les ôter par l'ouverture qu'ils ont faite,
après l'avoir agrandie convenablement (1). Quand une

(1) « Omne autem telum extrahitur, aut ab eâ parte quâ venit, aut ab eâ
» in quam tetendit. Illic viam, quâ redeat, ipsum sibi fecit : hic à scalpello
» accipit; nam contra mucronem caro inciditur. Sed si non altè telum in-
» sedit, et in summâ carne est, aut certè magnas venas et loca nervosa
» non transiit, nihil melius est quàm, quâ venit, id evellere. Si verò plus
» est, per quod telo revertendum, quàm quod perrumpendum est, jamque
» venas nervosque id transiit, commodiùs est aperire quod superest, eâ-
» que extrahere : nam et propriùs petitur, et tutiùs evellitur; et in majore
» membro, si medium mucro transiit, facilius sanescit : quod pervium est,
» quia utrinquè medicamento fovetur.

« Sed si retrò telum recipiendum est, amplianda scalpello plaga est,

partie du corps vulnérant seulement est restée, et qu'elle est trop éloignée de l'ouverture, il faut l'extraire par le point opposé, c'est-à-dire par une contre-ouverture, si elle peut être pratiquée sans inconvénient ou sans danger. Si l'arme était pourvue de pointes en retour, il faudrait faire de larges débridemens, afin d'éviter des déchiremens.

On n'a besoin ordinairement que d'efforts médiocres pour extraire les armes engagées ainsi au milieu des parties molles ; il n'en est pas de même quand elles sont engagées entre les os ou dans leur épaisseur, témoin le cas du duc de Guise, rapporté par le bon Paré (1).

---

» quò facilius id sequatur, quòque minor oriatur inflammatio ; quæ major » fit, si ab illo ipso telo, dùm redit, corpus laniatur. »

           ( A. CORNELII CELSI, *De re medica* lib. 7, cap. 2.)

Dans les *poésies homériques*, il est déjà question du débridement des plaies pour en extraire les corps étrangers. C'est ainsi que nous voyons Patrocle prendre son ami Eurypyle blessé, le coucher dans sa tente sur des peaux de bœufs, *et dilater avec un instrument tranchant* la plaie pour en retirer la flèche fatale.
                    ( *Note des rédacteurs.* )

(1) François de Lorraine, duc de Guise, dit *le Balafré*, reçut un coup de lance entre l'œil et le nez ; le fer s'enfonça profondément, et resta dans la plaie. Résistant cependant au coup, il tint ferme en selle, « et revint du combat, dit Mézeray ( *Histoire de France* ), ayant dans la tête le fer d'une lance avec un tronçon de bois qui lui entrait par l'angle d'entre l'œil droit et le nez, et qui sortait par derrière, entre la nuque du cou et l'oreille. » Il fallut que le chirurgien (c'était Ambroise Paré) le lui arrachât avec des tenailles. Néanmoins il en guérit heureusement.

« Et d'abondat en cet endroit ne veux laisser en arrière la très-grande playe que monseigneur François de Lorraine, duc de Guyse, receut deuant Boulongne, d'un coup de lance qui, au-dessous de l'œil dextre, déclinant vers le nez, entra et passa outre de l'autre part, entre la nucque et l'oreille, d'une si grande violence, que le fer de la lance auec une portion du bois fut rompüe et demeura dedans, en sorte qu'il ne peut estre tiré hors qu'à grande force, mesmes auec tenailles de mareschal : nobobstant toutefois ceste grande violence, qui ne fut sans fracture d'os, nerfs, veines, artères

Quand une arme ou un corps piquant se sont brisés et implantés dans un os, il faut, après avoir convenablement agrandi l'ouverture faite aux parties molles, saisir le corps vulnérant avec des pinces à mors larges et aplatis, cannelés sur leurs faces correspondantes; après l'avoir saisi à l'aide de ces pinces, on l'ébranle et on l'attire à soi. Si on ne peut le saisir, parce qu'il n'offre pas assez de prise aux instrumens, il faut encore, suivant le précepte de Celse (1),

et autres parties rompues et brisées par ledit coup de lance, mondit seigneur, grâces à Dieu, fut guéry. Donc concluons qu'aucuns meurent de bien petites playes, les autres réchapent de très-grandes, voire qui sont entièrement désespérées, tant aux médecins qu'aux chirurgiens; mais telles choses se doivent quelquefois référer aux températures, et principalement à Dieu, qui tient la vie des hommes en sa main. »

( *OEuvres d'Ambroise Paré*, p. 266, 9e édition, 1633.)

Au combat de Pultuska, en Pologne (1807), le voltigeur Malva est blessé par une baïonnette qui est démontée et lancée par un boulet. Cette baïonnette pénètre à la tempe droite, à deux doigts de l'orbite, un peu en haut; est dirigée d'avant en arrière, de haut en bas; et traverse le sinus maxillaire du côté opposé, où elle sort de la longueur de cinq pouces. A son entrée, elle pénètre jusqu'à la douille. Le blessé et deux de ses camarades font d'inutiles efforts pour extraire ce corps. Sur le champ de bataille, et au lieu même où Malva est blessé, M. Fardeau, chirurgien-major, réitère inutilement les mêmes tentatives. Un soldat qui l'aidait, et qui se croit plus fort, fait asseoir le malade sur la neige, lui met un pied sur la tête, et des deux mains dégage et extrait la baïonnette. Une hémorrhagie considérable, a lieu; le malade, pour la première fois, se trouve mal. M. Fardeau qui le croit mort ou mourant, le laisse pour donner ses soins à d'autres blessés. Malva revient à lui, se trouve soulagé; on le panse; il se rend, tant à pied qu'à cheval ou en charrette, à Varsovie, éloignée de vingt lieues du champ de bataille. Après trois mois, M. Fardeau le trouva guéri, avec perte de l'œil droit, dont la pupille était immobile et fort dilatée.

( *Journal gén. de méd.*, t. 35, p. 387.)

(1) « Ultimum est, ubi non evellitur, terebrâ juxtà forare, ab eo quoque
» foramine ad speciem literæ V contra telum os excidere sic, ut lineæ quæ
» diducuntur, ad telum spectent : eo facto id necesse est, labet, et facile
» auferatur. »                                                   ( *Id., loc. cit.* )

l'enlever à l'aide du trépan. Telle aurait dû être la conduite du chirurgien dans le cas suivant. Un enfant avait
reçu un coup de couteau sur le crâne; celui-ci fut perforé;
la lame se brisa dans l'épaisseur des os, et ne fut point
extraite; elle resta en place pendant plus d'un an, et finit
par déterminer des inflammations et des abcès à l'intérieur
du crâne, qui firent succomber le malade à l'Hôtel-Dieu.

C'était le trépan qu'il fallait pratiquer dans ce cas. C'est
ainsi qu'agit, dans pareille occurrence, le père du célèbre Percy. Ce chirurgien pratiqua cette opération pour
extraire le bout de la lame d'un gros couteau dont un
soldat ivre avait frappé au front la servante d'une au-
berge. Le couteau s'était brisé trop près de l'os pour laisser
quelque prise aux instrumens évulsifs; et il fallut faire
construire à la hâte une couronne exprès, son fer étant trop
large pour être renfermé dans une couronne ordinaire. Le
succès fut des plus heureux (1).

Ce fut de même en trépanant, que Beausoleil, chirurgien de l'hôpital d'Angoulême, en 1723, enleva du pariétal
droit d'un garçon tailleur un morceau de bois pointu faisant partie d'un fagot qui lui était tombé de très-haut sur
la tête; ce morceau de bois, après avoir pénétré jusqu'au
cerveau, s'était cassé au niveau de l'os. Beausoleil emporta à la fois et le corps étranger et la portion osseuse
au milieu de laquelle il était implanté (2).

Il arrive souvent que, par l'incurie des malades, ou la
négligence des hommes de l'art, la cicatrice se fasse avant
l'expulsion ou l'extraction des corps étrangers engagés
dans des parties molles. Ils restent alors au milieu d'elles;
et si, dans la plupart des circonstances, ils donnent

(1) Percy, *Manuel du chirurgien d'armée*, pag. 101.
(2) Desporte, *Obs.* 25, pag. 374.

lieu à de graves accidens, quelquefois aussi ils peuvent s'y établir, y prendre en quelque sorte droit de domicile, et y rester sans déterminer d'accidens d'inflammation ou de suppuration. Ils ne causent alors que de la gêne et de l'embarras dans les fonctions des parties au milieu desquelles ils sont placés. Les corps étrangers qui se comportent de cette manière sont, en général, ceux qui sont composés de matières peu altérables; tels sont les aiguilles, les morceaux de verre, des lames de fer ou d'acier, des globules de plomb, etc., etc. C'est ainsi qu'un jeune étudiant en médecine, surpris dans une chambre avec une dame avec laquelle il avait rendez-vous, s'élança par une fenêtre, après en avoir brisé les vitres, et se fit aux fesses plusieurs blessures qui guérirent très-bien cependant. Au bout de quelques années, il vint me trouver pour se faire extraire quelques portions de verre qui étaient demeurées dans ces parties, et qui n'avaient jusqu'alors causé aucun accident. Ces morceaux de verre étaient logés dans l'épaisseur du muscle grand-fessier; ils furent extraits facilement, et le malade fut promptement guéri. C'est encore ainsi qu'un officier, possédé de la manie du suicide, s'était enfoncé dans la région du cœur une de ces longues épingles noires connues sous le nom d'*épingles à friser*. Cette épingle avait pénétré le péricarde, atteint le cœur, et y était demeurée dans ce viscère sans causer d'accidens pendant un temps qui ne put être déterminé. Rien n'avait indiqué sa présence pendant la vie. On ne trouva cette épingle qu'après la mort, que cet officier s'était donnée d'une autre manière.

Les auteurs contiennent d'ailleurs un grand nombre d'observations d'individus qui ont conservé pendant très-long-temps au milieu de leurs parties, et sans incommodités, des corps piquans de toute espèce.

Il m'a été donné l'occasion d'étudier un grand nombre
de fois l'état dans lequel se trouvent ces corps au milieu
de nos parties. Toutes les fois qu'ils excitent de l'inflammation et de la suppuration, ils sont enveloppés d'un
kyste purulent de nature muqueuse, et au bout d'un certain temps, un trajet fistuleux vient établir une communication entre eux et quelque point de la surface ou de
l'intérieur du corps. Au contraire, toutes les fois qu'ils
n'excitent ni inflammation ni suppuration, on les trouve
entourés d'un kyste dont la forme est en rapport avec
la leur, mais dont l'organisation est tout-à-fait semblable à celle des membranes séreuses. Ces kystes adhè-
rent, par une de leurs faces, aux parties molles aux
dépens desquelles ils ont été formés; par l'autre face, ils
regardent le corps étranger avec lequel ils sont en contact.
Dans leur cavité, on trouve constamment, d'abord de
la sérosité limpide et analogue à celle qui lubrifie les membranes séreuses, ensuite le corps étranger lui-même.
Cette remarque n'est pas seulement curieuse; elle importe encore à la pratique. En effet, si, dans les opérations qui ont pour but l'extraction de ces corps étrangers,
on se borne à ôter ceux-ci après la simple incision des
kystes, et qu'on ferme ensuite la plaie, de manière à obtenir une réunion par première intention, on voit presque
toujours une nouvelle tumeur se reproduire par suite d'un
amas de la sérosité que produisent les kystes. Il faut donc,
quand on extrait ces corps étrangers, ou enlever avec eux
le kyste qui les entoure, ou bien le remplir avec de la
charpie, afin de l'enflammer, le faire suppurer, et obtenir
l'adhésion de ses parois.

Mais ces corps étrangers ne restent pas toujours immobiles au milieu des parties qui les ont reçus : chose singulière! ils deviennent voyageurs. Leur déplacement peut

être lent ou rapide : est-il rapide ? ils ne laissent aucune trace de leur passage dans les parties qu'ils traversent. Est-il lent ? ils s'entourent de l'appareil séreux dont nous avons parlé. Cet appareil ne les précède assurément pas; mais il s'en forme autour d'eux toutes les fois que leur séjour dans une partie est assez long pour le permettre. Cette mobilité appartient surtout aux corps piquans, lisses et allongés : elle se trouve aussi dans des corps de forme différente de ceux-là, dans les corps sphériques, par exemple; mais, en général, elle est d'autant moindre que les corps se rapprochent davantage du sphéroïde. Cette faculté qu'ont les corps de voyager ne doit pas être perdue de vue par le chirurgien. Comme il arrive très-souvent qu'ils se déplacent du jour au lendemain, et qu'un corps qu'on a senti la veille dans un point puisse se trouver fort loin de là le lendemain, on ne doit jamais faire d'incisions, pour son extraction, sur le souvenir d'une perquisition faite la veille; on ne doit jamais en faire que sur la sensation que le corps étranger fait éprouver actuellement.

Ces déplacemens ont lieu en général de l'intérieur vers l'extérieur; du canal intestinal vers la peau, de la profondeur des membres vers leur superficie : quelquefois cependant ils ont lieu de la surface vers la profondeur du corps; mais cela est beaucoup plus rare, et alors ils se dirigent vers quelque cavité intérieure. Dans ce trajet, le corps étranger évite ou longe les parties, suivant qu'elles offrent plus ou moins de résistance; il est toujours précédé d'une inflammation légère qui détermine une adhérence des parties qu'il doit pénétrer. Cette adhérence lui permet de traverser les membranes séreuses sans tomber dans leur cavité. Il n'en est pas de même des cavités tapissées par les membranes muqueuses; aussi a-t-on vu des épingles, des aiguilles avalées, pénétrer jusque dans l'intérieur de la vessie, et y devenir le noyau de calculs urinaires.

Tout le monde connaît l'histoire de la jeune fille de Copenhague, qui était possédée de la manie d'avaler des aiguilles, et chez laquelle on observait une multitude de points de la peau qui donnaient passage à ces corps.

J'ai vu à l'Hôtel-Dieu un assez grand nombre de femmes ou d'enfans également atteints de cette manie et qui présentaient les mêmes phénomènes. Le plus remarquable de ces cas est celui d'une femme qui, par suite de l'ingestion, par la bouche, d'un nombre incroyable d'aiguilles et d'épingles, était arrivée à un degré effroyable de maigreur et condamnée à une immobilité absolue, au lit, à cause des douleurs aiguës que causaient, au moindre mouvement, les aiguilles et épingles, qui sortaient de tous les points de sa peau. J'ai ouvert à cette femme plus de cent foyers purulens, au fond desquels je trouvais toujours une ou deux aiguilles ou épingles. Il existait constamment à la surface du corps de cette malheureuse cinquante ou soixante abcès ou tumeurs déterminés par la présence d'autant de ces corps étrangers ; ce qui, joint au nombre de celles que les forces de la nature n'avaient point encore pu porter vers la peau, formait un total effrayant. On conçoit que, si la présence d'un seul de ces corps étrangers suffit pour rendre les mouvemens difficiles et douloureux, un aussi grand nombre doit amener une impotence générale, la fièvre continue, et un marasme funeste ; aussi la femme dont nous venons de parler mourut-elle dans un état d'étisie. A l'ouverture de son corps, on trouva plusieurs centaines d'épingles ou d'aiguilles répandues et disséminées dans les organes, dans l'épaisseur des membres, dans le tissu cellulaire, dans les muscles, dans toutes les parties du corps, en un mot.

## SECTION VI.

Blessures par ponction ou par piqûre compliquées de l'insertion de matières vénéneuses.

Des corps étrangers d'une autre nature peuvent être introduits dans les blessures. En effet, les instrumens piquans et autres, mais surtout les instrumens piquans, sont quelquefois chargés de matières vénéneuses qu'ils inoculent aux parties qu'ils ont traversées, et dont l'action peut donner lieu à des accidens graves et quelquefois mortels.

Nous ne parlerons pas ici des effets que produit la piqûre envenimée de quelques végétaux, de l'ortie, par exemple, et de plusieurs autres qui agissent à sa manière; nous croyons plus utile de dire quelques mots des blessures empoisonnées faites par quelques animaux, d'autant mieux que les militaires y sont plus exposés que les autres classes de citoyens.

La piqûre isolée d'une abeille, d'une guêpe, d'un frélon, d'un bourdon, etc., etc., borne ordinairement ses effets à une douleur vive, aiguë, à une petite tumeur érysipélateuse et phlegmoneuse, qui offre peu de dangers. Cette maladie exige l'extraction de l'aiguillon, lorsqu'il est resté dans les parties (1), et l'absorption, à l'aide d'une ventouse à pompe, de la matière vénéneuse

---

(1) Réaumur (*Académie des Sciences*, année 1719) assure que lorsqu'on se laisse piquer paisiblement, jamais l'aiguillon ne demeure dans la plaie; il est flexible et ne perce pas un trou bien droit; la plaie est courbe ou en zigzag. Si on oblige la mouche à se retirer brusquement, les frottemens sont assez forts pour retenir l'aiguillon, qui est en quelque sorte accroché: et la mouche l'arrache; au contraire, dit Réaumur, si l'on ne la presse pas, elle le dégage peu à peu. (*Note des rédacteurs.*)

sortie d'une vésicule placée à la base de l'aiguillon, et qui est déposée dans la plaie (1). On parvient à dissiper les accidens d'ailleurs légers, qu'occasione cette piqûre, à l'aide de lotions d'eau froide, d'eau salée, d'eau vinaigrée, d'eau de Goulard, et surtout d'eau dans laquelle on a mis quelques gouttes d'ammoniaque. Ce dernier remède paraît plus propre que les autres à neutraliser promptement le virus déposé dans les piqûres. On emploie encore avec avantage les embrocations huileuses, tièdes, et les narcotiques ordinaires (2). On calme de cette manière la douleur et on prévient l'inflammation (3).

---

(1) Swammerdam recommande dans l'extraction de l'aiguillon, d'avoir soin de ne pas exercer une forte pression sur la plaie, car le venin de la vésicule serait exprimée et pénétrerait davantage avec l'aiguillon; on peut se servir avec avantage de la pointe d'une aiguille ou épingle pour cela. (*Note des rédacteurs.*)

(2) M. Delaistre rapporte dans le *Journal de médecine* (t. 4, p. 309), qu'il fit usage du suc laiteux du pavot blanc exprimé sur et dans la plaie, pour calmer une vive douleur occasionée par une abeille dont il venait d'être piqué. Il ne tarda pas à être calmé et il ne survint point d'enflure. (*Note des rédacteurs.*)

(3) Il est bien rare que la piqûre isolée de l'abeille produise des accidens plus graves que ceux qui sont indiqués ci-dessus. On cite cependant quelques faits remarquables de piqûres d'abeilles. Zacutus Lusitanus a vu la piqûre d'une abeille être suivie de la gangrène de la partie. M. Desbret (*Journal de médecine*, août 1765, p. 155) cite l'observation d'un villageois d'environ trente ans, qui fut piqué par une abeille au-dessus du sourcil : il se coucha aussitôt par terre et mourut quelques instans après.

M. Amoreux dit qu'en 1679 plusieurs individus furent piqués en Pologne par de gros bourdons, et il se manifesta chez eux une tumeur inflammatoire, qui faisait des progrès rapides, et qu'on ne pouvait arrêter qu'en faisant des scarifications profondes. Un jardinier de Nancy ayant porté à sa bouche une pomme dans laquelle une guêpe était logée, il en fut piqué au palais près du voile, ce qui lui causa une inflammation subite et un gonflement douloureux, qui, ayant intercepté l'usage de la respiration, le fit

On se comporte de même dans les piqûres d'autres insectes, qui sont plus ou moins venimeux; telles sont celles des araignées, des tarentules, des scorpions, des moustiques, des cousins, des taons, de la mouche à scie, de l'ichneumon, de la tique, des œstres, de la scolopendre, etc., etc.

Lorsque les piqûres d'abeilles, guêpes, etc., etc., sont multipliées outre mesure, sur le même individu, elles peuvent donner lieu à des accidens graves et même à la mort. C'est ce que l'on a observé quelquefois lorsque des essaims d'abeilles irritées se sont précipités et acharnés sur une personne; témoin ce postillon qui fut assailli par les abeilles d'une ruche qu'il avait renversée à coups de fouet, et qui fut si cruellement piqué par une innombrable quantité de ces insectes, qu'il en mourut au bout de quelques jours; témoin encore ce qui arriva aux Croisés qui assiégeaient *Massa*. Réduits aux derniers expédiens, les assiégés s'avisèrent, pour repousser un assaut, de rouler du haut des brèches, sur les assaillans, des ruches pleines d'abeilles, qui dans les temps de paix faisaient toute leur richesse. Les soldats furent gravement incommodés par ce nouveau genre d'ennemis.

Les piqûres multipliées de ces insectes produisent des inflammations confluentes, étendues, accompagnées d'une énorme tuméfaction et d'une infection générale pro-

péir dans l'espace de quelques heures. ( *Gazette de santé*, n° 45, p. 185, ann. 1776.)

M. Chaumeton ( *Dictionnaire des sciences médicales*, art. *Abeille* ) rapporte qu'un agronome anglais a eu la satisfaction de sauver la vie à un de ses amis piqué à l'œsophage par une guêpe qu'il n'avait pas vue dans un verre de bière. Il lui fit avaler à plusieurs reprises du sel commun délayé dans le moins d'eau possible. Les symptômes alarmans qui s'étaient manifestés cédèrent comme par enchantement.

duite par l'absorption de leur venin. Les bains froids,
les lotions vinaigrées, ammoniacées, les embrocations
huileuses, narcotiques et calmantes, les saignées générales, locales, propres à modérer l'inflammation, sont
les moyens extérieurs que l'on doit employer dans ces
circonstances. A l'intérieur, on prescrit, avec avantage,
quelques substances propres à neutraliser l'action du venin
absorbé dans les plaies. Quelques gouttes d'ammoniaque
étendues dans une infusion diaphorétique semblent être
ce qu'il y a de plus convenable; dans le cas de prostration
on a recours à des boissons toniques (1).

Les militaires ne sont pas seulement exposés à la piqûre
des insectes dont nous venons de parler; ils le sont aussi
à la morsure de certains reptiles venimeux, et en particulier à celle de la vipère, que l'on rencontre dans notre
Europe, et à celle de quelques autres serpens plus venimeux encore, du serpent à sonnettes, par exemple,
heureusement étranger à nos climats.

La vipère est reconnaissable à sa couleur cendrée, oli-
vâtre ou grisâtre, plus intense sur le dos que sur les flancs;
à une bande noirâtre en zigzag, et qui règne depuis la
nuque jusqu'à la queue, tout le long du dos; à sa tête en
forme de cœur, plus large postérieurement, plus plate et
moins longue que celle des couleuvres ordinaires; au bout
de son museau, qui est comme tronqué, et qui forme un
rebord saillant, retroussé comme le boutoir des cochons,
et sur lequel on voit une grande écaille trapezoïdale tache-
tée de blanc et de noir. Sa mâchoire supérieure présente

_____

(1) Des mouches non venimeuses produisent quelquefois des piqûres
empoisonnées parce qu'elles ont sucé ou se sont promenées sur des matières
putrides, ou sur des plaies, des ulcérations contagieuses, dont sont atteints
quelques animaux: c'est ainsi que la pustule maligne, le charbon, ont pu
être transmis des animaux à l'homme.            ( *Note des rédacteurs.* )

une ou plus communément deux dents aiguës, nommées *crochets à venin*, lesquels sont environnés, jusqu'aux deux tiers de leur longueur, d'une poche membraneuse; ils sont creusés d'un canal, par lequel coule le venin secrété par deux glandes, placées une de chaque côté, derrière l'œil et à la base des crochets.

La morsure de la vipère est suivie d'accidens locaux et généraux. Les accidens locaux sont une douleur très-vive, une tuméfaction rouge, violacée, qui s'étend au loin et gagne promptement le tronc, et est bientôt suivie d'un empâtement mou, œdémateux, quelquefois emphysémateux, froid, et couvert souvent de taches livides. Les accidens généraux sont des sueurs froides, abondantes, des angoisses, des lipothymies, des vomissemens et des déjections de nature bilieuse, presque toujours d'un ictère universel et de douleurs vives autour de l'ombilic. La mort enfin peut survenir, mais elle est beaucoup plus rare chez l'homme qu'on ne le pense communément. Il existe, en effet, suivant les recherches et les expériences de Fontana, un rapport entre les effets de la morsure d'une vipère et le volume des animaux; et il est prouvé que si de petits animaux peuvent succomber aux effets de la morsure de ce reptile, elle se borne à déterminer chez l'homme et chez des animaux volumineux des accidens graves, sans doute, mais bien rarement mortels.

Le serpent à sonnettes est surtout reconnaissable à sa queue, qui est garnie, à son extrémité, de grelots écailleux, secs, sonores, emboîtés les uns dans les autres, et qui se meuvent et résonnent légèrement au gré de l'animal; il est muni de crochets à venin très-aigus, et creusés, comme ceux de la vipère, d'un canal qui donne issue à une liqueur empoisonnée, sécrétée par une glande considérable située sous l'œil. Ces crochets se cachent sous un repli de la gencive,

quand le serpent ne veut pas s'en servir, et il y a derrière
eux plusieurs germes destinés à les remplacer s'ils viennent à tomber. Les effets de la morsure des serpens à
sonnettes sont analogues à ceux de la vipère, mais ils
sont beaucoup plus prompts, beaucoup plus violens, et
déterminent la mort de l'homme en peu de temps,
quelquefois même en peu d'heures, si on ne se hâte d'y
porter remède.

Parmi les quadrupèdes, le loup, le chien, le renard, le
chat, et même quelques herbivores, peuvent être accidentellement affectés d'une maladie qui peut se communiquer à l'homme par morsure; c'est la rage, maladie terrible
que l'on peut prévenir, mais qu'on ne saurait guérir quand
elle est déclarée; les plaies faites par les animaux enragés
guérissent bien dans l'espace de temps ordinaire aux autres plaies, mais leur cicatrice reste presque toujours dure
et douloureuse. Après trente ou quarante jours d'incuba-
tion, plus ou moins, une susceptibilité et une impressio-
nabilité extraordinaires, des terreurs, des rêves effrayans,
des mouvemens brusques, violens, marquent le début de
la maladie; la difficulté d'avaler, l'horreur des liquides, des
corps brillans, et du bruit, des mouvemens brusques,
désordonnés, en signalent les progrès; l'insomnie, des
cris, des efforts, quelquefois des envies de mordre, une
agitation extraordinaire, des sueurs d'expression, un
spasme indicible des organes de la voix et de la respiration, des convulsions et des accès de fureur, marquent son
plus haut degré d'intensité, après un, deux, trois,
quatre ou cinq jours au plus tard, les malades périssent,
sans que l'ouverture des corps fasse découvrir autre chose
qu'un peu de rougeur au fond de la gorge, des vaisseaux
remplis de sang autour de la moelle épinière et des organes qui, comme elle, sont abondamment pourvus de

veines, ce qui prouve que la rage est comme le tétanos, une maladie essentiellement nerveuse.

Les armes des sauvages, et particulièrement leurs flèches et leurs lances, sont souvent imprégnées de matières vénéneuses qui causent des blessures extrêmement dangereuses ; tels sont les poisons connus sous le nom d'*upas tieuté*, d'*upas antiar*, de *ticunas*, de *woora*, des *curare* (1), etc.

(1) L'upas tienté est le suc extractif d'un végétal sarmenteux du genre strychnos ; l'upas antiar est un suc provenant d'un très-grand arbre. Les habitans de l'île de Java en imprègnent le bois et le fer de leurs flèches pour rendre leurs blessures mortelles. En effet, introduit par ce moyen dans les blessures, il fait périr les hommes et les animaux d'un genre de mort très-douloureux et en très-peu de temps.

Le ticunas est un poison américain produit des sucs de diverses plantes et particulièrement de certaines lianes ; on assure qu'il entre plus de trente sortes de racines ou herbes dans ce venin. Les Indiens le composent toujours de la même manière, et suivent à la lettre le procédé qu'ils ont reçu de leurs ancêtres, aussi scrupulensement que les pharmaciens, parmi nous, procédent à la composition solennelle de la thériaque. Les sauvages américains s'en servent pour en enduire leurs flèches et causer ainsi des blessures mortelles en peu de temps.

Le woora est un poison américain avec lequel les indiens de la Guyane enduisént les pointes de leurs flèches ; il ne paraît pas différer beaucoup du ticunas et provient aussi d'une espèce de liane.

Le curare est aussi un poison américain dont se servent les indiens de l'Orénoque pour empoisonner leurs flèches. Il y a plusieurs espèces de curare, le plus fort est celui de maudacava : suivant M. de Humboldt le curare vient d'une liane nommée *vejuco de mavacure*. C'est l'écorce du mavacure qui renferme ce terrible poison. Le suc de cette écorce est jaunâtre : on le concentre par le feu. Lorsqu'il a l'épaisseur du sirop, on y mêle le suc plus gluant encore de l'arbre kiracaguero, qui n'est pas vénéneux, mais qui sert à donner plus de corps et de consistance au curare. Celui-ci est brun-noirâtre et ressemble à l'opium. Lorsqu'il est bien préparé on le conserve pendant trois ou quatre ans ; mais en général il n'est très-actif que lorsqu'il est frais. L'abbé Gilly, dans son *Histoire de l'Amérique*, dit qu'il agit avec plus d'énergie quand il est échauffé, et que c'est pour cette raison que les Indiens mettent pendant quelques instans leurs

Les armes des peuples civilisés ne contiennent jamais de ces matières et d'affreuses passions pourraient seules y avoir recours parmi nous.

Les effets de ces poisons sont ordinairement des spasmes, des douleurs aiguës avec tremblement, un froid engourdissant, des convulsions en quelque sorte tétaniques, avec renversement du corps en divers sens, et la mort au bout de quelques heures par une sorte d'asphyxie.

Le traitement de toutes ces blessures consiste à laver, sans perdre de temps, les plaies à grande eau, à inciser le trajet parcouru par le corps vulnérant, toutes les fois que cela est possible, à employer une ligature circulaire entre la plaie et le cœur, à appliquer, suivant le précepte de *Celse* renouvelé par le docteur *Barry* (1), des ventouses sur la plaie pour attirer au dehors le poison, ou bien à le détruire dans d'autres circonstances, et suivant l'urgence des cas, à l'aide de la cautérisation pratiquée tantôt avec les acides ou les alkalis concentrés, tantôt, et ce qui vaut beaucoup mieux en-

flèches dans leur bouche avant de les lancer. L'eau de la mer, avec laquelle on lave les piqûres qui sont faites par ces flèches, est, dit-on, le meilleur remède à employer. M. de Humboldt recommande aussi l'hydrochlorate de soude comme un remède puissant dans cette espèce d'empoisonnement. Il existe encore une espèce de curare plus faible, et dont on enduit les flèches dont on se sert pour prendre les petits singes. L'animal auquel on veut conserver la vie est à peine blessé, il s'évanouit cependant pendant l'action du poison, et on le guérit en introduisant de l'hydrochlorate de soude dans la plaie et en la frottant avec ce sel. ( *Note des rédacteurs.* )

(1) Voici le passage de Celse ( liv. 5, ch. 2, sect. 12 ) : « Utique autem » si rabiosus canis fuit, cucurbitulà virus ejus extrahendum est. » Plus loin, à l'occasion des morsures venimeuses faites par les serpens, il dit : « Igitur supra vulnus id membrum deligandum est non tamen nimiùm » vehementer ne torpeat : dein venenum extrahendum est, id cucurbitula » optimè facit.... Si cucurbitula non est, homo adhibendus est qui vulnus » exugat. »                    ( *Note des rédacteurs.* )

core, avec le fer chauffé à blanc, et porté avec courage jusqu'au fond et dans toutes les sinuosités de la plaie; enfin, il convient quelquefois d'enlever la partie dans laquelle a été déposée la matière vénéneuse, lorsque cette ablation est possible.

Ce traitement, tout préservatif, est, sans contredit, plus efficace que tous les traitemens curatifs, réunis. Cependant ceux-ci ne doivent pas être négligés. Ainsi, on doit avoir recours aux antiphlogistiques lorsqu'il se manifeste des symptômes d'une vive inflammation; mais il ne faut jamais perdre de vue que les symptômes inflammatoires peuvent être suivis d'une prostration qui pourrait rendre dangereux l'emploi d'évacuations sanguines trop abondantes. On doit avoir recours aux calmans, aux narcotiques, aux stupéfians, tels que l'opium, la jusquiame, l'aconit, le stramonium, lorsque l'excitation générale et les douleurs sont très-vives, avec cette attention d'en administrer, dans ces cas, des doses supérieures à celles que l'on donne ordinairement. Dans le cas ou l'on peut espérer de porter au dehors le venin à l'aide des sueurs et des autres sécrétions, on doit employer les boissons diaphorétiques, telles que l'infusion de sureau, de bourrache, etc., etc., rendues plus puissantes par l'addition d'acétate d'ammoniaque ou d'ammoniaque pur, mais à de petites doses. Lorsqu'enfin la prostration des forces peut faire craindre pour les jours du blessé, on a recours aux infusions aromatiques, toniques, et particulièrement aux préparations de quinquina, et, en général, à toutes celles qui sont connues sous le nom de *cordiales*.

## SECTION VII.

*Blessures par ponction ou par piqûre compliquées d'accidens nerveux.*

Les blessures par ponction sont très-souvent compliquées d'accidens nerveux. Ces accidens sont de nature variée; tels que *spasmes, convulsions, douleur, tétanos.*

Les *spasmes* ne sont pas, comme on pourrait le croire, un accident qui dépende toujours de la faiblesse physique ou morale. Les hommes les plus vigoureux ne peuvent pas plus s'en défendre que les personnes nerveuses, faibles et délicates. Ils consistent dans des mouvemens brusques, involontaires, mais passagers, moins douloureux et moins graves en eux-mêmes, qu'à cause des tiraillemens, des déplacemens qu'ils déterminent dans les plaies, les fractures, dans les appareils qui les entourent, et par les accidens qui peuvent en résulter. Ils n'ont jamais plus d'inconvéniens que lorsqu'ils surviennent dans le cas de plaies, dont on voudrait obtenir la réunion par première intention, car ils ne manquent pas d'en écarter les bords. Ils ne sont jamais plus dangereux que dans le cas de fractures, et surtout de fractures comminutives, car ils en déplacent les fragmens, et les enfoncent dans les chairs. Ils méritent alors d'autant plus d'importance, qu'ils précèdent communément le tétanos, et que, pour prévenir cet accident terrible, il faut faire cesser les spasmes. Les sangsues, les saignées, et surtout les antispasmodiques à l'intérieur, sont, avec une exacte contention des membres blessés, le meilleur moyen de faire cesser les symptômes nerveux.

Les *convulsions* (1), analogues, par leur nature, aux spasmes, mais beaucoup plus graves, consistent en des contractions involontaires, douloureuses, plus ou moins durables, d'une partie ou de la totalité du système musculaire soumis à l'empire de la volonté, et par lesquelles les membres sont déviés, étendus, fléchis ou contournés avec une force qui est de beaucoup supérieure à la force ordinaire ; elles sont très-souvent accompagnées de perte ou de suspension momentanée des facultés intellectuelles ; de telle sorte que, dans cet accident, il y a non-seulement altération de la myotilité, mais encore de la sensibilité.

Elles tiennent, presque toujours, à la lésion de quelques parties nerveuses, ou à la présence de corps étrangers, qui piquent ou qui déchirent les parties ; de telle sorte que les meilleurs moyens de les prévenir ou de les faire cesser, consistent surtout, suivant les cas, à faire des larges débridemens, pour l'extraction des corps étrangers, ou des incisions en travers pour achever la section incomplète des nerfs lésés. Les émolliens, les antispasmodiques secondent efficacement ces moyens chirurgicaux.

L'influence des causes morales sur la production des spasmes et des convulsions est telle, que ces accidens sont souvent prévenus ou calmés par une voix amie, et par des consolations affectueuses ; aussi ne doit-on pas les épargner aux blessés.

La *douleur* qui survient au moment de l'introduction d'une arme piquante au milieu des parties, est une conséquence nécessaire de leur sensibilité. Elle se calme or-

---

(1) On confond actuellement les spasmes et les convulsions, et on les regarde seulement comme des variétés de forme, ou de simples degrés, et non comme des espèces particulières de maladies.

( *Note des rédacteurs.* )

dinairement en peu de temps. Mais il est une autre douleur, qu'on peut regarder comme une complication de ces
plaies. Quand celle-ci doit arriver, elle ne tarde point
à paraître, à augmenter par degrés, jusqu'à produire de
l'agitation, de l'insomnie, des *spasmes*, des *convulsions*, etc., etc., et quelquefois même le tétanos.

Cet accident résulte, presque toujours, de la forme
inégale de l'arme piquante, du séjour de quelque partie de cette arme brisée au milieu des tissus, de l'introduction de quelque virus, ou bien enfin de la lésion
de quelque nerf; d'où la nécessité de les inciser, soit pour
les rendre plus unies, soit pour extraire les corps étrangers
qu'elles peuvent renfermer, ou bien de les cautériser pour
détruire le virus déposé dans leur intérieur.

Les anti-spasmodiques à l'intérieur et à l'extérieur, les
fomentations émollientes, les bains et les cataplasmes
émolliens, etc., etc., suffisent ordinairement, quand la
blessure est simple et sans aucune complication grave,
pour dissiper la douleur, et les spasmes locaux et généraux qui en résultent.

Mais si les douleurs peuvent être passagères, elles
peuvent aussi persister pendant des semaines, des mois,
et même des années entières, sans qu'il y ait présence
de corps étrangers, ou de virus dans l'intérieur des
piqûres. C'est ce qui arrive surtout chez les personnes
doués d'une constitution très-nerveuse.

Un grand nombre d'exemples de ces douleurs prolongées
à la suite de l'action des armes piquantes, s'étant offert à
mon observation, j'ai dû en rechercher la cause, et il m'a
paru, en comparant la direction qu'avaient suivie ces instrumens à la direction connue des nerfs, que ces accidens
tenaient à la piqûre de quelques-uns de ces derniers. Lorsque
ces nerfs sont un peu volumineux, leur lésion détermine

souvent les douleurs les plus opiniâtres, et quelquefois l'atrophie des parties, comme si les nerfs principaux avaient été coupés. Mais il y a cette grande différence entre la *lésion* et la *section* complète d'un nerf, que la première cause ordinairement beaucoup de douleurs, tandis que la section complète n'en cause ordinairement aucune. C'est ce que j'ai été surtout à portée de voir, à la suite des journées de juillet, à la maison de convalescence de Saint-Cloud, où des malades, affectés de *lésion* des nerfs, étaient en proie aux plus horribles douleurs, contre lesquelles les narcotiques et les stupéfians à l'intérieur et à l'extérieur ne pouvaient rien, tandis que ceux qui avaient des *sections* complètes des mêmes nerfs reposaient tranquillement auprès des autres. C'est encore ce que j'ai eu souvent l'occasion d'observer dans la pratique civile, et particulièrement dans le cas suivant.

### OBSERVATION TROISIÈME.

« Madame N***, épouse d'un pharmacien de Paris, douée d'une constitution éminemment sèche et nerveuse, se fit, avec la pointe d'un canif, une blessure étroite au côté radial du doigt médius de la main gauche. A la suite de cette blessure, il survint des douleurs tout-à-fait disproportionnées avec son importance apparente. La petite plaie guérit promptement; cependant les douleurs persistèrent, augmentèrent même, et furent accompagnées d'insomnie, de fièvre, parfois de vomissemens, de spasmes dans le membre supérieur, de rétraction des doigts, de l'atrophie de la main et d'une partie de l'avant-bras. Cet état durait depuis dix-huit mois, pendant lesquels on avait administré tous les remèdes employés ordinairement contre les névralgies, lorsque la malade fut

adressée à *M. Dupuytren* par *M. Al. Lebreton.* La blessure
était si exactement sur le trajet du nerf collatéral du doigt,
qu'il était impossible de douter que sa lésion ne fût la cause
de tous les accidens. Cette opinion acquit un nouveau degré
de certitude, lorsque, comprimant le trajet de ce nerf vis-
à-vis de la cicatrice, on détermina des douleurs encore
plus intenses, tandis qu'en le comprimant au dessus, on les
faisait cesser. M. Dupuytren conseilla la section du nerf au
dessus et au dessous du point de sa lésion (1).

La section est, en effet, le seul moyen efficace à
employer quand le temps et les remèdes ont fait acquérir
la certitude de l'incurabilité de ces douleurs; mais il
faut bien songer, avant d'y avoir recours, que cette opération amènera nécessairement une paralysie, laquelle sera
plus ou moins fâcheuse, suivant le volume, l'importance
et la distribution des nerfs. Cette section au dessus du
nerf lésé ne suffit pas toujours pour faire cesser les douleurs. Elles se continuent quelquefois par les communications des branches du nerf coupé, avec les nerfs voisins,
comme cela se voit encore dans les névralgies de cause
interne. Dans ces cas, je me suis vu forcé de faire la section du nerf au dessus et au dessous de la blessure.

Dans d'autres cas de blessures par armes piquantes, les
accidens nerveux sont encore plus formidables que ceux
dont nous venons de parler. Ils consistent dans le *tétanos*,
maladie qui n'est pas, il est vrai, exclusivement propre
aux blessures par ponction ou piqûres, mais qui les
complique plus souvent que les autres.

(1) Par les rédacteurs.

Tétanos.

Cette maladie consiste en des contractions involontaires, permanentes, douloureuses, alternativement plus fortes et plus faibles, ce qui constitue des exacerbations et des rémissions principalement caractérisées par des secousses et par des relâchemens plus ou moins marqués des muscles des parties affectées. Ces caractères distinguent suffisamment cette maladie des spasmes, des rétractions et des convulsions.

Toutes les blessures, sans distinction, peuvent y donner lieu; mais celles qui sont faites par des armes piquantes (1), déchirantes, écrasantes, arrachantes, qui sont compliquées de la présence de corps étrangers qui attaquent les tissus fibreux, tels que les aponévroses et les ligamens, celles surtout qui affectent les nerfs sans les détruire complètement, déterminent plus souvent que les autres cette fâcheuse maladie. Il n'y a point de doute que les dispositions morales dans lesquelles se trouvent les personnes blessées n'influent beaucoup sur le développement du tétanos; que l'exaltation de leurs sentimens, les émotions vives et profondes qu'elles ont pu ressentir, tant avant qu'après leurs blessures, n'aient une grande part à sa production; nul doute encore qu'un ré-

(1) La fréquence du tétanos dans les blessures faites par des corps piquans, avec ou sans séjour de ces corps dans les parties, est si bien connue dans les colonies, qu'il existe, dit-on, à Cayenne, un réglement qui condamne à de fortes amendes le propriétaire devant l'habitation duquel on trouve des fragmens de verre, des épines, ou tout autre corps capable de déchirer les pieds nus des passans, et particulièrement des esclaves.

( *Note des rédacteurs.* )

gime échauffant et irritant, que la présence de vers dans
le canal intestinal, et une foule d'autres causes, auxquelles
on a attribué peut-être trop d'influence, ne doivent être
considérées comme causes du tétanos; mais ces causes
sont prédisposantes seulement, et accessoires, et elles ne
produiraient pas le tétanos, si d'autres plus efficaces ne s'y
venaient joindre. Les causes vraiment actives ou déterminantes du tétanos sont presque toutes dans une température
froide qui succède à une température élevée. Cette impression est d'autant plus marquée que le passage du chaud
au froid est plus brusque et que la différence entre les
températures est plus grande. Cette cause acquiert une
influence d'autant plus grande que les plaies fournissent une
suppuration plus abondante et le corps une plus forte transpiration. Son influence est frappante dans les pays chauds,
aux Antilles, par exemple, où la différence de température entre le jour et la nuit est si marquée, qu'elle devient
la cause de la maladie connue sous le nom de *mal de mâchoires*, maladie qui exerce de si grands ravages dans ces pays,
et qui enlève chaque année un si grand nombre de négril-
lons. Cette influence se remarque encore sur les champs
de bataille, dans les bivouacs, lorsqu'après avoir subi la
chaleur du jour, les blessés restent exposés à la fraicheur
des nuits ou à l'effet des vents du nord, du nord-est, surtout quand ils sont humides et froids en même temps. On
l'observe jusque dans les salles d'hôpitaux, tant civils que
militaires, et dans les chambres des malades, lorsque, par
suite d'un mauvais système d'aération, des courans d'air
froid sont dirigés sur le lit des blessés. C'est surtout dans
ces dernières circonstances que j'ai vu le tétanos se développer. On le voit rarement se déclarer pendant des températures constantes, froides, chaudes ou tempérées. Il faut
que le passage des unes aux autres soit brusque pour qu'il

survienne (1). Ce ne sont pas là les seules causes physiques du tétanos chez les blessés : un bruit soudain, aigu, importun, ou bien excitant, suffit, dans beaucoup de cas, pour le produire; un appel subit aux armes, des coups de fusil, et surtout des coups de canon; le son des cloches pendant la nuit, etc., etc., causent un ébranlement qui plus d'une fois a déterminé l'invasion du tétanos. Si, dans de telles circonstances, des causes morales, et particulièrement celles d'une nature irritante, viennent se joindre aux causes physiques, le tétanos se développe presque immanquablement.

Cette affection est presque toujours précédée d'impatiences, d'horripilations, de mouvemens brusques, saccadés, de spasmes, de roideurs, de contractions passagères dans diverses parties du système musculaire. Le tétanos n'affecte pas tout à coup et simultanément toutes les parties du corps : il s'empare de quelques-unes d'entre elles avant de s'étendre à leur totalité. Il peut procéder de deux manières : de la partie blessée,

(1) Les observations de M. Larrey viennent confirmer cette opinion. Cet illustre chirurgien, placé pendant trente ans de la manière la plus avantageuse pour voir cette terrible maladie, a observé de fréquens tétanos en Égypte, et cela à l'occasion des blessures les plus légères. Dans ce climat, l'humidité et le changement subit de température paraissent en avoir été les moteurs principaux. Il a remarqué qu'il ne se développe ordinairement que dans les saisons où la température passe brusquement d'un extrême à l'autre. C'est ainsi que le tétanos, dit M. Larrey, est plus commun au printemps qu'en hiver ou en été. Dans la campagne d'Autriche, en 1809, les blessés qui se sont trouvés les plus exposés à l'impression des nuits glaciales du printemps, après avoir passé par divers degrés de chaleur très-forts pendant le jour, ont été presque tous atteints du tétanos, qui n'a régné que pendant cette saison, pendant laquelle le thermomètre a varié constamment du jour à la nuit de la moitié de son ascension et de son abaissement. Cela s'était aussi observé en Égypte. (Voyez *Clinique chirurgicale des camps et des hôpitaux militaires*, t. 1er.) (*Note des rédacteurs.*)

ou bien d'une partie éloignée de celle-ci. Quand il procède de la partie blessée, il s'annonce par un sentiment de roideur qui augmente de momens en momens, et rend de plus en plus difficiles les mouvemens de cette partie. A cette rigidité, se joignent, de loin en loin, des contractions et des secousses douloureuses, et la maladie envahit successivement, et de proche en proche, tout le système musculaire. Si l'amputation pouvait être employée avec succès dans le tétanos traumatique, ce serait dans celui qui procède ainsi de la partie blessée vers le corps; mais j'ai plus d'une fois éprouvé que, même dans ce cas, ce remède ne réussit pas toujours. Le fait suivant, choisi au milieu d'un grand nombre d'autres, vient à l'appui de cette assertion.

### OBSERVATION QUATRIÈME.

La jeune épouse du général T......, âgée de vingt et quelques années, enceinte de quatre mois, étant tombée d'un tilbury, eut la jambe fracturée comminutivement. Après quelques jours de traitement, et malgré l'emploi des saignées et des calmans de toute espèce, le tétanos survint. Il commença par les muscles du membre fracturé; il ne les avait point encore franchis lorsque M. Dupuytren fut appelé, avec M. Larrey, près de cette dame. L'amputation parut pouvoir seule mettre quelques chances en faveur de la guérison. M. Dupuytren la pratiqua avec une extrême promptitude, et comme les circonstances l'exigeaient. La marche de la maladie ne fut ni suspendue ni ralentie un seul moment; le tétanos n'en envahit pas moins tout le reste du corps, et l'infortunée succomba aussi promptement que si l'amputation n'eût pas été pratiquée (1).

(1) Par les rédacteurs.

Dans le plus grand nombre de cas, et quel que soit le siége de la blessure, le tétanos commence par des parties éloignées de celles qui ont été blessées. C'est ordinairement les muscles du pharynx qu'il affecte en premier lieu; de là résulte une *dysphagie* plus ou moins forte. Il s'étend ensuite aux muscles élévateurs de la mâchoire inférieure; il y a alors serrement des mâchoires : c'est le *trismus*. Il envahit ensuite, successivement, toutes les autres parties du système musculaire soumis à la volonté (1). Tantôt ce sont les muscles de la partie antérieure du tronc qui sont affectés, et alors le corps se plie en avant : c'est l'*emprosthotonos*. D'autres fois ce sont les muscles de la partie postérieure; alors le corps se plie en arrière, et c'est l'*ophisthotonos*. Quelquefois enfin ce sont ceux de l'une ou de l'autre partie latérale du tronc; le corps s'inclinant tantôt à droite, tantôt à gauche, il y a *pleurothotonos*.

Mais ce ne sont point là, comme on pourrait le croire, des maladies différentes, ni même des variétés du tétanos; ce ne sont que des degrés de la même maladie; et pour que celle-ci se termine d'une manière fâcheuse, il faut qu'elle

(1) Une circonstance aussi heureuse qu'inattendue a éveillé (dit M. Larrey, *Clinique des camps*, c. I er, p. 99) mon attention sur l'influence thérapeutique extraordinaire de cette opération pendant l'existence de cette maladie; c'est le succès complet de la guérison d'un tétanos que le hasard me fit obtenir en Égypte à la suite de l'amputation du membre blessé dans la personne d'un officier attaqué de cette affection à l'état chronique.

M. Larrey pense que, lorsqu'il est bien reconnu que le tétanos est déterminé par une blessure, il ne faut pas hésiter de faire cette opération dès l'apparition des accidens (ouvrage cité, p. 100). Il rapporte plusieurs exemples de guérison procurée par ce moyen. L'amputation fit cesser comme par enchantement tous les accidens. C'est, suivant lui, le meilleur pour arrêter et détruire les effets du tétanos, quand il dépend d'une blessure qui siége aux extrémités. ( *Note des rédacteurs.* )

affecte la majeure partie des muscles du tronc, et plus particulièrement les intercostaux et le diaphragme (1).

J'ai dit que le tétanos débutait presque toujours par une difficulté dans la déglutition, et que le mal s'étendait promptement aux muscles élévateurs de la mâchoire inférieure, d'où résultait la difficulté d'abaisser celle-ci. Ces difficultés s'accroissent de plus en plus, et arrivent à tel point que les malades ne peuvent plus ouvrir la bouche, parler ou avaler la moindre goutte de liquide; les tentatives même que l'on fait pour vaincre ces obstacles et faire prendre aux blessés quelques boissons pour étancher la soif qui les dévore, ne servent qu'à augmenter leurs souffrances, car ces tentatives sont toujours suivies d'affreux redoublemens dans les contractions tétaniques.

Le mal, en gagnant les muscles de la partie postérieure du col, renverse la tête en arrière; en s'étendant au dos, il courbe le tronc en arc de cercle; la paroi antérieure de l'abdomen se prend à son tour, se tend, se durcit comme une planche; les muscles de la poitrine ne sont ordinairement atteints qu'après ceux du ventre; mais aussi leur affection, et plus particulièrement celle du diaphragme et des intercostaux, est la plus fâcheuse de toutes; car en ôtant à la respiration les derniers moyens par lesquels elle se continue, cette affection fait périr le blessé par asphyxie. Les membres, tant supérieurs qu'inférieurs, sont beau-

(1) M. Larrey dit que dans les blessures qui causent le tétanos traumatique, si ce sont les nerfs de la région antérieure du corps qui ont été lésés, il en résulte l'emprosthotonos; que l'ophisthotonos, au contraire, a lieu lorsque ce sont les nerfs de la région postérieure qui ont éprouvé la lésion; et qu'enfin, si la cause vulnérante a traversé un membre de manière à attaquer également les deux plans de nerfs, le tétanos complet s'établit en jetant l'individu dans une rectitude totale. (Voy. *Clinique chirurgicale des camps et des hôpitaux*, t. Ier, p. 85.) Nous ne savons pas jusqu'à quel point cette opinion peut être fondée.          (*Note des rédacteurs.*)

coup plus rarement affectés ; quelquefois même ils ne le
sont pas du tout, et la mort arrive avant que la maladie
ait eu le temps de les envahir. Lorsqu'ils le sont, le corps
entier, complètement roidi, ne forme plus qu'une seule
pièce solide et inflexible, de telle sorte qu'on pourrait
prendre les blessés par les pieds et les soulever sans les
plier pendant qu'ils reposent sur la tête, *et vice versâ.*
Les urines et les matières stercorales sont retenues dans
leurs réservoirs, ce qui tient moins à ce que le rectum et la
vessie sont atteints dans leurs tuniques musculaires, qu'à
ce que les muscles de la vie de relation refusent leur concours nécessaire à l'action de ces parties. Jamais je n'ai vu
que l'estomac ou le cœur fussent affectés dans les tétanos
que j'ai eu l'occasion d'observer (1).

L'intelligence des malades reste ordinairement saine ;
rarement il survient du délire. Cependant la sensibilité
est très-développée, et à mesure que la maladie
marche, on la voit s'accroître de plus en plus et se
monter à un tel point que le moindre bruit, la moindre
secousse, les plus faibles émotions suffisent pour la mettre en jeu, et faire entrer le système nerveux et le système musculaire qui est sous sa dépendance dans un état
de convulsion. C'est alors surtout que l'on voit arriver ces
secousses si douloureuses qui résultent, soit de l'accroissement du mal, soit de l'inégalité de force des muscles

---

(1) Le malade ne pouvant boire ni manger qu'avec une excessive difficulté, et cela même étant quelquefois impossible, il en résulte, dit M. Larrey (Voy. *Clinique des camps*, t. Ier, p. 84), que la plupart des tétaniques
meurent de faim.

Cette explication de la mort des tétaniques nous semble exagérée. L'ab-
stinence que les tétaniques sont forcés de garder n'est pas assez longue pour
amener leur mort. Ce sont d'autres causes qui la produisent.

( *Note des rédacteurs.* )

antagonistes, secousses par lesquelles tout le tronc est alternativement courbé et redressé violemment dans des sens contraires; c'est alors que commencent ces efforts et ces luttes continuelles qui rendent le tétanos si douloureux et arrachent aux malades ces cris si pénibles. Dès-lors plus de sommeil; la fièvre s'allume; une sueur d'expression, abondante et semblable à celle que pourrait provoquer un exercice immodéré ou une fatigue excessive, ruisselle sur toutes les parties du corps, et principalement sur la tête, le col et la poitrine; les yeux sont fixes, brillans ou rougeâtres, la face altérée, tantôt pâle, tantôt rouge; tous les traits sont bouleversés, changés, contractés.

Lorsque les choses en sont arrivées à ce point, une violente secousse met ordinairement fin aux jours du malade. La mort survient, dans ce cas, par une véritable asphyxie, laquelle résulte de l'impossibilité où sont les malades de faire pénétrer dans les voies aériennes l'air nécessaire à l'entretien de la vie, de telle sorte qu'il semble qu'on pourrait prolonger leur existence si on pouvait les faire respirer par un moyen mécanique. Quelquefois la mort est précédée d'un calme trompeur. Dans ce cas, elle semble résulter d'une sorte d'épuisement des forces de la vie.

L'explosion du tétanos traumatique, après la cicatrisation des plaies, est assez rare; néanmoins j'en ai vu quelques exemples. C'est ce que prouve l'observation suivante, recueillie il y a peu de temps encore à l'Hôtel-Dieu de Paris.

### OBSERVATION CINQUIÈME.

Le nommé Vallée (1), âgé de trente et quelques an-

(1) Cette observation a déjà été publiée par l'un de nous (M. Paillard) dans son compte rendu de la clinique médicale de M. Dupuytren (1831, *Journal universel hebdomadaire de médecine*, t. IV, n° 41).

nées, d'une constitution sèche, et de celle que l'on désigne ordinairement sous le nom de *nerveuse*, s'enfonça profondément dans l'éminence *thénar* une cheville de bois très-aiguë. Il en résulta une plaie qui guérit au bout de quelques jours. La cicatrice cependant resta dure et sensible. Cet accident arriva à Vallée vers la fin du mois de mars 1831, époque à laquelle régnèrent soir et matin constamment, des vents du nord ou du nord-ouest très-froids, tandis que dans la journée la température était très-chaude. Douze jours environ après sa blessure, le malade ressentit des douleurs très-vives dans la cicatrice; ces douleurs s'accompagnèrent d'une contracture de tous les doigts de la main : c'était la droite. Il vint à la consultation de l'Hôtel-Dieu; il n'existait alors que ce seul symptôme local. On lui conseilla des bains émolliens et narcotiques, et des cataplasmes de même nature. Quelques jours après, il revint; les symptômes s'étaient aggravés; la contracture des doigts était plus forte; elle s'étendait à l'avant-bras et au bras; des secousses convulsives s'y faisaient sentir; il existait de la gêne dans la déglutition, et une roideur considérable dans la région postérieure du col, qui était renversé en arrière.

Le malade entra à l'Hôtel-Dieu le 1ᵉʳ avril 1831. Le soir, la déglutition était gênée, le renversement du cou en arrière très-fort; la mâchoire était libre, la respiration courte; les muscles des parois de la poitrine étaient déjà assez fortement contractés; ceux de l'abdomen commençaient à l'être. Le membre supérieur gauche était sain, et le malade s'en servait pour s'efforcer d'étendre autant qu'il le pouvait son avant-bras droit, qui était fléchi et fortement contracté, et le siége, ainsi que le bras, de secousses convulsives très-fortes et très-douloureuses. Le pouls était fort, plein, l'intelligence saine. On lui fit une très-forte saignée du bras. Une potion composée de quinze grains d'opium fut prescrite; mais le malade n'en prit que la moitié. Un bain prolongé fut pris dans la nuit, il y eut un peu de sommeil. Le 2 avril au matin, symptômes aggravés, déglutition presque impossible, muscles de l'abdomen tendus, cou fortement renversé en arrière, secousses convulsives générales très-douloureuses et très-fréquentes. Les mouvemens de la mâchoire sont toujours très-libres; le membre supérieur gauche et les membres abdominaux sont toujours exempts de contractions ou de secousses. M. Dupuytren incise crucialement la cicatrice et l'enlève complètement; il incise le nerf cubital collatéral du pouce, et lui fait même éprouver une assez grande déperdition de substance. Il laisse écouler beaucoup de sang, et il introduit dans la plaie des plumasseaux de charpie trempés dans une forte dissolution d'extrait de belladone. Une nouvelle et abondante saignée est pratiquée dans le cours de la journée. Le malade reste pendant cinq heures dans un bain; il prend le reste de la potion de la veille. Le soir, il se sent mieux; un peu de sommeil; secousses convulsives moins fréquentes, moins douloureuses. La nuit se passe assez bien. Le lendemain, 3 avril, même état que la veille, un peu de narcotisme; néanmoins l'intelligence est saine. Le malade parle assez facilement; la mâchoire s'abaisse toujours sans difficulté. A peine la visite était-elle terminée, que le malade éprouva successivement plusieurs secousses convulsives très-violentes qui ébranlèrent fortement son lit, et il expira.

*Nécropsie.* — Muscles du dos rouges, infiltrés de sang; beaucoup de fibres des muscles de la partie postérieure du cou sont rompues; une grande quantité de sang est infiltrée dans ces muscles; les vaisseaux de la dure-mère crânienne gorgés de sang, ainsi que ceux de la dure-mère rachidienne; un peu de sérosité légèrement colorée est dans la cavité de l'arachnoïde cérébrale et spinale; substance de la moelle épinière et cérébrale sablée.

Les organes présentent en général, ainsi que leurs enveloppes, une plus grande quantité de sang que dans l'état ordinaire; mais on n'y observe aucun autre désordre. La plaie ne présente rien de particulier; aucun corps étranger ne s'y trouve; les nerfs de la main blessée n'offrent rien d'extraordinaire : on a cru remarquer cependant, que le nerf médian présentait tout le long de l'avant-bras une teinte un peu plus jaune que dans l'état ordinaire; mais cela était peu sensible (1).

(1) *Remarques.* — L'histoire de cette maladie présente plusieurs faits intéressans :

1°. Pendant tout le cours de la maladie, la mâchoire inférieure s'est élevée et abaissée avec facilité; les muscles qui la meuvent ont été tout-à-fait exempts de contracture; circonstance extraordinaire, car c'est ordinairement par ce symptôme que s'annonce et que débute cette redoutable affection.

2°. Les membres abdominaux et le membre supérieur gauche ont été intacts; le tronc seul a été affecté. Peut-être que, si la maladie eût duré plus long-temps, ils eussent été pris à leur tour.

3°. L'époque à laquelle le tétanos a attaqué le blessé est remarquable : c'est lorsque la cicatrice était achevée qu'il s'est annoncé. Cette circonstance est assez rare, et elle prouve, ainsi que nous l'avons dit, qu'il n'est pas nécessaire qu'une plaie soit en suppuration pour que le tétanos survienne.

4°. Nous remarquerons que ce malade a pris une très-petite quantité d'opium, puisque celle-ci s'est élevée à quinze grains, et il fut cependant atteint de narcotisme. Cette quantité est très-petite, si on la compare à celle qu'ont prise beaucoup de tétaniques sans éprouver la moindre apparence de narcotisme. C'est d'ailleurs ce qu'on observe souvent dans d'autres maladies dont le siége principal est le système nerveux, la rage, par exemple. M. Dupuytren a donné jusqu'à une once d'opium sans arrêter les progrès de cette maladie et sans produire de narcotisme.

5°. La rupture observée dans les muscles de la partie postérieure du cou,

Le tétanos marche ordinairement avec une grande rapidité, et tue les malades en peu de temps ; quelquefois en
quelques heures (1), d'autres fois en un jour, le plus souvent
en deux, trois ou quatre jours. Lorsqu'il dépasse ce terme,
et qu'il prend une marche chronique, il peut durer huit,
dix, quinze, vingt jours, et même davantage. J'ai vu un
malade qui guérit au bout de huit jours d'un tétanos,
mais qui en fut repris au bout de vingt-sept jours sous
l'influence des causes qui l'avaient déterminé une première fois. Le malade mourut (2).

Le pronostic du tétanos est d'une extrême gravité. Cette

est une chose digne encore de remarque. Sans doute ce n'est point un phénomène extraordinaire ; mais au moins est-il assez rare.

6°. Nous remarquerons encore combien peu l'ouverture du corps a
éclairé sur le siège de la maladie, qui n'a pu être entravée par aucun des
moyens employés ordinairement contre elle.

7°. Enfin nous terminerons par observer combien a dû être grande, sur
la production de la maladie, l'influence de l'abaissement de la température
et du refroidissement subit par suite des vents froids du nord-ouest qui ont
régné long-temps à cette époque de l'année 1831 (mars et avril).

( *Note des rédacteurs.* )

(1) Quelquefois le tétanos se déclare instantanément et immédiatement
après la blessure, et atteint rapidement son plus haut degré d'intensité ;
témoin ce cas, le plus remarquable de ce genre, et qui a été rapporté par
le docteur Robinson, d'Édimbourg : « Un nègre s'écorche le pouce avec
un morceau de porcelaine ; un quart d'heure après, il meurt du tétanos. »
( Voyez Rées, *Cyclopedia*, art. *Tétanos*, et *Med. chir. trans.*, t. VII,
p. 475.)                    ( *Note des rédacteurs.* )

(2) Samuel Cooper ( *Dict. de chirurgie pratique*, t. II, p. 480) parle
d'un militaire blessé à la cuisse en 1814 au siège de Berg-op-Zoom. L'amputation lui fut faite. Le malade resta à l'hôpital d'Oudenbosch, affecté du
tétanos pendant cinq semaines, et finit par mourir. L'un de nous ( M. Paillard ) a rendu compte dans la *Revue médicale* ( septembre 1826) d'un tétanos traumatique qui a duré six semaines, et qui s'est terminé par la mort.

( *Note des rédacteurs.* )

maladie est ordinairement mortelle ; quelquefois , mais très-rarement, elle se termine spontanément par le retour à la santé (1).

Le tétanos chronique laisse plus de chances pour la guérison que le tétanos aigu ; mais il n'en constitue pas moins une maladie excessivement dangereuse , et qui se termine le plus communément aussi par la mort. Aussi ne doit-on pas ajouter foi entière à cet aphorisme d'Hippocrate : *Qui à tetano corripiuntur in quatuor diebus percunt. Si verò hoc effugerint sani fiunt* ( sect. 5 , aph. 6).

L'observation qui a fait connaître les causes du tétanos, et les circonstances qui favorisent le développement de cette cruelle maladie, n'a presque rien appris sur la manière dont elles la produisent. Est-ce en supprimant la suppuration des plaies, est-ce en supprimant la transpiration du corps, ou est-ce seulement en excitant vivement la sensibilité, que ces causes agissent ? C'est ce qu'il est difficile de dé-

---

(1) Nous trouvons dans l'ouvrage de M. Briot, *Histoire de l'état et des progrès de la chirurgie militaire en France pendant les guerres de la révolution*, l'observation d'un soldat affecté de tétanos par suite d'une blessure qu'il avait reçue à la bataille de Wagram. Ce blessé, confié aux soins de M. Roban, fut mis contre son intention, et par méprise, sur une voiture que l'on conduisit en évacuation à Vienne. Le chirurgien-major qui reçut cette évacuation, surchargé de malades , ne put pas donner à ce tétanique, qu'il regarda comme voué à une mort certaine, les soins qu'exigeait son état. Il ne fut pas peu surpris de voir diminuer et même cesser entièrement et spontanément les accidens sans qu'on eût employé aucun moyen ni rien fait à quoi il pût attribuer cette guérison. M. Briot fait suivre cette observation de réflexions très-judicieuses. Il se demande si, de la différence de résultats obtenus des nombreux moyens qu'on a opposés au tétanos, on ne pourrait pas conclure que, dans le petit nombre de malades que l'on a guéris, la cure que l'on n'a pas manqué d'attribuer aux moyens que l'on a employés ait été quelquefois spontanée, indépendante de tous ces moyens, et telle enfin que nous la voyons souvent arriver dans les maladies nerveuses et spasmodiques. ( *Note des rédacteurs.* )

terminer : aussi n'est-il point d'affection dont l'étiologie soit moins avancée que celle du tétanos. Il ne faut pas oublier cependant que les moyens les plus propres à guérir cette maladie semblent devoir être choisis parmi ceux qui agissent en sens inverse de ceux qui l'ont déterminée.

L'ouverture des corps, si propre à faire connaître le siége des maladies en général, n'apprend rien ici. En effet, le plus ordinairement, on ne trouve, à l'autopsie des individus qui sont morts à la suite du tétanos, aucune lésion capable de rendre compte des phénomènes observés pendant la vie.

Quelquefois on trouve des traces de congestion sanguine dans le cerveau, la moelle épinière, dans leurs enveloppes, dans les nerfs même; mais ces lésions résultent de la difficulté apportée par le tétanos à la circulation en général, et surtout à la circulation veineuse : d'ailleurs elles ne sont point assez constantes pour qu'on puisse les regarder comme causes de la maladie. Il en est de même de la phlogose apparente de la muqueuse de l'arrière-bouche, de l'estomac, etc., etc., et des congestions que l'on observe tantôt dans les poumons, tantôt dans le foie, la rate, les reins, etc.

Quant à la rupture des muscles, en partie ou en totalité, aux congestions, aux ecchymoses, aux infiltrations sanguines qu'on remarque souvent, ces lésions sont évidemment un effet de la violence des contractions, et non point une cause de la maladie.

De tout ce que j'ai dit sur le tétanos, sur ses causes, ses symptômes et ses effets, et sur l'absence de toute lésion organique après la mort, il est difficile de ne point conclure qu'il est une maladie essentiellement *nerveuse*, et dont les effets principaux portent sur le système musculaire, qui, comme chacun le sait, est sous la dépendance du système nerveux.

Le tétanos est au nombre des maladies dont le traitement n'a été assujetti encore à aucune règle certaine et invariable. On lui a opposé une foule de remèdes, tant internes qu'externes, et il est peu de maladies contre lesquelles on en ait autant employé : ainsi les saignées générales, abondantes et répétées, les saignées locales par les sangsues derrière les oreilles, à l'épigastre, à l'anus, le long du rachis, et en grande quantité; les ventouses scarifiées à la nuque et tout le long de la colonne vertébrale, les bains chauds, tièdes, simples et prolongés, les bains alcalins, les bains froids, les douches d'eau froide, les applications de linges froids et mouillés sur le corps, les bains et douches de vapeur, les frictions mercurielles portées jusqu'à la salivation, l'électricité, l'application de vésicatoires sur les plaies dans le but d'y rappeler la suppuration, ou sur diverses autres parties du corps, ainsi que des moxas, afin d'établir une révulsion sur la peau, les excisions, les débridemens, la cautérisation des plaies, l'ablation de la partie blessée quand elle est praticable, etc., etc., ont été tour à tour vantés et employés comme moyens extérieurs. On trouve aussi un nombre immense de médicamens internes qui ont été proposés comme curatifs du tétanos : tels sont l'opium, la belladone, l'aconit, le stramonium, le camphre, le castoréum, le musc, l'éther, la valériane, la digitale pourprée, l'arnica, le mercure, les sudorifiques, l'ammoniaque étendu d'eau, l'acétate d'ammoniaque, le carbonate de potasse, l'acétate de plomb, l'émétique, les purgatifs, l'huile essentielle de térébenthine, la morsure de la vipère, etc., etc. La richesse apparente de ces moyens thérapeutiques du tétanos est peut-être la meilleure preuve de la pénurie de moyens efficaces. Cependant, soit erreur dans le diagnostic de la maladie, soit prévention favorable, il n'est aucun des moyens dont nous venons de parler en faveur duquel on ne cite quelque exemple de succès, si on veut s'en rapporter aux auteurs qui les ont présentés; mais ces prétendus exemples de guérison s'évanouissent presque toujours au flambeau de l'analyse et de l'expérience.

Comme le tétanos peut reconnaître et reconnaît en effet une multitude de causes, et que la plupart des praticiens ne lui opposent en général que des moyens empiriques, il n'est pas étonnant qu'on soit si peu avancé sur sa thérapeutique. On conçoit très-bien que, si on donne des vermifuges à un individu atteint de tétanos par suite d'une suppression de transpiration, des sudorifiques à un blessé tétanique par suite d'une affection morale triste, de l'opium à un homme vigoureux et sanguin, des bains chauds ou de vapeurs à un blessé vers la tête duquel afflue le sang, on échouera presque inévitablement. Le traitement doit être déduit des causes', et, si l'on peut se promettre un jour la guérison de cette cruelle maladie, il semble que ce ne pourra être que par l'emploi méthodique de moyens dont l'influence est opposée à celle des causes qui l'ont déterminée.

Le traitement local consistera, suivant les cas, à débrider les plaies quand elles sont étranglées, a extraire les corps étrangers, projectiles, portions de vêtemens, de bois, de pierre et autres, qui peuvent y être restés, à les débarrasser des esquilles, à réduire et à maintenir exactement réduits les fragmens des fractures, et à les réséquer, si leurs pointes s'enfoncent dans les chairs et les irritent. L'importance de ce précepte, c'est-à-dire l'extraction des corps étrangers qui entretiennent l'irritation des plaies, est généralement reconnue; et, faute de s'y être conformé, soit par inattention, ou bien par suite de l'impossibilité de découvrir ces corps étrangers, on s'expose à voir la maladie s'aggraver, et se terminer d'une manière fâcheuse, malgré l'emploi des traitemens intérieurs les mieux combinés. C'est ce que j'ai observé chez un jeune homme qui périt des suites d'un violent coup de fouet dont le nœud détaché de la mèche, était resté inséré dans le nerf cubital.

### OBSERVATION SIXIÈME.

Un charretier, qui jouait avec un jeune homme, lui donna un coup de fouet sur l'avant-bras; il en résulta une petite plaie à la face antérieure de ce membre, au devant de l'extrémité inférieure du cubitus. Cette plaie guérit au bout de quelques jours; une nodosité seulement persista dans la cicatrice. Quelque temps après, ce jeune homme fut amené à l'Hôtel-Dieu affecté de tétanos très-avancé. On ne connaissait pas la cause qui avait déterminé cette maladie. Malgré l'emploi des moyens les plus sagement combinés, le malade mourut. M. Dupuytren fit l'ouverture du corps en présence de M. ***, médecin, qui pensait alors que la cause des phénomènes tétaniques était dans l'inflammation de l'arachnoïde spinale. On trouva cette membrane parfaitement saine, ainsi que tous les autres organes du tronc. Le médecin qui avait aidé M. Dupuytren dans cette autopsie prétendit néanmoins que l'arachnitis spinale avait existé et causé les accidens tétaniques, mais que si on ne l'apercevait plus, c'est que ses traces étaient disparues depuis la mort. Pendant la discussion, M. Dupuytren s'avisa d'inciser la cicatrice noueuse qu'il avait remarquée sur le bord interne de la face antérieure de l'avant-bras, et il fut fort étonné de trouver le nœud d'une mèche de fouet engagé dans l'épaisseur même du nerf cubital. Des renseignemens pris sur le compte du malade auprès de ses

parens apprirent qu'il avait reçu, quelque temps auparavant, un coup de fouet sur ce point. La présence de
ce corps étranger dans l'épaisseur du nerf cubital expliqua
parfaitement alors la cause du tétanos observé chez ce
malheureux jeune homme (1).

On doit couper tout-à-fait les nerfs divisés en partie seulement. On peut encore, suivant les cas, et s'il y a suppression de la suppuration, appliquer des suppuratifs sur
les plaies, et même y porter des caustiques, soit pour détruire les nerfs incomplètement divisés, soit pour changer
la nature de l'irritation qui y existe, ou bien y appliquer des
émolliens, des narcotiques, mettre la partie blessée dans le
relâchement, la couvrir de sangsues, s'il y a douleur vive,
tension et inflammation. Enfin on peut avoir recours à la
destruction des parties par les caustiques, ou bien à leur
ablation lorsqu'elles sont assez circonscrites pour pouvoir
être enlevées; mais nous avons déjà dit que ce remède
extrême était le plus communément inefficace.

Un des meilleurs moyens à employer contre le tétanos,
consiste dans les évacuations sanguines générales et copieuses, les applications larges de sangsues derrière les
oreilles, et tout le long de l'échine. Ces évacuations
sont particulièrement indiquées chez les personnes fortes,
sanguines, et elles sont éminemment propres à opérer
chez elles une détente et à préparer l'action des autres
remèdes.

On devra placer les malades dans une chambre obscure,
éloignée du bruit, du mouvement et de la société; on y
entretiendra une température élevée, constante, et rendue

---

(1) Cette observation a été déjà publiée par l'un de nous (M. Paillard)
dans son compte rendu de la clinique de M. Dupuytren. (Voyez *Journal
hebdomadaire*, an 1830.)

relâchante, à l'aide de l'eau en évaporation, de manière
à en faire une étuve dont la manière d'agir se rapproche
beaucoup de celle du fumier dans lequel Ambroise Paré
plaça un soldat atteint d'un tétanos traumatique.

### OBSERVATION SEPTIÈME.

Un soldat avait reçu un coup de feu au poignet. La gangrène survint jusqu'au coude. Ambroise Paré lui pratiqua
l'amputation dans l'articulation du bras avec l'avant-bras.
Quinze jours après, le tétanos s'empara du blessé. Je
laisse parler le bon Paré :

« Or, ie ne puis obmettre à raconter que quinze jours
après suruint au pauure soldat un spasme, lequel i'auois
prognostiqué à cause du froid, et qu'il estoit mal couché
en vn grenier, là où non-seulement auoit peu de couuer-
ture, mais aussi estoit exposé à tous les vents, sans feu et
autres choses nécessaires à la vie humaine ; et le voyant
en tel spasme et rétraction des membres, les dents serrées,
les lèvres et toute la fasse tortüe et retirée, comme s'il
eust voulu rire du ris sardonic, qui sont signes manifestes
de conuulsion, émeu de pitié, et désirant faire le deu de
mon art, ne pouuant autre chose luy faire pour lors, le
fis mettre en une estable en laquelle estoit un grand nombre
de bestail et grande quantité de fumier, puis trouuay
moyen d'auoir du feu en deux réchauds près lesquels luy
frottay la nucque, bras et jambes, éuitant les parties pec-
torales, auec liniments ci-deuant escrits pour les rétractions et spasmes. Après, enueloppay ledit patient en vn
drap chaud, le situant audit fumier, l'ayant premièrement
garny et couuert de paille blanche ; puis fut dudit fumier
très-bien couuert, où il demeura trois iours et trois nuicts
sans se leuer dedans, lequel lui suruint un petit flux de

ventre et une grosse sueur, etc., etc. Par ces moyens fut guary dudit spasme. » ( *OEuvres d'Ambroise Paré*, liv. 12, ch. 27.)

A ces premiers moyens il faudra joindre, comme étant très-propres à les seconder, des vêtemens de corps et de lit en flanelle, ou en laine, des bains d'eau simple, ou bien rendus médicamenteux par addition de décoction de pavots, de carbonate de potasse, etc., prolongés pendant plusieurs heures. Ces remèdes sont en effet très-propres à relâcher, à détendre les muscles, et à ouvrir les voies de la transpiration.

On fera usage de remèdes propres à ménager, à calmer, à stupéfier la sensibilité des malades. Ainsi il faudra éloigner d'eux les frottemens agaçans, les bruits aigus, perçans, les surprises de toute espèce, et particulièrement celles qui agissent sur le moral, comme les émotions et les terreurs ; car ces choses sont éminemment propres à exciter des secousses tétaniques. J'ai vu un blessé chez lequel le frottement d'une robe de soie suffisait pour déterminer ces secousses. J'en ai vu d'autres chez lesquels le frottement d'un chandelier sur le marbre d'une cheminée produisait les mêmes effets. J'ai vu, en 1830, des coups de fusils, des pétards, tirés autour de l'Hôtel-Dieu, en réjouissance de la victoire, produire le tétanos chez des blessés, et, après l'avoir excité, lui donner une intensité cruelle. J'ai vu surtout le son argentin des cloches, le tocsin, l'exciter au plus haut degré. Il en est de même des orages, des coups de tonnerre, des visites importunes ou intéressées : telle était celle de ce propriétaire barbare qui vint à l'Hôtel-Dieu poursuivre jusque sur son lit de mort un blessé de juillet, et réclamer impérieusement à ce malheureux le prix de sa location.

Les *calmans* sont, sans contredit, les remèdes qui semblent les mieux indiqués contre le tétanos; mais, il faut le dire, ils ont été jusqu'à ce jour bien peu efficaces, quoiqu'ils aient été variés à l'infini, et portés à de bien hautes doses. Les *stupéfians*, c'est à dire les narcotiques, qui tendent non pas seulement à diminuer, mais à anéantir la sensibilité, sont parfaitement indiqués; tels sont l'aconit, le stramonium, et autres narcotiques analogues. En administrant ces remèdes, il faut veiller toujours à ce que leur dose ne soit pas portée au-delà du but; mais il ne faut jamais oublier, non plus, que dans le cas de tétanos, comme dans le cas de rage, la sensibilité est exaltée à tel point que la dose des calmans et des narcotiques qui suffirait pour déterminer le sommeil, ou même le narcotisme, chez une personne affectée d'une maladie ordinaire, reste sans effet chez les personnes atteintes de tétanos, et que, pour obtenir des effets marqués de ces moyens, il faut en décupler, quelquefois même en centupler les doses. C'est ainsi qu'il m'est arrivé dans la rage, aussi bien que dans le tétanos, de porter la dose de l'opium depuis un jusqu'à plusieurs gros, et même jusqu'à une once, dans l'espace de trois ou quatre jours, sans ralentir, sans changer la marche de la maladie, et sans empêcher son terme fatal.

S'il résulte de ce qui précède que le tétanos réclame l'emploi des calmans, il paraît en même temps que l'on n'a pas encore trouvé celui qui doit lui être appliqué avec succès. Arrivera-t-on un jour à ce résultat, soit par le raisonnement, soit par l'observation clinique, ou par les expériences sur les animaux? C'est ce que nous ne pouvons décider; ce qui est certain, c'est qu'il est encore à trouver, c'est qu'il faut le chercher, le demander à toutes les sources.

En attendant, il faut employer ceux d'entre eux qui

semblent avoir produit les meilleurs effets : l'opium, par exemple, doit être donné d'abord à fortes doses, à celle de dix, douze grains à la fois. On soutient ensuite son action par l'administration de doses plus petites toutes les deux heures. L'aconit doit, comme le stramonium, être donné à l'état d'extrait aqueux, à la dose de six grains à la fois, que l'on fait suivre de doses moins fortes de deux heures en deux heures, jusqu'à ce que l'on ait observé du soulagement, etc., etc.

La constriction des mâchoires, la difficulté, et même quelquefois l'impossibilité qu'éprouvent les malades d'avaler des boissons, et, par conséquent, des médicamens solides, empêchent souvent de les administrer par la bouche, et forcent à chercher une autre voie. On les administre alors en injection dans le rectum, et dans la moindre quantité possible de véhicule.

Ce moyen, que j'ai proposé un des premiers (1), et que j'ai, en quelque sorte, popularisé, a plus d'efficacité que l'administration de ces mêmes médicamens par la bouche. Cela est facile à concevoir; car le rectum n'ayant point, comme l'estomac, la faculté d'altérer, de digérer les matières portées dans sa cavité, leur action est plus prompte et plus forte : aussi les doses des médicamens employés par le rectum doivent-elles être moindres de moitié que celles qui sont administrées par la bouche.

S'il arrivait qu'on ne pût faire parvenir les médicamens par la bouche ou par l'anus, on pourrait faire usage de la *méthode endermique* imaginée *par M. Lembert.* Dans ce cas, après avoir enlevé l'épiderme dans une étendue proportionnée à l'effet qu'on veut produire, soit à l'aide d'un

---

(1) Voyez *Annuaire des hôpitaux*, Mémoire sur la fracture de l'extrémité inférieure du péroné.

vésicatoire ordinaire, soit à l'aide de la pommade ammo-
niacale, on appliquerait, sur le corps muqueux, un, deux,
trois, quatre grains ou même plus d'acétate, de sulfate ou
d'hydrochlorate de morphine, après quoi on couvrirait la
plaie avec un linge enduit ou non de cérat.

## SECTION VIII.

### Blessures par ponction ou par piqûre avec complication d'accidens inflammatoires.

Les plaies par armes piquantes sont très-souvent suivies
d'inflammation. Celle-ci peut se borner à ce qui est nécessaire pour la réunion des parties : c'est alors une *inflammation simple* ou *adhésive;* mais elle peut être portée
au-delà de ce degré, s'étendre aux parties voisines, et
constituer plusieurs maladies, comme l'érysipèle, le
phlegmon circonscrit, le phlegmon diffus et l'étranglement. Ce dernier accident est des plus communs dans les
blessures faites par des armes piquantes.

L'*inflammation adhésive* est celle qui, comme son nom
l'indique, a pour but l'adhésion des parties entre elles.
Cette adhésion est d'autant plus facile, dans les blessures
faites par des armes piquantes, que les bords de ces plaies
ne s'écartent guère, et sont presque toujours et partout en
contact. L'inflammation adhésive est presque toujours précédée de l'exudation d'une légère quantité de matière glutineuse ou plastique, et suivie d'un peu de chaleur, de rougeur, de gonflement et de douleur, qui se dissipent au bout
de quelques jours, temps auquel se forme une cicatrice celluleuse, qui, plus tard, deviendra fibreuse. Le
tissu de cette cicatrice disparaît ou se maintient, suivant
la situation et la nature des parties. Il disparaît dans la
profondeur du corps; mais il persiste à sa surface, comme

à la peau, où il forme un point blanc ordinairement saillant, lisse et dur. Cette inflammation ne présente d'autres indications que de la maintenir dans de justes bornes par la diète, le repos, et un régime convenable.

L'*inflammation érysipélateuse* ou l'*érysipèle* complique souvent les piqûres; elle est plus ou moins fréquente, suivant les dispositions dans lesquelles se trouvent les blessés et l'état de la température. Cette inflammation est presque toujours précédée de rougeur, de chaleur âcre, de démangeaisons autour de la plaie, de frissons, d'anorexie, et souvent d'envies de vomir et de vomissemens; bientôt la rougeur, la chaleur et la douleur s'étendent tantôt d'une manière uniforme, tantôt en serpentant sur la peau du voisinage : de là elle s'étend à une partie ou à la totalité d'un membre, suivant l'intensité de la cause qui la détermine. La fièvre et les autres symptômes qui accompagnent l'érysipèle croissent avec lui. Celui-ci peut se terminer par résolution, et presque toujours alors il survient quelque évacuation par le haut ou par le bas, et les parties rentrent, par degrés, dans leur état naturel; il peut se terminer encore par desquammation, c'est-à-dire par la chute de l'épiderme en écailles, ou par la formation de phlyctènes, lesquelles, en se déchirant, fournissent une exudation qui se dessèche et forme, à la surface des parties, une croûte épaisse et adhérente. La desquammation et l'exudation forment une véritable crise à l'érysipèle.

Cette maladie tenant assez souvent à des causes dépendantes de l'état général de l'individu, c'est contre ce dernier état qu'il faut diriger les remèdes. Ainsi, il faut recourir à la saignée générale lorsque les blessés sont pléthoriques, à des vomitifs quand il y a un état saburral ou bilieux des premières voies, à des sangsues sur l'épigastre quand il existe une vive irritation à l'estomac, à des

COMPLIQUÉES D'ACCIDENS INFLAMMATOIRES.    13

laxatifs et à des purgatifs quand il y a embarras intestinal.
On emploie, dans tous ces cas, des boissons délayantes
gommeuses, muqueuses ou acidules. Quant au traitement
local, il doit consister en des lotions et des fomentations émollientes, en des applications de sangsues, plus ou
moins souvent répétées, suivant l'intensité de l'inflammation.

L'érysipèle n'est pas toujours fixe, et ne se termine pas toujours dans les lieux où il a pris naissance; on le voit quelquefois passer, tous les trois ou quatre jours, d'une partie à l'autre du corps et les parcourir ainsi de la tête aux pieds, sans
se fixer dans aucune d'elles : il est alors *ambulant*. Dans cette
espèce, quatre, cinq, six, dix érysipèles peuvent se succéder
les uns aux autres dans un espace de temps qui n'est pas moindre de cinq à six semaines ; et, comme chaque érysipèle est
marqué par le retour de la céphalalgie, des frissons, de la
fièvre, des nausées, etc., les malades s'épuisent, si on n'en
prévient pas le renouvellement. Il semble qu'à chaque
érysipèle, la nature n'ait pas eu le temps de se débarrasser
de la cause qui l'a produit, qu'elle ne puisse enfin en déterminer la crise. Il faut alors en provoquer une artificiellement, et c'est dans ce cas que j'ai employé, avec le plus
grand succès, les vésicatoires volans au centre de l'érysipèle
lui-même. Ce moyen est d'autant plus efficace, qu'il agit
immédiatement sur l'organe affecté, et qu'il produit là
une évacuation analogue à celle qui termine spontanément
la maladie. Ce moyen ne doit pas cependant dispenser
de l'emploi de ceux que réclame l'état des premières et
des secondes voies.

L'*inflammation phlegmoneuse circonscrite* arrive souvent
dans les blessures par armes piquantes lorsque l'inflammation adhésive dépasse la mesure nécessaire à leur réunion; il en résulte une inflammation des parties voi-

sines. Elle est ordinairement bornée à celles qui sont sur le trajet de la plaie et aux parties celluleuses qui s'y rencontrent. Elle produit de la chaleur, de la douleur, de la tuméfaction et de la tension, qui augmentent dans la proportion de la violence et de l'étendue de l'inflammation. Celle-ci peut se résoudre au bout de quelques jours, et alors les parties reviennent par degrés à leur état naturel; mais elle peut aussi se terminer par une suppuration qui est annoncée par des douleurs pulsatives lorsqu'elles cessent ordinairement quand le pus est formé. La présence de celui-ci est annoncée par une fluctuation plus ou moins superficielle ou profonde, par le soulèvement de la cicatrice, qui blanchit, s'élève en pointe, se déchire, et laisse échapper le pus qui s'est formé dans le trajet de la plaie. Les saignées générales et locales, la diète, les boissons émollientes, le repos, les cataplasmes, les fomentations et les bains émolliens, constituent le traitement à employer dans cette complication. Si, lorsque le pus est formé, l'ouverture spontanée était trop lente ou trop douloureuse, il faudrait en faire une avec la lancette ou le bistouri, pour évacuer le pus.

L'*inflammation phlegmoneuse non circonscrite*, ou le *phlegmon diffus*, qui consiste dans l'inflammation du tissu cellulaire des parties blessées, est, peut-être, encore plus fréquente que l'inflammation érysipélateuse, dans les blessures par armes piquantes, et elle est, dans tous les cas, bien plus dangereuse qu'elle. Cette inflammation peut siéger dans le tissu cellulaire sous-cutané, dans le tissu cellulaire sous-aponévrotique, inter-musculaire et inter-tendineux. L'inflammation siége-t-elle dans le tissu cellulaire sous-cutané, ou dans le tissu cellulaire graisseux? elle constitue le phlegmon érysipélateux, maladie dans laquelle le tissu cellulaire sous-cutané est le siége primitif et principal du mal, et dans laquelle la peau n'est affectée que secondairement et par voisinage. Une rougeur, une chaleur, une douleur et une tumeur diffuses, accompagnées de fièvre générale plus ou moins intense, font reconnaître assez le mal; ces symptômes s'étendent de proche en proche, des parties blessées vers les parties voisines, et envahissent des parties de membres et des membres entiers. Cette affection constitue une des maladies les plus communes, et qui, dans les hôpitaux, fait périr le plus de malades : elle est plus dangereuse qu'aucune des inflammations les plus redoutées du ventre ou de la poitrine. En effet, elle se termine rarement par résolution : il y a plus souvent suppuration, et, dans ce cas encore, le pus peut se trouver borné à des foyers circonscrits, isolés, plus ou moins nombreux, comme dans le phlegmon diffus, et alors la maladie est beaucoup moins dangereuse ; ou bien le pus est disséminé, infiltré, dans toute l'étendue du tissu cellulaire, ou il se trouve comme l'eau dans une éponge ; et alors le pus se trouvant infiltré dans le tissu cellulaire, celui-ci est inévitablement frappé de mort. Lorsque des ouvertures spontanées ou faites par art sont établies, le pus infiltré s'échappe très-difficilement, le tissu cellulaire se détache des parties, et franchit seul, ou à l'aide de tractions, les ouvertures de la peau, sous forme de tampons, de lambeaux grisâtres plus ou moins denses, et dans lesquels on retrouve encore le pus retenu dans la trame celluleuse. Quelquefois des colonnes formées de vaisseaux et de nerfs s'étendent des parties vers la peau. Il faut bien se garder de les détruire, comme on le faisait autrefois, en portant le doigt dans le foyer, car elles transportent à la peau ses élémens de nutrition. Lorsque cette destruction a lieu, la peau, privée de ses vaisseaux nourriciers, devient mince, froide, violette, et tombe frappée de mort dans une étendue plus ou moins considérable.

Quand cette étendue est petite, le mal n'est pas très-grave; mais quand elle est considérable, comme lorsqu'elle s'étend à tout un membre ou à presque tout un membre, la maladie est presque toujours mortelle, par suite de l'épuisement qu'entraîne l'abondance de la suppuration et l'impossibilité dans laquelle la nature se trouve de réparer d'aussi grandes pertes.

Le traitement du phlegmon érysipélateux exige, avant tout, le débridement de la plaie; de larges et de profondes incisions sur l'étendue des parties qu'il affecte sont aussi souvent nécessaires. Les saignées générales et locales, les émolliens de toute espèce et sous toutes les formes, sont surtout indiqués; mais il ne faut pas oublier, quand on emploie les saignées, que si elles ne préviennent pas la suppuration, elles peuvent, par leur excès, la rendre fort dangereuse, à cause de la faiblesse à laquelle se trouvent réduits les malades, et la difficulté dans laquelle ils se trouvent d'en supporter les frais.

L'*inflammation phlegmoneuse sous-aponévrotique* ou du tissu cellulaire placé sous les aponévroses n'est pas moins fréquente dans les blessures faites par armes piquantes que celle du tissu cellulaire sous-cutané; elle est presque aussi dangereuse que cette dernière. On trouve sous les aponévroses, comme sous la peau, une couche de tissu cellulaire qui s'enflamme facilement à l'occasion d'une piqûre faite sur un point : l'inflammation se propage rapidement de ce point à tout le reste de son étendue. Le siége du mal étant plus profond que dans l'inflammation du tissu cellulaire sous-cutané, les symptômes en sont un peu moins apparens; aussi on ne voit ni rougeur ni chaleur bien marquées à la peau : au lieu de cela, on observe une sorte de tuméfaction œdémateuse. Mais, à défaut de ces signes, il en est d'autres qui sont très-propres à révéler le siége et la nature du mal; ce sont : la tension des parties, les douleurs lancinantes, la fièvre, qui va souvent jusqu'au délire. Il y a alors un véritable étranglement (voyez *Étranglement*), qui, nous devons le dire par anticipation, doit être combattu par de larges débridemens. Cette inflammation peut se terminer comme toutes celles du tissu cellulaire. Lorsqu'elle se termine par suppuration, le pus, accumulé sous les aponévroses, les décolle, les tend, les soulève, et quelquefois les fait tomber en gangrène. On peut prévenir cette gangrène, toujours grave, en faisant de bonne heure de larges ouvertures.

L'*inflammation du tissu cellulaire intermusculaire* peut avoir lieu aussi dans les piqûres; elle diffère peu de l'inflammation du tissu cellulaire sous-aponévrotique. En effet, ils sont l'un et l'autre placés sous les aponévroses, l'un immédiatement, et l'autre plus profondément. Ces dispositions font que les inflammations qui y siégent sont très-ordinairement accompagnées d'étranglement. Dans l'inflammation du tissu cellulaire intermusculaire, il y a ceci de particulier, que lorsque la suppuration a lieu, le pus se trouve retenu dans leur intervalle et ne peut s'écouler au dehors qu'avec beaucoup de difficultés. Retenu dans la profondeur des membres, il donne souvent lieu à des résorbtions et à des accidens très-fâcheux.

*Inflammation du tissu cellulaire inter-tendineux.* Le tissu cellulaire placé autour des tendons et de leurs gaînes n'est pas moins que le précédent sujet à inflammation à la suite des piqûres, et il est plus propre que les autres à la transmettre par continuité de tissu, depuis le point blessé jusqu'à ses dernières limites.

Cette inflammation est une des plus douloureuses parmi celles qui sont compliquées d'étranglement, d'abord par sa nature, et ensuite par sa situation, car elle se trouve presque toujours sous des plans aponévrotiques nombreux et très-résistans; elle participe donc à toutes les chances possibles d'étranglement. Cette inflammation fait beaucoup de ravages, ainsi qu'on peut s'en convaincre dans celle du tissu cellulaire placé autour des tendons des extenseurs et des fléchisseurs de l'avant-bras; ses suites consistent très-souvent dans la dénudation et la nécrose des tendons, qui tombent plus tard sous la forme de longs cylindres blanchâtres, jaunâtres, et laissent les muscles sans cordes qui puissent transmettre leur action aux os. On conçoit que dans cette inflammation le débridement est autant et même plus nécessaire que dans les cas précédens.

*Inflammation des gaînes tendineu es.* A la suite des piqûres, au lieu de se déclarer dans le tissu cellulaire qui entoure les tendons et leur gaîne, l'inflammation s'établit quelquefois dans la membrane synoviale qui tapisse ces gaînes. Cette inflammation a les mêmes symptômes que celle qui est placée autour des gaînes; elle exige l'emploi des mêmes moyens, et surtout celui du débridement, avec cette différence que ce dernier doit être beaucoup plus profond pour être efficace. En effet, il doit pénétrer dans les gaînes et les fendre largement. Il m'est arrivé souvent de trouver, à l'ouverture des corps, les synoviales des coulisses tendineuses remplies de pus, et sans qu'il y eût au dehors de ces gaînes des traces d'inflammation ou de suppuration. Cependant, en opérant les débridemens, il ne faut jamais perdre de vue que les gaînes maintiennent les tendons en place, et qu'en les divisant, dans toute leur longueur, on exposerait ceux-ci à se dévier de leur direction, ce que j'ai vu tout récemment.

**L'*étranglement*** est une des complications les plus fréquentes des plaies, et surtout de celles qui sont faites par des armes piquantes. Considéré de la manière la plus générale, il doit s'entendre de l'action d'un corps qui, en pressant ou en resserrant une partie enflammée, empêche son libre développement, et qui, en s'opposant à l'innervation et à la circulation des liquides dans cette partie, peut en déterminer la gangrène.

L'étranglement peut résulter, soit de l'application de corps étrangers à nos parties, soit du développement et de la résistance de ces parties en l'absence de toute espèce de corps étranger. Au premier cas appartiennent ces anneaux, ces bobèches de chandeliers dans lesquels j'ai vu, plus d'une fois, le pénis introduit (1), ces briquets dans lesquels les bourses ou les testicules ont été placés sans pouvoir être retirés : tels sont encore les appareils compressifs ou contentifs serrés outre mesure. Au deuxième cas appartiennent les phénomènes qui résultent de la constriction du gland produite par le prépuce, qui n'a pu être ramené sur lui à cause de sa tuméfaction : de la constriction des anneaux inguinal, crural, ombilical, et autres ouvertures naturelles ou accidentelles fortement appliquées autour de l'intestin et de l'épiploon; les brides accidentelles formées autour de l'intestin dans l'intérieur du péritoine, l'enroulement de l'intestin autour du mésentère, les aponévroses, coulisses, gaînes de tendons, qui couvrent, revêtent, enveloppent les parties dont une inflammation s'est emparée. Le développement subit de gaz ou fluides élastiques au milieu des parties, ainsi que cela se remarque dans certaines affections malignes,

(1) Voyez l'observation publiée par l'un de nous (M. Marx) dans le *Répertoire d'anatomie et de physiologie pathologiques et de clinique chirurgicale*, tom. IV, 1827.

produit quelquefois aussi l'étranglement, et par suite la mortification de ces parties. Les amas de liquides, tels que le pus, le sang, provenant de vaisseaux lésés, etc., deviennent très-souvent causes d'étranglement; mais la plus fréquente de toutes ces causes c'est, sans contredit, l'inflammation; et l'étranglement est d'autant plus à redouter que les parties blessées seront organisées de manière à pouvoir se développer plus rapidement, et que les parties ambiantes seront plus résistantes. Ainsi, augmentation de volume, telle est la cause première de l'étranglement; compression et distension des parties, tels sont ses effets les plus communs.

On conçoit qu'autant de temps que les parties conserveront leur volume, il ne saurait y avoir étranglement; mais dès-lors on conçoit aussi que l'étranglement devra être proportionné à cette augmentation de volume, c'est-à-dire à l'intensité de l'inflammation qui en est la cause; et les effets de l'étranglement seront d'autant plus intenses qu'ils seront plus favorisés par la texture des parties.

De toutes les circonstances d'organisation propres à donner naissance à l'étranglement, il n'en est pas de plus favorable que la superposition alternative de tissus fibreux résistans, inextensibles, et de tissus celluleux et vasculaires susceptibles de prendre un grand accroissement de volume par suite de l'inflammation. C'est ce que l'on observe surtout dans la composition des membres, depuis l'épaule jusqu'aux doigts, depuis la hanche jusqu'aux orteils. Or, comme les effets de la compression exercée par les tissus fibreux sont d'autant plus marqués qu'un plus grand nombre de plans aponévrotiques, celluleux et autres se trouvent employés dans la composition des parties, les étranglemens sont plus fâcheux à la main, à l'avant-bras, au pied et à la jambe, que partout ailleurs.

Ce court exposé permet de concevoir les causes, les phénomènes, les effets et les suites de l'étranglement.

Les symptômes de l'étranglement sont les suivans : rougeur très-vive et même violacée de la peau quand l'étranglement est superficiel ; rougeur beaucoup moins vive, mais accompagnée d'œdème, quand l'étranglement est profond ; douleur ordinairement très-forte, pongitive, accompagnée de battemens isochrones à ceux des artères, et sensibles pour le malade lui-même ; tuméfaction plus ou moins considérable de la partie affectée ; tension forte, rénittente, et quelquefois portée au point de donner aux parties une consistance comme ligneuse ; fièvre générale continue, avec un ou plusieurs redoublemens par jour de vingt-quatre heures, jusqu'à ce que la maladie soit arrivée à une solution quelconque ; insomnie, inappétence, etc.

Dans les étranglemens les plus forts comme dans les plus faibles, deux ordres de parties souffrent : 1° les parties enflammées, par compression ; 2° les parties placées dans le voisinage, par distension ; les parties comprimées, parce qu'elles ne peuvent acquérir un développement proportionné à l'inflammation ; les parties distendues, parce qu'elles ne peuvent pas se prêter au développement des parties enflammées.

Si l'inflammation et l'accroissement de volume des parties qui en est la suite, sont portés très-loin, et si ce développement rencontre trop d'obstacles, les parties enflammées sont frappées de gangrène par suite d'une excessive compression, et les parties distendues par suite d'une excessive distension. Ces deux effets se rencontrent presque toujours dans les étranglemens terminés par gangrène. Celle-ci résulte des obstacles apportés à la circulation, et

1.                                                            9

à l'innervation, par suite de la compression exercée sur les vaisseaux et sur les nerfs.

La terminaison par gangrène est annoncée par la cessation des douleurs, la rémission de la fièvre, l'apparition de phlyctènes contenant une sérosité violette et fétide, l'insensibilité des parties, le froid qui s'en empare, la prostration générale des forces, etc., etc. Bientôt les parties frappées de mort s'altèrent ; elles répandent une odeur putride ; une inflammation éliminatoire s'établit dans les parties vivantes qui entourent les parties mortes ; celles-ci se séparent et tombent, d'où résulte une plaie avec perte de substance plus ou moins grande. Par suite de cette gangrène, tantôt les parties superficielles, tantôt les parties profondes d'un membre sont détruites, suivant que l'étranglement est superficiel ou qu'il est profond. Dans quelques cas il y a gangrène de tout un membre, c'est lorsque l'étranglement a affecté toute son épaisseur ; et, alors, l'amputation, si elle est encore praticable, est le seul remède à employer, non plus contre l'étranglement, mais contre ses suites. La séparation et la chute des parties molles frappées de gangrène a lieu plus ou moins promptement, suivant leur vitalité. Mais, bien que privés de la vie, les tissus fibreux n'opposent pas moins de résistance que s'ils étaient vivans, et cela jusqu'à leur chute ; pendant tout ce temps ils prolongent les douleurs de l'étranglement, retiennent le pus dans l'épaisseur des membres, et favorisent les fusées, dans diverses directions.

La mortification des parties, dans l'étranglement, n'est quelquefois qu'apparente ; et alors même qu'on rencontre la plupart des symptômes ci-dessus indiqués, il n'y a que suspension de la vie, et en quelque sorte asphyxie locale et momentanée ; de telle sorte qu'il suffit, dans ces cas, de rendre la liberté à la circulation et à l'innervation pour que la vie reprenne tous ses droits; c'est ce qu'on obtient souvent par des débridemens. Dans ces cas, comme dans beaucoup d'autres, il ne faut don regarder la mort comme définitive, que lorsque les signes de la putréfaction ne permettent plus de douter de sa réalité. Jusque là il faut traiter les parties affectées comme si elles pouvaient être rappelées à la vie.

L'inflammation qui accompagne l'étranglement est, heureusement, loin de se terminer toujours par gangrène : elle se termine encore plus souvent par suppuration. Cette terminaison est annoncée par des pulsations dans la tumeur, par la rémission des douleurs et de la fièvre locale et générale; mais cette rémission n'est que de courte durée; bientôt le pus, en s'amassant, renouvelle l'étranglement, et les symptômes de cet étranglement nouveau peuvent acquérir une intensité aussi grande que celle du premier. Il semble que l'inflammation se soit renouvelée. Plus d'une fois des praticiens, trompés par cette fausse apparence, ont eu recours aux antiphlogistiques, alors qu'il fallait seulement donner issue au pus par des incisions; et ils n'ont été détrompés que lorsque le pus, après avoir usé les parois du foyer par lesquelles il était circonscrit, fut répandu au dehors. Cette terminaison spontanée des étranglemens secondaires est toujours moins avantageuse que la terminaison par incision. En effet, elle prolonge les douleurs, renouvelle les accidens, et, dans tous les cas, accroît les désordres du mal.

La terminaison par résolution des inflammations compliquées d'étranglement est rare; la terminaison par induration est plus fréquente. Celle-ci laisse toujours après elle un engorgement dur et plus ou moins douloureux qui, soit à cause de sa nature, ou à cause de celle des tissus qu'il affecte, conduit souvent à des tumeurs blanches.

Ce que nous avons dit des circonstances qui favorisent l'étranglement et de ses effets conduit à la connaissance des indications préservatives et curatives de cet accident. On le prévient en s'opposant au développement de l'inflammation qui en est la cause première, et en faisant usage, dans ce but, des saignées générales et locales, des applications de ventouses, de cataplasmes émolliens, de purgations révulsives, etc., etc. Ces mêmes moyens peuvent en modérer l'intensité, quand on n'a pu prévenir son développement.

Mais de tous les moyens propres à faire cesser l'étranglement, le plus efficace, sans aucun doute, est le *débridement*, c'est-à-dire l'incision des tissus qui s'opposent au libre développement des parties enflammées. Par cette opération, on fait cesser la tension des parties qui résistent et la compression des parties enflammées qui peuvent dès lors se développer à l'aise. L'écoulement du sang qui résulte des incisions contribue beaucoup, pour sa part, à diminuer l'engorgement des parties; aussi. loin de l'arrêter, il faut le favoriser, jusqu'à concurrence néanmoins de la quantité qu'un individu atteint d'une maladie inflammatoire peut perdre sans danger.

Personne ne conteste l'utilité et même l'indispensable nécessité du débridement alors que l'étranglement existe et qu'il est intense; mais quelques personnes ont pensé qu'il ne devait pas être employé comme moyen préventif, et qu'en l'employant indistinctement dans tous les cas, on causait aux malades des douleurs qu'on aurait pu leur éviter. Il est certain que le débridement ne doit pas être employé sans discernement; mais il y a des cas dans lesquels il est impérieusement indiqué, autant par la nature des armes qui ont fait la blessure que par celle des parties qui ont été blessées. C'est ainsi que le débride-

ment est indiqué dans les blessures à ouvertures étroites,
à canal prolongé, qui intéressent des parties aponévrotiques et celluleuses superposées, que ces blessures aient
été faites par des projectiles lancés par la poudre à canon
ou par des armes piquantes, ou piquantes et tranchantes
tout à la fois. L'expérience prouve, en effet, qu'elles donnent le plus ordinairement lieu à des symptômes d'étranglement, et qu'il n'y a presque rien à gagner et tout à
perdre à différer le débridement comme moyen préventif.
Presque toujours, dans ces cas, il devient, en outre, un
moyen curatif de la maladie. Quand on néglige de l'employer, on s'expose à augmenter les chances défavorables
pour le blessé; aussi avons-nous vu, à la maison de convalescence de Saint-Cloud, se prolonger presque indéfini-
ment celles des blessures par armes à feu qui avaient été
traitées par les sangsues et les émolliens, en négligeant
le débridement.

Au reste, ce n'est pas seulement dans les blessures par
armes piquantes et dans les blessures par armes à feu qu'il
y a étranglement et nécessité de débrider; il y a étranglement dans toutes les inflammations, tant externes qu'internes, qui se développent sous des plans aponévrotiques
et au milieu de tissus fibreux. Il s'en développe souvent
dans l'épaisseur de la peau et sous elle, principalement
chez les gens de cheval, chez les palefreniers et autres personnes qui soignent les chevaux; tels sont en particulier le
furoncle et l'anthrax non contagieux; et comme la réunion
des causes capables de les produire se rencontre surtout
aux armées, il est important que les chirurgiens militaires
soient au fait des caractères et de la nature de ces sortes
d'affections.

Dans le furoncle et dans l'anthrax, toutes les conditions de l'étranglement se trouvent réunies au plus haut

degré. En effet, ils consistent l'un et l'autre dans l'inflammation des paquets celluleux contenus dans les cellules de
la face interne de la peau. Cette inflammation ne diffère,
dans l'anthrax et le furoncle, qu'en ce que, dans ce dernier, un seul paquet de tissu cellulaire est enflammé, tandis
que dans l'anthrax il en existe trente, quarante, cent, etc.,
suivant la largeur du mal. L'inflammation une fois survenue, les paquets celluleux qui en sont affectés se gonflent,
les parois des aréoles qui les contiennent s'étendent et les
compriment; la compression des paquets celluleux et la
distension des parois des aréoles sont bientôt portées au
point que la gangrène s'empare des unes et des autres;
l'escharre, qui est le résultat de l'inflammation, et qui,
dans le furoncle, est désignée sous le nom de *bourbillon*,
tombe plus tard, ainsi que celle des aréoles. Tous ces
phénomènes ont lieu dans l'anthrax; mais ils sont aggravés
par le grand nombre de paquets celluleux affectés. Un œil
attentif peut suivre, dans chaque point de l'anthrax, les
phénomènes du furoncle; mais la réunion d'un si grand
nombre d'inflammations a des effets bien plus graves que
dans ce dernier. Ces effets sont, outre la mortification de
chacun de ces points du tissu cellulaire étranglé, la destruction, par gangrène, de la portion de peau dans laquelle
ils sont compris; et suivant l'âge, la constitution, l'état
des individus et l'étendue du mal, celle-ci peut aller jusqu'à compromettre la vie. Au surplus, quelle que soit la
cause de l'étranglement, les remèdes sont toujours les mêmes. On doit prévenir l'inflammation ou la modérer quand
elle est développée; enfin il faut faire cesser l'étranglement
quand il est arrivé. Le débridement, nous l'avons déjà dit,
est le moyen, par excellence, de remplir cette indication.

Le *débridement* a pour but de faire cesser la compression des parties enflammées, et par conséquent de faire

cesser aussi la tension des parties qui les entourent. Dès lors on conçoit qu'il est essentiellement dirigé contre les parties aponévrotiques, fibreuses et autres, qui s'opposent au libre développement des parties enflammées.

Le débridement n'exige d'autres instrumens que le bistouri, la sonde cannelée ou le doigt. Le bistouri ordinaire suffit dans le plus grand nombre des cas. S'il est trop court, il en faut choisir un plus long, comme dans les cas de débridemens à opérer à une grande profondeur. Quelle que soit sa longueur, le bistouri doit être boutonné à son extrémité quand il s'agit d'un débridement à opérer sur des plaies préexistantes, afin d'éviter la lésion que sa pointe pourrait produire sur les parties profondes. Le bouton doit être placé plus près du dos que du tranchant de l'instrument, afin de ne point interrompre celui-ci; mais quand il s'agit d'opérer un débridement sur des parties entières, le bistouri droit ordinaire est indispensable. La sonde cannelée, destinée à diriger le bistouri, doit avoir comme lui des dimensions proportionnées aux profondeurs dans lesquelles cet instrument doit être porté. Toutes les fois qu'il est possible de diriger le bistouri sur le doigt, on doit préférer cet *instrument sentant* à la sonde cannelée; il est beaucoup plus sûr, et guide beaucoup mieux le bistouri.

Quand le débridement doit être opéré sur des parties entières, et qui n'ont subi aucune solution de continuité, on doit inciser les parties de dehors en dedans, en pressant et en promenant le tranchant du bistouri sur les parties à diviser. On peut se borner à une seule incision, ou bien en faire plusieurs. Une seule suffit lorsque l'étranglement est circonscrit dans une médiocre étendue; il en faut deux, trois, ou même un plus grand nombre encore, lorsque l'inflammation et l'étranglement ont beaucoup d'étendue, comme cela se voit dans le phlegmon diffus développé sous les aponévroses des membres : il est même des cas dans lesquels on est obligé de multiplier encore les incisions et de leur donner une plus grande étendue, sous peine de voir la gangrène détruire toutes les parties affectées : les membres, ainsi tailladés, présentent assez bien l'aspect des manches d'habits espagnols du moyen âge. Les incisions cruciales sont nécessaires dans certains cas d'inflammation compliquée d'étranglement circonscrit, comme l'anthrax et le furoncle.

Aux incisions simples ou multiples, linéaires ou cruciales, doivent succéder des pressions pour faire sortir les liquides séreux, purulens ou autres, infiltrés ou réunis en foyers; car la persistance de ces liquides peut aussi bien que celle de l'inflammation devenir cause d'un nouvel étranglement. Cette pratique est surtout nécessaire dans les furoncles et les anthrax, pour faire sortir les liquides purulens, et obtenir un soulagement immédiat. Beaucoup de personnes croient avoir acheté trop cher ce soulagement, par la douleur très-vive, sans doute, que cause la pression. C'est néanmoins le seul moyen d'obtenir une prompte guérison.

Dans le cas de plaie préexistante, le débridement doit être fait de dedans en dehors. Pour cela, le bistouri ordinaire est conduit sur la sonde cannelée ou sur le doigt, ou bien encore on se sert d'un bistouri boutonné dont le bout écarte les parties comme le ferait une sonde. Lorsque les débridemens sont faits à la surface des parties, la direction dans laquelle on les fait, leur forme linéaire ou cruciale, importent peu en général; il n'en est pas de même lorsqu'ils doivent être opérés à grande profondeur : ils doivent être pratiqués parallèlement à la direction des vaisseaux, des nerfs, des muscles, des tendons, etc., et,

autant que faire se peut, à quelque distance d'eux, sous
peine, de déterminer des hémorrhagies, des paralysies,
des impotences, dont on cite tant d'exemples. C'est ainsi
que j'ai vu, à Saint-Cloud, un malade qui avait eu le
tendon du grand pectoral, du côté gauche, coupé près
de son insertion à l'humérus, dans un débridement opéré,
pour extraire une balle qu'on ne trouva pas, et qui, par
suite de ce débridement, est privé de tous les mouvemens qu'opère le muscle dont il est la corde.

Pour être efficaces, ces débridemens doivent être
opérés dans toute la longueur des plaies qui les nécessitent et dans toute l'étendue de la surface que l'étranglement occupe. Si le débridement n'atteignait pas toute
la profondeur et toute la longueur du mal, il n'en résulte-
rait qu'un soulagement incomplet et momentané. Mais
autant il est bon de se conformer à ce principe, autant
il faut éviter l'exagération de ceux qui, pour la moindre
blessure et le moindre accident d'étranglement, pourfen-
dent un membre dans toute sa longueur; et qui, par cette
pratique, font éprouver aux malades des douleurs inutiles,
des hémorrhagies dangereuses, des suppurations intermi-
nables, et ne procurent de guérison qu'aux dépens de
cicatrices d'une grandeur démesurée, de hernies musculaires et autres, d'affaiblissement plus ou moins grand
des parties, etc., etc.

Si le débridement n'a été pratiqué que pour faire cesser l'étranglement, il faut laisser couler le sang jusqu'à
concurrence de la quantité de celui qu'un malade peut perdre impunément. S'il a été pratiqué pour extraire des corps
étrangers, il faut procéder immédiatement à cette recherche, à l'aide des moyens que nous indiquerons plus tard.

La réunion par première intention des parties débridées,
est un contre-sens que nous avons vu commettre. Il y a

en effet contradiction entre le débridement qu'on opère pour faire cesser la compression des parties, et la réunion immédiate, qui les remet, à peu de chose près, dans l'état où elles étaient auparavant. C'est ce que nous avons vu dans un cas de phlegmon sous-aponévrotique développé à la partie antérieure et inférieure de l'avant-bras : la réunion immédiate des incisions faites pour débrider reproduisit tous les accidens de l'étranglement. Dans un autre cas de phlegmon à la jambe, la réunion des incisions s'étant aussi faite par première intention, j'ai vu se développer une collection purulente dans l'épaisseur du membre.

Il faut donc abandonner à elles-mêmes les parties ainsi débridées, ou se contenter de mettre une bandelette de linge, enduite de cérat, entre les lèvres de la plaie, et ne faire que des pansemens simples qui permettent au pus de s'écouler, s'il doit s'en former, et tenter plus tard la réunion, s'il y a lieu.

# CHAPITRE III.

Blessures par armes tranchantes.

## SECTION PREMIÈRE.

Caractères généraux.

Les blessures par armes tranchantes sont celles dans lesquelles les parties sont divisées d'une manière plus ou moins nette par le tranchant d'une arme, soit que celle-ci ait agi en comprimant les parties seulement, ou bien en pressant et en parcourant leur surface tout à la fois. La première manière d'agir des armes tranchantes est connue de tout le monde, c'est celle qui est le plus communément en usage parmi les cavaliers européens; la seconde est celle des Arabes, des Mamelucks, des Turcs, et des orientaux en général. Pour n'être que promenées à la surface des parties, ces armes ne produisent pas des blessures moins larges ou moins profondes, et on sait avec quelle promptitude les terribles damas abattent une tête ou un membre.

C'est dans cette dernière manière d'agir que les blessures par instrumens tranchans se voient dans toute leur pureté. Dans l'autre, c'est-à-dire quand il y a percussion, les tissus sont plus ou moins comprimés, courbés et contus, avant d'être divisés; aussi ces dernières blessures offrent-elles presque toujours quelques-uns des caractères des plaies faites par des instrumens contondans. Parmi ces blessures, il n'en est pas qui offrent les caractères de la contusion à un aussi haut degré que celles qui sont produites par la hache. Cet effet contondant est mis hors de doute par l'aspect des plaies, par les ecchymoses qui les entourent, par la nature de l'inflammation qui les suit, et qui, presque toujours, se termine par une suppuration plus ou moins abondante, et qui s'oppose à la réunion par première intention. Cet effet contondant est plus marqué dans certaines parties du corps, au crâne, par exemple, où, indépendamment de la solution de continuité produite par ces sortes d'armes, on voit des fractures et des enfoncemens tout-à-fait distincts de la solution de continuité. Cette combinaison de l'action des corps qui agissent en tranchant et en contondant se rencontre dans une foule de blessures produites par les armes qui réunissent une grande vitesse à un bord épais, mousse et inégal. Ces blessures sont dangereuses; on ne les voit presque jamais se réunir sans suppuration, et elles sont souvent compliquées d'érysipèle, ou de pouriture d'hôpital.

De quelque manière qu'aient été faites les plaies par armes tranchantes, elles ont un certain nombre de caractères communs. Une solution de continuité plus ou moins nette des parties, suivant la ligne parcourue par l'instrument, est le premier et le plus apparent de ces caractères. Un second caractère de ces blessures, c'est l'effusion d'une plus ou moins grande quantité de sang par suite de la division des vaisseaux de la partie blessée. Ces vaisseaux sont-ils capillaires ou d'un très-petit calibre? l'effusion est faible et s'arrête presque toujours toute seule par le contact de l'air, ou par le seul fait du rapprochement des lèvres de la plaie, qui exercent sur elles-mêmes une compression légère. Ces vaisseaux sont-ils plus considérables? il en résulte des hémorragies contre lesquelles on doit employer, suivant les cas, les réfrigérens, les styptiques, les astringens, la compression, la torsion, la ligature, etc.; enfin des vaisseaux du premier ordre sont-ils divisés?

l'effusion du sang devient un accident qui doit fixer, avant tout, l'attention du chirurgien, et qui doit être combattu par des moyens que nous indiquerons plus tard.

Un autre caractère des plaies par armes tranchantes, c'est l'écartement de leurs bords. Cet écartement tient à des causes qu'il importe d'étudier. Il tient premièrement *à l'épaisseur de l'instrument vulnérant.* Cette cause ne saurait être révoquée en doute. Mais comme, dans les parties molles, elle se confond avec d'autres causes, c'est dans les parties dures, c'est dans les os, par exemple, qu'il faut l'étudier; car comme elle est, dans ces parties, la seule qui puisse produire un écartement, et qu'aucune puissance ne tend à détruire ses effets, on peut constater que l'écartement est en raison de l'épaisseur de l'instrument vulnérant.

A cette première cause de l'écartement des plaies se joint la *tension* dans laquelle se trouvaient les parties au moment où elles ont été blessées : aussi le relâchement et la tension des parties ont-ils des effets diamétralement opposés. Une partie est-elle atteinte par une arme tranchante dans un état de relâchement ? la division opérée est toujours de moindre étendue et de moindre profondeur, les bords, loin de s'écarter, ont plutôt de la tendance à se rapprocher. Si au contraire les parties sont dans un état de tension, la division et l'écartement sont plus considérables.

La tension n'a pourtant pas les mêmes effets sur les organes creux, tels que l'estomac, le canal intestinal, la vessie, etc., etc. Les blessures faites à ces organes, dans leur état de développement ou de tension, divisent en général une moins grande étendue de parties que dans leur état de vacuité, de telle sorte que l'état de vacuité venant à succéder à l'état de plénitude, la blessure se réduit à une étendue proportionnée à la rétraction des organes; il arrive même quelquefois que leurs blessures se trouvent entièrement fermées par l'effet de la retraite qu'ils éprouvent sur eux-mêmes.

*L'élasticité naturelle* à certains tissus devient, dans les blessures qui les atteignent, une grande cause d'écartement. C'est ainsi que l'élasticité des artères produit toujours un écartement des lèvres des plaies qui n'intéressent qu'une partie de leur calibre en travers, et un raccourcissement d'un demi-pouce, un pouce et davantage, quand ces vaisseaux sont complétement divisés, d'où résulte qu'ils disparaissent de la surface des plaies, qu'ils se cachent dans l'épaisseur des chairs, ce qui peut prévenir un grand nombre d'hémorrhagies.

*La contractilité organique* qui existe dans toutes les parties molles et qui est indépendante de la contractilité musculaire, est aussi une cause d'écartement dans les plaies. Il existe des tissus dans lesquels cette propriété est faible, tel est, par exemple, le tissu parenchymateux; dans d'autres elle est considérable, telle est la peau; il y en a dans lesquels elle est nulle ou presque nulle, tels sont les nerfs. On dirait même, au premier abord, qu'ils subissent, dans certains cas, une sorte d'élongation. En effet, on les voit pendre d'une manière désagréable à la surface des plaies; et même, suivant certaines personnes, ils se courbent les uns vers les autres de manière à se réunir bout à bout et à former de véritables anastomoses dans l'épaisseur des moignons cicatrisés (1). Mais cette saillie des nerfs à la surface des plaies n'est pas une élongation véritable. Elle résulte de la contractilité des tissus qui les entourent et de l'absence de cette propriété dans ces derniers tissus qui ne se retirent pas en même temps

_____

(1) M. Breschet nous a dit avoir disséqué plusieurs fois les nerfs des

que les parties molles environnantes. Cette élongation est donc tout-à-fait illusoire.

moignons cicatrisés depuis long-temps, et ne les avoir jamais vu réunis à leurs extrémités que par un tissu cellulaire très-dense et véritablement fibreux, et non point réunis en anastomoses de manière à se continuer. Il a vérifié cette disposition anatomique avec M. Raspail, à l'aide de la loupe et du microscope; il n'a rien vu de plus que ce tissu cellulaire fibreux.

Néanmoins M. Larrey ( *Clinique des camps*, tom. III, p. 496) dit avoir observé à la suite de l'amputation du bras la réunion, bout à bout, des nerfs médian et cutané externe par leurs extrémités coupées, et formant ensemble une anse nerveuse en ligne courbe. M. Larrey avait fait cette remarque pour la première fois, en 1823, sur un sujet qu'il avait amputé du bras, en 1821, pour une carie scrophuleuse, et qui mourut deux ans après d'une phthisie pulmonaire. La 7 janvier il présenta à la société philomatique le moignon d'un amputé dans l'articulation scapulo-humérale. L'amputation n'avait été faite que trois mois avant, et cependant les principaux cordons du plexus brachial étaient déjà réunis bout à bout. Le 28 décembre 1826 il présenta à l'Académie de médecine le moignon d'un autre amputé dans l'articulation scapulo-humérale. Cette pièce était très-remarquable : les branches du plexus brachial étaient réunies une à une et bout à bout, et formant autant de petites anses distinctes et tuberculeuses. Des tubercules se trouvent, dit M. Larrey, au centre de ces anses nerveuses, et il en a vu souvent partir des filamens semblables aux racines filiformes du poireau, et qui vont, suivant ce célèbre chirurgien, se perdre dans les parties molles qui forment la cicatrice du moignon, et y porter la vitalité.

M. Cruveilhier, qui a représenté, dans un de ses fascicules sur l'anatomie pathologique, l'état des nerfs d'un moignon, n'a pas figuré ces réunions bout à bout. Il faut donc de nouvelles recherches et de nouveaux faits pour se fixer sur ce point.

M. Arnal ( *Journal hebdomadaire de méhecine*, avril 1831, n° 27 ) a disséqué le moignon d'un individu amputé dans l'articulation scapulo-humérale par M. Larrey, et qui mourut à l'hôpital Saint-Louis; il n'a rien observé de pareil à ce que signale ce chirurgien. Les nerfs du plexus brachial formaient une masse dure du volume d'une grosse noix, semblable à un tubercule crû de scrophuleux, dans lequel on ne trouvait aucune trace d'organisation, et d'où il ne partait aucun filet nerveux.

( *Note des rédacteurs.* )

La *contractilité musculaire* est, sans aucun doute, la cause la plus puissante de l'écartement des lèvres des plaies. Mais cette contractilité a des effets bien différens, suivant la direction et l'arrangement de ces fibres.

Les blessures parallèles à la direction des fibres musculaires, celles des organes et des parties dans lesquelles les fibres se trouvent croisées perpendiculairement ou bien obliquement, se comportent autrement que celles dans lesquelles les fibres musculaires sont divisées en travers. Dans les cas où un instrument tranchant a agi sur une partie musculaire parallèlement à la direction de ses fibres, il y a plutôt séparation que division des fibres : leur continuité n'a éprouvé aucune interruption, il n'y a, et il ne peut y avoir d'autre écartement que celui qui résulte de l'épaisseur de l'instrument vulnérant ; dès que celui-ci est retiré, les fibres se rapprochent, se pressent les unes contre les autres, de manière à fermer les plaies et à s'opposer efficacement à tout écoulement de liquides, a tout déplacement de l'intérieur vers l'extérieur. Ce que nous disons des plaies accidentelles doit aussi s'entendre des incisions faites dans les opérations ; celles que l'on ferait à un muscle parallèlement à ses fibres pour vider un foyer de pus, ne rempliraient pas le but proposé ; celles que l'on ferait, suivant la même direction, à l'effet d'obtenir un écartement, permettraient aussi difficilement d'atteindre ce but, comme on l'observe souvent dans la taille pratiquée au dessus du pubis. Ces remarques s'appliquent aussi bien aux divisions opérées sur les aponévroses, parallèlement à la direction de leurs fibres principales, qu'à celles des muscles. En effet une division faite à la partie externe de l'aponévrose *fascia lata*, parallèlement à l'axe de la cuisse, n'est ordinairement suivie d'aucun écartement ; une division de cette même aponévrose faite au même lieu, mais perpendiculairement à l'axe de la cuisse, est toujours suivie d'écartement. La première ne saurait donner issue aux foyers purulens situés en dedans de cette aponévrose, tandis que la seconde permet de les vider. Quelle est la raison de cette différence? un examen attentif de l'aponévrose fascialata fait bientôt découvrir qu'elle est composée de deux ordres de fibres, les unes parallèles entre elles, et à l'axe de la cuisse; ce sont les plus nombreuses et les plus fortes: les autres perpendiculaires à l'axe du membre; celles-ci semblent n'exister que pour lier les premières entre elles; d'où il résulte que, dans les incisions parallèles à l'axe de la cuisse, il n'y a de coupées que des fibres transversales, tandis que les fibres longitudinales restent entières, et s'opposent à leur rapprochement et à toute issue des liquides.

Dans les cas où des plans musculeux, superposés, se composent de fibres qui se croisent dans des directions obliques ou perpendiculaires entre elles, comme cela se voit aux parois de l'abdomen, les blessures qui divisent à la fois plusieurs de ces plans ont des effets différens dans chacun d'eux; les fibres divisées s'écartent, les fibres séparées se rapprochent, et la plaie que les unes tiennent ouverte, est fermée par les autres; d'où résultent souvent des obstacles à l'écoulement des liquides épanchés dans le ventre, et au déplacement des viscères qu'il renferme; d'où les difficultés qu'on éprouve à suivre le trajet de ces plaies; d'où enfin la difficulté de décider si elles sont ou non pénétrantes, lorsqu'il n'y a ni écoulement de liquides, ni hernies, ni accidens d'épanchement ou d'inflammation.

Dans les cas où des organes musculeux sont composés de fibres, ou de plans de fibres ayant des directions différentes, on observe la même chose que dans les parois for-

I.

mées de muscles superposés et ayant des fibres dirigées diversement dans chacun d'eux ; c'est ce qu'on voit dans les parois des ventricules du cœur qui se composent de fibres longitudinales et de fibres circulaires ou bien en spiroïde ; et c'est ce qui peut expliquer pourquoi certaines blessures qui ont pénétré dans leurs cavités, ne donnent lieu à aucune hémorragie. Qui ne voit que si les parois de ces cavités étaient formées de fibres à direction unique, il devrait y avoir hémorragie mortelle, toutes les fois que ces fibres seraient divisées en travers ?

Les divisions, en travers, des muscles, des tendons et aponévroses qui leur font suite, sont toujours accompagnées d'un écartement proportionné à la longueur des fibres musculaires, à leur force, et à l'état dans lequel elles ont été trouvées quand elles ont été divisées, à leur état de contraction, à leur état de tension ou de relâchement. Lorsque la division a été faite pendant la tension mécanique du tissu musculaire, celui-ci se comporte comme tous ceux qui ne sont doués que d'élasticité, ce qui produit déjà un premier écartement. Mais quand les muscles ont été divisés dans un état de contraction, l'écartement est bien plus grand que s'ils étaient dans l'état de tension.

Dans tous les cas, la contraction survenant, après la blessure reçue, il se produit un écartement dont la mesure est au dessus de toute proportion avec celle qui est déterminée par les autres causes que nous avons indiquées. Cet écartement est le produit de la contraction musculaire, phénomène qui consiste dans le racourcissement des fibres des muscles, et qui a pour effet, lorsque ces fibres sont coupées, non plus, le rapprochement des points auxquels ces fibres aboutissent, par le moyen de leurs tendons ou aponévroses, mais la retraite des fibres elles-mêmes vers les points de leur insertion ; d'où leur éloignement réciproque, et, par suite, l'écartement des bords des plaies qui leur ont été faites.

L'examen attentif des causes d'écartement dans les plaies, met le chirurgien sur la voie des moyens à employer pour leur traitement. Toute solution de continuité est un état contre nature, et qui, en général, exige la réunion des parties divisées ; il n'y a d'exception à cette règle que pour les parties dans lesquelles la vie est naturellement trop faible, telles que les ongles, les cheveux, etc., etc., et celles qui ont été faites pour satisfaire à une indication contraire, c'est à-dire pour opérer un écartement.

En effet, le principe du rapprochement des plaies en général, souffre quelques exceptions, telles sont, par exemple, celles qui sont faites pour détruire des adhérences contre nature, ou des brides ; pour faire cesser des rétractions de parties, allonger, élargir des cicatrices, détruire des imperforations, des oblitérations d'ouvertures naturelles, etc., etc. Dans ces cas, il faut suivre un principe tout différent, donner aux parties une situation opposée à celle qui hâte la formation de la cicatrice, favoriser l'écartement au lieu de le détruire, employer même des mèches, des tampons, des bandages et appareils, etc., etc., qui étendent les parties qui se fléchissent, qui fléchissent celles qui s'étendent, etc., etc.

Les solutions de continuité peuvent se présenter sous plusieurs états :

1°. Elles peuvent être récentes et sanglantes.

2°. Elles peuvent être le siége d'une suppuration plus ou moins abondante ;

3°. Elles peuvent être anciennes et déjà couvertes d'une cicatrice ;

4°. Enfin, elles peuvent être *natives*, telles sont les séparations congéniales des lèvres, du voile du palais, etc.

Toute solution de continuité native ou pourvue d'une cicatrice plus ou moins ancienne, exige, lorsqu'on en veut obtenir la guérison, une opération préliminaire qui consiste à raviver les lèvres de la solution de continuité. Les plaies en suppuration, ou récentes et sanglantes, n'ont pas besoin de cette opération préliminaire, à moins que leur surface ne présente quelque partie privée de la vie, ou des inégalités qui s'opposent à une cicatrice régulière. Les plaies en suppuration ne peuvent être conduite à cicatrice que par la formation de bourgeons celluleux et vasculaires, et par la diminution lente et graduelle de la suppuration. Les solutions de continuité récentes et sanglantes peuvent être guéries sans suppuration, ou, comme on le dit, par première intention. Le ravivement des bords des solutions de continuité natives ou anciennes et cicatrisées a pour but de les ramener à l'état d'une plaie récente et sanglante, et de les mettre en état d'être guéries par les mêmes moyens. Cette opération consiste à enlever leurs bords correspondans dans toute leur longueur et toute leur profondeur, soit avec le bistouri, soit avec les ciseaux, mais plutôt encore avec le bistouri, car quoi qu'en aient dit certains auteurs, les ciseaux ont l'inconvénient de contondre les parties, et de les rendre moins disposées à la réunion. Ces bords étant ainsi ravivés, et la solution de continuité étant dans les conditions d'une plaie récente, on procède à sa réunion.

La guérison des plaies par armes ou par instrumens tranchans peut avoir lieu de plusieurs manières.

Tantôt la réunion a lieu immédiatement et par le fait de l'exudation d'une lymphe unissante ou plastique qui est exhalée à la surface des parties divisées, les unit, et

se laisse ensuite pénétrer par les vaisseaux; alors la cicatrice est linéaire et presque imperceptible. Ce mode de
guérison est nommé *immédiat* ou par première intention.
D'autres fois, la réunion a lieu après une suppuration plus
ou moins abondante et prolongée, et à la suite de la formation de bourgeons celluleux et vasculaires, qui, en se
réunissant entre eux, amènent aussi la réunion. Cette guérison laisse toujours des traces plus apparentes que la première, et elle détermine presque toujours aussi la production d'un tissu que l'on nomme *cicatrice.* D'autres fois enfin
la cicatrice se fait sans qu'il y ait affrontement des parties
divisées, comme on le voit dans les plaies avec perte de
substance, et dont les bords ne pourraient être affrontés;
dans ce cas, il y a production d'un tissu cutané nouveau
qui remplace le tissu cutané ancien, et qui réunit les parties qui n'ont pu se joindre.

Des phénomènes différens se remarquent dans ces divers modes de guérison des plaies.

## SECTION II.

### Réunion immédiate ou par première intention.

Il ne saurait exister de doute sur la convenance de rapprocher et de réunir immédiatement les lèvres des plaies
récentes, sanglantes et exemptes de toute complication,
d'hémorrhagies, de corps étrangers, de vices intérieurs, etc.
Ces doutes ne sauraient être élevés que dans les cas d'amputation de parties ou de membres, pratiquées chez des
individus depuis long-temps malades, ou affectés de vices
intérieurs, de suppuration ancienne et abondante. Nous
examinerons dans un autre lieu la valeur de ces doutes.

Cette réunion ne se fait jamais que lorsque les parties

sont soustraites au contact de l'air, et tenues dans
un contact parfait. Elle est due à l'exhalation d'une
lymphe unissante ou plastique, par laquelle les lèvres de
la plaie sont unies avec une force médiocre d'abord, mais
qui augmente de moment en moment. Après vingt-
quatre heures, cette lymphe a l'aspect d'une membrane
blanche et aréolaire; au bout de quarante-huit heures,
et quelquefois plus tôt, elle est pénétrée de sang. Le troisième et le quatrième jour, elle est encore plus solide et
plus vasculaire; après cinq ou six, elle est tellement bien
organisée, qu'il faut souvent une certaine violence pour
la diviser (1).

Ce travail s'opère sous l'influence d'une excitation modérée qui amène dans la partie une inflammation légère
que *Hunter* a nommée *adhésive*. Si cette inflammation
était trop vive, elle serait suivie de fièvre locale et générale, de tuméfaction et de suppuration : si elle était
trop faible, la lymphe exudée n'aurait pas assez de plas-
ticité, et les lèvres des plaies ne s'uniraient point entre
elles.

Le chirurgien doit donc tantôt exciter, et tantôt modérer le travail de cette inflammation, suivant qu'elle
est trop faible ou qu'elle est trop forte : il faut, en un
mot, qu'il la maintienne dans de justes bornes, tant par
des moyens internes que par des moyens externes, tels
que les saignées générales et locales, la diète, le repos, les
boissons adoucissantes, ou bien, dans les cas opposés, par

(1) John Hunter (*Traité de l'inflammation du sang*) dit que le sang
épanché entre les lèvres d'une plaie, peut devenir lui-même un médium
unissant. Ses particules rouges sont absorbées, et il ne reste, dit-il, que
la lymphe coagulable qui étant le vrai moyen d'union, devient ensuite
vasculaire, nerveuse.

( *Note des rédacteurs.* )

les toniques, les stimulans. Outre ces moyens généraux, il en est de locaux auxquels il faut avoir recours suivant les cas, tels sont la *position*, les *bandelettes agglutinatives*, les *bandages*, la *suture*, les *machines*. La *position* donnée à la partie blessée est le premier de ces moyens, les autres n'ont pour but que de conserver et d'assurer ses effets.

La position doit être telle que les parties musculaires ou autres soient mises dans le relâchement le plus complet, c'est à-dire dans l'état où les placerait la plus forte contraction possible des muscles lésés, ou bien, en d'autres termes, que leurs points d'insertion soient rapprochés autant que possible, ce que l'on obtient, par exemple, dans la lésion des muscles fléchisseurs en mettant les membres dans le plus grand état de flexion possible; dans la lésion des extenseurs, en les mettant dans le plus grand état d'extension possible; dans la lésion des adducteurs, en plaçant la partie dans l'adduction; dans la lésion des abducteurs, en la mettant dans l'abduction.

Quand les plaies sont obliques, il faut donner aux parties des positions moyennes qui permettent de remplir, autant que possible, cette importante indication. Il est des parties sur lesquelles la position ne peut être employée, tels sont les cas de plaies de tête, de paupières, du nez, des oreilles, du dos, etc., etc. C'est alors qu'on est obligé d'avoir recours à d'autres moyens qui, d'auxiliaires qu'ils sont ordinairement, deviennent alors essentiels, tels sont les bandages, les emplâtres agglutinatifs, la suture, etc.

Le repos du corps et de la partie blessée surtout, est indispensable pour favoriser la guérison des plaies par première intention. Le repos du corps ne peut être obtenu que de la patience et du courage des malades; l'immobilité de la partie lésée peut être favorisée par une foule de moyens mécaniques, tels sont les agglutinatifs, les bandages, les sutures, les machines, etc., etc., que nous allons successivement décrire.

## SECTION III.

### Emplâtres agglutinatifs.

La position qui rapproche les lèvres d'une plaie ne suffit pas toujours pour en assurer le contact permanent et pour le mettre à l'abri de l'action d'une multitude de causes qui tendent sans cesse à le détruire. C'est contre les moins puissantes de ces causes qu'ont été imaginés les emplâtres agglutinatifs.

Les emplâtres agglutinatifs ont pour base un tissu de lin ou de chanvre, de coton, de soie, inextensible, à mailles serrées, enduit sur une de ses faces d'une matière douée de qualités qui lui permettent de s'attacher aux linges ou aux parties, d'y adhérer fortement, et par conséquent de maintenir celles-ci en contact lorsqu'elles ont été rapprochées : tels sont le *diachylum gommé*, celui d'*André Delacroix*, le *triapharmacum*, le *taffetas d'Angleterre*, etc., etc. Les matières qui entrent dans la composition de ces emplâtres sont variées et nombreuses : telles sont la cire, la poix, la térébenthine, le galbanum, la gomme ammoniaque, etc. (1).

Ces compositions sont loin d'être sans inconvéniens; plusieurs d'entre elles, surtout celles qui contiennent de la térébenthine, irritent la peau, et donnent lieu à des éruptions, à des inflammations souvent bornées aux parties sur lesquelles les emplâtres sont appliqués, et sur

(1). Voici les proportions des substances qui entrent dans le diachy-

lesquelles elles se dessinent exactement, par la rougeur qu'elles y produisent, et qui, dans certains cas de mauvaise disposition des malades, donnent naissance à des érysipèles souvent fâcheux.

Le *taffetas d'Angleterre* préparé avec un tissu de soie enduit de colle de poisson et d'une substance balsamique est le meilleur agglutinatif que l'on puisse employer chez les personnes qui ont la peau délicate, car il ne produit pas, comme les autres, des boutons et des érysipèles; mais comme cet emplâtre ne se trouve, dans le commerce, qu'en carrés de quelques pouces de longueur seulement, on ne peut s'en servir que pour des plaies petites et superficielles, et il ne saurait être employé pour des plaies très-étendues. Ce serait donc rendre un service important que de trouver une composition emplastique nouvelle qui, sans rien perdre des qualités agglutinatives des anciennes compositions, n'aurait aucune de leurs qualités irritantes.

Ces emplâtres divers sont employés sous forme de ban-

lum gommé, qui est l'emplâtre agglutinatif le plus employé de nos jours.

Emplâtre simple, 3 livres,

Poix blanche, 6 onces,

Cire jaune, | 
Térébenthine, | 3 onces de chaque,

Gomme ammoniaque, |
Galbanum, |
Sagapenum, | 1 once de chaque,
Delliam, |

Eau, 4 onces.

L'emplâtre d'André de Lacroix est composé de

Poix résine, 16 onces,

Résine éléusis, 4 onces,

Huile de laurier, |
Térébenthine, | de chaque 2 onces.

(*Note des rédacteurs.*)

delettes, c'est-à-dire de bandes plus ou moins étroites, et dont le nombre, la longueur et la largeur varient suivant celles des plaies. Lorsque la plaie est petite, une seule suffit; quand la plaie est considérable, on en emploie deux, trois ou un plus grand nombre.

La matière de ces emplâtres ayant toujours une certaine consistance, on est obligé de la ramollir en l'approchant du feu, comme lorsque l'on se sert du diachylum gommé, ou bien de la mouiller avec de l'eau, comme lorsqu'on emploie le taffetas d'Angleterre. On fait alors rapprocher exactement par un aide, les lèvres de la plaie, qui a été bien nettoyée, et dont les environs ont été rasés, s'il y a des poils, et bien essuyés; on applique ensuite une des extrémités de la bandelette sur un côté de la plaie, on passe ensuite par dessus les deux, en les poussant l'une contre l'autre, et on fixe l'extrémité de la bandelette sur le côté opposé. On en applique une ou plusieurs, suivant les cas, et de la même manière. Les intervalles qu'elles laissent entre elles facilitent l'écoulement du pus, lorsque la réunion immédiate ne s'effectue pas, et que la plaie vient à suppuration.

Lorsque la plaie est à lambeaux, la première bandelette doit partir de leur base pour se rendre à leur sommet; dans les autres cas, elle doit être placée à l'endroit de la blessure où l'écartement de ses bords est le plus considérable.

Après avoir appliqué toutes les bandelettes, s'il y en a quelqu'une qui soit relâchée, on la relève d'un côté seulement, et on la serre convenablement. Ces bandelettes ont en effet l'avantage de pouvoir être serrées plus ou moins, suivant le degré de force nécessaire pour réunir les endroits de la plaie auxquels elles correspondent.

Quelle que soit la forme des emplâtres agglutinatifs,

lorsqu'on les enlève pour les changer, ou parce que la plaie est guérie, on doit détacher d'abord une de leurs extrémités, en l'attirant doucement vers la division, près de laquelle on s'arrête, et on a l'attention d'appuyer le doigt sur la peau à mesure que l'emplâtre se détache, afin de ne causer ni douleurs ni tiraillemens. On détache ensuite l'autre extrémité avec les mêmes précautions, jusqu'à pareille distance de l'autre lèvre de la plaie : on détache ensuite le reste, en le renversant, suivant la longueur de la division. Si l'on tirait l'emplâtre d'un·bout à l'autre, et suivant la même direction, on risquerait de déchirer une cicatrice encore tendre et que le moindre effort peut rompre.

Les bandelettes agglutinatives ne peuvent agir que sur la peau, le tissu cellulaire sous-cutané et les muscles peauciers. Leur action ne va pas au-delà, et elles seraient incapables de contrebalancer et, à plus forte raison, de neutraliser l'action des muscles doués de quelque force. Aussi ne doit-on les employer que comme moyen accessoire à la position, et seulement dans les cas de plaies superficielles.

Les bandages unissans ont une action plus énergique et plus profonde.

## SECTION IV.

### Bandages unissans.

On nomme ainsi les appareils destinés à maintenir rapprochées et en contact immédiat les lèvres des plaies.

Ces bandages peuvent être appliqués soit aux plaies longitudinales, soit aux plaies transversales. Les plaies longitudinales ou parallèles à l'axe des membres et du corps, ont rarement besoin du secours de ces bandages, car elles ont en général peu de tendance à l'écartement, et la position qui tient les membres étendus ou fléchis, suivant la partie blessée, suffit presque toujours pour tenir rapprochées les lèvres de ces plaies. Mais il existe, comme nous l'avons dit, dans les plaies transversales ou perpendiculaires à l'axe des membres, et du corps, des causes d'écartement qui rendent souvent nécessaire l'usage des bandages unissans.

Une bande et quelques compresses graduées, constituent, dans les plaies parallèles à l'axe du corps et des membres, les pièces du bandage unissant des plaies en long. La bande, d'une largeur égale à celle de la plaie et d'une longueur qui lui permet d'environner cinq ou six fois le membre, doit être divisée, à une de ses extrémités, en deux, trois ou un plus grand nombre de bandelettes, dans une étendue de quinze à dix-huit pouces : au-delà de cette division doit se trouver une partie pleine, d'une étendue égale aux trois quarts de la circonférence du membre blessé. Immédiatement après doivent être pratiquées des fentes ou fenêtres longitudinales, en nombre égal à celui des bandelettes. Cela fait, on doit rouler en un globe l'extrémité pleine, et en deux, trois ou quatre globes l'extrémité divisée de la bande. Les compresses graduées, au nombre de deux au moins, doivent avoir une longueur égale à celle de la plaie et une épaisseur proportionnée à sa profondeur. Un de leurs bords doit, suivant les cas, avoir depuis un demi-pouce jusqu'à un pouce et plus d'épaisseur, A partir de ce point, la compresse doit être évidée jusques au bord opposé. L'appareil étant préparé, le membre doit être placé de manière à ce que les parties à rapprocher soient dans un état de relâchement; le chirurgien saisit avec les mains les globes de la bande et applique le plein

de celle-ci sur le point du membre opposé à la blessure;
puis, ramenant les globes sur les côtés du membre et jusques au voisinage de la plaie, il les confie à un aide : il
fait rapprocher les bords de la plaie par un autre, puis il
place à la distance d'un pouce et demi à deux pouces de
celle-ci, les compresses graduées de manière à ce que leurs
bords les plus épais se regardent; et il les fait fixer, dans
cette position, par l'aide chargé de rapprocher les lèvres
de la plaie. L'opérateur fait alors passer les bandelettes à
travers les fentes correspondantes de la bande, et tirant en
sens contraire et les bandelettes et la bande entière, et
abaissant en même temps leurs globes, il prend un appui
sur les compresses graduées, lesquelles se trouvent alors
portées l'une vers l'autre, et par là rapprochent les bords de
la plaie. On termine l bandage en faisant d'abord avec les
bandelettes, et ensuite avec la bande, des doloires qui
doivent servir à fixer le bandage. Ce bandage, qui est circulaire, et tous ceux qui agissent à sa manière, ont l'inconvénient de gêner la circulation dans les vaisseaux lymphatiques et veineux de la surface du corps; d'où résultent
des engorgemens œdémateux et violacés, des engourdissemens, des douleurs insupportables, etc.

Le bandage unissant des plaies en travers est un peu
plus compliqué que le précédent. Il exige des compresses
ordinaires, des bandes et des compresses graduées. Les
compresses, au nombre de deux, doivent être faites d'une
toile serrée, résistante et peu extensible : leur longueur
doit être double de celle du membre blessé, leur largeur
égaler, ou surpasser même, la largeur de la blessure. L'une
des extrémités de la première compresse doit être pleine;
l'autre doit être fendue en deux, trois ou quatre bandelettes; l'une des extrémités de l'autre compresse doit être
percée de fentes ou de fenêtres de quelques pouces de

longueur, en nombre égal à celui des bandelettes de la première compresse. Elles doivent être surfilées sur leurs bords. Les compresses graduées doivent être de même nature et de même forme que dans le bandage unissant des plaies en long. Les bandes doivent être au nombre de deux, de largeur ordinaire, et quinze ou vingt fois plus longues que le membre.

Le membre blessé doit être mis dans un état d'extension, si la plaie est dans ce sens, et dans la flexion, si elle est dans ce dernier sens. Les deux compresses doivent être appliquées sur le membre de manière à ce que leurs extrémités pleines soient opposées, et que leurs extrémités divisées se regardent, et empiétent l'une sur l'autre de toute la longueur à peu près de leurs divisions.

Ces préparatifs terminés, il faut commencer le bandage par des doloirs qui doivent envelopper le membre depuis son extrémité jusqu'à la hauteur de la plaie. Cette première partie du bandage a pour but de fixer la compresse, et d'exercer sur l'extrémité du membre une compression qui le mette à l'abri du gonflement que pourrait produire la constriction qui devra être exercée à la hauteur et au-dessus de la plaie. L'extrémité pleine de la compresse inférieure doit alors être appliquée sur ce bandage, et fixée par deux ou trois tours de bande. Elle doit alors être renversée sur elle-même de bas en haut, pour être mieux assujettie par quelques tours de bande, et le bandage doit être continué jusqu'au voisinage de la plaie, par des doloirs fort rapprochés et convenablement serrés. Le chirurgien doit alors confier à un aide le globe de cette bande, et, saisissant celui de la seconde, il doit jeter autour de la partie supérieure du membre quelques tours de bande; et, appliquant ensuite l'extrémité pleine de la compresse supérieure sur ces premiers jets, il doit la fixer dans ce lieu par quelques autres, et conduire, par une suite de doloirs, le bandage jusqu'au voisinage de la plaie. Les extrémités des compresses sont alors renversées, et on place sous chacune d'elles et sur chaque côté de la plaie une compresse graduée : les bandelettes de la compresse fendue sont alors introduites dans les fenêtres de l'autre compresse, et on tire leurs extrémités en sens opposés, jusqu'à ce que les lèvres de la plaie soient amenées au contact. Chaque extrémité des compresses doit ensuite être fixée avec ce qui reste de chacune des bandes. Le bandage ainsi terminé, on met le membre dans la position qui doit assurer ses effets. Ainsi on le met dans l'extension, si la plaie est dans le sens de l'extension, et dans la flexion, si elle est dans le sens de la flexion.

Ce bandage a plus d'efficacité que le précédent ; aussi peut-il être appliqué non seulement à la division en travers des parties molles, mais encore à la rupture des parties tendineuses, comme le tendon d'Achille, et même à celle de certaines parties osseuses, comme la rotule, l'olécrâne ; mais aussi, il a comme lui tous les inconvéniens d'une compression circulaire, inconvéniens qui sont proportionnés au degré de constriction exercé : aussi faut-il soigneusement veiller sur ses effets, afin de prévenir ceux qui pourraient être fâcheux, le relâcher et même l'enlever tout-à-fait quelquefois, afin de faire cesser le gonflement, et prévenir la gangrène à laquelle il expose quand il est trop serré.

Quand les bandages ne causent point d'accidens, on ne doit les enlever que lorsque les lèvres des plaies sont parfaitement réunies, ou même encore long-temps après, et il ne faut permettre des mouvemens, que lorsque la cicatrice de la plaie est parfaitement affermie.

Nous n'avons parlé ici que des bandages qui s'appliquent

aux plaies de la surface du corps en général. Il en est d'autres qui s'appliquent à certaines plaies en particulier, comme aux plaies des lèvres, du col, etc.; nous en parlerons ailleurs.

## SECTION V.

### Des sutures en général.

La position, les agglutinatifs et les bandages unissans ne suffisent pas toujours pour remplir exactement les indications que présentent les blessures par armes tranchantes. Il faut alors avoir recours *à la suture*, qui mieux que ces moyens peut assurer le contact permanent des lèvres des plaies, s'opposer à l'écoulement des liquides, au déplacement des parties molles, etc. etc.

Je ne revouvellerai pas ici la discussion qui s'éleva vers la fin du siècle dernier entre *Pibrac* (1), qui voulait rejetter les sutures dans presque tous les cas, et ceux qui voulaient au contraire les employer dans presque toutes les plaies. Je me bornerai à dire que les sutures sont indispensables dans certains cas, pour assurer le contact des parties, pour prévenir les écoulemens de liquides, ou pour empêcher les déplacemens de certaines parties molles, que ces sutures peuvent à elles seules remplir toutes ces indications dans certaines parties dépourvues de muscles ou qui n'en contiennent que de très-faibles, mais qu'elles ne sauraient suffire dans les cas où les plaies intéressent des parties musculaires douées d'une certaine force; car, dans ces cas, elles ne sauraient résister à l'action des muscles

---

(1) Pibrac, *Mémoire sur l'abus des sutures* (dans les *Mémoires de l'académie royale de chirurgie*, tom. III).

et de leurs tendons, qui les rompraient ou seraient déchirés par elles. J'ajoute enfin que dans tous les cas la prudence doit faire une loi d'appeler la position au secours de la suture, pour empêcher celle-ci de diviser trop promptement les parties qu'elle a embrassées.

La suture est une opération qui consiste à traverser les parties divisées à l'aide d'aiguilles et de fils à l'effet de les rapprocher, et d'en obtenir la réunion.

Cette opération ne se compose pas d'un procédé seulement; elle en renferme plusieurs. Ces procédés, déjà très-nombreux, se sont multipliés encore, depuis quelques années, de telle sorte qu'il serait difficile, long et fastidieux d'exposer et de faire concevoir leur mécanisme et leur but, les cas auxquels chacun d'eux convient, et ceux auxquels il ne convient pas, si l'on n'établissait entre ces procédés quelques distinctions fondées sur leur manière d'agir.

En partant de cette base, on trouve que certaines sutures ont pour but et pour effet, d'affronter et de maintenir exactement affrontées les lèvres ou les parties saignantes des plaies. Ce premier genre renferme les sutures les plus simples, les plus faciles, les plus usuelles et les plus efficaces en même temps. Telles sont la suture à points séparés, la suture entortillée, la suture à anses, etc., etc. Dans un second genre, les lèvres saignantes de la plaie, au lieu d'être exactement affrontées, sont au contraire éloignées l'une de l'autre et placées sur un plan horizontal; à ce second genre doivent être rapportées la suture à points passés, la suture du *pelletier*. Dans un troisième genre, la suture a pour but et pour effet de renverser la surface des plaies en dedans, de manière à les adosser; à ce troisième genre doivent être rapportées les sutures de M. *Lembert* et celles de M. *Jobert*, imaginées pour les plaies longitudinales de l'esto-

mac et du canal intestinal, celles que M. *Lembert* a imaginées pour les plaies transversales de ces viscères, et celles
que plus tard nous avons imaginées pour les plaies longitudinales et transversales. Un quatrième genre comprend
la suture qui a pour base l'invagination de l'intestin, que
cette invagination ait lieu en donnant ou bien sans donner
un appui aux parois de l'intestin. Telles sont l'invagination sur une carte, sur un carton, sur une trachée, sur
des anneaux métalliques, etc., etc., ou l'invagination sans
appui étranger, telle que celle de *Rhamdor*, ou celle que
M. *Jobert* a conseillée dans les plaies qui intéressent toute
la circonférence de l'intestin. Nous allons exposer successivement les caractères propres à chaque genre de
suture, sa manière d'agir, ses avantages et ses inconvéniens.

La presque totalité des sutures exige le secours d'aiguilles
et de fils. Quelques-unes exigent, en outre, l'emploi de
moyens particuliers. Les aiguilles sont de deux espèces,
droites ou courbes. *Les aiguilles droites* sont de deux
sortes. L'une semblable à l'aiguille employée dans les
usages domestiques, est pourvue d'une pointe très-acérée,
d'un corps de forme cylindrique et d'une ouverture nommée *châs*. Son emploi en chirurgie ne comporte aucune
règle particulière. La seconde sorte d'aiguilles droites,
celle qu'on emploie dans le bec-de-lièvre, est formée à
sa pointe, d'un fer de lance très-aigu à son extrémité et tranchant sur ses côtés. Ce fer peut faire corps avec l'aiguille ou
bien il en peut être séparé; dans ce dernier cas, une partie amincie du corps de l'aiguille est reçue dans une cavité
ou douille que présente la base du fer de lance, ou bien
c'est ce fer de lance qui est reçu dans une douille pratiquée dans l'épaisseur du corps de l'aiguille, et qui permet,
lorsque celle-ci est placée, de retirer le fer de lance qui,

lorsqu'il fait corps avec l'aiguille, pique ou déchire les parties par sa pointe et ses tranchans.

Le corps de l'aiguille est formé par un cylindre de longueur variable suivant l'épaisseur des parties qu'il doit traverser. Destiné à rester au milieu d'elles pendant plusieurs jours, il s'oxiderait et deviendrait difficile à extraire, s'il n'était composé d'un métal peu altérable. A cet effet on les fabrique en or, en argent, en platine. Quant au fer de lance qui doit traverser les parties et ne pas séjourner au milieu d'elles, il doit être en acier.

*Les aiguilles courbes*, employées pour les sutures aussi bien que pour les ligatures d'artères, présentent dans leur configuration des règles importantes.

Elles ont été long-temps formées de la réunion d'une partie courbe et d'une partie droite. La partie courbe, située du côté de la pointe, offrait trois côtés et trois tranchans; la seconde, située du côté du talon, était formée d'une tige droite ou presque droite, percée d'une ouverture ordinairement longitudinale et quelquefois transversale. On voit tout de suite les inconvéniens qui doivent résulter de l'association de deux directions différentes, dans un instrument dont la totalité doit parcourir un canal étroit. On voit en effet que la plaie faite par la partie antérieure de l'aiguille étant courbe, elle ne peut être parcourue qu'avec difficulté et douleur, par le talon de l'aiguille qui est presque droit.

On doit à l'Académie royale de chirurgie, d'avoir provoqué, et à M. *Boyer* (1) d'avoir opéré une réforme utile dans ces aiguilles. D'après cet illustre praticien, elles doivent être formées d'une lame d'acier, courbée en demi-

(1) Mémoire à l'académie royale de chirurgie, 1791. Imprimé dans la *Mémoires de la société médicale d'émulation.*

cercle, d'un demi-pouce à un pouce et demi, deux pouces de rayon, suivant leurs dimensions; cette lame, aplatie sur deux faces de sa convexité vers sa concavité, a une largeur qui varie depuis une demi-ligne jusqu'à une ligne et demie, et même deux lignes pour les plus fortes.

Une des extrémités forme son talon, et est percée d'une ouverture. L'autre extrémité, rétrécie, évidée et tranchante sur ses bords, se termine par une pointe très-aiguë. Ces aiguilles doivent être armées d'un fil qu'on fait passer à travers l'ouverture de leur talon. Quand celle-ci est transversale, un fil un peu large y passe difficilement : on peut éviter cet inconvénient en donnant plus de grandeur à ces ouvertures, et en les pratiquant dans le sens de la longueur des aiguilles.

L'emploi des aiguilles courbes est soumis à d'autres règles que celui des aiguilles droites ; leur convexité doit être embrassée par la concavité du doigt indicateur de la main droite ; leur talon doit être appliqué à la paume de main ou sur quelque point de la face palmaire de l'indicateur ; leur pointe doit dépasser de quelques lignes l'extrémité du doigt indicateur ; le pouce doit être appliqué au centre de leur concavité. Ainsi fixée, l'aiguille doit être employée de la manière suivante : On la porte perpendiculairement sur l'endroit où l'on veut la faire pénétrer, et, lorsqu'on a percé la peau, on la conduit plus ou moins obliquement, suivant la profondeur à laquelle on veut la faire parvenir. La puissance qui fait avancer l'aiguille doit agir suivant la courbe de cet instrument, ce qui se fait à l'aide d'un mouvement de rotation de la main. Quand l'aiguille a pénétré sur l'autre côté de la plaie, et qu'elle a dépassé de la moitié de sa longueur les parties traversées, on en saisit la pointe avec les doigts de la main droite, et on l'extrait en lui imprimant un mouvement doux et uniforme, pendant qu'on soutient avec l'autre main les lèvres de la plaie, pour éviter tout tiraillement des chairs.

Les fils employés pour faire les sutures, comme pour les ligatures, peuvent être faits avec des matières végétales, animales ou minérales. Les fils, faits avec du lin ou du chanvre, ont été pendant long-temps employés à l'exclusion de tout autre matière. Ils sont simples, doubles, ou triples, etc.; cirés ou bien non cirés, tissus en cordonnets cylindriques, ou disposés en forme de ruban. Plus tard on s'est servi de substances animales, telles que la soie, la peau de chamois (1), les intestins desséchés, préparés et ramenés à quelques-unes des formes ci-dessus indiquées.

L'emploi des ligatures faites avec des substances animales est fondé sur l'opinion dans laquelle on est que ces matières peuvent être laissées sans danger au fond des plaies, qu'elles y sont altérées, ramollies, puis absorbées, de telle sorte que la réunion par première intention serait plus assurée, lorsque l'on veut obtenir ce mode de guérison des plaies.

Au surplus, quelle que soit celle de ces matières qu'on veuille employer, il faut bien l'éprouver avant de s'en servir; sans cette précaution on s'exposerait à voir ces fils se rompre au moment de la constriction; les fils de soie exigent cette précaution encore plus que les autres, et surtout parmi ceux-là, les fils de soie teints en noir, lesquels sont presque toujours brûlés et cassans.

Ces propriétés d'être altérées, puis absorbées, avaient

(1) *Horatio Jameson*, chirurgien à Baltimore, traduction de son *Mémoire sur les Hémorrhagies traumatiques* (*Journal des progrès*, tom. **VI**, 1827.)

aussi été attribuées aux ligatures faites avec des substances
végétales, mais elles n'ont été bien constatées ni dans les
uns, ni dans les autres.

Les substances végétales et les substances animales ne
sont pas les seules qui aient été employées pour faire des
fils destinés aux sutures et aux ligatures, mais surtout aux
ligatures. Certaines matières minérales, comme le plomb,
l'or, l'argent, le platine tirés en fil plus ou moins gros, ont
été employées dans ce but (1). La faible altérabilité de ces
substances, et l'innocuité de leur séjour momentané dans
les parties, les rendent susceptibles en effet d'être employées à cet usage : mais il s'en faut de beaucoup qu'on
puisse toujours sans inconvénient les oublier au milieu
des parties. Ils agissent même ordinairement toujours
comme corps étrangers et déterminent souvent des inflammations et des abcès à la suite desquels ils sont expulsés au dehors. Il n'échappera d'ailleurs à personne,
lorsqu'on fait usage de fils métalliques, que leurs extrémités, au lieu d'être engagées l'une dans l'autre et tirées
en sens contraire, doivent être seulement relevées et appliquées l'une contre l'autre, et tordues ensemble, jusqu'à ce que la partie embrassée dans un cercle étroit se
trouve comprimée à un degré suffisant.

Les fils employés à des ligatures, ou à des sutures, ont
tous une tendance à couper les parties qu'ils embrassent.
Cette tendance est digne de la plus sérieuse attention. En
effet, la réunion des parties divisées est le but de la suture,
la section est celui de la ligature, d'où il résulte qu'il
faut dans la suture s'opposer par tous les moyens de l'art
à la section des parties, tandis qu'il faut la favoriser dans

_____

(1) *Mémoire sur l'emploi des ligatures métalliques*, par M. le docteur
*H. S. Levret.* (*Journal analytique*, septembre 1829.)

la ligature. Dans celle-ci, les parties friables sont coupées par le fait de la constriction. Les parties qui ne sont point friables, ne le sont au contraire que par suite d'un étranglement et d'une inflammation. L'inflammation sans la section des parties pourrait-elle amener l'oblitération des vaisseaux? Quelques personnes l'on pensé. Mais pour arriver à ce résultat qui, suivant elles, devait épargner aux malades les inconvéniens résultant de la section des vaisseaux, elles ménageaient la constriction de la ligature, ou bien elles abrégeaient la durée de son action. Les essais de cette méthode n'ont pas été heureux, et on a presque toujours vu la circulation se continuer et les vaisseaux entamés dans quelque point de leur circonférence donner lieu à des hémorrhagies nouvelles. Les fils coupent d'autant plus rapidement les parties, qu'ils sont plus étroits et plus serrés, d'où il résulte qu'il faut, quand on veut en faire usage pour la suture, leur donner toute la largeur que comporte la nature des parties, et, dans le cas où ils seraient employés à faire des ligatures des vaisseaux, leur donner un faible volume et les serrer fortement, afin de couper dès le premier moment les tuniques des vaisseaux qui sont *sécables*, et d'étreindre fortement celles qui ne le sont pas, sans quoi le sang, se frayant une route au travers de la ligature, déterminerait des hémorrhagies.

Les fils employés aux sutures couperaient aussi à la longue les parties qu'ils ont embrassées; il faut les enlever avant qu'ils aient produit ce résultat, qui causerait des difformités, et irait d'ailleurs contre le but qu'on se propose. Si les parties n'étaient pas réunies encore, au moment ou on enlève les fils des sutures, il faudrait en remettre d'autres, si on le jugeait nécessaire, et si on le pouvait, ou avoir recours seulement aux bandelettes agglutinatives, ou aux bandages unissans, suivant les cas.

PREMIER GENRE. — SUTURES PAR AFFRONTEMENT.

Le principe de ces sutures est que les lèvres sanglantes des plaies soient exactement mises et maintenues en contact, et leur but est de réunir sans suppuration les parties similaires que ces plaies ont intéressées. Ce genre renferme plusieurs espèces de sutures.

*Première espèce. — Suture à points séparés.* Cette suture exige, suivant le cas et l'épaisseur des parties, des aiguilles droites ou des aiguilles courbes armées de fils simples, doubles ou triples, suivant l'épaisseur et la résistance des parties à traverser. Le nombre de ces aiguilles droites ou courbes doit être proportionné à l'étendue de la plaie, et aux points de suture à faire. Il doit être calculé à raison d'un point de suture, depuis dix jusqu'à deux lignes, suivant que la suture a pour but de rapprocher les parties seulement, ou de prévenir un épanchement.

L'aiguille droite et le fil simple suffisent dans la suture de l'intestin. L'aiguille courbe, armée de fils simples, doubles ou triples, est nécessaire pour la suture des grandes divisions des parties molles. La suture à points passés peut être pratiquée de deux manières.

*Premier procédé dans les grandes plaies.* Les bords et les lèvres de la plaie ayant été nettoyés, le chirurgien place l'indicateur et le médius de la main gauche dans le fond de la plaie, et le pouce sur la peau. Il met ainsi de niveau les parties divisées : avec la main droite armée de l'aiguille courbe enfilée d'un fil simple, double ou triple, il traverse de dehors en dedans la lèvre de la plaie dans une étendue qui varie suivant l'épaisseur de la division, en faisant autant que possible sortir la pointe de l'aiguille entre l'indicateur et le doigt du milieu de la main gauche. Après quoi, il saisit la lèvre opposée de la même manicre, et la traverse de dedans en dehors, en embrassant la même épaisseur et la même largeur de parties. On continue l'opération en appliquant successivement, et suivant les mêmes procédés, autant de points de suture que l'exige l'étendue de la plaie.

Le nombre de ces points doit être plus grand lorsqu'il s'agit de fermer une cavité accidentellement ouverte, comme la cavité buccale ou la cavité abdominale : il doit être moindre, lorsqu'il s'agit seulement de tenir en contact les lèvres d'une plaie faite aux membres. Tous les fils étant passés, un aide applique une main sur chaque côté de la plaie, et en rapproche exactement les bords. L'opérateur saisissant alors les extrémités des fils doit les lier par un simple nœud d'abord, ensuite par un double, en ayant soin de n'exercer qu'une constriction modérée, car il ne doit jamais oublier que les parties doivent se tuméfier, et qu'une trop forte constriction serait suivie de la section prématurée des lèvres de la plaie par les fils.

Mais il ne faut jamais perdre de vue, tant pour cette suture que pour les autres, que, quoique la réunion des parties soit opérée ordinairement au bout de quatre ou cinq jours, la cicatrice est loin de pouvoir résister aux causes qui tendent à la détruire. L'oubli de cette considération importante est cause que beaucoup de cicatrices, préparées d'ailleurs avec art, ont cédé à l'effort des muscles, aux mouvemens des parties et aux tiraillemens qui en sont le résultat. Ce danger a porté quelques personnes à prolonger la durée du séjour du fil ou des aiguilles au milieu des parties, pendant dix à douze jours par exemple; mais l'observation a appris que ce séjour prolongé entraîne souvent la section des parties embrassées, et produit des difformités qui vont contre le but de certaines opérations, de celle du *bec-de-lièvre*, par exemple.

Au reste la durée du séjour du fil et des aiguilles doit varier suivant l'âge des individus. Les parties sont tellement *sécables* chez les enfans, qu'on est obligé de retirer les aiguilles et les fils au bout de quatre ou cinq jours, sous peine de voir les parties coupées. Chez l'adulte, la seccabilité des parties est moindre et permet de laisser les fils et les aiguilles en place pendant sept ou huit jours. La lenteur de l'inflammation adhésive et la rigidité des tissus permet de les laisser en place pendant neuf ou dix jours chez le vieillard.

La nature des parties embrassées n'a pas moins d'influence que l'âge sur la durée du temps nécessaire pour leur section. Les tissus celluleux, séreux, muqueux, parenchymateux, etc., sont coupés en peu de jours par une ligature; les tissus fibro-celluleux, fibreux, vasculaire, etc., ne le sont qu'après un temps beaucoup plus long et qui va quelquefois jusqu'à vingt ou trente jours.

Cinq ou six jours sont ordinairement nécessaires pour l'union des plaies par première intention; ce temps passé, on doit couper la partie saillante de l'anse de la ligature, saisir son nœud avec le pouce et l'indicateur ou avec une pince, et on extrait le fil en lui faisant parcourir en sortant une courbe analogue à celle qu'il a décrite en entrant.

Si l'inflammation de la plaie s'est terminée par suppuration, on peut laisser les fils en place quand ils ne menacent pas de couper les parties; dans le cas contraire, on peut les remplacer par les bandelettes agglutinatives que l'on maintient et que l'on renouvelle jusqu'à ce que la réunion des parties soit effectuée.

Cette espèce de suture doit être employée dans les cas de larges plaies faites à la surface du corps, dans les cas de plaies à lambeau, de plaies d'amputations, etc. Elle ne convient guère dans les divisions de l'estomac et du canal intestinal, contre lesquelles elle a été conseillée, et elle y est dans ces cas avantageusement remplacée par d'autres.

*Deuxième procédé pour les plaies peu étendues.* Dans le procédé que nous venons de décrire, on traverse les lèvres de la plaie l'une après l'autre et par un trait d'aiguille séparé pour chacune d'elles. Dans la deuxième manière de pratiquer la suture à points séparés, on saisit les lèvres de la plaie, on en affronte les bords, et on les traverse d'un seul trait d'aiguille, après quoi les extrémités des fils sont nouées comme il a été dit. Lorsque cette manière peut être employée, elle a l'avantage d'abréger la durée de l'opération.

*Deuxième espèce. — Suture à anse.* Cette suture se compose comme la précédente, de points séparés. Elle exige, comme elle, un nombre d'aiguilles et de fils proportionné à l'étendue de la plaie; elle se pratique de la même manière; seulement à chaque point, l'on laisse libres les extrémités du fil, qui doivent avoir chacune cinq ou six pouces de longueur. Lorsque tous les points sont passés, on réunit tous les chefs des fils en un seul faisceau que l'on tord sur lui-même plusieurs fois, ce qui rapproche les bords de la plaie en les fronçant.

Pour les plaies intérieures, pour celles du canal intestinal, ces fils ainsi réunis doivent être retenus au dehors et fixés à l'aide de bandelettes de diachylum gommé. Dans tous les cas, lorsque la réunion est opérée, il faut couper les fils d'un côté, le plus près possible des parties, et exercer sur les autres de légères tractions, afin de les attirer au-dehors.

Cette suture ne convient guère plus dans les plaies extérieures que dans les plaies du canal intestinal, et peut être avantageusement remplacée par des sutures plus efficaces.

*Troisième espèce.* — *Suture entortillée.* On se sert pour cette suture d'aiguilles droites pourvues d'un fer de lance à leur pointe, que l'on peut ôter à volonté, ou bien d'aiguilles et d'épingles ordinaires, ou bien enfin, d'épingles à insectes, qui sont plus acérées que ces dernières.

Les bords de la plaie ayant été nettoyés, et exactement rapprochés et affrontés, et la pointe de l'aiguille ayant été graissée, l'opérateur presse les lèvres de la plaie entre le pouce et l'indicateur de la main gauche : de la main droite, il saisit vers son milieu l'aiguille entre le pouce et le doigt médius, tandis que le doigt indicateur est appuyé sur son talon : il l'enfonce alors à deux ou trois lignes d'une des extrémités de la plaie, et à deux, trois ou un plus grand nombre de lignes de son bord suivant l'épaisseur des parties à embrasser; il la fait sortir à la même distance du côté opposé, en laissant au devant des aiguilles à peu près la moitié ou les deux tiers de l'épaisseur des lèvres de la plaie.

Cette première aiguille étant placée, on jette autour d'elle une anse de fil ciré dont les bouts viennent s'engager sous chacune des extrémités de l'aiguille et que l'on confie à un aide qui exerce sur eux une légère traction, afin d'empêcher les parties d'abandonner l'aiguille. Une seconde, une troisième, et, s'il le faut, une quatrième, sont passées à deux ou trois lignes l'une de l'autre, ou à des intervalles plus ou moins grands, suivant la nature des cas, en allant de l'une à l'autre extrémité de la plaie.

Lorsque toutes les aiguilles sont placées, on jette l'anse d'un nouveau fil autour de la dernière, on ramène les extrémités en devant et en arrière d'elles, et cela trois ou quatre fois, en les croisant successivement. Ensuite on les dirige vers la seconde aiguille après les avoir croisées dans l'intervalle qui les sépare. On entoure cette seconde aiguille comme la première. On va de la deuxième à la troisième, en croisant encore les fils au-devant de la plaie, et on continue ainsi jusqu'à ce que l'on soit arrivé à la dernière aiguille. On termine la suture en arrêtant les fils par le *nœud du chirurgien*, et l'on coupe ensuite les extrémités de l'anse du fil jeté autour de la première aiguille. On retire ensuite le fer de lance de chaque aiguille, ou bien si on s'est servi d'épingles ordinaires on place sous leur extrémité de petites compresses qui préservent les parties voisines de leur action, ou bien on coupe leur pointe.

Cette suture n'a besoin du secours d'aucun auxiliaire, et seule elle suffit, quoi qu'on ait dit, pour maintenir les parties en rapport, pourvu que les malades ne se livrent point à des mouvemens désordonnés qui pourraient faire couper par les aiguilles les lèvres de la plaie avant l'époque de leur réunion. Cependant quelques personnes croient encore devoir ajouter à l'action de la suture par un bandage unissant, dans le but de prévenir le changement des parties par les mouvemens des muscles, et autres causes accidentelles.

On ôte les aiguilles du quatrième au cinquième jour chez les enfans dont les tissus plus tendres seraient divisés par les aiguilles si on les laissait plus long-temps en place : on les ôte du sixième au huitième jour chez les adultes.

Quand on veut ôter les aiguilles, on appuie l'indicateur de la main gauche sur celle des lèvres de la plaie vers laquelle on pousse une des aiguilles. L'extrémité de l'indicateur de la main droite est appliquée à son talon, le chirurgien pousse celui-ci de la droite vers la gauche, puis il saisit la pointe de l'aiguille entre l'indica-

teur et le médius, et en fait l'extraction. Chacune des aiguilles doit être ôtée de la même manière, en ayant soin
de commencer par celles qui correspondent à des parties bien unies, et on laisse en place s'il le faut celles
qui correspondent à des parties mal unies entre elles, pour
les ôter plus tard.

On laisse collés à la surface de la plaie, pendant quelques jours, les fils qui font office d'emplâtre agglutinatif,
et on ne les ôte que lorsque la consolidation est tout-à-fait
assurée.

Cette suture convient surtout dans le cas de divisions
accidentelles ou natives des lèvres, de plaies pénétrantes
aux joues, etc., etc. On peut aussi l'employer contre les
plaies des parois abdominales. Mais dans ce dernier *la suture enchevillée* paraît mieux convenir encore.

*Quatrième espèce. — Suture enchevillée.* L'appareil nécessaire pour pratiquer cette suture se compose : 1° d'aiguilles courbes en nombre égal à celui des points de suture. 2° De fils simples et cirés qui doivent être réunis par
leurs deux extrémités passées à la fois dans le talon de
l'aiguille, de manière à former une anse au bout opposé.
3° De cylindres au nombre de deux, faits avec un tuyau
de plume ou une carte roulée sur elle-même et fortement
serrée, ou, ce qui vaut mieux encore, de cylindres de
bois de quelques lignes de diamètre, lisses à leur surface,
arrondis, et d'une longueur qui excède d'environ un pouce
l'étendue de la plaie.

Les bords de celle-ci ayant été nettoyés, et les parties
qui ont pu être déplacées ayant été réduites, le chirurgien
introduit le pouce et l'indicateur de la main gauche derrière l'extrémité de l'une des lèvres de la plaie; avec le
pouce de la même main, il met la peau de niveau avec

les autres tissus divisés, puis avec l'aiguille il traverse les parties de dehors en dedans, de manière à embrasser trois ou quatre lignes de leur épaisseur; il en fait sortir la pointe entre le pouce et l'indicateur de la main gauche; alors il la saisit avec le pouce et l'indicateur de la main droite et l'attire de dedans en dehors, jusqu'à ce que l'anse du fil soit réduit à des dimensions suffisantes pour recevoir un cylindre. Cela fait, le pouce et l'indicateur de la main gauche sont introduits sous la lèvre opposée de la plaie, laquelle doit être traversée dedans, en dehors et au niveau de l'autre. On attire alors l'aiguille, et on passe successivement et de la même manière, et à des intervalles de un demi ou trois quarts de pouces ou un pouce, autant de fils nouveaux que l'exige la longueur de la plaie. Le chirurgien passe alors un des cylindres dans cette série d'anses. Un aide place les deux mains sur chacun des côtés de la plaie, et en rapproche exactement les lèvres. Alors le chirurgien exerce successivement sur les chefs des fils, des tractions légères à l'eff. t de resserrer les anses, et de leur faire exactement embrasser le cylindre. Cela fait, il sépare les fils les uns des autres, et place dans leur intervalle le deuxième cylindre, puis, ramenant ces fils sur lui, il les y fixe par un nœud simple surmonté d'une rosette.

Le mécanisme de cette suture est facile à concevoir. Chaque point de la ligature représente une courbe dont la concavité embrasse les parties qu'elle est destinée à maintenir, et dont les extrémités s'appuient aux cylindres sur lesquels elle est fixée d'un côté par un anse, et de l'autre par un nœud, de telle sorte que les cylindres pressés sur les côtés des lèvres des plaies par ces fils, agissent sur toute l'étendue de celles-ci comme le ferait une suture continue, et préviennent tout déplacement des parties contenues dans les cavités. C'est ce qui lui donne une très-grande supériorité sur les autres sutures contre les plaies des parois de l'abdomen. C'est sur les cylindres et non sur les chairs que les fils agissent, d'où il résulte qu'ils n'ont pas de tendance à couper les parties comme le fait la suture à points séparés, et que l'effort qu'ils exercent sur ces cylindres se partage sur chacun des points de la longueur de ceux-ci.

Comme cette suture fatigue peu les parties, on peut la laisser plus long-temps en place que les autres. La réunion étant faite, on fend chacun des anses des fils avec des ciseaux, et on retire le premier cylindre : on saisit ensuite le deuxième, et par un mouvement de traction exercée dans la direction de la courbe décrite par les fils, on fait l'extraction simultanée du deuxième cylindre et des fils. On applique alors des bandelettes agglutinatives sur la plaie, et on recommande le repos au malade jusqu'à ce que la cicatrice soit bien affermie : un bandage compressif doit soutenir pendant quelque temps cette cicatrice par laquelle des éventrations ont une très-grande tendance à s'opérer.

*Cinquième espèce de suture.* Une dernière espèce de suture, du genre de celles dont nous nous occupons, est celle dans laquelle les lèvres de la plaie, étant placées parallèlement, sont traversées par une aiguille et par un fil qui vont alternativement de l'une à l'autre, en formant une espèce de huit de chiffre, dont le croisé se trouve placé entre elles. C'est *la suture en huit de chiffre ou entrecroisée.*

Cette suture n'exige qu'une aiguille simple armée d'un fil ciré. Les lèvres de la plaie ayant été disposées convenablement, une d'elles est saisie entre le pouce et l'indicateur de la main gauche, et traversée de dehors en dedans, à l'aide de l'aiguille et du fil par les mêmes doigts de la main opposée. Une extrémité de fil de cinq ou six pouces de longueur est laissée hors de la suture, et confiée à un aide. L'aiguille est ensuite portée à la face interne de la lèvre opposée, puis de celle-ci sur la face interne de la première, et ainsi de suite jusqu'à ce que toute la longueur des lèvres de la plaie ait été parcourue par le fil qui, en allant de dedans en dehors et d'un côté à l'autre, forme, comme nous l'avons dit, une suite de huit de chiffre continus les uns aux autres.

La suture terminée, la seconde extrémité du fil est conservée pour être retenue au dehors. L'époque de la réunion étant arrivée, il faut couper les fils tout près des parties, ou les abandonner à eux-mêmes s'ils sont trop difficiles à extraire.

Cette suture ne saurait être employée que dans la lésion du canal intestinal. Elle se rapproche de la suture *du pelletier* de laquelle elle diffère néanmoins, en ce que les spirales dont elle se compose se croisent dans la plaie, et y forment corps étranger, ce qui n'a pas lieu dans la suture du pelletier. Malgré ces inconvéniens, nous devons dire qu'elle a quelque avantage sur la suture *du pelletier*, car tandis que dans cette dernière les lèvres de la plaie peuvent faire saillie en dehors, dans l'autre elles sont plutôt recourbées en dedans et mises dans un contact immédiat. Cette suture n'est guère employée que dans les lésions du canal intestinal, où elle peut d'ailleurs être avantageusement remplacée par d'autres sutures.

## DEUXIÈME GENRE.

### Sutures par redressement.

Dans le deuxième genre de suture, les lèvres des plaies, au lieu d'être mises en contact immédiat, sont au contraire redressées l'une contre l'autre, de telle sorte que leurs bords ne sont point affrontés, disposition dont les désavantages sont faciles à sentir.

L'espèce la plus saillante de ce genre, celle dans laquelle tous ses caractères, et par conséquent tous ses inconvéniens, se trouvent le mieux exprimés, c'est la suture à points passés, ou à faux fil, attribuée à *Bertrandi*.

*Première espèce.* — *Suture à points passés*. Cette suture n'exige d'autre appareil qu'une aiguille droite et un fil ciré, simple ou double, suivant l'épaisseur des parties. Les lèvres de la plaie sont soulevées et adossées par leur face interne. Faisant alors tenir par un aide une des extrémités de la plaie, avec le pouce et l'indicateur d'une main, et la saisissant lui-même, à quelque distance de ce point, avec le pouce et l'indicateur de la main gauche, le chirurgien traverse de la droite vers la gauche l'épaisseur de ces deux lèvres à deux ou trois lignes de leurs bords et de leur extrémité. L'aiguille est retirée du côté opposé et enfoncée de nouveau et du même côté à trois ou quatre lignes du point où elle est sortie, et en allant de la gauche vers la droite. La suture est continuée jusqu'à ce que toute la longueur de la plaie ait été parcourue par elle. Alors les deux extrémités du fil, à chacune desquelles on a laissé cinq ou six pouces de longueur, sont maintenus séparées ou rapprochées au dehors, jusqu'à ce que l'époque de la réunion étant arrivée, on coupe une de ces extrémités près des parties, et on exerce sur l'autre de légères tractions jusqu'à ce que le fil soit retiré.

Quelques personnes redoutant les effets de la traction dans un seul sens, ont imaginé de composer la ligature de deux brins de fil de couleur différente, et de les extraire en tirant sur chacun d'eux en sens contraire, afin, disent-elles, qu'au moment de l'extraction, les efforts exercés en sens opposés puissent maintenir l'intestin en position.

Cette suture n'a qu'un avantage, celui de maintenir en contact exact les lèvres des plaies dans les points où elle les traverse, et dans ceux où elle les presse seulement l'une contre l'autre ; mais cet avantage est plus que compensé par l'inconvénient qu'elle a de ne point affronter exactement la surface des plaies, c'est ce qui en fait une des sutures les plus défectueuses. Qu'on veuille l'appliquer aux plaies de la surface du corps, à celle des amputations par exemple, les bords de la plaie n'étant point en contact, la réunion immédiate ne pourra avoir lieu que dans une partie de leur étendue, et le bourrelet saillant qui résultera de l'adossement des lèvres causera une difformité sans compensation d'aucun avantage. Si on voulait appliquer cette suture à la réunion des plaies du canal intestinal, elle aurait plus d'inconvéniens encore : en effet elle déterminerait un rétrécissement de l'intestin proportionné à la largeur des lèvres de la plaie qu'elle laisserait en avant d'elle, et comme elle n'affronterait pas les bords de la plaie, et qu'elle mettrait en contact leurs surfaces muqueuses dont aucune puissance ne saurait opérer la réunion, loin de servir à la guérison, elle ne pourrait que lui nuire. Celle-ci, en effet, ne pourrait s'effectuer que par une inflammation adhésive des parties blessées avec le péritoine.

*Deuxième espèce.* — *Suture du pelletier ou à surjet.* Cette suture n'exige, comme la précédente, qu'un fil ciré armé d'une aiguille droite. Les lèvres de la plaie qu'on veut unir, doivent être saisies par l'opérateur à leurs deux extrémités avec le pouce et l'indicateur de chaque main, elles doivent être rapprochées, soulevées et en quelque façon adossées l'une à l'autre par leur face interne. Donnant alors à tenir à un aide une de ses extrémités, et tenant le reste de la plaie entre l'indicateur, le pouce et les autres doigts de la main gauche, l'opérateur saisit l'aiguille entre le pouce et l'indicateur de la main droite et traverse simultanément les deux lèvres de la plaie à quelques lignes de son extrémité et de ses bords, en allant de la droite vers la gauche, et en laissant en dehors de la plaie un bout du fil de cinq ou six pouces de longueur. Cela fait, il retire l'aiguille, mais au lieu de continuer la suture, en traversant les lèvres de la gauche vers la droite, comme dans la suture à points passés, l'opérateur ramène le fil sur les bords de la plaie, de manière à venir de nouveau en traverser les lèvres de la droite vers la gauche. L'opération est continuée jusqu'à la fin de la plaie, où on laisse aussi un bout du fil de cinq ou six pouces de longueur. Ces deux fils peuvent être rapprochés ou bien séparés suivant les cas, et, suivant les cas encore, on laisse les parties à la surface du corps, ou on les réduit dans les cavités auxquelles elles appartiennent. Enfin, lorsque la cicatrice est opérée, on coupe un des bouts du fil, et on exerce des tractions sur l'autre, jusqu'à ce qu'il soit sorti, ou bien on abandonne ce fil à lui-même, après en avoir coupé les extrémités le plus près possible de la plaie.

Cette suture convient aux blessures faites à la surface du corps; elle convient moins aux blessures du canal intestinal. En effet elle a l'inconvénient d'adosser des surfaces muqueuses qui ne sont pas faites pour s'unir entre elles; cet inconvénient est cependant en partie corrigé par des spirales qui repoussent un peu ces surfaces du côté du canal intestinal, et mettent en contact les bords de la plaie. Du reste, elle a sur la suture à points passés, l'avantage de tenir ces lèvres en contact, et dans les points traversés par les fils, et dans les points qui correspondent aux spirales, circonstances tout-à-fait propres à prévenir les déplacemens et les épanchemens.

### TROISIÈME GENRE.

### Sutures par adossement.

Dans les sutures qui précèdent, le succès est d'autant mieux assuré que les lèvres sanglantes des plaies sont plus exactement affrontées et maintenues en contact, mais il est des sutures dans lesquelles on agit autrement et dans lesquelles on peut adosser les lèvres des plaies, telles sont en particulier celles de l'estomac et des intestins.

Sans doute on a quelquefois obtenus la réunion des divisions faites à ces parties, par quelques unes des sutures décrites ci-dessus, mais cette réunion n'a pas eu lieu par agglutination des lèvres de la plaie. C'est par celles des parties voisines avec le péritoine qu'elle s'est effectuée. En effet, le canal intestinal est composé de tuniques superposées, qui sont de dedans en dehors, une muqueuse, une celluleuse, une musculeuse et une séreuse. Les trois premières ne s'unissent entre elles que rarement et difficilement. Mais la séreuse s'unit au contraire très-promptement avec une séreuse. C'est sur ce principe (1) qu'est fondée la cure

_____

(1) Voyez *Mémoires de l'acaddémie royale de médecine*, t. 1ᵉʳ. Mémoire de M. *Dupuytren Sur les anus contre nature.*

des anus contre nature, par la section, à l'aide d'un en-
térotome, des parois adossées de l'intestin : c'est ce même
principe qui, plus tard, a conduit M. *Jobert de Lamballe*,
en 1824, à adosser et à maintenir adossée, à l'aide d'une
suture, la membrane séreuse des intestins pour la curation des plaies de ces viscères. Cette suture peut être
nommée *par adossement*, parce que elle a en effet pour
principe d'adosser à elles-mêmes les deux lèvres de la plaie
de l'intestin. Cette méthode renferme plusieurs procédés.

Dans les cas qui réclament son emploi, l'estomac et les
intestins peuvent être divisés de manière à n'offrir qu'une
simple plaie parallèle ou oblique à leur axe, et pénétrant
dans leur cavité, ou elle peut avoir divisé l'intestin perpendiculairement à son axe dans une partie ou dans la
totalité de sa circonférence. De là plusieurs procédés.

*Premier procédé.* Les parties n'offrent-elles qu'une simple
division parallèle ou oblique à l'axe de l'intestin ? on trouve
toujours celui-ci plus ou moins contracté sur lui-même, et
les lèvres de la plaie plus ou moins renversées en dehors.
Pour exécuter cette suture, on doit avoir autant de fils et
d'aiguilles droites qu'on a de points de suture à pratiquer.
On doit faire coucher le malade sur le dos, la tête fléchie sur
la poitrine, les cuisses sur le ventre, et après s'être placé
à la droite du malade, il faut ramener les lèvres de la
plaie à leur situation naturelle ; bien plus, il faut les renverser en sens contraire, c'est-à-dire vers la cavité de
l'organe, de manière à ce que, au lieu de se regarder par
leur surface muqueuse, elles se regardent et se touchent
par leur surface péritonéale ou séreuse, ce que l'on opère
soit avec le manche d'un bistouri, soit avec la pointe d'une
aiguille. Après avoir donné à tenir une des extrémités de la
division à un aide, et saisi avec le pouce et l'indicateur une
partie voisine de cette division, on traverse de deux lignes

en deux lignes , ou de trois et même de quatre lignes en
quatre lignes , le dos de chaque repli en comprenant toute
l'épaisseur des parois intestinales , suivant que celles-ci
sont elles-même plus ou moins épaisses , avec des aiguilles
armées de fil de lin ou de soie, et on termine cette suture
en faisant séparément avec chacun des fils un nœud double sur les lèvres de la plaie ; on coupe ensuite les extrémités de ces fils tout près des lèvres de la plaie , et on
réduit l'intestin dans le ventre, abandonnant ainsi les
ligatures à elles-mêmes. M. *Lembert* a eu l'occasion d'observer que les fils tombaient au bout de sept à huit jours
dans le canal intestinal, après avoir coupé les parties qu'ils
avaient embrassées , et que , dans le principe au moins,
une exudation plastique qui s'organise très-promptement
et qui disparaît plus tard, unit, à l'instar du cal provisoire dans les fractures , les parties entre elles et avec les
parties voisines. Ce procédé appartient à M. *Lembert* (1).

*Deuxième procédé.* M. *Jobert* a présenté plus tard, pour
ce même cas, un procédé fort analogue au précédent, et
qui n'en diffère qu'en ce que , après avoir renversé les
lèvres de la plaie en dedans, et traversé les deux épaisseurs de l'intestin renversé, par autant de fils isolés , il

---

(1) M. *Lembert* lut à l'académie royale de médecine un mémoire sur la
réunion de toutes les plaies, soit longitudinales , soit transversales des intestins, le 26 janvier 1826. C'est seulement en juillet 1826, six mois après,
que M. *Jobert* a publié un mémoire sur les plaies du canal intestinal, mémoire dans lequel il décrit, pour la guérison des plaies longitudinales de
l'intestin , un procédé qui est à peu de chose près celui de M. *Lembert*,
Quant au procédé de l'invagination fondé sur les mêmes principes, il appartient bien à M. *Jobert*, qui a lu sur ce sujet, en janvier 1824, un mémoire à l'académie royale de médecine. Il n'en est pas de même du procédé employé dans les plaies longitudinales de l'intestin; on ne peut le
contester à M. *Lembert* aîné. M. *Jobert* n'est venu qu'après ce jeune
médecin.                                       ( *Note des rédacteurs* )

réunit en deux chefs toutes les extrémités des fils, comme dans la suture de *Ledran*, réduit les parties dans le ventre, et maintient à l'aide d'un morceau de diachylum au dehors, ces chefs que l'on retire lorsque l'agglutination a eu lieu; on coupe alors un des chefs des fils au niveau de la peau, et on exerce sur le chef opposé de légères tractions (1).

Cette modification ne nous paraît pas heureuse, les parties ne sont pas parfaitement assujéties, et les moindres efforts de dilatation ou de resserrement de l'intestin peuvent changer les rapports des lèvres de la plaie, détruire leur contact et permettre un épanchement dans le ventre.

*Troisième procédé.* Le procédé de M. *Lembert* me semble bien avoir des avantages sur celui de M. *Jobert*, mais je crois le suivant meilleur encore; il consiste, comme dans les précédens, à renverser en dedans les lèvres de la plaie, de manière à adosser entre elles les surfaces péritonéales de l'intestin, et à les mettre en contact, puis on traverse le dos de chaque repli avec une seule aiguille armée d'un fil, en allant de l'un à l'autre alternativement de manière à ramener chaque fois le fil sur les lèvres de la plaie; ou bien, sans renverser d'abord en dedans les lèvres de la plaie, on traverse l'intestin à deux lignes d'une de ces lèvres, et d'un seul trait d'aiguille de dehors en dedans et de dedans en

(1) Voici le procédé de M. *Jobert*, tel qu'il le décrit lui-même dans son *Mémoire sur les plaies du canal intestinal*, 1826, p. 28; et dans son *Traité théorique et pratique des maladies chirurgicales du canal intestinal*, 1829, t. I, p. 75.

« Pour exécuter ce procédé on lave les bords de la plaie avec de l'eau » tiède, on les renverse en dedans avec l'aiguille, et on passe des fils trans- » versalement dans les bords, en ayant soin qu'ils soient assez rapprochés » pour que les parties qui se trouvent dans l'intervalle ne fassent point » hernie, et que les séreuses restent en contact immédiat. Les fils sont en- » suite ramenés au dehors et maintenus suivant le procédé de Ledran. »

dehors, on le traverse de même sur la lèvre opposée, et on ramène ensuite, chaque fois, le fil d'un côté à l'autre de manière à former au dessus des lèvres de la plaie, dont les bords se trouvent alors renversés en dedans, une espèce de spirale, comme dans la *suture du pelletier.*

Dans cette suture, les lèvres de la plaie sont rapprochées et maintenues rapprochées, non-seulement dans les points où elles sont traversées par le fil, mais aussi dans les intervalles de ces points, à l'aide de la spirale que forme le fil qui presse également toute la longueur de la plaie. Cela fait, on réduit les parties dans le ventre en retenant au dehors, et en fixant à chacune des extrémités de la plaie, les bouts du fil qui a servi à faire la suture. L'époque de la réunion étant arrivée, on coupe tout près de la peau une des extrémités du fil, et on tire légèrement sur l'autre, de manière à l'entraîner en dehors.

Cette suture a l'avantage de n'exiger qu'un seul fil et une seule aiguille, et d'être d'une exécution très-facile.

*Procédé de M. Lembert pour les plaies qui intéressent toute la circonférence de l'intestin.* Dans les plaies qui intéressent toute la circonférence du canal intestinal, M. *Lembert* emploie pour les réunir, le même moyen que pour les plaies longitudinales. Ce procédé s'exécute d'une manière tout-à-fait semblable à celle qui est mise en usage dans le cas de division parallèle ou oblique à l'axe de l'intestin, c'est-à-dire par le simple renversement en dedans de chaque bout d'intestin, et par le maintien de cet état des parties, à l'aide de la suture *à points séparés :* on a seulement la précaution de mettre un fil de chaque côté du mésentère, et de bien faire correspondre les portions d'intestin.

*Autre procédé.* Nous croyons encore plus simple et plus efficace pour cette section complète de la circonférence de l'intestin, le procédé que nous avons conseillé dans le cas de plaie longitudinale ou parallèle à l'axe de l'intestin, c'est-à-dire le renversement en dedans des deux bouts de l'intestin, renversement suivi de l'application de la suture du pelletier.

Si quelque chose pouvait donner du poids à notre opinion, c'est que M. *Lembert* lui-même ait été conduit à penser comme nous sur ce point, et ait substitué la suture en spirale aux points séparés qui constituaient ses procédés.

Pour exécuter ce procédé, on place le malade comme il a été dit plus haut. Il est inutile de chercher à distinguer le bout supérieur du bout inférieur, ce qui évite des difficultés et des lenteurs dans l'opération. Le chirurgien introduit l'indicateur de la main gauche dans un des bouts de l'intestin, il le fixe entre ce doigt et le pouce ; saisissant alors une aiguille armée d'un fil entre les trois premiers doigts de la main droite, il traverse ou partie, ou totalité de l'épaisseur des parois de l'intestin, à une ligne et demie de sa plaie, et le plus près possible du mesentère : il attire à lui le fil de manière à laisser en dehors de la suture un bout de quatre ou cinq pouces qu'il confie à un aide, puis, saisissant le bout opposé de l'intestin, il le traverse aussi de la même manière, et tout près du mesentère encore ; ces deux premiers points étant faits, on revient au premier, puis au second bout de l'intestin en faisant passer chaque fois, comme dans *la suture du pelletier*, le fil par dessus les lèvres de la plaie, jusqu'à ce qu'enfin après avoir parcouru toute l'étendue de la plaie de l'intestin, on soit parvenu au mesentère vers lequel la suture avait été commencée et où elle doit être terminée : on régularise alors la suture, à l'aide d'une pince et en donnant à tous les points du fil le même degré de tension. On réduit ensuite les parties dans le ventre, et on fixe les deux bouts du fil aux deux extrémités de la plaie : on les laisse cinq ou six jours en place, temps au bout duquel on peut les ôter, en coupant un d'eux au niveau de la peau et en exerçant sur l'autre de légères tractions qui suffisent pour en débarrasser l'intestin et la plaie.

Si l'on craignait que le fil tourné en spirale dans toute l'étendue transversale de l'intestin ne pût pas facilement être enlevé, il suffirait, pour prévenir cette difficulté, de passer du côté de la convexité de l'intestin, et dans une des anses de la spirale, un fil noué et de le retenir au dehors; la réunion opérée, on couperait les deux bouts du fil de la suture au niveau de la plaie, et on exercerait de légères tractions sur ce bout passé dans la spirale, afin d'avoir le fil qui a effectué la réunion. Il vaudrait mieux encore, lorsque la réunion est faite, couper les fils au niveau de la peau et les abandonner à eux-mêmes. L'expérience a prouvé, ainsi que nous l'avons déjà dit, qu'ils tombent dans le canal intestinal, et qu'ils sont expulsés par l'anus au bout d'un temps quelquefois très-court.

Cette suture n'exige, comme celle que nous avons proposée pour les plaies longitudinales du canal intestinal, qu'un fil et une aiguille simples; elle n'exige aucune distinction du bout supérieur et du bout inférieur de l'intestin, aucune section du mésentère, aucun renversement préalable de la plaie; car ce renversement s'exécute consécutivement, et par un effet nécessaire de l'application des fils à la face externe de l'intestin. Nous avons vérifié avec M. *Lembert* que, lorsque cette suture est faite à l'intestin, celui-ci supporte aisément une distension assez considérable par une colonne d'air soufflé dans sa cavité et sans le laisser échapper, et qu'il ne résulte enfin de cette suture, quoiqu'elle soit circulaire, qu'un faible rétrécissement du calibre de l'intestin, rétrécissement qui est incapable de s'opposer à la libre circulation des matières.

Les sutures par adossement ne peuvent agir que sur des membranes séreuses ; elles ne peuvent convenir en aucun autre cas ; l'adossement des surfaces cutanées, par exemple, amènerait un obstacle invincible à la réunion d'une plaie.

## QUATRIÈME GENRE.

### Sutures par invagination.

Les sutures par invagination ne peuvent être appliquées qu'aux plaies du canal intestinal, qui en ont divisé toute la circonférence. Cette méthode renferme plusieurs espèces : dans l'une, il y a invagination d'un bout de l'intestin dans l'autre ; telle est la suture de *Rhamdor* ; dans l'autre, il y a invagination avec renversement des tuniques des bouts de l'intestin en dedans ; c'est-à-dire en eux-mêmes ; tel est le procédé de M. *Jobert*. Dans une autre enfin, il y a invagination simple du bout supérieur dans l'inférieur, comme dans la suture de *Rhamdor*, mais il y a appui d'un corps étranger donné aux bouts de l'intestin divisé ; tels sont les procédés des *quatre maîtres*, celui de M. *Denans*.

*Première espèce.* — *Suture de Rhamdor.* Dans ce procédé comme dans tous ceux qui consistent dans l'invagination d'un bout d'intestin dans l'autre, il faut, avant tout, distinguer soigneusement le bout supérieur du bout inférieur, afin de ne pas placer celui-ci dans le premier. En effet, quand le bout supérieur est introduit dans le bout inférieur, les matières passent avec facilité de l'un dans l'autre sans rencontrer d'obstacles, tandis que lorsque c'est le bout inférieur qui est dans le bout supérieur, les matières éprouvent dans leur circulation un obstacle de la part du bout inférieur, qu'elles refoulent et renversent

sur lui-même, et qu'elles peuvent même faire sortir du
bout supérieur, ce qui exposerait des épanchemens mortels dans le ventre. Sous le rapport de la couleur, de la
forme, du volume, rien ne saurait faire reconnaître et
distinguer l'extrémité gastrique ou l'extrémité annale de
l'intestin. Un seul signe le fait reconnaître infailliblement,
c'est la sortie, par le bout supérieur, de gaz, de bouillie
alimentaire ou stercorale, ou d'autres liquides colorés,
comme le sirop de violettes ou autres liquides ingérés dans
le but de faire reconnaître ce bout supérieur. Cet écoulement peut être provoqué par des frictions irritantes, par
des purgatifs, par l'huile de croton tiglium, par exemple;
mais si ces moyens peuvent être employés avec succès, ils
font perdre quelquefois un temps précieux. Néanmoins
quand, par l'un de ces moyens, on est parvenu a reconnaître le bout supérieur du bout inférieur, on introduit
le premier dans le second, avec ou sans section préalable du mésentère, et à l'aide d'une aiguille armée d'un
fil, et passée de la convexité de l'intestin, d'abord de
dehors en dedans, et ensuite de dedans en dehors, en
embrassant toute l'épaisseur de ses parois, on maintient
les deux bouts invaginés dans cette situation. Les parties
sont ensuite réduites dans le ventre, et les deux extrémités du fil retenues au dehors jusqu'à l'époque de la guérison. Alors on retire le fil comme il a déjà été dit.

Cette suture, ainsi que nous venons de le voir, n'offre
pas de fortes garanties contre les épanchemens de matières
stercorales dans le ventre; et d'après ce que dit *Heister* (1)

(1) *Heister institutiones chirurgicæ*, t. I, p. 768, in-4. « Et excisa
» magna intestinorum parte corrupta, binas partes extremas, easdemque
» sanas, superiori inferiorem insinuata, leniter per injectum filum con-
» junxit. In abdomen reposuit, filique circumducti ope ad vulnus abdo-
» minis attraxit; atque ita non modo effecit ut cum vulnere conserves-

de l'état des parties, lorsqu'elles furent examinées un an après la guérison, époque à laquelle la malade succomba à une maladie de poitrine, on voit que cette guérison ne s'effectue que par suite d'une inflammation qui se développe dans le péritoine des parties voisines, et non pas par suite d'une agglutination entre les deux bouts de l'intestin invaginé. *Rhamdor* pratiqua une seule fois cette suture, sur une femme, dans un cas de hernie étranglée et gangrénée, après avoir retranché toutes les parties atteintes par la mortification. Il réussit, ainsi que nous l'avons dit.

*Deuxième espèce.* — *Suture de M. Jobert.* Voici la manière dont M. *Jobert* décrit son procédé (*Traité théorique et pratique des maladies chirurgicales du canal intestinal,* tom. Ier, pag. 88).

« L'appareil doit se composer des pièces suivantes : 1° de ciseaux mousses; 2° d'une pince à disséquer; 3° de deux fils cirés doubles, arrondis, de même longueur; 4° d'aiguilles ordinaires; 5° d'aiguilles courbes, si l'on fait la suture du ventre; 6° d'éponges, d'eau tiède, de plumasseaux, de diachylon gommé, de compresses carrées et d'un bandage de corps. M. *Jobert* divise son opération en trois temps.

» *Premier temps.* — *Dissection du mésentère.* Le malade, couché sur un lit, les jambes fléchies sur les cuisses, les

---

» ceret, et ad glutinationem quod mirum videri poterat, intestinum divi-
» sum perveniret, sed feminam quaque velut ex ipsis mortis faucibus
» retraheret, fœcibus postea non per vulnus, sed per anum egredientibus.
» Mulier illa postea sana vixit; at post annum ex pleuritide abiit, atque
» in inciso cadavere intestina divisa interse rursus coalita deprehensa
» sunt : quæ ipsæ mihi una cum parte abdominis cumqua coaluerunt,
» dono dedit; ea que adhuc in spiritus vini asservo, ut dubitantibus aut
» discentibus ea semper attendere possim. »

cuisses sur le bassin et la poitrine sur l'abdomen, de manière que les muscles soient dans un état de relâchement tel, que l'on puisse agir facilement sur les organes lésés ; on lave l'intestin avec de l'eau tiède, et s'il est contus et déchiré dans une certaine étendue et dans des conditions peu favorables à la réunion, il faut retrancher cette partie avec des ciseaux. On dissèque le mésentère pour l'un et l'autre bout dans l'étendue de plusieurs lignes : il s'écoule toujours une plus ou moins grande quantité de sang, qu'il ne faut point arrêter ; car c'est un obstacle aux accidens inflammatoires. Cependant si l'on craignait les suites de l'hémorrhagie, on ferait des ligatures partielles avec des fils de soie, que l'on pourrait délier avant de réduire les viscères dans le ventre, puisque, quelques instans de ligature, avec destruction de la membrane interne et moyenne, suffisent pour la formation du caillot et la cessation de l'hémorrhagie. C'est ce qui a fait réduire en principe à *John*, qu'il suffit de comprimer instantanément les artères avec une pince à disséquer pour arrêter l'hémorrhagie sans retour.

» *Second temps.* — *Introduction des aiguilles.* Le chirurgien saisit le bout supérieur de la main gauche, et de la droite, armée d'un fil de six à huit pouces, muni à ses deux extrémités d'une aiguille droite moyenne en longueur et en épaisseur, il traverse avec une des aiguilles la paroi antérieure de dedans en dehors, à trois lignes de la division, de manière à former une anse dont la convexité est dirigée en haut et la concavité en bas ; cette anse est abandonnée à un aide. Alors le chirurgien passe de la même manière, dans le point correspondant de la paroi postérieure, un même fil dont un aide est encore chargé ; puis il procède avec les doigts, ou mieux avec une pince à disséquer, au renversement du bout inférieur dans lui-même,

de manière que la séreuse se trouve à sa face interne. Pour
ce moment de l'opération, on choisit un instant de calme
de l'intestin : on pourrait aider à ce renversement en promenant sur ses bords un pinceau trempé dans une dissolution très-légère d'extrait aqueux d'opium.

» Les fils dont on se sert, dans ce second temps de l'opération, doivent être passés comme je l'ai dit à trois lignes
de la division, sans quoi les bords pourraient se déchirer,
ce qui d'ailleurs est difficile, surtout si les fils sont bien
cirés. Cette dernière précaution est bien importante, car
les fils cirés sont ceux qui coupent le moins promptement.

» *Troisième temps.* — *Invagination.* Le renversement du
bout inférieur achevé, le chirurgien y introduit le doigt
indicateur de la main gauche pour empêcher le dédouble-
ment et servir en même temps de conducteur aux aiguilles.
Du pouce et de l'index de la main droite, il saisit les deux
aiguilles du fil antérieur qu'il a mises de nouveau, les fait
glisser sur le bord radial du doigt introduit dans le bout
inférieur dont il traverse de dedans en dehors la paroi antérieure doublée, en faisant ressortir les aiguilles à la distance d'une ligne l'une de l'autre. Elles sont de nouveau
confiées à un aide ; puis, saisissant de même le second
fil, le chirurgien fait glisser ses aiguilles sur le bord cubital du doigt introduit, et, traversant la paroi postérieure,
il se comporte comme avec les autres. Alors, retirant les
doigts au moment où les deux bouts sont presque abouchés,
il saisit les extrémités de chaque fil, et, par de légères tractions, il introduit peu à peu le bout supérieur dans l'inférieur en s'aidant pour le pousser d'un corps rond et poli.

» Après avoir réduit l'intestin dans la cavité abdominale,
on place au bord inférieur de la plaie les fils préalablement
réunis, maintenus à l'extérieur avec un morceau de dya-

chilon gommé, et recourbés pour venir s'attacher à la pièce la plus fixe de l'appareil, qui se compose d'un plumasseau enduit de cérat, de quelques compresses et d'un bandage de corps.

» Le quatrième ou le cinquième jour la cicatrice est faite; on peut retirer les fils et panser à plat. »

Il n'est personne qui n'aperçoive ici les difficultés et les dangers de ce procédé. La complication et les difficultés naissent de la multitude des opérations successives dont se composent la section du mésentère, le placement des fils à travers le bout supérieur, son invagination dans le bout inférieur, etc., etc. Le danger vient surtout de la section des artères du mésentère, danger qu'on prévient, ou auquel on remédie, il est vrai, par la ligature ou la torsion, mais ce qui n'est pas moins une complication. Ici nous devons le dire, tout en laissant à M. *Jobert* l'honneur des principes, l'avantage reste encore au procédé de M. *Lembert* et à celui que nous avons conseillé ( *V*. plus haut ).

*Troisième espèce.* — *Sutures par invagination avec introduction et appui de corps étrangers.* Les sutures par invagination avec un corps étranger présentent plusieurs procédés. Dans l'un, une carte ou un morceau de carton roulé en cylindre est introduit dans le canal intestinal; dans l'autre c'est une trachée; enfin, dans un troisième, ce sont des anneaux en métal.

*Procédé des quatre maîtres.* — *Suture sur une carte, un carton, ou une trachée.* Cette suture exige, 1° une carte reployée suivant sa longueur ou sa largeur, ou un morceau de carton de même dimension, de manière à ce que ses bords se recouvrent; 2° un fil armé d'une aiguille droite à chacune de ses extrémités.

Cette suture exige, comme celle de *Rhamdor*, qu'on

fasse auparavant la distinction du bout inférieur du bout supérieur. Une des aiguilles armée d'un fil doit être passée de dehors en dedans, et ensuite de dedans en dehors à travers de la carte, à l'endroit ou les bords se réunissent. Ce fil est destiné à les fixer et à les maintenir. Cela fait, le cylindre est trempé dans de l'huile ou tout autre corps gras; il est saisi entre le pouce, l'indicateur et le médius de la main gauche, et présenté par une de ses extrémités à l'orifice du bout supérieur de l'intestin, qu'un aide tient entrouvert; il est engagé dans cet orifice et poussé de la moitié de sa longueur dans la cavité de l'intestin. L'aiguille qui regarde ce bout d'intestin est passée de dedans en dehors à travers ses parois, à un demi-pouce de sa plaie. Cela fait, l'autre extrémité de la carte est introduite dans l'autre bout de l'intestin. Celui-ci est attiré non-seulement sur la carte, mais encore sur le bout supérieur, de manière à ce que ce dernier soit recouvert par l'autre dans une étendue de cinq ou six lignes. La seconde aiguille, glissée entre le carton et l'intestin, est alors passée de dedans en dehors à travers les parois de ce dernier. On réunit ensuite en un faisceau les deux extrémités du fil; on réduit l'intestin dans le ventre, en commençant par le bout inférieur, et on maintient en dehors les fils rapprochés. L'époque de la consolidation étant arrivée, on coupe une des extrémités des fils près de la peau, et on exerce sur l'autre de légères tractions qui l'entraînent au dehors.

Ce que l'on fait sur une carte, ou bien sur un morceau de carton, on peut le faire sur une trachée de mouton ou sur celle de tout autre animal, pourvu qu'elle soit proportionnée aux dimensions du canal intestinal de l'homme.

Dans tous ces cas, et quel que soit le moyen employé, le corps étranger, ramolli, altéré ou non, devient libre

après l'extraction des fils , parcourt le canal intestinal et
sort par l'anus.

Dans les sutures précédentes , l'intestin est invaginé sur
lui-même et soutenu par un corps étranger ; mais il n'y a
là aucune idée de l'adossement des surfaces péritonéales
de l'intestin. On sent cependant qu'il n'y avait qu'un pas
à faire pour y arrriver. MM. *Jobert* et *Denans* l'ont fait
faire.

*Procédé de M. Denans.* Dans cette suture ce n'est plus
sur une carte ni sur une trachée que se fixent les bouts de
l'intestin divisé , mais sur des anneaux d'argent. Il n'est
besoin , dans cette suture , ni d'aiguilles , ni de fils , mais
seulement d'anneaux ou viroles qui adossent les surfaces
péritonéales des intestins , de telle sorte que cette suture
pourrait être tout aussi bien rangée dans la classe des sutures *par adossement* que dans celles qui ont pour base l'introduction d'un corps étranger dans le canal intestinal (1).
Voici le procédé :

Deux viroles d'argent, longues de trois lignes chacune
et d'un diamètre à peu près égal à celui de l'intestin divisé
dans toute sa circonférence , sont placées, l'une dans le
bout supérieur, l'autre dans le bout inférieur. On renverse
de chaque côté l'intestin sur elles, une troisième virole de
six lignes de longueur et d'un diamètre plus petit est introduite alors dans l'une et l'autre des premières viroles,
de manière à ce qu'elles soit parfaitement emboîtées et les

---

(1) M. *Denans* avait fait publiquement à Marseille des expériences nombreuses de son procédé sur des chiens, avant que M. *Jobert* eût rien
publié sur l'adossement de séreuses intestinales pour guérir les plaies
faites aux intestins. Il est plus que probable que MM. *Denans* et *Jobert*
ont agi à l'insu l'un de l'autre.

*( Note des redacteurs.)*

deux bouts de l'intestin rapprochés. Des ressorts, placés
sur chaque côté de la virole interne, et reçus dans un rebord pratiqué sur chacune des premières viroles, servent
à fixer l'appareil. La réunion des bouts de l'intestin faite,
les viroles deviennent libres dans le canal intestinal et sortent par l'anus.

Il est probable que dans ce procédé, les deux bouts renversés de l'intestin sont frappés de mortification, et que
ce n'est qu'après la chute des escarres que les viroles deviennent libres dans le canal intestinal pour être ensuite
rejetées au dehors. Cette suture n'a jamais été employée
sur l'homme.

## SECTION VII.

### Deuxième mode de guérison des plaies, réunion médiate, ou après suppuration.

Les précédens moyens s'appliquent surtout aux plaies
qui doivent être réunies immédiatement ou sans suppuration. Mais il s'en faut bien que toutes les plaies, même les
plaies simples, puissent être réunies de la sorte. Beaucoup d'entre elles passent à l'état de suppuration, et ne
peuvent être réunies que par une suite d'actes qui
changent de jour en jour, l'état et la disposition de leur
surface, jusqu'à ce qu'elles soient arrivées au terme de la
cicatrice.

Lorsque les plaies n'ont pas pu être réunies par première intention, elles deviennent le siége d'une inflammation suppurative. Dès lors, leur réunion suit une marche
différente de celle des plaies qui se réunissent par première intention. Des *bourgeons celluleux et vasculaires*
se développent à leur surface, et il s'établit une sécrétion
nouvelle qui a pour résultat la formation du pus. Il ne

peut y avoir de réunion que lorsque le développement régulier de ces bourgeons est terminé et que l'inflammation est apaisée; car alors les plaies reviennent par degrés à l'inflammation adhésive simple. Les bourgeons celluleux et vasculaires s'unissent entre eux comme pourraient le faire les vaisseaux capillaires d'une partie récemment divisée, et le produit de la sécrétion à laquelle elle a donné lieu, perd ces caractères jusqu'à ce qu'elle soit réduite à une matière plastique analogue à celle qu'on voit dans l'inflammation adhesive, d'où il résulte que le traitement des plaies affectées d'inflammation suppurative doit avoir pour but, 1° de réduire le plus promptement possible cette inflammation au degré de celle qui constitue l'inflammation adhésive; 2° de tenir en contact les lèvres des plaies pour faciliter l'union des bourgeons celluleux et vasculaires entre eux. Toute inflammation qui excéderait ce degré, et toute cause qui tendrait à écarter les lèvres de la plaie, s'opposerait évidemment à la réunion, ou du moins en retarderait le terme. De ces deux bases découlent toutes les règles à suivre dans le traitement des plaies qui suppurent. Il faut, dans tous les cas, et à moins que les malades ne soient faibles et cacochymes, modérer leurs forces par la saignée générale ou locale, par la diète et par les boissons délayantes, à l'effet de prévenir une inflammation excessive. Les plaies elles-mêmes doivent être environnées d'émolliens et de relâchans, afin de tenir ou de ramener cette inflammation à l'état modéré que nous venons de dire; car c'est alors qu'elles se rapprochent le plus de l'inflammation adhésive et qu'elles se prêtent le mieux à la réunion des parties. On conçoit dès lors quels obstacles doit apporter à la réunion de ces plaies l'emploi des boissons et des alimens de nature échauffante.

Le rapprochement des lèvres des plaies constitue un

second précepte, presque aussi important que le premier, pour la guérison des plaies qui ont passé à l'état de suppuration. Toutefois, il exige beaucoup de discernement dans ses applications. Ce rapprochement, qui a pour but d'empêcher l'écartement des plaies, d'abréger la durée de la guérison, et d'éviter de larges cicatrices, aurait de graves inconvéniens s'il amenait la réunion de la surface des plaies avant celle de leur profondeur, et s'il donnait lieu à un amas et à un séjour de pus dans leur fond. Cette suppuration retenue pourrait donner lieu à des douleurs, à de la fièvre, à des fusées, à des clapiers, et surtout à des résorptions purulentes. D'ailleurs, elle retarderait évidemment le terme de la guérison, car le pus retenu de la sorte amènerait tôt ou tard la déchirure de la cicatrice qui le tiendrait enfermé dans la profondeur de la plaie, et le travail de la réunion serait à recommencer entièrement.

On prévient tous ces inconvéniens en laissant un peu béante l'entrée de la plaie, ou même en tenant ses lèvres séparées, à l'aide de bandelettes de linge enduit de cérat. Cette séparation doit être ménagée vers les parties les plus déclives des plaies dans lesquelles la suppuration doit se porter nécessairement. Cette précaution pourrait être appliquée avec avantage aux plaies par amputation, et un léger retard qu'elle apporterait à leur guérison, préviendrait les épanchemens de sang et les amas de pus qui s'établissent si souvent à leur intérieur lorsque leur surface est exactement réunie. Voici les phénomènes que présentent les plaies quand elles passent à l'état de suppuration pour arriver à cicatrice.

La surface de la plaie se tuméfie, devient rouge, chaude et douloureuse; une sorte de matière glutineuse est exhalée à sa surface; bientôt une abondante sérosité s'en écoule, imbibe et traverse l'appareil, ce qui en général est d'un bon augure, et l'indice que la plaie n'est enflammée qu'à un degré convenable. Celle-ci est d'un rouge vermeil, et on reconnaît encore à sa surface la nature des tissus divisés. Mais bientôt elle revêt un aspect uniforme, la sérosité disparaît et fait place à du pus blanc, épais, consistant, inodore. La plaie est transformée en un véritable organe sécréteur. Sa surface est formée par une couche superficielle semblable au corps muqueux de la peau, lorsqu'après une vésication, celui-ci a été dépouillé de son épiderme et enflammé. C'est là que s'élaborent les divers produits des plaies, et notamment *le pus*. Cette surface vasculaire a une épaisseur égale à celle d'une membrane muqueuse, avec laquelle elle a d'ailleurs beaucoup d'analogie. Elle n'adhère pas d'une manière assez intime aux parties sous-jacentes, pour qu'elle n'en puisse être séparée comme on le voit souvent pendant la vie, lorsque quelque circonstance oblige à racler cette surface, et, comme on peut le voir bien mieux encore, après la mort par une dissection attentive. Une fois enlevée, cette couche laisse distinguer les tissus aux dépens desquels elle a été formée, et reconnaître les caractères propres à chacun d'eux. Elle est l'organe de la suppuration, et le moyen à l'aide duquel la nature va opérer la réunion des parties divisées et qui ont suppuré.

Quel que soit le mode de réunion des plaies après suppuration, ce mode de réunion ne peut avoir lieu que par le développement de bourgeons celluleux et vasculaires. Ces bourgeons se développent plus tôt ou plus tard, suivant la vitalité des parties. Ils se développent promptement dans le tissu cellulaire, plus tard dans le tissu fibreux, et bien plus tard encore, dans le tissu osseux. Une fois formés, ces bourgeons se développent et donnent à la surface de la plaie, un aspect grenu. Bientôt ils se réunissent, se confondent, et la plaie offre une couleur vermeille, une surface unie sous laquelle se cachent toutes les variétés de tissus qui la composent. Cette surface saigne au moindre contact, d'où la nécessité de ne pas l'irriter par des frottemens, comme ceux qu'on se permet trop souvent pour absterger le pus qui y est déposé. Son état est toujours en rapport avec celui de la santé générale, d'où la nécessité de maintenir celle-ci dans un équilibre qui favorise la formation prompte de la cicatrice.

Les bourgeons prennent quelquefois un développement extraordinaire, et s'élèvent au-dessus du niveau de la plaie dont ils recouvrent les bords. Ce développement deviendrait un obstacle à la cicatrice, si on n'avait pas le soin de le réprimer par de légères cautérisations pratiquées avec du nitrate d'argent fondu en cylindre, et qu'on promène à la surface des bourgeons. Dans d'autres cas, ce développement se fait trop attendre, ou bien il reste incomplet, et on est obligé de le hâter et de le compléter en excitant la surface des plaies par l'application de plumasseaux de charpie trempée dans du vin sucré, ou bien en les saupoudrant de sucre et d'autres substances douées de vertus analogues.

*La suppuration* consiste dans la production d'un liquide nouveau, étranger à l'économie dans l'état de santé.

Le *pus* est un liquide blanc, épais, consistant, inodore ou d'une odeur fade, d'une saveur légèrement salée, et qui se concrète à l'air par l'évaporation de ses parties aqueuses; il forme alors, des croûtes demi-transparentes, dures, cassantes suivant la durée de son exposition à l'air. Il se mêle à l'eau en toute proportion à l'aide du mouvement; mais il s'en sépare facilement par le repos, et sa pesanteur spécifique le précipite bientôt sous forme de flocons ou de poussière jaunâtre au fond du liquide qui le contient.

Le pus a été analysé par plusieurs auteurs. *Schwilgué* l'a trouvé formé d'albumine, *à un état particulier*, de matière extractive, d'une matière grasse, de soude, de muriate de soude, de phosphate de chaux et autres sels. Cette matière extractive qui distingue le pus est nommée par *Pearson*, *oxide animal ;* il lui donne pour caractère physique d'être blanc, opaque et peu soluble. Tantôt le pus rougit ou ramène au bleu le papier de tournesol, tantôt il n'exerce sur lui aucune action. Le pus des scrofules paraît être le plus ordinairement *alkalin*. Le pus devient toujours acide quand il a été exposé pendant long-temps au contact de l'air.

Une foule de circonstances font varier la couleur, l'odeur, la consistance, les qualités et même la nature du pus. Il contracte, par exemple, presque toujours l'odeur particulière des lieux où il se forme. C'est ainsi qu'il prend dans le voisinage du canal intestinal une odeur très-prononcée de matières stercorales. Sa couleur varie depuis le blanc de lait jusqu'au jaune et au vert foncé, ce qui dépend presque toujours du degré d'irritation de la surface qui le fournit. Sa consistance peut varier depuis celle d'une sérosité légèrement trouble, jusqu'à celle d'une bouillie épaisse, suivant que l'inflammation qui préside à sa formation, amène une plus grande quantité de matière séreuse, muqueuse ou albumineuse; ses qualités ne varient pas moins. Ainsi l'action qu'il exerce sur les parties avec lesquelles il est en contact, varie de telle sorte, que de protecteur et d'inoffensif qu'il est pour les plaies, il peut devenir dans certains cas pour elles et les parties voisines, âcre, irritant, corrodant, et dans quelques circonstances même, susceptible de reproduire par une sorte d'inoculation, l'inflammation qui l'a produit. C'est ce que l'on voit dans certaines blenorrhées qui peuvent être ou non communiquées, suivant le degré de l'inflammation de l'urèthre.

La nature du pus offre des variétés telles que, tantôt c'est le mucus, tantôt l'albumine, tantôt l'élément aqueux qui prédomine. Le pus peut *être séreux*, comme on le dit, c'est quand l'élément aqueux vient y dominer. Il perd alors sa couleur blanche et mate, sa consistance, et devient fluide et demi-transparent. C'est ce qu'on observe quand une plaie pèche par défaut d'action; il peut être *sanguinolent*, c'est-à-dire mêlé à une plus ou moins grande quantité de sang, ce qui tient presque toujours à un excès dans l'action des parties, c'est-à-dire à une irritation. Les élémens apparens du sang dans le pus, peuvent se trouver dans la proportion d'un dixième, d'un cinquième, d'un tiers, ou d'une moitié, enfin, le sang peut le remplacer entièrement à la surface des plaies. Celles-ci se trouvent alors couvertes d'une couche plus ou moins épaisse de sang concrété qui en cache entièrement l'aspect. La nature et l'action de la plaie sont dès-lors changées; elle est devenue, par l'effet d'une irritation très-vive, un organe exhalant, et le produit de son exhalation est devenu du sang pur. Dans quelques cas, le sang qu'on trouve à la surface des plaies peut provenir de l'épanchement formé par des vaisseaux divisés et dont les embouchures, ou ne se sont pas fermées, ou se sont rouvertes accidentellement. Dans ce cas, il se présente presque toujours sous la forme de caillots allongés et de masses plus ou moins séparées et distinctes du pus. Quelle que soit la source du sang déposé à la surface des plaies, il leur fait éprouver les altérations les plus fâcheuses. En effet, elles deviennent douloureuses, grises, gonflées, et fort analogues à celles qui sont affectées de pourriture d'hôpital. Le sang déposé à la surface des plaies contracte une odeur des plus repoussantes. Presque toujours la fièvre s'allume, et les fonctions digestives sont altérées. Ces symptômes persistent jusqu'à ce que l'action normale de la plaie soit rétablie. On voit alors ce sang diminuer peu à peu, disparaître, la surface de la plaie redevenir vermeille, le sommeil et l'appétit se rétablir.

Le pus peut être *muqueux*, c'est-à-dire que le mucus peut y dominer. La prédominence de cet élément, unit plus fortement entre eux les autres élémens. constituans de ce liquide, le rend plus épais, plus consistant, plus adhérent, plus plastique, et moins facile à dissoudre par l'eau : c'est ce qu'on voit particulièrement dans la suppuration des membranes muqueuses.

Le pus peut être *caséiforme*, c'est-à-dire qu'il peut contenir des concrétions, des matières d'apparence caséeuse, mais effectivement albumineuse, et qui forme des flocons nageant au milieu d'une matière séreuse ou blanchâtre, c'est ce qui constitue le pus des scrophuleux.

Dans quelques cas, le produit de la suppuration peut se déposer à la surface des plaies aussi bien qu'à la surface des membranes muqueuses et séreuses enflammées, sous forme de fausses membranes plus ou moins épaisses et plus ou moins adhérentes. Ces fausses membranes sont composées de matière fibrineuse émanée du sang et élaborée par l'inflammation. Celle-ci est presque toujours en excès, et elle doit être combattue par la saignée, les sangsues, la diète, les boissons délayantes, et par des applications de nature émolliente. Ces moyens suffisent pour faire tomber les fausses membranes et pour prévenir leur retour, qui serait un obstacle à la cicatrisation des plaies.

Il est un état du pus qu'il ne faut pas confondre avec une altération, c'est celui qu'on observe dans les abcès, dans les poches, et dans certains trajets voisins de la guérison. On voit tout à coup le pus devenir transparent, muqueux et séreux; il semble alors que les surfaces qui le fournissent soient réduites à la moindre irritation possible. Elles ne tardent pas alors à guérir, soit que cette matière soit retenue au dedans, ou bien qu'elle soit évacuée au dehors; car dans le premier cas, elle est absorbée à mesure que se forme la cicatrice des parties, d'où l'inutilité d'entretenir, ou de pratiquer des ouvertures pour lui donner une issue au dehors.

Tandis que la suppuration a lieu, un autre travail s'opère sous la couche des bourgeons celluleux et vasculaires. Une couche de tissu cellulaire, d'abord simple et peu résistant, ensuite fibro-celluleux, et ensuite fibreux, s'organise insensiblement pour servir de base à la cicatrice. Ce tissu formera un jour le chorion de la peau nouvelle destinée à remplacer la peau ancienne. Les bourgeons celluleux et vasculaires formeront à la surface des plaies le corps muqueux qui secrétera à son tour l'épiderme par lequel il sera recouvert plus tard et qui complètera la cicatrice.

Les bourgeons développés, la suppuration établie, et le chorion une fois formé, il reste peu de choses à faire au chirurgien pour conduire les plaies à leur cicatrice. Son rôle se borne à renouveler les pansemens toutes les douze ou vingt-quatre heures, suivant l'abondance de la suppuration, et à maintenir l'inflammation à un degré convenable. Est-elle trop vive? il doit la modérer. Est-elle languissante? il faut l'exciter par le régime, par des médicamens internes et des applications locales, moyens que nous avons indiqués ailleurs. Les lèvres de la plaie sont elles susceptibles d'être affrontées? Elles doivent l'être à l'aide de la position des bandages et des bandelettes agglutinatives. Les lèvres ne sauraient-elles être affrontées? il faut favoriser la formation du tissu cutané nouveau qui doit en couvrir la surface. Doivent-elles enfin être tenues écartées? La position, les bandages désunissans ou destinés à écarter les lèvres de la plaie, les mèches, les tentes de grosseur, de consistance variées, des corps étrangers de forme appropriée, solides ou creux, doivent être introduits et tenus entre les lèvres de la plaie, jusqu'à ce que celle-ci soit parfaitement cicatrisée.

Les produits de l'inflammation suppurative doivent être aussi l'objet de soins particuliers. Ainsi, leur sortie doit être favorisée pendant les pansemens par de douces compressions exercées à l'aide d'éponges fines et mouillées. Hors le temps des pansemens, ces produits doivent être expulsés, s'il y a lieu, par des compresses graduées, par des couches de charpie artistement disposées, par des bandages légèrement compressifs; ils doivent être recueillis et absorbés par des pièces de pansement, convenablement disposées à cet effet.

La *charpie* est un des moyens les plus employés dans ce but. Il en existe de plusieurs sortes : 1° *la charpie anglaise*, qui est formée avec des tissus de lin ou même de coton, dont une surface est rendue villeuse à la mécanique. Sa force d'absorption est très-bornée; en effet, si sa face villeuse est propre à s'imbiber de pus, sa face opposée, formée d'une trame plus ou moins serrée, est très-propre à l'empêcher d'aller au delà. Aussi cette charpie est-elle rarement traversée par le pus qui séjourne à la surface des plaies. 2° La *charpie vierge*, dont l'introduction est actuellement sollicitée dans la pratique, et qui est faite avec les filamens du lin ou du chanvre, simple-

ment roui, et auxquels on donne une longueur proportionnée aux usages chirurgicaux auxquels ils doivent être
employés. Cette charpie, qu'on assure devoir être plus
économique que la charpie ordinaire, est plus absorbante
que *la charpie anglaise*; elle l'est moins que la charpie
ordinaire, et elle est plus adhérente et plus difficile à enlever de la surface des plaies que cette dernière. 3° La
*charpie française*, qui est faite de filamens plus ou moins
longs, détachés de tissus de lin ou de chanvre à demi fins
et à demi usés. Elle est plus absorbante que toutes les
autres, et plus qu'elles, propre à recevoir la forme de *bou-
lettes*, de *bourdonnets*, de *gâteaux*, de *plumasseaux*, de
*tentes*, de *mèches*, etc., que peuvent nécessiter les divers cas
de blessures; aussi est-elle généralement préférée à toutes
les autres. Elle doit être faite avec du linge blanc de les-
sive, préparée et conservée dans des lieux salubres, et
surtout hors des hôpitaux, si on veut éviter qu'elle soit
chargée de principes ou de miasmes nuisibles et délétères.
Elle peut, d'ailleurs, comme toutes les autres espèces de
charpie, être purifiée à la vapeur du chlore, ce qui la rend
en même temps stimulante, propriété utile dans le cas de
plaie atonique ou de pourriture d'hôpital; mais qui serait nuisible dans les cas de plaies ordinaires qu'elle rend
douloureuses et saignantes. 4° La *charpie rapée*, qu'on
emploie quelquefois, et qui est une charpie détachée des
linges à l'aide du tranchant d'un couteau qu'on promène
rapidement et avec force à sa surface tendue. Cette charpie
est douée de propriétés absorbantes plus grandes encore
que celles d'aucune des précédentes; aussi jouit-elle de
propriétés siccatives qui la font employer avec succès
dans les cas où l'on veut débarrasser les plaies de toute
humidité, et les conduire rapidement à cicatrice.

Toute espèce de charpie tend à adhérer aux bords et

à la surface des plaies, et n'en pourrait même être détachée qu'avec difficulté et douleur, si on n'avait soin de l'en tenir séparée. On emploie à cet effet des bandelettes, et même des compresses de linge fin et enduit de cérat.

*Les bandelettes,* étroites et longues comme leur nom l'indique, doivent être fendues sur un de leurs bords, pour qu'elles puissent se plier au contour des plaies ; elles sont employées dans celles qui ont une étendue médiocre.

Les *compresses* doivent être percées d'un grand nombre d'ouvertures. On les emploie dans le cas de blessures très-larges ; dans les brûlures, dans les plaies d'amputation. Le cérat dont une de leurs faces est enduite prévient leur adhérence ; les trous dont elles sont percées laissent un libre écoulement au pus, et leur enlèvement d'une seule pièce, rend facile celui de la charpie qu'elles soutiennent. L'usage de ces compresses est très-ancien, et remonte pour le moins à *Ambroise Paré* (1). Leur usage s'en est transmis jusqu'à nos jours, et sans interruption, dans les hôpitaux civils et militaires.

C'est à la charpie et aux compresses que l'on confie ordinairement les substances médicamenteuses qu'on veut appliquer à la surface des plaies. Les pommades, onguens, emplâtres, sont étendus sur celle de leurs faces qui doit être mise en contact avec les plaies. Les compresses servent le plus communément aux médicamens liquides dont on imbibe leur tissu.

A la charpie, cette première matière du pansement

<hr>

(1) Aussi faut-il appliquer des compresses à l'endroit du fond du sinus, afin de comprimer les parties éloignées de l'orifice, et chasser la sanie : même est bien convenable que la compresse soit *pertuisée* à l'endroit de l'orifice de l'ulcère sinueux, etc., etc. ; afin que la matière ne soit retenue au dedans. (*OEuvres d'Ambroise Paré*, onzième livre, chap. 6, p. 325.)

( *Note des rédacteurs.* )

des plaies, il faut joindre des *compresses* et des *bandes.*

Les *compresses* faites en linge demi-fin et demi-usé, reçoivent de l'art une largeur, une épaisseur, un longueur et une forme variées; ainsi, suivant le besoin, elles sont carrées, allongées, triangulaires, cruciales, etc. Leur forme la plus ordinaire est celle d'un carré long. Elles sont d'une longueur qui leur permet d'embrasser, tantôt une partie, tantôt toute la circonférence du membre blessé. Elles sont, suivant le cas, faites d'un laie simple, double, triple, ou quadruple, c'est-à-dire reployé sur lui-même, une, deux ou trois fois; au delà, on trouve ce qu'on nomme *une compresse graduée,* qu'on emploie en mille circonstances pour opérer le rapprochement des plaies, comprimer des foyers purulens, maintenir en place les fragmens d'une fracture, etc., etc.; elle se fait par des plis qu'on accumule les uns sur les autres, en commençant par les plus étroits, et en les continuant par de plus larges, jusqu'à ce que soit formée la base de la compresse. On rend plus facile la confection de ces compresses en mouillant le linge qui sert à les former, et on rend leur forme permanente en les traversant par quelques points de couture. On les approprie d'ailleurs, aux cas qui les réclament, en leur donnant des longueurs, des épaisseurs et des formes variées.

Les *bandes* destinées à soutenir les pièces d'appareil, et à aider à leur action, doivent être formées comme les compresses de tissus de lin, de chanvre ou de coton analogues à ceux qui sont destinés à faire des compresses.

Leur longueur peut varier depuis un jusqu'à dix mètres et au delà; leur largeur depuis un et deux, jusqu'à quatre ou six travers de doigt; elles doivent être taillées à droit fil, leurs bords doivent être surfilés et formés de laies réunis à l'aide de surjets rabattus. Elles peuvent être, suivant les cas, roulées à un, à deux ou à plusieurs globes.

Elles peuvent être faites d'un ruban de fil fait au métier, et d'un seul laie dans toute sa longueur. Il faut faire attention à ce que leurs bords ne soient pas raides et tendus, ce qui rendrait leur application difficile et leur action douloureuse.

L'application de ces diverses pièces de pansement doit être faite de la manière suivante :

Le voisinage de la plaie et sa surface ayant été nettoyés, les bandelettes, enduites de cérat, doivent être placées sur ses bords, lorsqu'elle n'a qu'une médiocre étendue. Les compresses trouées ou fenêtrées doivent être placées sur toute l'étendue de la surface de ces plaies, quand elle est très-grande. De la charpie molle et fine doit ensuite être répandue sur cette surface. Veut-on agir sur celle-ci par des substances médicamenteuses? ces substances doivent être étendues sur la charpie à laquelle on donne alors la forme de plumasseaux, de gâteaux, etc. Des compresses simples et de forme carrée ou autre, doivent être mises par-dessus la charpie. D'autres compresses longues doivent être placées autour du membre, et quelques tours d'une bande plus ou moins serrée, suivant les cas, doivent soutenir la totalité de l'appareil.

Tel est le pansement dans les cas les plus ordinaires: mais il peut être varié à l'infini suivant les indications et le genre de la plaie. Ainsi il peut être *contentif, compressif, expulsif,* etc., etc. Il n'est pas de parties de l'art qui, plus que celle-là, exige de la part du praticien un esprit plus inventif.

Le repos, la diète et une grande régularité dans les évacuations des urines et des matières stercorales, sont des conditions essentielles pour la guérison des plaies.

Les pansemens doivent être renouvelés toutes les douze heures, lorsque la suppuration est très-abondante, toutes les vingt-quatre heures seulement dans les cas contraires ; à chaque pansement, il faut détacher avec précaution les pièces de l'appareil, et surtout celles qui sont immédiatement appliquées aux plaies. On peut à cet effet les humecter avec des liqueurs émollientes, calmantes, résolutives, toniques et autres, suivant les cas.

La levée du premier appareil n'est considérée qu'avec effroi par le plus grand nombre des malades ; c'est un préjugé qui se fonde sur ce qu'autrefois les premiers appareils étaient enlevés bien avant que la suppuration les eût détachés, comme au bout de douze, vingt-quatre ou trente-six heures, ce qui entraînait des tiraillemens, des arrachemens, des douleurs et des écoulemens de sang très-nuisibles. La règle générale, à suivre en pareil cas, est de ne lever le premier appareil qu'après que la suppuration l'a complètement détaché de la surface des plaies, ce qui n'a guère lieu qu'après quatre, cinq ou six jours, et quelquefois même plus tard suivant la nature des plaies.

Les pansemens ont pour but de préserver les plaies contre les influences sans nombre de l'air ambiant, et de tenir appliqués à leur surface les substances et les agens les plus propres à favoriser leur guérison. Sans eux, les plaies soumises à toutes les variations de température, à l'humidité, à la sécheresse, à l'action de tous les corps qui voltigent dans l'atmosphère, à tous leurs frottemens et à tous leurs chocs, ne seraient pas une minute dans le même état, et, passant continuellement de l'un à l'autre, elles n'arriveraient que difficilement à la guérison. Sans eux encore, les plaies abandonnées en quelque façon aux seules forces médicatrices de la nature, guériraient lentement, difficilement, avec des difformités, ou même avec des infirmités plus ou moins désagréables, incommodes ou dangereuses. Les pansemens sont donc nécessaires, quoi qu'aient pu dire quelques novateurs.

La guérison après suppuration peut avoir lieu de deux manières : 1° par rapprochement des lèvres des plaies; 2° par la formation d'un tissu nouveau appelé *cicatrice.*

La guérison par rapprochement des lèvres des plaies résulte d'un effort naturel par lequel les parties molles de toutes espèces sont attirées de la circonférence vers le centre. L'art peut seconder cet effort ou le contrarier suivant la position qu'il donne aux parties blessées. Il peut le seconder en donnant aux parties une position qui rapproche ou met en contact les lèvres de la plaie; il peut le contrarier, le retarder, et l'empêcher même, en mettant les parties dans une position opposée.

L'art doit favoriser la cicatrice par rapprochement toutes les fois qu'opérée suivant ce mode, elle ne doit apporter aucune gêne dans le mouvement des parties. Il doit l'empêcher et obtenir une cicatrice par formation d'un tissu nouveau, toutes les fois que la cicatrice par rapprochement des bords de la plaie, peut entraîner des brides, des rétractions de membres, ou gêner en quelque autre manière le libre exercice de leurs mouvemens ou de leurs fonctions, comme on le voit si fréquemment à la suite des brûlures.

La formation des cicatrices par rapprochement est plus prompte que leur formation par un tissu nouveau. Il faut donc préférer les premières toutes les fois que cela est possible, et cela est possible toutes les fois qu'il n'y a pas eu perte de substance aux parties. La cicatrice par formation d'un tissu nouveau doit être préférée, au contraire, toutes les fois qu'il y a eu perte de substance capable d'entraîner des difficultés, des obstacles, des douleurs dans certains mouvemens, dans certaines actions; car une cicatrice par formation d'un tissu nouveau peut remplacer plus ou moins complètement les parties qui ont été détruites ; on doit néanmoins s'écarter de cette règle, lorsque la vie d'un malade pourrait être compromise par la prolongation de la durée du travail qui doit amener les cicatrices par formation d'un tissu nouveau, comme cela se voit dans plusieurs cas de larges brûlures et autres grandes plaies, circonstances dans lesquelles il vaut mieux laisser les malades exposés à des difformités ou à des impotences, plutôt que de les épuiser par une longue et abondante suppuration.

La cicatrice, alors même qu'elle est terminée, doit être l'objet de beaucoup de soins. Dans le principe, délicate et peu résistante, elle doit être protégée contre les tiraillemens, les frottemens, contre l'action irritante de l'air, du soleil, contre celle des corps gras susceptibles de rancir, contre l'action dissolvante des bains, des douches, etc. On la protége efficacement contre le plus grand nombre de ces causes en la tenant couverte avec des compresses de linge fin et à demi usé, qu'on soutient avec quelques tours d'une bande médiocrement serrée. Dans quelques cas, des bandages compressifs, des bas de peau de chien ou de toile écrue, des ceintures, des pelotes tantôt convexes, tantôt concaves, doivent être employés pour la protéger. Quand elle peut céder à l'effort des parties qui tendent à se déplacer, des plaques de carton, de cuir bouilli, d'argent ou d'or, doivent être employées pour la soutenir.

Quoi qu'on fasse il arrive souvent qu'une cicatrice récente est atteinte d'une inflammation *ulcéreuse* qui en détruit une partie et quelquefois la totalité avec une effrayante rapidité ; il faut s'attacher à prévenir les causes de cette destruction, à les combattre, et ensuite travailler sur de nouveaux frais à la restitution de la cicatrice. Ces ulcérations sont ordinairement superficielles, et n'entament que la surface du tissu cutané nouveau qui forme la cicatrice. Le chorion qui en forme la base est rarement détruit par ces ulcérations, et l'expérience apprend que si elles se forment très-vite, elles guérissent très-promptement aussi.

Il semblerait que le but de la nature et celui de l'art soient atteints du moment qu'une plaie est couverte d'une cicatrice; mais il arrive dans beaucoup de cas que cette cicatrice est mal faite, qu'elle a produit le rétrécissement ou l'oblitération de certaines ouvertures, qu'elle en a agrandi d'autres d'une manière démesurée, qu'elle a produit des brides, des rétractions, des déviations et autres difformités. Ici l'art entre dans une carrière nouvelle; et, pour obtenir une cure qui soit exempte de ces inconvéniens, il faut commencer par détruire ce qui a été fait. Ici se présentent la section, l'enlèvement des cicatrices, le ravivement des lèvres des plaies, et autres opérations qui ont pour but de ramener les parties à l'état d'une plaie sanglante qui puisse être conduite à guérison, ou par réunion immédiate, ou par l'intermédiaire d'une suppuration, selon les cas.

Il ne faut jamais se résoudre à détruire un travail terminé sans avoir attentivement pesé la valeur de motifs qui peuvent y obliger, et sans avoir bien calculé les inconvéniens auxquels peut exposer un travail nouveau. Dans tous les cas, il faut se garder de ces opérations de complaisance qui, pour un avantage médiocre ou incertain, pourraient compromettre les jours d'un individu; et ne jamais perdre de vue que la plus petite opération peut, suivant les dispositions des personnes, entraîner la mort, comme pourrait le faire la plus grave des opérations.

## SECTION VIII.

### Plaies entre parties de vitalité différente.

Dans les plaies par armes tranchantes dont il a été question jusqu'à présent, la vie existe à peu près au même degré dans leurs deux lèvres, mais il en est d'autres dans lesquelles elle se rencontre à des degrés différens, et enfin il en est dans lesquelles certaines parties paraissent tout-à-fait séparées de la vie générale. Les plaies à lambeau, les plaies à pédicule, les plaies avec séparation complète du corps, se trouvent dans ces catégories.

La réunion de ces plaies présente d'autant plus de difficultés que les conditions de la vie sont plus inégales entre les lèvres des plaies; et les ressources de l'art doivent être employées à triompher des difficultés et des obstacles que présentent ces conditions.

Les plaies qui affectent les parties dans lesquelles la vitalité est naturellement différente, comme celles qui affectent en même temps la peau, le tissu cellulaire sous-cutané, les tendons, les aponévroses, les cartilages et les os, ont une manière de se conduire qu'il importe de faire connaître. Il semble au premier coup d'œil que des tissus si différens entre eux par leur structure aussi bien que par leur vitalité, ne doivent pas marcher d'un pas égal vers la cicatrice. Cet aperçu de la théorie n'est vrai que pour les plaies qui suppurent, car dans celles qui peuvent être réunies par première intention, et par conséquent sans suppuration, la diversité des tissus et la différence de leur vitalité ne semblent opposer aucun obstacle à leur réunion. Toutes semblent fournir également la matière gélatineuse et plastique qui forme le moyen d'union entre les plaies qui ne suppurent pas; aussi voit-on tous les jours se réunir

immédiatement des plaies qui intéressent en même temps
la peau, le tissu cellulaire, les tendons, les cartilages
et les os. On peut donc regarder comme un précepte de
tenter la réunion immédiate des plaies, quelle que soit
la diversité des tissus qu'elles intéressent, et quelle que
différente que soit leur vitalité. Ce précepte n'est pas
toujours, il est vrai, sans inconvénient. Il est en effet
des cas dans lesquels on voit la réunion se faire entre
des tissus doués d'une grande vitalité, et ne pas s'opérer
entre des parties douées d'une moindre vitalité. Les premières étant placées à la surface du corps, et les secondes dans sa profondeur, on voit se faire souvent dans
l'intérieur des plaies, des amas de liquides sanguinolens et
purulens, lesquels ne sauraient s'échapper au-dehors, et
deviennent la cause d'accidens. C'est là un inconvénient commun à toutes les réunions par première intention. Lorsque cet inconvénient est porté au point de
causer des accidens, il faut détruire la réunion des parties qui mettent obstacle à l'issue des liquides épanchés, ou
bien pratiquer des contre-ouvertures, dans les lieux les
plus favorables à leur évacuation. Quelquefois enfin la vie
abandonne tout-à-fait quelques-unes des parties comprises
dans ces plaies, des parties osseuses par exemple. Ces
parties deviennent alors des corps étrangers qu'il faut extraire, ou dont il faut faciliter l'expulsion au dehors par les
soins de la nature; c'est ce qu'on voit quelquefois à la
suite des plaies d'amputations réunies par première intention.

## SECTION IX.

Plaies à lambeau et à pédicule.

Les *plaies à lambeau* sont celles dans lesquelles l'une des lèvres est plus ou moins soulevée et détachée du reste de la plaie. Dans ces cas encore, la vie se trouve inégalement répartie entre les lèvres de la plaie, non plus à cause de la diversité des tissus ou d'une différence dans la vitalité naturelle, mais à cause de circonstances accidentelles et dépendantes de ce que les lambeaux sont privés d'une quantité plus ou moins considérable de leurs élémens nourriciers. Lorsque ces lambeaux tiennent au reste du corps par une moitié de leur circonférence, la vie n'éprouve d'ordinaire aucune difficulté à s'y maintenir, et le travail destiné à la réunion s'y fait aussi bien que dans le reste de la plaie. Il n'y a d'exception à cette règle que lorsque ces lambeaux ont été contus et déchirés. Mais la vitalité des lambeaux augmente ou diminue, selon que l'étendue de leur adhérence aux autres parties est plus ou moins grande. Ainsi la vitalité diminue à mesure que cette étendue se trouve réduite à un tiers, à un quart, à un cinquième de la circonférence; au-delà de ce dernier terme, les lambeaux ne tiennent plus alors aux chairs que par un pédicule.

Quand les plaies à lambeau ne sont pas compliquées de contusion, de déchirure ou d'attrition, il faut tenter la réunion par première intention; dans le cas où elle serait contrariée par des amas de liquides, détruire la cicatrice ou pratiquer une contre-ouverture, pour leur donner issue, et dans le cas enfin où elle échouerait complètement par suite de l'inflammation suppurative, ou par quelque autre cause que ce soit, il faudrait les conduire à cicatrice comme des plaies qui suppurent.

Les amas de liquides sous les lambeaux ont des effets différens, suivant que l'ouverture des plaies se trouve placée dans un lieu déclive, ou dans un lieu élevé. Dans le premier cas, le plus léger écartement de leurs lèvres suffit pour l'écoulement de ces liquides. Dans le second cas, les liquides retenus amèneraient la destruction de la cicatrice toute entière si on ne se hâtait de pratiquer une contre-ouverture. La fréquence de ces épanchemens est assez grande pour que beaucoup de praticiens aient cru devoir donner le conseil de pratiquer à l'avance une ouverture à la base des lambeaux, lorsque cette base se trouve dans un lieu déclive, et que l'ouverture de la plaie se trouve dans un lieu élevé. Ce précepte a surtout été donné à l'occasion des plaies de tête à lambeau, dans lesquelles le sommet du lambeau est tourné vers le sinciput, et sa base vers la base du crâne. C'est, dans tous les cas d'ailleurs, un précepte de tenir exactement rapprochées et affrontées les lèvres de la plaie, à l'aide des bandages, des bandelettes agglutinatives, des sutures, etc.

Les *plaies à pédicule* sont celles dans lesquelles une des lèvres de la plaie ne tient au reste du corps que par une partie d'une étendue minime.

On conçoit que la vitalité du lambeau, indépendamment de la nature des parties dont son pédicule se compose, sera d'autant moindre que l'étendue de son adhérence avec les parties sera plus petite. Lorsque le lambeau est exempt de contusion, de désorganisation, et qu'il contient des vaisseaux d'un certain calibre, il faut, quelque petit qu'il soit, tenter de le réunir aux parties dont il a été séparé : l'expérience a prouvé que le plus souvent la vie s'y maintenait. Quand le pédicule ne contient pas de vaisseaux d'un certain calibre, et que le lambeau est meurtri, altéré profondément dans son organisation, il y a sans doute beaucoup moins de chances de le conserver; mais, dans ce cas encore, il ne faut pas le retrancher; il faut l'appliquer aux parties, car si la vie s'éteint dans un point, elle peut se conserver dans une plus ou moins grande étendue, et ce qui est conservé abrège d'autant la durée de la guérison. C'est sans doute la possibilité de conserver la vie des lambeaux de peau à pédicule étroit, qui a conduit à la *rhinoplastique* suivant la *méthode indienne*, indiquée déjà par *Celse* et *Paul d'Egine*, oubliée depuis, réhabilitée ensuite par *Tagliacozzi*, oubliée de nouveau, renouvelée en Angleterre par *Carpu*, et perfectionnée dans ces derniers temps en Allemagne et en France. Cette observation a conduit aussi à d'autres opérations dans lesquelles on emprunte, à des parties plus ou moins voisines ou éloignées, des lambeaux de peau pour corriger des difformités produites par accident ou par maladie. Dans ces opérations, la partie de peau empruntée ne tient aux parties que par un pédicule assez étroit, auquel on fait en outre subir un mouvement de torsion, plus ou moins fort sur lui-même, circonstance qui doit certainement y gêner la circulation, et par conséquent la vie; cependant, tel est l'avantage qu'il y a d'agir sur une peau saine et exempte de toute contusion, que dans le plus grand nombre des cas la vie s'y continue sans hésitation.

L'idée d'emprunter des parties de peau dans le voisinage des plaies a dû conduire à l'idée d'en emprunter à des parties plus éloignées. C'est en quoi consiste particulièrement la méthode de *Tagliacozzi*, lequel empruntait à l'avant-bras et au bras de quoi refaire des nez mutilés. Dans cette méthode en effet on forme, comme dans les cas précédens, un lambeau dans lequel la vie est entretenue à l'aide d'un pédicule, comme dans les plaies accidentelles de cette espèce.

## SECTION X.

### Plaies avec séparation complète des parties.

Les plaies dans lesquelles une partie est complètement séparée du reste du corps sont nombreuses, et peuvent être produites par un grand nombre d'armes de guerre. Elles peuvent être produites par des armes contondantes, déchirantes, tranchantes, etc., etc.

La surface des parties détachées par les armes contondantes ou déchirantes est tellement inégale, et les propriétés de la vie y sont ordinairement altérées de telle sorte, qu'il serait presque sans utilité d'en tenter le recollement, quelque prompt et quelque exact que pût être leur affrontement avec les parties dont elles ont été séparées. Le cas cité par *Garengeot* d'un nez arraché à belles dents, jeté dans un ruisseau, et qui, remis en place, est rentré dans le domaine de la vie, n'a pas convaincu tous les praticiens (1).

Il n'en est pas de même des blessures faites par des armes tranchantes bien affilées. On conçoit que la surface des plaies étant unie des deux côtés, que les parties pouvant se toucher par tous leurs points, et que n'ayant subie aucune altération de l'espèce de celle qui dans les autres blessures entraîne si souvent la mortification et

---

(1) Quelqu'un mordit un soldat au nez, et lui emporta presque toute la partie cartilagineuse du bout. Il la jette par terre et marche dessus. Le blessé ramasse le bout de son nez, le jette dans la maison d'un chirurgien voisin, et se met à courir, transporté de colère, après son ennemi. Quand il fut revenu, on lui replaça le bout du nez, que l'on avait auparavant mis dans du vin tiède, et ou l'assujétit bien ferme avec un emplâtre agglutinatif. Le lendemain on voyait déjà un commencement de réunion, et le quatrième jour elle était parfaite. ( *Garengeot, Op. de chirurgie*, t. III, p. 255.)

par suite une action éliminatoire, on conçoit qu'elles puissent se réunir par le fait d'une inflammation adhésive. La propriété qu'ont les parties nouvellement enlevées d'un corps vivant, de pouvoir se recoller, est d'autant plus grande que les parties sont similaires, que les élémens de la vie y sont divisés, disséminés, que les nerfs et les vaisseaux y sont moins volumineux. Telles sont les raisons qui font que des parties de la peau détachées du tissu cellulaire, et enlevées de la surface du corps, peuvent y être replacées et continuer à vivre. Quelquefois cependant des parties tout-à-fait dissemblables, et dans lesquelles la vie existe dans des degrés opposés, peuvent aussi être réunies. Dans ce cas, l'excès de vitalité de l'une des parties suffit pour entretenir la vie dans l'autre. C'est ainsi que des dents arrachées ont pu être replacées dans les alvéoles d'où elles avaient été tirées (1).

Voici un fait de cette espèce.

### OBSERVATION ONZIÈME.

« Un médecin, M.\*\*\*, persuadé de l'utilité d'ôter les dents de lait à une certaine époque de l'enfance, pour faciliter l'éruption des dents permanentes, avait l'habitude

---

(1) Les greffes animales, telles que la transplantation de l'ergot sur la tête du coq, attribuée à *Hunter*, et qui avait déjà fait le sujet d'un mémoire de *Duhamel*; celle d'une dent humaine sur la tête du coq, faite par le premier de ces auteurs, et qui y prit racine; celle du testicule du coq introduit dans le péritoine d'une poulette, et dans laquelle des communications vasculaires s'établirent entre les deux parties; celle plus étonnante encore de M. *Baronio*, qui a, dit-il, greffé avec succès l'aile d'un serin et le petit bout de la queue d'un chat sur la crête d'un coq, etc. Toutes ces expériences, disons-nous, ont dû mettre sur la voie pour tenter sur le corps humain la réunion des parties complètement séparées du corps. ( *Note des réducteurs.*)

de les enlever de bonne heure chez les enfans de ses cliens, et il était tellement convaincu de l'excellence de cette méthode, qu'il y avait soumis ses propres enfans. En la pratiquant un jour sur un enfant qui appartenait à une famille riche et puissante, il se trompa, et, au lieu d'une dent de première dentition, il en arracha une de seconde. Désolé de sa méprise, il envoya chercher M. *Dupuytren*. Mais il s'écoula au moins une heure avant l'arrivée de celui-ci. La dent arrachée avait été jetée sur le carreau : ce n'est qu'après de longues recherches qu'elle fut retrouvée. M. *Dupuytren* conseilla de la replacer dans l'alvéole d'où elle avait été tirée : son conseil fut suivi. La dent persista, et aujourd'hui, c'est-à-dire depuis dix-huit ans au moins que l'accident est arrivé, elle vit et remplit ses fonctions aussi bien que les autres (1).

Cette propriété qu'ont les parties séparées du corps de rentrer dans la vie, a des bornes moins étroites qu'on ne pourrait le croire, et elle s'étend à des parties composées d'élémens nombreux et variés. C'est ainsi que le nez, l'oreille, un doigt ont été souvent réunis. Ces réunions peuvent être tentées dans les parties minimes que nous venons d'indiquer; mais il serait absurde de tenter la réunion de membres considérables entièrement séparés du corps. La vie s'y trouve trop concentrée dans les vaisseaux et nerfs principaux divisés pour qu'elle puisse se rétablir. Comment, en effet, les deux bouts d'une grosse artère ou d'un gros nerf pourraient-ils être affrontés sans qu'il y eut hémorrhagie et sans que la sensibilité et la myotilité fussent altérés (2) ?

(1) Par les rédacteurs. Cette observation a été publiée déjà par l'un de nous (M. *Paillard*), dans le journal hebdomadaire en 1830.

(2) Dans un mémoire intitulé : *Sur la réunion des parties complètement séparées du corps*, publié par M. le docteur *Piédagnel*, lu à la société

Toutes les fois qu'un enlèvement de parties minimes est complet et récent, on peut et on doit même tenter la réunion. La chaleur de la partie enlevée et la fluidité du sang se prêtent au rétablissement de la circulation et au maintien de la vie. Mais plus les parties s'éloignent de ces conditions, moins il y a de chances pour la réunion. Ainsi, quand les parties ont été séparées du corps depuis long-temps, que le sang a perdu sa fluidité, les parties leur chaleur, il est plus difficile et plus rare que la vie reprenne son empire. Avant de tenter ces réunions, le chirurgien doit se rappeler qu'il faut plusieurs conditions pour le succès. Il faut 1° que ces parties soient minimes; 2° que les vaisseaux qui doivent fournir les élémens de la vie soient réduits à un très-grand état de division; 3° que ces parties soient exemptes de contusion, d'écrasement, d'arrachement; 4° qu'elles présentent une surface unie, égale; 5° que la chaleur n'y soit pas éteinte et le sang concret; 6° enfin, que l'affrontement des surfaces divisées soit aussi exact que possible.

Quand cette réunion peut être faite, les parties doivent

anatomique, inséré dans ses bulletins, et suivi d'un rapport de M. *Bérard* aîné ( *Voy. Revue médicale*, décembre 1830), on trouve réunis à peu près tous les faits remarquables de division complète de parties, et de leur réunion suivie de guérison. On verra qu'il ne s'agit dans toutes ces observations que de nez, d'oreilles et de doigts, enfin seulement de portions très-minimes; et qu'il n'y est question d'aucune partie un peu considérable. C'est ce dont on peut se convaincre en lisant les observations de *Heister*; de *William Balfour*; de *Flurant*; de *William Billey*; du docteur *Wigorn*; de *Bonn*, chirurgien à Arras; de *Garengeot*, *Blegny*, *Fioraventi*, *Molionelli*, *Michel Leyseri*, *Loubet*, *Dionis*, *Gooch*, *Percy*; de M. *Sommé*, chirurgien en chef et professeur de chirurgie à l'hôpital d'Anvers; de M. *Piédagnel*; de M. *Lespagnol* aîné, médecin à Armentières; de M. *Magnin*, aide-major aux chasseurs de la Meuse, et de M. *Barthélemy*, etc., etc.

( *Note des rédacteurs.* )

être nettoyées, fomentées avec des liquides tièdes et légèrement stimulans, tels qu'un mélange d'eau et de vin; elles
doivent être appliquées exactement aux parties desquelles
elles ont été enlevées, et après une coaptation aussi parfaite que possible, elles doivent y être fixées par le moyen
d'emplâtres agglutinatifs ou de sutures, comme lorsqu'il
s'agit du nez et des oreilles, ou bien encore à l'aide d'agglutinatifs, de bandages et d'attelles, comme lorsqu'il s'agit
des doigts. Toutes ces parties doivent être mises à l'abri
des variations de température et des vicissitudes de l'atmosphère qui, même dans l'état de santé, ont tant d'influence sur les plaies simples et ordinaires. Elles doivent
être maintenues en contact, sans aucun dérangement,
pendant sept ou huit jours pour le moins. L'appareil ne
doit même être renouvelé que plus tard encore, à moins
que la putréfaction ne soit survenue sur les parties, ce
qu'on reconnaît à l'odeur qu'elles répandent, à leur couleur, à leur insensibilité, et à la qualité sanieuse et putride des liquides qu'elles fournissent. On doit alors les
retrancher, pour ne pas prolonger inutilement un contact
qui pourrait devenir dangereux. Mais alors encore, il faut
borner l'enlèvement aux parties mortifiées, et se garder
d'enlever celles dans lesquelles la vie se serait continuée.
Quand aux parties dans lesquelles la vie a repris son empire, elles doivent être environnées pendant long-temps
d'un appareil qui les protége contre les violences extérieures, contre les accidens de température, etc. En
général les lambeaux à pédicule, les lambeaux tout-à-
fait détachés, ceux qui sont empruntés aux parties voisines ou éloignées, lorsqu'ils sont rentrés dans la vie,
ne jouissent pas toujours d'une chaleur, d'une sensibilité, d'une circulation et d'une vitalité parfaites. On
les trouve souvent froids, violets, insensibles, et même

quelquefois ils sont frappés de mortification après quelques semaines ou quelques mois de leur réunion. C'est ce qui arrive au nez et aux oreilles, remis en place ou restaurés, lorsque la température est très-froide et que ces parties ne sont pas protégées contre ses effets.

Dans les cas précédens, il y a eu reposition des parties dans leur lieu, emprunt fait à des parties voisines ou à des parties éloignées, mais appartenant toujours au même individu. Dans un autre et dernier cas enfin, il y a eu emprunt de parties fait à un individu pour être appliqué à un autre. Tel était le cas de ces personnes qui remplaçaient de mauvaises dents par les dents fraîches et saines de malheureux payés au poids de l'or; tel était encore le cas dans lequel un nez mutilé était remplacé aux dépens de parties empruntées à un esclave, trafic honteux dans lequel la puissance ou la richesse imposent leurs lois à l'indigence ou à la faiblesse.

# . CHAPITRE IV.

## Blessures par armes piquantes et tranchantes.

Les armes piquantes et tranchantes ont deux manières d'agir ; 1° par leur pointe ; 2° par leur tranchant. C'est ainsi qu'agissent l'épée, la baïonnette, l'espadon, le demi-espadon, le sabre, de quelque forme qu'il soit, quand il n'agit que par sa pointe, le poignard à pointe et à double tranchant, etc., etc.

Ces armes s'insinuent à l'aide de leur pointe, et s'ouvrent un chemin plus ou moins large à l'aide de leurs tranchans. De la combinaison de ces deux actions, il résulte que les armes piquantes et tranchantes pénètrent avec peu d'efforts à de bien plus grandes profondeurs que ne le feraient des armes qui n'agiraient que par une pointe ou par un tranchant seulement ; mais il en résulte aussi qu'elles font des plaies moins larges que les armes tranchantes, mais plus larges que les armes piquantes.

Les blessures par armes piquantes et tranchantes ne reviennent pas sur elles-mêmes et ne se ferment pas aussi complètement que les blessures produites par des armes piquantes seulement ; en effet, il y a toujours dans les blessures qui sont produites par des armes piquantes et tranchantes, des tissus divisés, et par conséquent tendance plus ou moins grande à l'écartement par quelques-unes des causes que nous avons indiquées en parlant des blessures par armes tranchantes; néanmoins, elles présentent toujours, comme celles qui sont produites par des armes piquantes, un canal plus ou moins long et plus ou moins large.

Les armes piquantes et tranchantes donnent bien plus souvent lieu que celles qui agissent seulement en piquant, à des hémorrhagies, à des sections de nerfs, à des hernies musculaires et viscérales. Dans quelques cas, les artères peuvent fuir au devant de ces armes; mais dans beaucoup d'autres cas, retenues quelles sont contre des parties résis-tantes ou osseuses, elles sont divisées comme elles le seraient par une arme tranchante; telles sont en particulier les artè-res intercostales, lorsque la lame d'un poignard, ou quelque autre arme piquante ou tranchante, vient à traverser les muscles intercostaux, ses tranchans étant dirigés vers le bord des côtes. Dans ce cas, non-seulement les muscles, les vaisseaux et les nerfs intercostaux sont coupés, mais souvent aussi les côtes elles-mêmes sont entamées. Il en est de même des canaux excréteurs et conduits de toute espèce, quand ils se trouvent sur le trajet que parcourent ces armes. Lorsqu'elles ont atteint quelque vaisseau un peu important, elles peuvent donner lieu à des hémorrha-gies. Celles-ci peuvent être internes ou externes. Sont-elles externes, c'est-à-dire se font-elles au dehors? leur nature ne saurait être méconnue, la couleur rouge ou noire du sang indique si c'est une artère ou une veine qui a été lé-sée. Les hémorrhagies internes au contraire, c'est-à-dire celles qui se font à l'intérieur du corps, ne frappent pas immédiatement les sens. Elles ne peuvent être reconnues qu'à un ensemble de symptômes donnés, et par une suite de raisonnemens plus ou moins rigoureux. Leur danger ne vient pas seulement de la quantité de sang qui s'écoule; il vient encore de l'épanchement qui en est la suite, et qui devient lui-même la cause de plusieurs maladies graves dont nous parlerons en temps et lieux. Il faut toujours, dans le cas de lésion d'une artère située dans l'épaisseur des parois de la poitrine ou du bas-ventre, avoir recours à la ligature de ce vaisseau, si elle est possible, avant de rapprocher les bords de la plaie, sans quoi on peut exposer le blessé à des accidens graves, et même à la mort, témoin l'observation rapportée par M. Thierry.

### OBSERVATION DOUZIÈME.

« Un individu reçut dans le thorax un coup d'une arme piquante et tranchante, tout à la fois ; la plaie pénétrant dans la poitrine, l'artère intercostale fut ouverte. On ferma hermétiquement la plaie dans l'espérance que la compression, résultant du rapprochement de ses lèvres, ou que l'accumulation du sang dans la cavité de la poitrine, mettrait un obstacle insurmontable à l'hémorrhagie. Mais le blessé mourut en présentant tous les symptômes d'une hémorrhagie interne. A l'ouverture de son corps on trouva plusieurs livres de sang épanchées dans la cavité de la poitrine. On s'assura d'une manière positive que c'était l'artère intercostale qui avait été ouverte (1).

Toutefois, il arrive souvent que les artères, les intestins et les organes mobiles, glissent sous la pointe de ces armes piquantes et tranchantes, qu'ils se rangent sur leurs côtés, et qu'ils en évitent l'atteinte, alors qu'ils auraient sûrement été blessés par les instrumens tranchans. C'est ainsi qu'on voit assez souvent l'abdomen traversé d'un coup d'épée sans qu'il y ait lésion des viscères contenus dans cette cavité.

(1) *Journal hebdomadaire.*

### OBSERVATION TREIZIÈME.

M. N***, tourmenté par quelques chagrins domestiques, prit la résolution de se détruire; à cet effet, il appuya la garde d'une épée contre le mur de sa chambre, et il se précipita avec tant de violence sur sa pointe, qu'il eut l'abdomen traversé de part en part. Appelé auprès de lui, M. *Dupuytren* le trouva impassible et assis sur une chaise, la pointe faisant au dos et sur le côté droit de la colonne vertébrale une saillie de huit ou dix pouces. Le malade paraissait peu souffrir, soit que cela tînt à l'insensibilité commune à presque toutes les personnes possédées de la manie du suicide, soit que cela tînt à ce que le hasard avait détourné la pointe de l'épée du trajet des nerfs principaux : il n'y avait aucun signe d'épanchement dans la cavité abdominale, ni de lésion quelconque aux viscères qu'elle renferme. Il n'y avait pas de doute qu'il ne fallût extraire l'épée, ce que M. *Dupuytren* fit, non sans efforts, et surtout sans crainte de voir quelque hémorrhagie, quelque épanchement, empêché par la présence de l'arme au milieu des parties, se faire aussitôt qu'elle serait retirée. Il n'en fut pourtant rien, et le malade, après trois ou quatre saignées, quelques jours de repos et de diète, se trouva parfaitement guéri de sa blessure; et, ce qui n'est pas moins rare, de sa manie de suicide (1).

Les effets de ces blessures, en tant qu'ils se rapportent à la manière d'agir des instrumens piquans ou tranchans, n'offrent pas de symptômes différens de ceux que présente chacune de ces armes, prise séparément, et n'exigent pas d'autres soins; cependant comme ces effets ont généralement plus d'intensité, ils doivent être combattus avec plus d'énergie. Ainsi, dans le cas de coups d'épée, de baïon-

(1) Par les rédacteurs.

nette, de poignard, etc., etc., on aura recours à la diète,
aux boissons délayantes, au repos, et surtout aux saignées
abondantes et répétées. Ces dernières sont d'autant plus
nécessaires que l'instrument vulnérant a passé à travers
des organes plus importans, comme ceux du ventre et de
la poitrine. C'est la méthode des camps et des armées; c'est
presque la seule que la maladie exige, et que les circonstances permettent, et c'est aussi celle qui réussit le mieux.
A cette méthode cependant, on peut ajouter celle des débridemens lorsque les blessures ont traversé les membres,
et lorsque surtout elles sont suivies d'étranglement. Mais
il faut se garder d'avoir recours à ce moyen, quand les
blessures ont traversé les parois des cavités; car une conséquence inévitable des débridemens dans ce cas, serait
l'issue au dehors des parties qui s'y trouvent renfermées.
Ici donc se trouve une exception à l'emploi de la méthode
des débridemens. Cette règle exceptionnelle ne doit cependant pas s'appliquer aux cas dans lesquels une hémorrhagie interne aurait lieu, et où on pourrait espérer d'en
trouver et d'en tarir la source, à l'aide d'une ligature ou
autre moyen; tel serait le cas de la lésion de l'artère intercostale, de l'artère épigastrique, etc., etc.

Les nerfs peuvent aussi bien que les artères et les veines
être blessés par les armes piquantes et tranchantes; mais
cette lésion est en général moins dangereuse que celle qui
est produite par les armes piquantes. On en a la preuve
dans les coups d'épée reçus si souvent en duel, à la partie interne du bras ou de l'avant-bras. Ils ne donnent pas
lieu à des accidens aussi graves que des blessures par armes
piquantes, tels que spasmes, convulsions, rétractions,
tétanos; mais si elles sont moins dangereuses, ces blessures se terminent souvent par la paralysie des parties
auxquelles ces nerfs se distribuent.

Deux cuisiniers, armés chacun d'un tranche-lard, s'amusaient à simuler un duel. L'un d'eux reçut dans cette lutte un coup de la pointe du tranche-lard de son adversaire à la partie interne et inférieure de l'un des bras, à deux pouces environ au dessus de la tubérosité interne de l'humérus; une hémorrhagie assez forte, produite par la lésion de l'artère collatérale interne, l'accompagna, mais s'arrêta spontanément. Une paralysie subite du côté interne de l'avant-bras et des deux derniers doigts de la main eut lieu immédiatement. Aucune complication fâcheuse ne survint pendant la durée de la blessure, qui se cicatrisa promptement. Mais elle laissa après elle une paralysie permanente des muscles de la partie interne de l'avant-bras et des deux derniers doigts de la main auxquels le nerf cubital se distribue. Ce nerf avait été coupé.

Quelques méthodes particulières de traitement ont été vantées et employées dans les blessures produites par des armes piquantes et tranchantes. Nous devons en parler : c'est *la succion* et *la compression*.

La méthode de *la succion* semblerait bien naturelle et bien efficace, si on s'en rapportait à l'instinct qui porte presque tous les hommes à user de ce moyen et tous les animaux à lécher leurs plaies lorsqu'ils ont été blessés. La pratique de *sucer les plaies* faites par des armes piquantes et tranchantes, et peut-être plutôt par des armes piquantes, simples ou empoisonnées, a été beaucoup employée autrefois; elle l'est même encore dans certains pays et particulièrement dans l'Inde. Les individus qui se livraient autrefois à cette pratique étaient nommés *psylles*. Ils suivaient les armées, assistaient aux duels, et, lorsqu'une blessure par arme piquante, ou piquante et tranchante, était reçue, ils y appliquaient de suite leurs lèvres, et y exerçaient la succion jusqu'à ce que, ne saignant plus, elle fût susceptible de se réunir. Par ce procédé, ils vidaient les petits vaisseaux, nettoyaient le trajet de la blessure et faisaient ainsi l'office de ventouse. La guérison de cette blessure était souvent très-prompte. *Lamotte* rapporte beaucoup d'exemples de résultats heureux de cette pratique, même pour des plaies pénétrantes des grandes cavités. *John Bell* (*Traité des plaies*) pense que cette pratique peut être utile, et qu'elle favorise la réunion immédiate. Il dit l'avoir vue suivie de succès, non-seulement dans les blessures de cette espèce qui n'intéressaient que les chairs d'un membre, mais encore dans celles qui avaient leur siége aux grandes cavités splanchniques, pourvu qu'il n'y ait point eu de lésion d'organe essentiel, ni d'épanchement trop considérable. Le docteur *Solenghi*, chirurgien italien, trouvait dans cette méthode une telle efficacité qu'il avait instruit les palefreniers du régiment dont il était chirurgien-major, à sucer les plaies (1).

(1) Dans la traduction française du *Traité des plaies*, par *John Bell*, M. *Estor* a placé la note suivante : « Le docteur *Solenghi* trouve de tels avantages à cette méthode de la succion, qu'il ne craint pas d'engager tous les chirurgiens militaires à en répandre l'usage dans les armées. Lui-même, pendant qu'il était chirurgien-major des gardes d'honneur italiens, avait adopté cette pratique. L'opération était exécutée par des palefreniers du régiment, auxquels il avait fait surmonter la répugnance qu'elle inspire par l'attrait d'une médiocre récompense. Il en obtint le plus grand succès chez un maréchal-de-logis, blessé d'un coup d'épée qui avait pénétré à la partie antérieur de l'avant-bras, et était monté au travers de l'articulation du coude jusqu'à la partie moyenne et postérieure du bras. La succion fut exercée pendant trois quarts d'heure ; et à l'aide d'un simple appareil, on obtint une adhésion tout-à-fait immédiate. (*Note des rédacteurs.*)

Malgré ces autorités et d'autres encore, cette pratique
de la succion a été généralement abandonnée; elle a en
effet des inconvéniens. Tel serait, dans le cas de lésion
d'artères assez volumineuses, celui d'entretenir des hémorrhagies en détruisant sans cesse le caillot qui doit
fermer les extrémités des vaisseaux : ou bien, dans le
cas de plaies empoisonnées, celui de faire passer le poison dans la bouche du *psylle*, sans en débarrasser bien
sûrement le blessé. Cette pratique doit donc être abandonnée ou réduite à un petit nombre de cas, et on doit
bien se garder surtout de l'employer dans ceux où l'on
soupçonnerait la lésion de vaisseaux d'un certain calibre.

*La compression* a été conseillée par des hommes d'un
grand mérite, dans le cas de blessures par armes piquantes,
et par armes piquantes et tranchantes. *Wiseman*, le
*Paré* de l'Angleterre, pense que la compression guérit
souvent ces blessures en peu de jours. M. *Velpeau* (1),
étendant aux blessures par armes piquantes et tranchantes
la méthode employée par M. *Bretonneau* contre les inflam
mations phlegmoneuses, a beaucoup vanté les avantages
que l'on peut retirer de l'emploi des bandages roulés compressifs bien méthodiquement appliqués, non-seulement
pour prévenir les inflammations souvent si graves des membres à la suite des blessures par armes piquantes et tranchantes, mais encore pour les combattre quand elles sont
développées.

Cette méthode a pour but de s'opposer à l'inflammation dans ces plaies et dans leur voisinage, en prévenant

(1) Mémoire sur l'utilité des bandages compressifs dans les inflammations aiguës des membres. ( *Archives*, juin ; juillet 1826.) Mémoire sur
l'emploi de la compression dans les inflammations des g ines synoviales
tendineuses. ( *Nouvelle Bibliothèque médicale*, août 1826.)

ou bien en dissipant la fluxion qui la précède et l'accompagne dans tous les cas.

La compression peut avoir de graves inconvéniens, comme de déterminer des douleurs, des étranglemens, des rétentions, des disséminations, des absorptions de pus, alors qu'elle n'a pu en prévenir la formation.

# CHAPITRE V.

### Blessures par déchirure, rupture et arrachement.

Nous réunissons dans un même chapitre les blessures par déchirure, par rupture et par arrachement, parce qu'elles offrent entre elles beaucoup d'analogie.

Toutes ces blessures résultent d'une solution de continuité, et d'une séparation de parties opérée par des agens soit extérieurs, soit intérieurs, dont la puissance est appliquée tantôt sur le lieu, tantôt sur des points éloignés de la solution de continuité.

## SECTION I.

### Déchirures et ruptures.

La *déchirure* et la *rupture* offrent sans doute quelques différences qui tiennent à leurs causes, et aux circonstances dans lesquelles elles ont lieu. Mais elles offrent d'ailleurs tant d'analogie quant à la forme des blessures et à leurs résultats, que nous ne croyons pas devoir les séparer ici. Toutefois nous ferons ressortir les différences qui les distinguent.

*Les plaies par déchirure* sont celles dans lesquelles la solution de continuité résulte de l'extension des parties portée au delà de leur résistance naturelle.

Beaucoup d'armes, beaucoup d'agens extérieurs et intérieurs qui agissent par pression et par distension, tantôt sur un point, tantôt sur deux points opposés, peuvent produire ces sortes de blessures. Les armes piquantes enfoncées dans le tissu des parties et qui n'ont produit en pénétrant qu'une simple piqûre, déterminent souvent, quand elles sont relevées avec force, des déchirures plus ou moins dangereuses. Les armes pourvues de pointes recourbées en crochets, comme on en voit dans la hallebarde, dans les crocs, dans les harpons, sont surtout propres à produire des plaies avec déchirement : il en est de même des dents qui arment la scie du sabre des sapeurs, de celles qui garnissent une multitude d'instrumens employés dans les arts, dans les fabriques, etc. Les défenses du sanglier, les cornes des taureaux, les bois des cerfs, chevreuils, daims et autres armes défensives et offensives de divers animaux, les dents de beaucoup d'entre eux, sont aussi dans ce cas. Les morsures en effet ne sont que des déchirures.

Chaque année ramène un plus ou moins grand nombre d'accidens de ce genre; tantôt ce sont de larges blessures faites aux jambes ou aux cuisses, tantôt ce sont de larges ouvertures faites aux parois du ventre et par lesquelles sortent des quantités plus ou moins considérables d'intestin, tantôt ce sont des blessures compliquées de déchirures, de contusion et de fracture, comme cela se voit aux parois de la poitrine. Les fragmens des os fracturés produisent aussi très-souvent dans les chairs qui les entourent, des déchirures plus ou moins étendues et qui compliquent les fractures d'une manière très-grave.

La *rupture* semble au premier aspect n'être autre chose que la déchirure; elle en diffère néanmoins sous quelques rapports. Elle s'entend plus particulièrement d'une solution de continuité qui résulte d'une distension des parties occasionée par un effort, ou par une puissance intérieure. Elle constitue un mode de solution de continuité assez fréquent dans les organes musculaires et leurs dépendances, comme les tendons. Un muscle ne se rompt presque jamais dans l'état de relâchement; cet accident au contraire est très-commun, quand il est dans l'état de tension ou de contraction; mais la tension mécanique n'a pas tant d'influence sur la rupture que la contraction. On la voit cependant devenir cause prédisposante de la rupture de certains organes creux, tels que le cœur, les artères, le canal intestinal, la vessie, etc., etc. C'est ainsi que l'estomac et le canal intestinal peuvent être rompus par l'effet de la distension démesurée de leurs parois, causée par des dégagemens énormes et subits de gaz dans leur cavité, comme cela se voit dans certains herbivores; c'est ainsi que le cœur dilaté et aminci peut se déchirer par suite des contractions que nécessite l'exercice de ses fonctions; c'est encore ainsi que des artères arrivées par suite d'anévrismes à un certain degré d'amincissement, peuvent être rompues, et répandre, soit à l'extérieur soit à l'intérieur, autour d'elles, ou loin d'elles, le sang qu'elles contiennent; c'est encore ainsi que la vessie, que la matrice peuvent se rompre, lorsque ces viscères étant distendus par l'urine ou par un fœtus, un obstacle s'oppose invinciblement à ce que leur contenu puisse en sortir librement.

Mais quoique ces ruptures puissent avoir lieu par le seul fait de causes intérieures, il faut convenir qu'elles sont bien plus faciles et plus fréquentes lorsque des causes extérieures viennent joindre leur action à celle de puissances intérieures, de telle sorte, que ces dernières ne sont que prédisposantes, tandis que les premières sont réellement efficientes ou déterminantes ; c'est ce qui arrive lorsqu'une cause extérieure vient à agir sur l'estomac ou sur la vessie, lorsqu'un effort, un accès de colère, viennent précipiter la circulation d'un individu atteint d'un anévrisme au cœur, à l'aorte, ou ailleurs. C'est ainsi, qu'un coup porté sur la paroi antérieure de l'abdomen, lorsque la vessie, l'estomac ou le canal intestinal sont distendus par l'urine ou les alimens, peut produire la rupture de ces viscères tout en respectant les parois de l'abdomen : tel était le cas d'un Anglais qui après avoir fait une longue station à table, se prit de querelle avec un autre Anglais, reçut de ce dernier un coup de pied dans la région hypogastrique : sa vessie qui était alors distendue par l'urine fut rompue. Tel était encore le cas d'une femme qui n'ayant pas uriné depuis dix-huit ou vingt heures fut maltraitée, renversée, foulée aux pieds par un charretier et eut aussi la vessie rompue.

Les individus chez lesquels ces sortes de ruptures ont lieu, ne périssent pas toujours immédiatement comme on pourrait le croire : ainsi, l'Anglais et la femme dont nous venons de parler, ont survécu pendant cinq ou six jours à une rupture qui semblait devoir les faire périr au bout de quelques heures, par suite d'un épanchement et d'une inflammation suraiguë.

Il est assez difficile de concevoir comment des organes souples, flexibles et mobiles, tels que le conduit alimentaire, peuvent être rompus par l'effet de violences extérieures qui ont agi sur les parois abdominales sans que ces parois aient été altérées ou divisées. Ces exemples sont cependant nombreux. Les ruptures plus ou moins complètes de l'intestin grêle, avec les circonstances que nous venons d'in-

diquer, sont trop communes pour être révoquées en doute.
On a aussi observé des ruptures du gros intestin, et nous
avons vu même le rectum rompu et séparé complètement
en deux parties. Dans ces divers cas, les intestins ont-ils
été trouvés distendus par des gaz ou des matières stercorales, appliqués à la colonne vertébrale contre laquelle
ils avaient été refoulés? ont-ils été rompus dans cette situation? ou bien une contraction vive et subite de ces organes a-t-elle été la cause de leur rupture? c'est ce qu'il
est difficile de dire. On conçoit à peine comment les intestins lisses et mobiles, et ordinairement peu distendus,
n'échappent pas par cela même, à l'action des causes qui
tendent à les rompre; et si on peut concevoir à la rigueur
comment ils peuvent se déchirer sur un point, on ne peut
concevoir aussi aisément une rupture assez complète pour
les séparer en deux bouts distincts, ou même entamer le
mésentère. On ne peut guère comprendre ce phénomène
qu'en admettant, ou que les intestins ont été rompus en
se contractant d'une manière vive et subite, pour échapper
à l'action d'une violence imminente, ou bien, qu'ils ont
été transformés en une masse solide comme le foie, masse
qui est susceptible de se rompre sur quelqu'un de ses
points, ainsi qu'il arrive souvent à ce dernier organe, par
suite de violences extérieures exercées sur les parois abdominales. Quoi qu'il en soit, il est digne de remarque que
toutes ces ruptures du canal intestinal ne sont pas toujours
suivies d'épanchemens de matières stercorales dans la
cavité du péritoine, et que les blessés peuvent guérir par
l'effet d'adhérences qui s'établissent entre les parties déchirées et les parties voisines.

La contraction violente des muscles est une circonstance
qui dispose beaucoup ces organes à la rupture, et bien
plus encore que leur simple tension mécanique. Une sorte

d'instinct porte presque tous les animaux, lorsqu'ils sont menacés, à roidir, à contracter les muscles, comme pour mieux supporter la douleur, soutenir un effort, une pression, une chute. Dans ces circonstances, la contraction portée au delà de la mesure ordinaire convertit les muscles en une sorte de barre inflexible et qui se brise facilement. C'est ainsi que nous avons vu assez souvent les muscles des parois de l'abdomen, se rompre sous le poids d'une roue de voiture qui avait épargné la peau et les organes contenus dans le ventre. C'est ainsi que nous avons vu les muscles du mollet, ceux de la cuisse, se rompre de la même manière et sous l'influence des mêmes causes. Parmi les ruptures musculaires qui ont pour cause une contraction excessive, nous citerons celle du diaphragme dans les efforts qui suspendent momentanément la respiration. Nous l'avons trouvé plusieurs fois déchiré et traversé par quelques-uns des viscères de l'abdomen. Parlerons-nous de la rupture des tendons par suite de contractions musculaires violentes, de celle du tendon d'Achille, du palmaire grêle, du triceps brachial, etc.? Ces lésions tiennent en général à des circonstances un peu trop étrangères à notre sujet pour que nous nous en occupions d'une manière spéciale. Je dirai cependant, que ces ruptures tiennent presque toujours à de violentes contractions seules, ou bien secondées par l'action de quelque corps extérieur.

Les déchirures et les ruptures se présentent dans deux états très-différens l'un de l'autre. En effet elles ont lieu, tantôt à la surface du corps, et alors elles sont en contact avec l'air, tantôt elles sont intérieures et cachées dans la profondeur des parties et sans contact avec l'air extérieur. Les premières, par le seul fait du contact de l'air extérieur, tombent toujours en suppuration, tandis que les secondes évitent ordinairement ce travail.

Ces sortes de blessures au lieu d'offrir une surface nette, comme celle des plaies par instrumens tranchans, offrent des inégalités sans nombre qui tiennent, ainsi que nous l'avons dit, à la résistance différente des tissus déchirés ou rompus. Rarement elles sont compliquées d'hémorrhagies, à moins que de très-gros vaisseaux n'aient été intéressés. On ne trouve ordinairement dans l'épaisseur des lèvres de ces plaies, que des ecchymoses plus ou moins légères. Les déchirures et ruptures qui surviennent dans la profondeur des parties et sans contact avec l'air extérieur, sont accompagnées de phénomènes analogues. Même inégalité dans la surface des plaies, même absence d'hémorrhagie, à moins encore que de gros vaisseaux n'aient été intéressés. Cependant, lorsqu'elles se trouvent à la surface de quelque organe lisse et recouvert d'une membrane séreuse, il peut se faire des épanchemens sanguins dans la cavité de celle-ci, mais ils sont rarement assez considérables pour donner lieu à des accidens graves. Quand ces épanchemens sanguins se font dans l'épaisseur d'un organe parenchymateux, dans le foie, par exemple, ils se circonscrivent ordinairement dans une espèce de poche, dans laquelle le sang finit par se concréter, par être élaboré, et enfin absorbé, le tout sans donner lieu à des accidens sérieux. Mais il faut en convenir, il est des cas dans lesquels les déchirures et les ruptures des gros vaisseaux peuvent donner lieu à des hémorrhagies, qu'il faut combattre par les moyens appropriés. Quand ces hémorrhagies sont externes, on peut employer la ligature, la torsion, etc. Quand elles sont internes on a recours aux saignées générales, aux boissons réfrigérentes, etc. (V. *Hémorrhagie.*)

Lorsque l'hémorrhagie a été arrêtée, le chirurgien doit s'occuper du rapprochement des lèvres des plaies. Ce rapprochement doit être opéré par les moyens conseillés dans les blessures par armes tranchantes, c'est-à-dire par la position, le repos, les bandelettes agglutinatives, les sutures, etc. Il en est de même des ruptures et des déchirures cachées par la peau seulement, ou situées près de la surface du corps; il en est encore de même des cas de déchirures simultanées des parois et des viscères abdominaux. Mais on doit agir autrement lorsque les parois abdominales sont demeurées intactes, et que les viscères contenus dans le ventre ont été atteints.

L'art ne possède d'autres moyens d'obtenir le rapprochement de ces divisions que de tenir ces organes dans un état constant de vacuité, c'est ainsi que dans le cas de rupture de l'estomac, on doit priver le blessé de toute espèce de boissons et d'alimens, que dans le cas de rupture à la vessie, on doit en outre mettre à demeure une sonde de gomme élastique dans cet organe, afin d'en détourner les urines à mesure qu'elles y arrivent. Une autre indication à remplir dans les ruptures et les déchirures, c'est de modérer l'inflammation qui, de toute nécessité, doit s'emparer des parties divisées. Si cette inflammation se borne aux lèvres des plaies, on doit la respecter, car elle est nécessaire, et d'ailleurs sans danger ; mais elle s'étend bien souvent au delà des parties lésées, et c'est surtout dans le cas d'épanchement des diverses matières contenues dans les cavités intérieures, telles que la bile, l'urine, les matières stercorales, etc., etc., que l'inflammation se répand au loin et avec tous les caractères de la plus violente acuité. Cette inflammation est ordinairement mortelle en peu d'heures, ou en peu de jours, malgré l'emploi des saignées générales, des ventouses, des sangsues, etc., etc. Il y a dans ces blessures des corps étrangers éminemment irritans que l'art n'a pas le temps ou la possibilité d'enlever avant qu'ils aient produit des désordres irrémédiables.

Quelques malades guérissent-ils par une heureuse exception ? Leur guérison est le résultat d'adhérences salutaires (1) qui circonscrivent le foyer de l'épanchement, et l'empêchent de se répandre au loin; et par suite de ces adhérences, les parties déchirées ou rompues se recollent. Des abcès se forment quelquefois, et quelquefois aussi se portent vers la peau où on doit les ouvrir; c'est ainsi que se manifestent des abcès bilieux, sanguins, stercoraux, aux parois du ventre ou de la poitrine.

Il ne faut jamais perdre de vue la possibilité de cette cure spontanée des ruptures et des déchirures avec épanchement, on doit donc administrer à tous ces blessés indistinctement, des soins comme s'ils devaient tous guérir. C'est le seul moyen de mettre en leur faveur toutes les chances possibles de guérison.

Lors même que les déchirures et les ruptures guérissent heureusement, elles laissent après elles des cicatrices irrégulières, des adhérences comme on le voit à la suite de la lésion des viscères du ventre, des cicatrices enfoncées, comme on le voit au foie, avec écartement, comme à la suite de la rupture des tendons, avec des intersections aponévrotiques, comme cela se voit aux muscles, avec faiblesse des parties divisées, comme cela se voit aux parois de l'abdomen, d'où, les hernies et les éventrations, et la nécessité de faire porter aux malades des ceintures, des plaques, etc., etc.

(1) *Petit* le fils, dans son mémoire (*Essqi sur les épanchemens dans le bas-ventre*), a décrit avec beaucoup de soin ces adhérences qui limitent les foyers d'épanchemens, e démontré l'erreur dans laquelle on était généralement avant lui, qu'un homme atteint d'un épanchement dans le ventre était perdu sans ressource. (Voyez *Mémoires de l'Académie royale de chirurgie sur les épanchemens dans le bas-ventre en particulier*, t. I et II.)

## SECTION II.

● Blessures par arrachement.

Ces blessures résultent comme les précédentes, et plus évidemment encore qu'elles, d'une extension forcée du tissu des parties. Dans la déchirure il y a toujours soulèvement ou dépression plus ou moins considérable de la partie qui va être déchirée; dans l'arrachement il y a extension simple ou bien extension accompagnée de torsion. Ces deux puissances se réunissent souvent pour détacher des parties plus ou moins considérables de membres, ou même des membres entiers. L'extension seule ne suffirait pas dans beaucoup de cas, pour opérer l'arrachement d'un membre, comme cela se voit dans certaines extensions immodérées qu'on exerce à force de bras et même de machines pour remettre les membres luxés. Mais si la torsion s'unit à l'extension, les parties soumises à ces puissances réunies finissent par céder et sont arrachées d'une manière plus ou moins complète, tel est le cas de ces individus dont l'histoire se trouve rapportée dans les auteurs, tel est encore le cas de ces enfans auxquels certains accoucheurs ont cru devoir enlever un membre pour terminer l'accouchement lors de la présentation du bras. Ces accoucheurs donnent, en pareil cas, le précepte d'exercer une traction unie à une torsion plusieurs fois répétée du membre sur lui-même.

*Belchier* rapporte dans les Transactions philosophiques le fait remarquable suivant.

### OBSERVATION QUINZIÈME.

*Samuel Wood* ayant la main environnée d'une corde qui fut prise par les dents d'une grande roue de moulin, fut élevé de terre jusqu'à ce que son corps ayant été arrêté par une poutre qui ne lui laissait pas d'intervalle pour passer, la roue emporta et sépara du corps un bras avec l'omoplate. Cet arrachement fut si prompt que Samuel Wood ne sut son bras emporté que lorsqu'il le vit tournant avec la roue. Il descendit par une échelle étroite, sortit du moulin et fit un chemin d'environ dix verges pour aller au devant des secours: alors il tomba par la faiblesse que causa l'hémorrhagie. Ceux qui arrivèrent les premiers couvrirent sa plaie de sucre en poudre. Un chirurgien qui vint ensuite trouva le sang arrêté et se contenta de ramener la peau, qui était fort lâche, par dessus la plaie, moyennant deux points d'aiguilles en croix. Le lendemain il fut mené à l'hôpital Saint-Thomas, et confié aux soins de M. Fern, qui en était pour lors chirurgien en chef. On imagine bien les moyens qu'il mit en usage pour prévenir les accidens à craindre en pareil cas. Le premier appareil fut levé sans hémorrhagie : il n'y eut point d'accidens, et le blessé fut guéri en deux mois de temps. Quand le bras fut examiné on trouva que les muscles qui s'insèrent à l'omoplate étaient cassés près de leur insertion, et que ceux qui partent de l'omoplate avaient été emportés avec elle. Du reste la peau qui recouvre l'omoplate était restée en place, et elle semblait avoir été tournée presque parallèlement à l'attache du muscle deltoïde (1).

Delamotte rapporte dans son Traité complet des accouchemens (2) une observation à peu près semblable.

### OBSERVATION SEIZIÈME.

Un petit garçon badinant près la roue d'un moulin en

(1) Extrait du mémoire de *Morand*, secrétaire perpétuel de l'Académie royale de chirurgie (*Précis de plusieurs observations sur des membres arrachés*, t. II).

(2) In-4, 1721, *Obs* 441.

mouvement fut attrapé par la manche de façon que sa main s'embarrassa dans cette roue, et que la main, l'avant-bras et le bras étant successivement attirés par la machine tournante, sans que l'enfant pût se débarrasser, le bras fut arraché et séparé dans sa jointure avec l'omoplate, à cause de la grosseur du corps qui ne put passer où la roue l'avait porté. Il sortit si peu de sang de sa plaie qu'il ne fut besoin que de charpie pour l'arrêter, et l'enfant fut guéri en peu de temps.

*Benomont* rapporte encore dans les Mémoires de l'Académie royale de chirurgie une observation analogue (1).

### OBSERVATION DIX-SEPTIÈME.

Un enfant de neuf à dix ans, fort vif, ne connaissait pas de plus grand plaisir que de monter derrière les carrosses; en ayant trouvé par hasard un à six chevaux, sans domestique derrière, l'occasion lui parut trop belle pour la manquer : mais s'y prenant mal pour monter, le malheur voulut qu'une de ses jambes passât au travers des rayons de la roue; la voiture allant grand train, et entraînant rapidement la jambe avant que l'enfant put se débarrasser, la jambe fut arrachée et séparée du genou : elle tomba dans la rue, et l'enfant par une position singulière du corps resta, pour ainsi dire, cramponné derrière le carrosse : le cocher qui ne savait point ce malheur et qui allait fort vite, fit encore faire environ deux cents pas de chemin avant d'arrêter. L'enfant débarrassé fut porté chez M. Chapillon le père, qui envoya prier M. Planchet son confrère de l'assister de ses conseils. J'étais alors élève de ce dernier avec lequel j'ai suivi la cure. Nous trouvâmes l'enfant tourmenté de deux grandes inquiétudes : il demanda d'abord avec les plus vives instances qu'on lui rapporta sa

---

(1) *Plusieurs Observations sur des membres arrachés*, t. II.

jambe, et il fallut avoir la complaisance de la lui montrer:
l'ayant vue il nous pria de la rattacher afin que sa mère
n'en sût rien. On l'assura qu'on allait le faire pour le tran-
quilliser. Examinant sa plaie avec attention , nous vîmes
la partie inférieure du fémur entièrement dénudée dans
l'étendue d'environ trois travers de doigt, les muscles
et les tendons déchirés fort inégalement suivant la résistance plus ou moins grande qu'ils avaient opposée à l'arrachement; au surplus il ne coulait pas une goutte de sang
de cette grande blessure. On jugea à propos d'égaliser les
chairs au niveau de l'os sain, et pour cela on en sépara les
parties délabrées avec un couteau courbe. L'os fut scié ,
et l'appareil convenable appliqué sans qu'on eût besoin ,
ni qu'on crût devoir chercher à faire aucune ligature,
l'enfant fut porté chez son père; après quoi nous examinâmes la jambe. Nous trouvâmes qu'elle avait entraîné
avec elle une grande portion des principaux lambeaux de
la cuisse. Un bout de cinq ou six travers de doigt de long
de l'artère crurale , pendait à la jambe séparée. Il n'y eut
point d'hémorrhagie ni dans le moment , ni à la suite de
ce terrible accident. On eut beaucoup de peine à réprimer
la pétulance du blessé , lui faire garder le repos nécessaire
et le modérer sur son appétit. Malgré toutes ces difficultés,
il guérit assez promptement avec le secours de la chirurgie
méthodique.

M. *Musset* (1) a rapporté une observation tout-à-fait semblable à celle de Samuel Wood. Un individu de Vermont,
en Amérique, pris par une roue de moulin , eut le bras et
l'omoplate arrachés, il ne s'écoula que très-peu de sang,
et quoiqu'on n'eût appliqué aucune ligature , il ne survint pas la moindre hémorrhagie.

(1) *Journal des progrès.*

On trouve dans un journal anglais (1) l'observation d'un jeune homme qui eut la cuisse séparée de la hanche, et chez lequel il ne survint aucune hémorrhagie, quoique la mort n'ait eu lieu qu'au bout de quatre jours.

Outre ces observations d'arrachement des membres principaux, il existe dans les fastes de l'art, et j'ai vu dans ma pratique, une foule de cas d'arrachemens de parties moindres que celles que nous venons de citer, tels que des doigts, des orteils, la main, l'avant-bras, le pied, etc., etc. La verge elle-même n'est pas exempte de cet arrachement. Tel était le cas assez singulier d'un jeune enfant conduit à l'Hôtel-Dieu en 1831, pour être traité d'un arrachement incomplet de la verge, arrachement qui avait été produit par l'action attirante de deux roues d'engrenage. Les cas d'arrachement du testicule par violence ou dans un accès de délire, sont bien plus nombreux encore, et l'on sait que cet arrachement est devenu une méthode de castration dans certains animaux. Cette méthode est encore mise en usage dans l'enlèvement de certaines tumeurs qu'il serait trop long, ou trop dangereux de détacher avec le bistouri.

Il résulte des observations que nous venons de rapporter que ce qui distingue éminemment les blessures par arrachement, c'est l'extrême inégalité de leur surface, inégalité qui tient à la différence d'extensibilité, de résistance et de rétraction des tissus divisés, parce que les muscles, tendons, nerfs, vaisseaux, sont divisés à une plus ou moins grande distance de la surface des plaies, que ces organes pendent à cette surface, ou qu'ils en ont entièrement disparu. En général leurs principales saillies se trouvent du côté de la partie arrachée, et les enfoncemens du côté du moignon. Mais ce qui distingue surtout ces plaies, c'est

(1) *Med. Practs, aud obs.* (vol. 1.)

l'absence presque constante de toute hémorrhagie. Ce phénomène est dû à la manière dont les artères sont divisées, et peut-être aussi à leur retraite au milieu des tissus. Les artères sont, comme on le sait, formées de trois tuniques, l'interne dont la nature est peu connue, la moyenne élastique et fibreuse, et l'externe qui est celluleuse. Dans les arrachemens, les deux premières membranes cèdent et se brisent assez promptement. Mais la tunique celluleuse avant de se déchirer cède et s'allonge beaucoup, et comme le ferait un tube de verre tiré à la lampe de l'émailleur. La membrane interne cède d'abord, puis la moyenne, et enfin l'externe. Il résulte de ces déchirures successives un canal de forme conique dont la base se trouve au cœur, et le sommet ordinairement fermé vers la plaie. C'est dans l'intérieur de ce canal hérissé d'aspérités résultant de la déchirure des membranes que se forme un caillot, et bientôt après une inflammation, qui s'opposent à l'hémorrhagie et oblitèrent le vaisseau. A ce premier et principal obstacle aux hémorrhagies, vient se joindre la rétraction des artères au milieu des parties molles. Cette rétraction est due à l'élasticité de leur membrane moyenne. Elle s'exerce de deux manières : 1° suivant la circonférence du vaisseau, ce qui rétrécit sa lumière : cet effet est produit par les fibres circulaires; 2° suivant la longueur du vaisseau, ce qui détermine sa retraite au milieu des parties molles. Ce dernier effet est dû aux fibres longitudinales. Cette force de rétraction suffit le plus souvent pour arrêter ou pour prévenir les hémorrhagies. Les expériences sur les animaux vivans sont là pour le prouver. Les chiens auxquels on a arraché les membres, et chez lesquels on observe les effets de ces arrachemens, ne présentent pas autre chose que ce que l'on a observé sur l'homme.

Cependant la rétraction des vaisseaux n'empêche pas toujours qu'il ne se forme au milieu des tissus dans lesquels ils se retirent, des ecchymoses, des infiltrations qui s'étendent quelquefois au loin , et qui donnent lieu dans ces points à des inflammations, et à des suppurations qui n'auraient pas eu lieu sans elles. L'observation des phénomènes qui arrivent dans les artères, lors de l'arrachement des membres, est sans doute ce qui a donné naissance à l'idée de les tordre, pour s'opposer à leur hémorrhagie. Nous comparerons plus tard la valeur de ce moyen hémostatique avec ceux qui sont habituellement employés.

Les arrachemens sont moins dangereux qu'on ne pourrait le croire. La nature fait presque tous les frais de la guérison, et ne laisse presque rien à faire à l'art. Les douleurs produites par cette espèce de blessure sont généralement très-faibles. Les hémorrhagies, comme nous l'avons vu, sont nulles ou presque nulles. Dans le cas où il en serait autrement, il faudrait chercher et saisir les vaisseaux qui les fournissent. S'ils étaient trop éloignés de la surface de la plaie, on aurait recours aux réfrigérans, à la compression, etc., et si ces moyens échouaient, il faudrait pratiquer des incisions sur le trajet des vaisseaux pour aller les chercher, et les lier dans la profondeur des parties.

L'extrême inégalité de la plaie doit attirer aussi l'attention du chirurgien. S'il existait des tendons , des muscles ou des nerfs saillans outre mesure, il faudrait en retrancher l'excédant. Il faudrait ensuite rapprocher les lèvres de la plaie dans le sens le plus naturel et le plus favorable à l'écoulement des liquides sanguins ou purulens ; et ensuite il faudrait les réunir à l'aide de bandelettes agglutinatives ou bien avec des points de suture, suivant les cas, etc. ; on se comporterait d'ailleurs, pour les accidens qui pourraient survenir, comme on le fait dans toutes les autres plaies.

# CHAPITRE VI.

### Blessures par armes contondantes.

Les armes contondantes ont plusieurs manières d'agir; dans quelques cas, elles bornent leur action à l'ébranlement plus ou moins fâcheux des parties, et alors elles produisent *la commotion*. Dans d'autres cas, elles semblent attaquer les propriétés de la vie à la manière des causes qui déterminent l'*ataxie*, et alors elles produisent la *stupeur*. Dans d'autres cas enfin, elles agissent sur la texture des parties qu'elles désorganisent plus ou moins, et produisent ce qu'on appelle la *contusion*. Enfin elles produisent des plaies que l'on nomme *plaies contuses*.

La commotion et la stupeur constituent une lésion de propriété et de fonctions plutôt qu'une lésion de parties; cependant elles sont si communes, et elles exercent une influence si grande sur la suite des blessures par armes de guerre, qu'il est indispensable d'en tracer, dès ce moment, une histoire abrégée.

*La commotion* doit s'entendre, comme son nom l'indique, d'un ébranlement des parties, ébranlement qui agit sur leurs propriétés et leurs fonctions, de telle sorte qu'elle les diminue, les suspend et quelquefois même les détruit sans retour.

*La stupeur* doit s'entendre d'une insensibilité, d'un engourdissement, avec difficulté des actions, tant intimes qu'apparentes, de la vie, et qui peut conduire plus ou moins rapidement à la mort, à peu près comme cela se voit dans les affections ataxiques.

Quoiqu'elles aient plusieurs points de contact, ces deux affections diffèrent cependant l'une de l'autre, aussi les décrirons-nous séparément.

## SECTION PREMIÈRE.

### De la commotion.

*La commotion* résulte toujours de l'action de causes extérieures qui produisent sur quelques unes des parties du corps des secousses, des ébranlemens plus ou moins violens, mais sans dissociation apparente dans les molécules qui les constituent.

Ces causes sont ordinairement des chutes et des coups. Presque toujours ces causes agissent par des surfaces larges, et telles qu'elles ne sauraient entamer les parties. Cependant les armes piquantes et tranchantes peuvent y donner lieu aussi; mais c'est alors que leur masse, leur vitesse sont très-considérables, et que leur pointe trouve dans les parties une résistance qui les empêche de pénétrer, ce qui change leur manière d'agir, et transforme leur action piquante en une action contondante. Mais cette commotion est surtout produite par les corps orbes, quelle que soit leur densité, et alors même qu'elle est la moindre possible, comme celle d'une botte de foin, de paille, d'un matelas, tombés d'une grande hauteur sur la tête.

Les causes capables de déterminer la commotion ne la produisent pas indifféremment, ou avec la même facilité sur toutes les parties. L'organisation de celles-ci peut la favoriser ou l'empêcher. Les parties denses, fibreuses et élastiques y sont moins exposées que les autres. Les organes mous, pesans et dépourvus de ressort, y sont au contraire bien plus exposés, tels sont le cerveau, le foie, la moelle épinière, etc. La disposition des centres nerveux à la commotion est telle, qu'on pourrait croire qu'ils en sont primitivement les siéges exclusifs, et que ses effets ne s'étendent aux autres parties que par l'intermédiaire des nerfs. Néanmoins d'autres parties, telles que le foie, la rate, etc., etc., y sont exposées aussi bien que le cerveau et la moelle épinière, et pour être différens de ceux de la commotion de ces derniers organes, les effets n'en sont ni moins réels, ni moins importans.

Les causes de la commotion agissent rarement d'une manière immédiate, c'est presque toujours médiatement, c'est-à-dire par contre-coup, qu'elles agissent. On conçoit en effet que si elles agissaient immédiatement, elles produiraient plutôt la contusion que la commotion. Leur premier effet est de déterminer sur les parties un ébranlement, une agitation qui, portés plus loin, produiraient une dissociation de leurs élémens, comme on le voit quand un corps mou se trouve placé au sommet d'une tige dont on ébranle la base par des coups secs et répétés : ce corps, agité par des vibrations rapides et en sens contraires, laisse échapper de tous côtés les élémens qui le constituent.

Les effets secondaires de la commotion, ou les symptômes par lesquels elle se manifeste, sont en général, un affaiblissement, une suspension et quelquefois même une cessation complète de l'action des parties. De là résultent une série de phénomènes différens, suivant l'espèce d'organe affecté. Ces symptômes sont d'ailleurs en rapport avec l'intensité de la cause. Ils peuvent être divisés en trois degrés :

Dans le premier, la commotion est légère et ses effets sont passagers; dans le second, la cause est plus intense et les effets portés beaucoup plus loin; dans le troisième et dernier, la cause a le plus haut degré d'intensité possible, et ses effets sont portés jusqu'à la mort de l'organe ou de l'individu.

Ces symptômes ne sont nulle part aussi apparens que dans le cerveau et dans la moelle épinière, et c'est dans ces organes que nous allons les étudier.

*Commotion du cerveau.* — *Premier degré.* Un homme tombe-t-il d'une hauteur médiocre sur les talons, les jarrets tendus, ou sur les fesses ou sur les genoux? ou bien fait-il une chute sur la tête et d'une faible hauteur? ou bien encore reçoit-il sur cette partie un oreiller, un matelas, un lit de plumes, une botte de foin ou de paille, ou tout autre corps d'une densité médiocre? il éprouve des éblouissemens, des étincelles, des scintillations dans les yeux, des sifflemens, des bruissemens, des bourdonnemens dans les oreilles; des tremblemens spasmodiques dans les muscles, quelquefois des nausées et des vomissemens; les forces musculaires sont momentanément brisées, le corps chancelle et a besoin d'un appui pour ne pas tomber; mais il n'y a pas ordinairement perte entière de l'intelligence, et le malade conserve le sentiment de son existence. Ces symptômes s'affaiblissent rapidement, et bientôt se dissipent complètement, sans laisser après eux autre chose, qu'une inaptitude plus ou moins prononcée du cerveau pour les opérations de l'intelligence, et pour la production des mouvemens musculaires.

*Second degré.* Dans le second degré se rencontrent tous les phénomènes précédens, mais avec plus d'intensité, et en outre, la chute du corps, la perte totale de l'intelligence, des palpitations des muscles et du cœur, un relâchement des sphincters, et par suite l'évacuation involontaire des urines et quelquefois des matières stercorales, des vomissemens, des syncopes plus ou moins prolongées;

les malades sont dans un état de prostration sur le dos et sans aucun mouvement, les paupières sont rapprochées, les sens obtus et plus ou moins difficiles à exciter, le cerveau est dans un état d'engourdissement qui lui permet à peine de recevoir les impressions qu'ils lui transmettent ; les malades ne voient, n'entendent et ne sentent rien : cependant, on peut les exciter par des sons aigus, par l'approche d'une vive lumière, par des pincemens et des tiraillemens ; ils paraissent alors sortir d'un profond sommeil, ils balbutient quelques mots sans suite, sans ordre, et quelquefois sans rapport avec les impressions qu'on excite en eux, et ils retombent immédiatement dans la situation d'où ils ont été tirés ; ils semblent avoir été privés de toutes les fonctions de relation, et avoir été transformés, tout à coup, en des animaux dormeurs. En effet, toutes les fonctions de la vie se réduisent chez eux à la moindre expression possible ; ils n'en ont juste que ce qu'il faut pour ne pas cesser d'exister. Les pupilles sont larges et immobiles, la respiration est si petite et si douce, qu'elle semble ne pas se faire ; les mouvemens du cœur sont imperceptibles, et le pouls petit et si lent, qu'il m'est arrivé chez certains malades de ne compter que dix-huit ou vingt pulsations par minute, et si faibles que la plus légère pression du doigt suffisait pour le subflamminer. Les membres semblent être dans un état complet de résolution ; cependant ils sont loin d'être paralysés ; car si on les pince fortement, les malades les retirent pour échapper à la douleur.

A partir de ce point, les symptômes diminuent ordinairement, les sens deviennent de moins en moins difficiles à exciter, l'engourdissement du cerveau diminue par degrés, et les mouvemens se rétablissent peu à peu. Mais il s'en faut de beaucoup que ce rétablissement se fasse

avec rapidité et avec régularité; il faut souvent huit,
dix jours et plus, avant que les malades soient tout-à-fait
rétablis; pendant ce temps, il y a de fréquentes alterna-
tives d'accroissement et de diminution dans le mal, et les
malades qui ont été le plus heureusement rétablis, conser-
vent une faiblesse des sens, de l'intelligence et des mouvemens qui les rend pendant long-temps incapables d'une
contention d'esprit soutenue, et de tout exercice du corps
un peu prolongé. Des pesanteurs, des maux de tête, des
lassitudes dans les membres, viennent bientôt les avertir
de la nécessité dans laquelle ils sont de se reposer. Nous
avons souvent observé que l'affaiblissement des fonctions
du cerveau ne portait pas d'une manière égale sur toutes
les fonctions de cet organe, que tantôt c'était sur les
fonctions relatives à l'intelligence, et tantôt sur les fonctions relatives au mouvement, et même que, dans ces
deux ordres de fonctions, certaines actions pouvaient
être altérées plus que les autres; ainsi j'ai vu les sphincters
de la vessie et du rectum, les muscles des membres supérieurs, inférieurs, droits et gauches, tarder plus ou moins
long-temps à se rétablir dans leurs fonctions; il semble
que la commotion ait moins porté sur la totalité du
cerveau que sur certaines parties de cet organe ou de
la moelle épinière et des plexus nerveux. C'est surtout
alors que j'ai vu le raisonnement, le jugement et la mémoire altérés à des degrés différens, et quelques malades
ne pouvoir pendant long-temps se rappeler les uns, les
noms des lieux, les autres les noms des personnes, ceux-
ci les substantifs, ceux-là les adjectifs, quelques autres,
substituer des termes génériques aux noms spécifiques,
ou se servir du mot *chose* et d'autres analogues, au lieu des
noms propres que leur mémoire ne leur fournissait plus.
Mais au lieu de se terminer d'une manière heureuse,

la commotion du cerveau au second degré suit quelquefois une marche dangereuse. Aux symptômes d'affaiblissement succèdent plusieurs symptômes de réaction, quelquefois même d'inflammation : on voit alors survenir une fièvre continue avec des redoublemens, ou du délire qui peut être porté jusqu'à la fureur. Tout est changé dès lors, et au lieu d'une commotion, il y a une congestion active vers le cerveau ou vers les méninges, accidens auxquels les malades succombent très-rapidement.

A l'ouverture de leur corps, on trouve les vaisseaux de l'encéphale gorgés de sang, le cerveau lui-même sablé de rouge, le tissu cellulaire placé entre l'arachnoïde et la pie-mère, rempli de sérosité trouble et comme lactescente, et dans la cavité de l'arachnoïde du pus et des fausses membranes.

*Troisième degré.* Dans la commotion au troisième degré l'homme tombe comme une victime frappée d'un coup de massue; les sens, les facultés intellectuelles, la respiration et la circulation sont suspendus; il n'existe chez lui d'autre signe de vie que des agitations convulsives des membres, lesquelles disparaissent par degrés, et si la circulation et la respiration ne se rétablissent au bout de quelques instans, c'en est fait de la vie. Ce moment est précieux à saisir; ainsi l'on peut, à l'aide de lotions et d'applications froides à la face et à la tête, par des instillations de liqueurs spiritueuses dans les narines et dans la bouche, à l'aide de frictions sur le corps, de mouvemens de respiration artificiellement imprimés aux parois de la poitrine, retenir ou rappeler des fonctions éteintes, ou presque éteintes, et ramener quelquefois les malades de la mort à la vie.

*Traitement.* — Le traitement de la commotion est loin d'être le même dans tous les degrés de cette maladie. Il doit différer suivant son intensité, et comme cette ma-

ladie offre successivement des symptômes d'affaissement,
de congestion et d'irritation, le traitement de ces effets
doit successivement consister en des stimulans, en des
évacuans, et même en des antiphlogistiques plus ou moins
énergiques; et, telle est l'importance de cette distinction,
que si on prodiguait indistinctement ces divers remèdes
dans tous les temps, et dans tous les degrés de la maladie,
au lieu de soulager le malade, on le ferait souvent périr.
C'est ainsi qu'en le saignant dès le principe, on pourrait
lui faire perdre ce qui lui reste de vie, ou qu'en lui faisant
prendre des stimulans, lorsque la réaction est survenue, on
pourrait exciter chez lui des accidens inflammatoires de nature grave. Dans la première période de la commotion, à
quelque degré qu'elle soit portée, il convient d'employer
des stimulans spiritueux et diffusibles présentés à l'entrée
des narines, des potions stimulantes, cordiales, ingérées
dans l'estomac ou bien portées dans le rectum, des frictions
spiritueuses ou ammoniacales faites sur la peau. Tels sont
les premiers moyens à employer; plus tard, et lorsqu'il
existe des symptômes de stase de sang dans les vaisseaux
de la partie affectée, il faut avoir recours à des émissions
sanguines locales, qu'on déterminera avec des sangsues
ou avec des ventouses scarifiées. Ce dernier traitement
est encore celui qui convient lorsqu'est arrivée la réaction
inflammatoire. Mais on doit avoir recours alors à un traitement antiphlogistique plus énergique, c'est-à-dire, qu'on
doit faire des saignées générales plus ou moins abondantes,
et ensuite des saignées locales. Lorsque la maladie se
prolonge, sans qu'il y ait des symptômes de stase, ou
de réaction inflammatoire, le traitement le plus convenable consiste dans l'emploi de stimulans révulsifs,
tels que bains de pieds irritans, lavemens purgatifs,
boissons laxatives, comme le petit lait émétisé. Mais

de tous les moyens do cette espèce, il n'en est pas de plus efficace que de larges vésicatoires appliqués à la partie postérieure du cou, et entretenus jusqu'après la disparition de presque tous les symptômes. Je pourrais citer l'exemple d'un grand nombre de personnes qui ont été ramenées par lui de l'état le plus fâcheux, à un état de santé parfait. Son efficacité est telle, que souvent en moins de douze heures, l'état des malades s'est trouvé sensiblement amélioré, et cette amélioration ne se remarque pas seulement dans les cas où la marche de la maladie semblait devoir conduire naturellement à la guérison, mais encore dans ceux où cette marche était stationnaire, et surtout dans ceux où elle semblait devoir conduire à un résultat funeste.

Si malgré tous les moyens indiqués, la maladie se termine par la mort, on trouve à l'ouverture du corps des personnes qui ont succombé instantanément à la commotion du troisième degré, le cerveau affaissé, mou, sans consistance, sans force de cohésion, et susceptible d'être déchiré au moindre effort. Mais on n'y voit aucune déchirure, aucune solution de continuité, à moins que la contusion n'ait joint ses effets à ceux de la commotion (1). Lorsque la mort survient pendant les premières vingt-quatre heures de la commotion au second degré, on ne trouve pas autre chose que ce qu'on remarque dans le premier degré. Plus tard, on y trouve des traces non équivoques de stase, de congestion sanguine ou séreuse,

(1) *Littre* rapporte qu'un jeune criminel qui voulait se détruire, et qui n'avait que la liberté de ses jambes, courut tête baissée d'un bout de son cachot à l'autre, et tomba sans vie au bas du mur contre lequel il se frappa. *Littre* ne trouva à l'extérieur de la tête ni contusion, ni tumeur, ni plaie, ni fracture; le cerveau seulement ne remplissait pas à beaucoup près la capacité intérieure du crâne, et sa substance, aussi bien que celle du cer-

plus tard enfin, on y trouve des traces d'inflammations des méninges et de la substance cérébrale.

Dans la description que nous venons de faire de la commotion, le cerveau a été pris pour exemple, parce que les effets de la commotion y sont plus marqués que dans les autres organes, et parce que les effets de cette commotion s'étendent par le moyen des nerfs, dont il est la source et l'aboutissant, à toutes les parties du corps. Mais il n'est pas à beaucoup près le seul organe qui en soit susceptible, la moelle épinière y est exposée tout aussi bien que le cerveau, mais comme elle ne préside qu'aux mouvemens et à la sensibilité, c'est à la paralysie des parties auxquels les nerfs qui en sortent se distribuent, qu'elle borne ses effets. C'est ainsi qu'on observe l'affaiblissement plus ou moins complet des membres inférieurs, de la vessie et du rectum, quand la commotion se borne à la partie inférieure de la moelle, l'affaissement des parois du ventre et de la poitrine quand la commotion existe au dos; enfin, avec celle des parois de la poitrine et du ventre, celle des nerfs diaphragmatiques, lorsque la commotion existe à la partie supérieure de la colonne cervicale, ce qui entraîne la cessation de la respiration et par consé-quent la mort.

Ce n'est pas seulement dans le cerveau et la moelle épinière, que la commotion peut avoir lieu; elle peut être ressentie aussi par les plexus nerveux, dans lesquels se réunissent et d'où partent les nerfs principaux du corps.

velet et de la moelle allongée, était à la vue et au toucher plus ser..ée et plus compacte que de contume.

*Sabatier* a vu la même chose sur un individu mort subitement d'un coup à la tête. Le cerveau ne remplissait pas le crâne, et on voyait un vide notable entre les parois de cette cavité et lui.

(*Note des rédacteurs.*)

Les effets de la commotion sont alors, des engourdissemens, une diminution dans la sensibilité et dans la myotilité, etc., qui peut être portée jusqu'à l'immobilité et
l'insensibilité la plus complète; tels sont les cas de commotion des plexus brachial et sciatique, d'où résultent
des impotences plus ou moins complètes et graves des
membres supérieurs et inférieurs.

Mais ce ne sont pas les parties nerveuses seulement qui
sont exposées à la commotion; d'autres qui ne contiennent
des nerfs qu'en très-petite quantité, en éprouvent aussi les
effets, tel est le foie qui, par sa masse et sa texture, est,
après le cerveau, la moelle épinière et les plexus, l'organe qui en est le plus souvent affecté. Ici, les effets
sont très-différens, sans doute, de ceux qu'on observe dans
les parties que nous venons d'indiquer, mais ils peuvent
tous se rapporter à l'affaiblissement de l'organe, ou à la
suspension, au trouble et à l'altération de ses fonctions : il
y a inappétence, langueur et faiblesse dans les digestions,
nausées ou vomissemens, sentiment de pesanteur incommode dans l'hypocondre, selles grises, urines safranées.
Quelquefois à ces effets se joignent, comme dans la commotion du cerveau, des symptômes de réaction qui peuvent aller jusqu'à l'inflammation, et alors surviennent des
douleurs à l'hypocondre droit : il s'y joint encore des maux
de cœur, une douleur à l'épaule : des dejections ou des
vomissemens de nature bilieuse se manifestent, la fièvre
s'allume; il y a alors hépatite plus ou moins aiguë et plus
ou moins dangereuse.

La rate, les reins peuvent éprouver aussi les effets de la
commotion, mais beaucoup plus rarement. Nous n'insis-
tons pas sur leurs symptômes beaucoup moins importans
que ceux de la commotion des organes précédens. Ils sont
d'ailleurs peu connus.

## Section II.

### De la stupeur.

La *stupeur* a, comme nous l'avons dit, quelque analogie avec la commotion; néanmoins il existe une différence entre ces deux affections, et si on pouvait la faire sentir par une comparaison, nous dirions qu'il y a entre la commotion et la stupeur, la différence qui existe entre les remèdes connus sous le nom de *calmans*, et ceux désignés sous le nom de *stupefians*.

Dans la commotion, il y a lésion des fonctions de l'organe; dans la stupeur, il y a atteinte portée au principe même de la vie. Quoi qu'il en soit, on entend par *stupeur* à la suite des blessures faites par armes de guerre ou autres, un engourdissement *ataxique* tantôt local, tantôt général, qui accompagne la lésion, l'attrition, avec ou sans enlèvement d'une partie plus ou moins considérable par des corps contondans, des balles, des obus, des boulets et autres projectiles de calibre et de vitesse variés.

Le propre de la stupeur, c'est d'ôter aux parties leur sensibilité à tel point, qu'on peut les amputer aux blessés, sans qu'ils s'en aperçoivent, c'est d'ôter à ces mêmes blessés toute résolution, tout sentiment d'opposition, et de les plonger dans une complète indifférence sur ce qui les intéresse le plus : tel était le cas de ce chevau-léger dont parle *Quesnay*, son état d'hébétation était si grand, que cet individu à qui l'on proposa l'amputation de la jambe fracassée par un coup de feu, répondit que ce n'était pas son affaire.

La diminution de la chaleur, portée quelquefois jusqu'au froid glacial, est un autre effet de la stupeur. A ces deux effets se joint, une inertie des fonctions de la vie, et qui s'étend de la partie blessée à tout le corps : l'air des malades est étonné, les yeux sont fixes, les traits affaissés, la bouche entr'ouverte, la langue est sèche, la respiration lente, le pouls est petit, faible, irrégulier et souvent intermittent ; les malades semblent étrangers à ce qui se passe autour d'eux, les chairs sont molles, flasques, il n'y a point d'hémorragie, mais seulement écoulement passif de liquides brunâtres et souvent fétides à la surface de la plaie ; celle-ci est pâle, blafarde ou violette, et la vie générale est tellement affaiblie, qu'en peu de jours, il se forme des escarres aux parties sur lesquelles les malades reposent, comme aux régions du sacrum, au grand trochanter, etc. Une réaction survient-elle? le malade sort de cet état de stupeur générale; l'inflammation qui arrive est suivie d'exhalation à la surface de la plaie, de liquides violets, sanguinolens, fétides, de tuméaction emphysémateuse, rénittente, qui s'étend plus ou moins loin et qui, faisant sans cesse des progrès, gagne bientôt le tronc. Il y a fièvre désordonnée, entremêlée de frissons et de chaleur, délire tantôt fugace, tantôt furieux, vomissemens, ictère général, suppression des urines. Il semble que rien ne puisse se régulariser dans la maladie comme dans la vie. Lorsque les choses sont arrivées à ce point, les malades ne tardent point à succomber dans un état d'ataxie porté au plus haut degré.

La stupeur ne borne pas ses effets à la vie, il semble qu'ils s'étendent au delà de la mort. Les parties blessées et celles qui les environnent, passent rapidement à une couleur livide, et répandent une odeur de gangrène et de putréfaction tout à la fois. La lividité cadavérique s'empare promptement du corps tout entier, des fluides élastiques se dégagent de tous côtés, le distendent et le ballonnent outre mesure, enfin la putréfaction générale est souvent très-avancée, lorsqu'elle n'est pas seulement commencée dans le corps d'individus morts de maladies ordinaires.

La stupeur est l'un des accidens les plus graves des plaies par armes de guerre, et lorsqu'il est porté à un certain degré, il rend presque toujours mortelles celles qu'il accompagne; mais plus il est grave, plus on doit s'appliquer à le combattre dans son développement et dans ses effets. Comme la stupeur offre des périodes très-distinctes d'affaissement et de réaction, il faut administrer dans la première, des stimulans pour soutenir les forces de la vie, et dans la seconde, des antispasmodiques et des antiphlogistiques, pour la régulariser, et pour l'empêcher de s'accroître sans mesure. Ainsi, dans les premiers temps, la plaie doit être fomentée avec du vin, des spiritueux, des infusions et des liqueurs aromatiques. On doit donner à l'intérieur, des potions cordiales et éthérées, sans toutefois oublier qu'une réaction doit survenir, et qu'il ne faut point lui donner trop de force, dans la crainte d'être obligé de la combattre plus tard. Lorsque cette réaction est arrivée, il faut se borner à en observer les effets, autant de temps qu'ils semblent réguliers; car elle est le moyen par lequel la nature fait cesser la stupeur; mais cette réaction se fait-elle par des mouvemens désordonnés et qui menacent la vie? il faut administrer aux malades des antispasmodiques, des infusions de valériane, des préparations de camphre, etc. Cette réaction pêche t-elle par défaut? il faut la soutenir par des stimulans légers; pêche-t-elle par excès? il faut l'apaiser par des applications de sangsues, faites autour de la blessure, par des fomentations et des cataplasmes de nature émolliente; la fièvre est-elle ardente, le pouls s'est-il relevé au point d'être fréquent, plein et dur? il faut avoir recours à des saignées, plutôt répétées qu'abondantes; y a-t-il délire? on applique des sangsues derrière les oreilles; survient-il un ictère? on couvre la région du foie d'émolliens; y a-t-il des vomissemens? on emploie l'eau de Seltz ou la potion de *Rivière*. Dans tous les cas, il faut écarter des blessés tout ce qui peut les irriter, les agiter, il faut les éloigner du théâtre des combats, du bruit des armes, des cris de victoire, et surtout de défaite. Si on a le bonheur d'arracher ces blessés aux dangers de la stupeur et de la réaction qui la suit ordinairement, on ne doit jamais oublier qu'ils sont, pendant la durée de leurs plaies, plus exposés que les autres blessés aux dangers des affections ataxiques.

## SECTION III.

### Contusion.

La *contusion* est une espèce de blessure dans laquelle les parties éprouvent dans leur texture et dans une étendue ordinairement circonscrite, une altération qui varie depuis la rupture des plus petits vaisseaux et la simple ecchymose jusqu'à la désorganisation et la gangrène; elle diffère des autres blessures en ce qu'elle est produite par des corps orbes, ou qui agissent à la manière de ceux-ci. La contusion offre des degrés qui sont fondés sur l'altération plus ou moins profonde des parties. Le premier degré consiste dans la solution de continuité des plus petits vaisseaux de la partie contuse, et dans une effusion de sang qui amène une infiltration et une ecchymose. Le deuxième degré consiste dans une rupture de vaisseaux d'un calibre plus fort, dans une déchirure plus ou moins grande du tissu des parties, et dans l'épanchement d'une quantité plus ou moins considérable de sang. Dans le troisième degré, il y a altération profonde et, par suite, gangrène des tissus. Dans le quatrième enfin, il y a attrition, désorganisation complète de ces tissus.

*Le premier degré* est déterminé ordinairement par des coups, ou par des chutes; à l'armée, par des balles mortes, ou qui frappent très-obliquement les parties, par des coups de crosse de fusil, de goupillon dans la défense et la prise des pièces d'artillerie, etc., etc.; il ne constitue qu'une blessure légère, dans laquelle on trouve le tissu des parties intact; si l'on excepte la déchirure de quelques vaisseaux d'un calibre très-inférieur, la douleur n'est vive que lorsque les parties contuses sont immédiatement appuyées sur des os, ou bien, quand la cause vulnérante a porté son action sur le trajet de quelque tronc nerveux; il y a dans ce dernier cas fourmillement, engourdissement, d'une durée plus ou moins longue, sur le trajet de ces nerfs et de leurs divisions, gêne ou même impossibilité momentanée de mouvoir les muscles auxquels ces nerfs se distribuent : c'est ce que l'on observe dans les contusions du nerf radial à la partie externe et inférieure du bras, dans celles du nerf cubital à la partie interne du coude, au front, dans celles du nerf frontal, etc., etc. Les cas de cette espèce sont trop communs pour qu'il soit nécessaire d'en rapporter des exemples. La contusion des nerfs est quelquefois suivie de névralgies chez les individus nerveux ou affectés de douleurs rhumatismales, qui sont appelées sur le lieu *contus*. L'ecchymose, qui est le résultat de l'infiltration du sang dans le tissu des parties, est caractérisée lorsqu'elle est à la surface du corps, par une tache violette qui indique le lieu de la meurtrissure; plus tard, et au bout de quelques jours seulement, cette tache s'étend, devient bleuâtre, puis jaunâtre, verdâtre, ce qui

tient à l'altération et à la dissociation des élémens constituans du sang qui sont absorbés peu à peu ; enfin elle finit
par disparaître. Quelquefois cependant ce n'est qu'au bout
d'un temps fort long, comme un mois, six semaines et
davantage même que cette disparition est complète. L'ecchymose paraît de suite quand elle siége dans la peau, mais
ce n'est qu'au bout de deux, trois jours et même plus tard
qu'elle paraît, lorsque la lésion porte sur le tissu cellulaire
sous-cutané. La contusion au premier degré est, dans la
plupart des cas, une maladie légère et qui n'exige que
l'emploi extérieur des résolutifs de nature sédative, par
exemple, de sous-acétate de plomb étendu d'eau, pour
prévenir l'inflammation érysipélateuse ou phlegmoneuse,
et d'applications narcotiques extérieures, et de calmans
intérieurs si les douleurs sont trop vives.

Les coups de crosse de fusil qui, dans les émeutes populaires, sont souvent substitués aux coups de feu et de
baïonnettes, produisent souvent des contusions. Ces
contusions sont sans danger, quand elles ne portent que
sur les parties extérieures ; mais quand elles pénètrent
jusqu'aux organes intérieurs, elles peuvent devenir très-
sérieuses, et déterminer des accidens très-graves. Lorsque ceux-ci sont dissipés par des remèdes convenablement administrés, il devient fort difficile et ordinairement
même impossible de constater qu'elles ont eu lieu. C'est
sur le souvenir de ces accidens que, dans les insurrections
populaires qui ont réussi (comme celle de juillet 1830),
se fondent certains combattans ou prétendus combattans
pour obtenir des récompenses. Leurs allégations de cra-
chémens, de vomissemens et pissemens de sang, d'é-
tourdissemens, etc., etc., ne manquent pas pour appuyer leurs demandes ; mais s'il est du devoir du chirurgien de rendre justice à qui elle est due, il est aussi de

son devoir de ne pas se laisser prendre pour dupe, et de ne pas considérer de vagues allégations comme des preuves suffisantes pour obérer le trésor public, et donner des secours qui ne sont dus qu'à de véritables blessés.

Le premier degré de la contusion, tout faible qu'il est, peut cependant avoir des suites fâcheuses, lorsqu'elle porte sur les organes glanduleux, comme sur les testicules chez l'homme, ce qui arrive souvent aux cavaliers à l'armée; il est souvent dangereux quand il porte sur les mamelles chez la femme : en effet, il devient la cause d'indurations chroniques, qui amènent fréquemment des dégénérations squirreuses ou cancéreuses, d'où la nécessité de ne jamais négliger les contusions, quelles que faibles qu'elles puissent être, lorsqu'elles affectent des organes de cette espèce, et qu'elles y ont déterminé des indurations.

La contusion, même au premier degré, produit sur les os des effets analogues à ceux qu'elle produit dans les organes glanduleux; elle y peut devenir la cause d'osteosarcômes.

Les dégénérescences, suite de contusions, se font remarquer aussi dans des organes profonds, c'est ce que l'on voit fréquemment à l'estomac, à la suite percussions sur la région épigastrique : les évacuations sanguines par les sangsues et les ventouses, les émolliens, les adoucissans de toute espèce, les antiphlogistiques sont les plus sûrs moyens de prévenir ces effets consécutifs.

*La contusion au second degré* consiste dans une déchirure plus ou moins grande des tissus, et dans celle de vaisseaux d'un ordre supérieur aux vaisseaux capillaires, d'où résulte la formation de tumeurs et de poches remplies de sang épanché.

Les effets et les suites de la contusion à ce degré sont plus compliqués, et la nature et l'art ont bien plus à faire que dans le premier degré. Pour que la guérison ait lieu, il faut que tout le sang épanché soit resorbé, et que les parois du foyer soient recollées.

Les tumeurs qui résultent de la contusion au second degré sont-elles superficielles? elles offrent une saillie en relief, et une base large; elles sont d'une rougeur violacée, marbrée, bleuâtre, livide, couleur qui diminue d'intensité à partir du centre en allant vers la circonférence. Ces tumeurs sont fluctuantes, et présentent à leur circonférence une résistance circulaire qui très-souvent a été regardée mal à propos, comme le signe et la preuve d'une fracture avec enfoncement, quand cet épanchement siégeait au crâne. Cette résistance circulaire indique le lieu où les liquides cessent d'être épanchés, et où ils commencent à être infiltrés. Cette erreur pourrait devenir préjudiciable aux malades, si elle portait des personnes inexpérimentées à faire des incisions sur ces tumeurs. Elles auraient au moins pour résultat de faire passer à l'état de suppuration une maladie qui a pour fin ordinaire une résolution plus ou moins rapide. Il n'est pas rare de sentir au centre de la tumeur, des battemens qui proviennent de la rapidité avec laquelle le sang s'échappe des artérioles divisées. Il faut bien se garder de prendre ces battemens pour la preuve de l'ouverture de vaisseaux considérables, et surtout d'agir en conséquence de cette erreur : au bout de quelques heures, les parties distendues par le sang résistent à l'abord d'une nouvelle quantité de ce liquide, et les battemens cessent de se faire sentir. Autour de la collection sanguine on trouve l'infiltration du sang dans les tissus, ce qui caractérise l'ecchymose. Quelque temps après l'accident, la collection sanguine, convertie ordinairement en caillots, se trouve renfermée dans un kyste rouge et villeux. Celui-ci, par sa surface interne, sécrète un liquide séreux qui délaie le caillot, et facilite son ab - sorption. Ce kyste revient peu à peu sur lui-même, à mesure que le caillot diminue, ses parois s'accolent, et il finit par disparaître complètement. Quand l'épanchement est profond, ces phénomènes sont moins apparens, mais ils suivent la même marche.

Le traitement des contusions au second degré doit avoir pour but d'empêcher l'inflammation et la suppuration dans les parties contuses et dans leur voisinage, et de favoriser la résorption des liquides épanchés et infiltrés, et le recollement des foyers ou de kystes qui les contiennent.

L'inflammation peut survenir dans les parties contuses et dans leur voisinage. Celle qui a lieu dans les parties contuses est toujours le résultat de l'altération que les parties ont éprouvée dans leur texture, et de la présence du sang épanché. L'inflammation qui a lieu dans les tissus voisins, est le résultat de la continuité de parties, et de la disposition des blessés. On peut prévenir l'inflammation locale, par des applications de résolutifs de nature sédative, tels que l'eau blanchie par l'addition de sous-acétate de plomb liquide à la dose d'une demi-once à une once pour une livre d'eau, et par des applications de sangsues faites à la base de la contusion. Lorsque, malgré ces moyens, l'inflammation s'est emparée des parties contuses, on doit la combattre par des émolliens, par la diète, et lorsqu'enfin elle s'est terminée par suppuration, il faut donner au pus une issue convenable. Les inflammations qui surviennent dans le voisinage des contusions au second degré, ont presque toujours leur siége dans la peau, dans le tissu cellulaire, les veines, les vaisseaux lymphatiques et les glandes auxquelles aboutissent ces vaisseaux. Les érysipèles qui surviennent souvent à la suite des contusions, tiennent presque toujours à un mauvais état des premières voies. Ils sont efficacement combattus par les émolliens, les délayans, les évacuans, et, s'ils résistent, par des vésicatoires volans. L'inflammation des vaisseaux lymphatiques et des veines est combattue par des émolliens et par des sangsues placées sur le trajet des vaisseaux enflammés. Quelquefois des abcès petits, isolés et multiples, se forment sur le trajet de ces vaisseaux; on doit les ouvrir à mesure qu'ils se forment.

*La contusion au troisième degré* tient presque toujours aux mêmes causes que celle du second. Ces causes ont seulement une action plus forte, et se rapprochent même par cette manière d'agir, aussi bien que par leurs effets, de l'action et des effets des projectiles lancés par la poudre à canon. Ces causes sont toujours des corps durs auxquels une grande vitesse a été imprimée, soit par la main de l'homme seule, ou armée d'une fronde, par le pied de quelques animaux armé d'un fer plus ou moins épais, comme celui de l'âne, du bœuf, du mulet et du cheval surtout, etc., etc.; tels sont encore les corps mis en mouvement par des machines, et en particulier les éclats qui se détachent suivant la tangente des roues en pierre auxquelles un mouvement violent de rotation est imprimé, etc., etc.

Ces contusions se présentent sous deux états. Tantôt les parties sont contuses sans être déchirées, tantôt elles sont tout à la fois contuses et déchirées, et alors leur aspect est tellement semblable à celui de certaines plaies par armes à feu, qu'il serait très-difficile de les distinguer. Dans les contusions et les déchirures à ce degré, il y a toujours un certain nombre de parties frappées de mort; un travail d'élimination doit toujours précéder la réunion des parties vivantes, et c'est pendant cette élimination que se manifestent les accidens les plus redoutables. En effet, il s'établit au milieu des parties contuses et déchirées une lutte entre la vie et la mort, lutte pendant laquelle on voit souvent la vie reprendre son empire sur les parties qu'elle semblait avoir abandonnées; et la mort faire à son tour de tristes conquêtes sur la vie; d'où résulte la nécessité de bien observer ce travail, afin de le diriger de la manière la plus favorable. Il résulte de l'observation attentive de ces sortes de blessures, que certaines parties sont contuses, de manière à ce que la vie y est détruite sans retour, et qu'aucun effort de la nature et de l'art ne saurait l'y rappeler. Celles dans lesquelles la mort est sûrement constatée peuvent être enlevées. Les autres doivent être abandonnées au travail d'élimination. Cependant quelques précautions doivent être employées pour préserver les parties voisines des effets de la décomposition putride. Telles sont des applications antiseptiques, toniques, spiritueuses, le quinquina, l'eau-de-vie camphrée, les chlorures étendus d'eau, etc., etc. Quant aux parties dont la vie a été altérée sans avoir été détruite, on remarque qu'elle peut y être conservée ou éteinte suivant la marche que suivra le travail inflammatoire. Une inflammation modérée est ce qu'il y a de plus propre à rappeler la vie. C'est vers ce but que doivent tendre les efforts de l'art. Une inflammation qui pêcherait par excès ou par défaut serait également propre à l'éteindre. Dès lors, quand cette inflammation est modérée, on ne la contrarie pas; si elle est excessive, il faut la combattre par les moyens appropriés, et dans le cas contraire, il faut l'exciter à l'aide de toniques administrés à l'intérieur ou à l'extérieur.

Lorsque ces contusions, atteignent les os, elles peuvent déterminer primitivement ou consécutivement des lésions graves dans leur tissu ou sur les parties qui les protègent.

Les contusions du périoste produisent souvent des douleurs et un gonflement que le temps, aidé par quelques applications de sangsues et de cataplasmes émolliens, finit par dissiper. Ces contusions produisent souvent aussi de véritables périostites qui s'étendent à une plus ou moins grande distance du lieu contus, et qu'il faut combattre plus énergiquement. En effet, ces périostites s'étendent quelquefois à tout le périoste d'un os, et donnent lieu à des suppurations de sa face interne, et, par une suite inévitable, à la nécrose de l'os. Telle est la cause la plus commune des séquestres. Dans d'autres circonstances, ce sont les organes que ces os protégent qui sont eux-mêmes contus, comme le cerveau, le poumon, le cœur, les organes contenus dans le bassin, etc. Ces contusions donnent lieu à des symptômes dont nous parlerons ailleurs.

*Dans le quatrième degré*, la contusion ne se borne plus à produire la solution de continuité de vaisseaux de petit ou de moyen calibre, la formation d'épanchemens, ou bien à altérer la vie ; mais elle produit tous ces effets, et elle désorganise au même moment les parties qu'elle atteint, elle détermine enfin ce qu'on nomme l'*attrition*. Celle-ci résulte presque toujours de l'action de corps orbes, lancés par la poudre à canon.

Les parties frappées d'attrition peuvent se présenter sous deux états ; elles peuvent n'offrir extérieurement aucune solution de continuité, c'est ce qui a lieu lorsque la peau résiste par son élasticité ; mais, pour être cachée, l'attrition n'existe pas moins. Elle se retrouve alors dans le tissu cellulaire, dans les muscles et même dans les os sous-jacens, lesquels sont divisés, broyés, réduits en bouillie ou bien vermoulus, suivant la nature des parties. Tel était le cas du malade suivant.

### OBSERVATION DIX-HUITIÈME.

Un soldat français fut blessé en 1814, sous les murs de Paris : un boulet de canon l'avait frappé obliquement au flanc gauche sans produire de plaie extérieure ; porté aussitôt à l'ambulance que j'avais établie à La Villette, il allait devenir l'objet de la raillerie de ses camarades, qui, ne lui trouvant aucune plaie apparente, étaient tentés de croire qu'il avait cherché un prétexte pour quitter le champ de bataille, lorsque ayant examiné la partie frappée, je la trouvai violette, fluctuante, désorganisée dans une grande étendue et dans une grande profondeur. Le blessé fut transporté à l'Hôtel-Dieu. Lorsque nous le vîmes le soir, la couleur de la peau avait déjà pris une teinte brunâtre ; il y avait insensibilité et immobilité complètes du membre inférieur du côté correspondant, vomissemens, pissement de sang, difficultés et douleurs dans la respiration, et de plus stupeur générale. Malgré tous les remèdes qui furent administrés, soit à l'extérieur, soit à l'intérieur, il succomba peu d'heures après. A l'ouverture de son corps, nous trouvâmes le tissu cellulaire sous-cutané, la masse du sacro-lombaire et du long dorsal, les parois de l'abdomen, le rein gauche réduits en bouillie, les nerfs lombaires déchirés, les apophyses transverses des vertèbres lombaires et les dernières côtes vermoulues, la cavité abdominale et le côté gauche de la poitrine remplis de sang noirâtre : la peau seule avait résisté à l'action du boulet.

Mais si les corps contondans peuvent déterminer de semblables désordres sans entamer la peau, dans le plus grand nombre de cas, ils la désorganisent avec les parties qu'elle recouvre : alors on les voit produire, suivant leur volume, leur vitesse et la manière dont ils ont frappé, des plaies violettes, brunâtres, livides, inégales, déchirées, couvertes d'un sang noir; et lorsque les malades survivent, on voit ces parties tomber, sous forme d'escarres plus ou moins larges, profondes et irrégulières : il s'agit alors de ce qu'on nomme *des plaies contuses.*

*Les plaies contuses* présentent des différences nombreuses relatives à leur forme, leur étendue, leur profondeur, leur direction, etc. ; elles peuvent être compliquées d'hémorrhagie, de corps étrangers, d'inflammation avec pourriture, d'étranglement, etc., etc. Leurs lèvres sont rarement assez régulières pour pouvoir être affrontées exactement et réunies immédiatement, etc. : cette réunion immédiate est d'ailleurs très-difficile à obtenir. La suppuration a lieu presque toujours, et suit l'élimination des tissus contus et désorganisés qui recouvrent les lèvres et la surface des plaies.

Cependant on doit tenter cette réunion par première intention toutes les fois que cela est possible (1). On a recours, pour l'obtenir, aux moyens dont on fait usage dans les blessures par armes tranchantes, c'est-à-dire à la position, aux bandages, aux sutures, etc., etc. Si cette ruénion immédiate échoue, on les traite comme les plaies

(1) L'opinion dans laquelle on est que les plaies contuses doivent presque toujours suppurer, est beaucoup trop exclusive. *J.-L. Petit* avait remarqué que, pourvu que la contusion ne fût pas trop forte, la réunion pouvait avoir lieu. Il avait même été jusqu'à avancer que l'état de stupeur qui accompagne ces sortes de blessures pourrait bien, en s'opposant au développement trop grand de l'inflammation, favoriser l'adhésion des parties mises en contact. On a même été plus loin encore de nos jours, et on a eu recours à la réunion immédiate, même dans les blessures par armes à feu. M. *Larrey* en rapporte plusieurs exemples remarquables dans ses ouvrages.          (*Note des rédacteurs.*)

qui suppurent (Voyez plus haut, *Blessures par armes tran-*
*chantes*).

On combat du reste tous les accidens inflammatoires,
hémorrhagiques, nerveux et autres qui peuvent survenir,
par les moyens ordinaires.

# CHAPITRE VII.

### Blessures par écrasement.

Il m'a semblé utile de réunir sous le titre d'écrasement, des désordres graves, et trop fréquens à l'armée
pour être omis sans inconvéniens, dans des leçons destinées particulièrement aux chirurgiens militaires. On n'en
donne d'ailleurs qu'une idée très-incomplète dans les
traités de pathologie chirurgicale à l'occasion des contusions, des fractures comminutives, etc.

J'entends par *écrasement*, des désordres causés par des
violences extérieures, lesquelles agissent sur de larges
surfaces, et à de grandes profondeurs, qui intéressent en
même temps, un plus ou moins grand nombre de tissus, et
dans lesquelles se trouvent le plus communément unies
la contusion, la déchirure, la rupture, la fracture, etc.

L'écrasement résulte de l'action d'un corps qui par son
mouvement ou par son poids altère, désorganise les tissus,
et qui, lorsque son action est portée au dernier degré, tend
à les réduire en une masse hétérogène, dans laquelle l'organisation et la vie ne sauraient reprendre leurs droits qu'a-
près de longs combats dans lesquels l'avantage ne reste pas
toujours de leur côté : tels sont les cas d'écrasement de la
tête, de la face, de la poitrine, du ventre ou des membres
à la suite de chutes faites d'un lieu élevé ; du choc d'une
poutre, d'une grosse pierre, du passage sur le corps de
voitures très-chargées, et particulièrement à l'armée, des
trains et des caissons d'artillerie, de la chute des chevaux
sur leurs cavaliers, et surtout des boulets de canon qui

frappent obliquement les parties. Tels sont encore les écrasemens partiels produits par des machines, des mécaniques, des marteaux, des moutons, des laminoirs qui amincissent, étendent et désorganisent les doigts, le métacarpe, le carpe, l'avant-bras, etc., au point de rendre cés parties méconnaissables, et la continuation de la vie impossible. Quelquefois la peau subsiste au milieu de ce désordre; elle a résisté en cédant; mais il ne faut pas être dupe de cette apparence trompeuse, car les parties intérieures moins extensibles, moins élastiques ou plus friables recouvertes par une peau simplement meurtrie, mais non désorganisée, peuvent être dans le plus grand désordre.

Il en est de ces grands écrasemens comme des fractures comminutives; ils peuvent être accompagnés de plaies et de déchirures à la peau. Cette circonstance, comme dans le cas de fracture comminutive, a la plus grande influence sur l'issue de la maladie. Si la peau est intacte, et *si le foyer de l'écrasement* n'a pas de communication avec l'air extérieur, *à égalité de désordre*, on doit espérer bien plus la guérison que lorsque la peau est divisée et laisse communiquer l'air extérieur avec ce foyer. Nous avons vu des cas de cette espèce dans lesquels des malades avaient eu la face, ou les pieds, les mains ou le bassin, la poitrine écrasés et qui cependant ont survécu.

Dans ces écrasemens, le toucher et la vue font reconnaître des saillies, des enfoncemens, des résistances inégales de parties molles et osseuses, des changemens de forme, de volume, de direction, des mobilités contre nature dans des parties auparavant solides et continues, des crépitations, des épanchemens de liquides divers, des fluctuations. On les reconnaît encore à la douleur, à la gêne, aux obstacles qu'ils apportent dans l'exercice des fonctions des parties affectées.

Le pronostic de ces écrasemens est grave toutes les fois que le mal atteint des organes essentiels à la vie. Presque toujours en effet ils causent la mort immédiatement en s'opposant à l'exercice des fonctions d'où dépend la vie. C'est ce qui arrive dans les cas d'écrasement des parois du crâne, de la colonne cervicale et de la poitrine. Ces écrasemens sont un peu moins graves, c'est-à-dire qu'ils ne causent pas immédiatement la mort, quand ils n'atteignent que les os du bassin ou des membres. Mais s'ils ne sont pas immédiatement mortels, ils le deviennent très-souvent par suite des inflammations, des suppurations, des infiltrations, des clapiers, des fistules, des résorptions, de la fièvre, des sueurs et du dévoiement de nature colliquative qu'ils déterminent souvent, accidens auxquels il est si difficile d'apporter des remèdes à cause de la profondeur du mal, de la sinuosité des trajets fistuleux, de la nature des parties et de leurs rapports avec les vaisseaux, les nerfs, les parois des cavités, etc. Ces écrasemens sont moins fâcheux alors qu'ils atteignent des parties extrêmes et des parties minimes du corps, car alors les accidens qu'ils déterminent, peuvent être prévenus ou combattus par le retranchement des parties affectées.

Le traitement de ces grands et graves désordres consiste, dans le plus grand nombre des cas, en un traitement commun, c'est-à-dire dans l'emploi des sangsues, des ventouses, de fomentations et d'applications émollientes, résolutives, stimulantes ou calmantes suivant les cas, dans le repos, la diète, et les moyens propres à favoriser toutes les évacuations nécessaires. Si la peau est entière, il faut bien se garder de l'inciser, ou d'en provoquer l'usure ou l'ouverture par quelque moyen que ce puisse être. Il vaut mieux la fortifier par des applications sédatives et même astringentes. La réparation des désordres est plus facile à l'abri de la peau intacte que lorsque celle-ci est divisée. En effet, les ouvertures qu'on y pratique sont presque toujours le signal d'accidens graves ou même mortels. Ces ouvertures sont moins dangereuses au bout de quelque temps, et lorsque la nature a déjà réparé une partie des désordres opérés par l'écrasement, et lorsqu'elle a circonscrit ce qu'elle n'a pu guérir. Alors, elles deviennent nécessaires, pour évacuer les liquides qui n'ont pu être résorbés, ceux que l'inflammation a produits, et pour évacuer aussi les corps étrangers qui existent dans la profondeur des parties, par suite de leur exclusion primitive ou secondaire de la vie. Ces ouvertures doivent être faites, autant que possible, dans les parties les plus déclives du mal, et les plus propres à favoriser l'écoulement des liquides. Elles doivent être larges afin de prévenir autant que possible les fâcheux effets de l'étranglement, de la rétention du pus, des gaz et des corps étrangers que ces foyers peuvent contenir. Il faut enfin chercher à extraire avec ménagement les parties molles et les parties osseuses que la vie a pu abandonner, et si on ne le peut sans risques parce qu'elles ne sont pas complètement séparées, il faut attendre qu'elles le soient pour éviter aux malades, des tiraillemens, des douleurs, des déchirures capables de causer de nouveaux accidens.

La conduite à tenir est différente lorsque le foyer de ces écrasemens a été mis à découvert primitivement et par l'effet de la cause qui a produit l'écrasement. Alors il faut aggrandir les ouvertures de communication quand elles sont insuffisantes, débarrasser le foyer de l'écrasement, du sang et des corps étrangers qu'il peut contenir, modérer l'inflammation qui s'établit, etc., etc.

Mais les écrasemens ne sont pas tous de nature à guérir; quelques uns sont portés si loin qu'ils doivent nécessairement entraîner la mort des parties qui l'ont subi , et par suite la mort de l'individu. Dans les cas où l'écrasement affecte des parties susceptibles d'être retranchées du corps , il faut procéder à cet enlèvement par résection, par extirpation et par amputation, suivant les parties, et traiter la plaie qui résulte de ces opérations comme une plaie simple.

Nous ne terminerons pas cette histoire générale des contusions et des écrasemens sans faire remarquer qu'ils sont une des causes les plus fréquentes de la pourriture d'hôpital , maladie de nature inflammatoire dans laquelle les parties affectées se détruisent avec douleur, avec fièvre, et se réduisent en une sorte de pulpe grisâtre et un pus séreux et fétide. Nous parlerons ailleurs de cette grave complication des plaies.

## CHAPITRE VIII.

Blessures par les armes à vent et à vapeur.

DANS l'exposition des armes considérées comme causes de blessures, nous avons déjà parlé des armes à vent et à vapeur. Quoique ces armes soient peu employées, nous devons dire ici quelques mots sur les blessures qu'elles produisent, encore qu'elles se présentent rarement et qu'elles diffèrent peu de celles qui sont produites par d'autres forces, et notamment par la poudre à canon.

Les armes à vent ne sauraient être employées que par la faiblesse ou la lâcheté, qui se cachent, et qui craindraient d'attirer l'attention ou les dangers. Leurs effets sont, en général, moindres que ceux des armes à feu, mais ils offrent beaucoup d'analogie avec ces dernières. La forme des projectiles étant la même dans les unes et dans les autres, la vitesse imprimée aux projectiles étant le principe dans toutes deux, les blessures ont le même caractère, les mêmes formes et les mêmes résultats. Mais l'on remarque en général que les blessures par armes à vent offrent un moindre degré d'attrition, ce qui est une conséquence nécessaire de la puissance qui les produit. La compression de l'air, aussi loin qu'elle puisse être portée, saurait difficilement et rarement égaler les effets du dégagement instantané de gaz qui mettent les projectiles en mouvement dans les armes à feu. Il n'y a dans le jeu des armes à vent aucun dégagement de feu et de lumière qui puisse indiquer le lieu d'où le coup est parti ; il n'y a non plus aucune combustion d'amorce, de bourre, aucune production de charbon qui puissent souiller et noircir les mains de celui qui tire, non plus que le canon qui a reçu et lancé le projectile. Celui-ci n'offre aucune trace des produits d'une combustion quelconque ; et, quel que faible que soit la distance à laquelle le coup a été tiré, on ne trouve dans les vêtemens, dans la peau, non plus que dans les autres parties, aucune trace de ces produits. Du reste, ces blessures sont tellement analogues à celles produites par la poudre à canon, qu'il serait difficile de les distinguer entre elles : elles exigent d'ailleurs le même traitement que les blessures qui sont faites par les armes à feu.

Une partie de ces réflexions pourrait s'appliquer aux blessures produites par les armes à vapeur, si ces dernières pouvaient jamais être mises en usage et être substituées aux armes à feu ; mais, si l'air et la vapeur comprimés dans des armes sont rarement employés comme un moyen de destruction, ces agens ne déterminent pas moins dans d'autres circonstances des blessures dangereuses et souvent mortelles ; je veux parler ici des explosions que déterminent l'expansion subite de l'air dans les mines, celle de la vapeur dans des chaudières employées dans les arts ou dans la guerre.

On sent que ces puissances, portées au plus haut degré d'intensité, doivent contondre, renverser, dilacérer, emporter, disperser les élémens des corps vivans qui se trouvent dans la sphère de leur action. Tels sont, en effet, les terribles spectacles que présentent le corps de l'homme atteint par elles. La vue attristée n'y trouve pas seulement des blessures d'une espèce ou d'un ordre déterminé, mais bien la réunion de toutes les espèces, de tous les genres confondus, et, presque toujours, portées au point qu'elles détruisent immédiatement la vie : s'il en était autrement, si ces blessures n'étaient pas mortelles à l'instant même, il faudrait se comporter dans leur traitement comme nous l'avons dit ailleurs, mais en tenant cependant un compte plus grand des effets généraux que dans les autres blessures; car ici les effets ont plutôt le caractère d'une atteinte générale portée à la vie que ceux d'une atteinte locale. Le trouble général de la vie est donc l'indication première, et les désordres locaux ne constituent qu'une indication secondaire. En présence de si grands désordres on ose à peine indiquer le secours de quelques anti-spasmodiques, de quelques stimulans diffusibles, et autres moyens analogues, pour rappeler le principe de la vie prêt à s'éteindre, celui de quelques émissions sanguines dans les cas où la vie ne serait pas détruite avant l'ulcération. Cependant, quelque faibles que soient ces secours, ils ne doivent jamais être négligés, car ils peuvent quelquefois seconder les efforts de la vie et mettre quelques chances en faveur de la guérison, à laquelle le médecin doit toujours tendre, quel que peu probable qu'elle paraisse.

# CHAPITRE IX.

### Blessures par la poudre à canon.

La poudre est la puissance la plus commune et la plus terrible parmi celles qu'on emploie à mettre en mouvement les projectiles lancés à l'ennemi. J'ai déjà dit que dans sa déflagration il y a dégagement simultané de lumière et de chaleur, production de gaz et de sels, mise à nu d'une plus ou moins grande quantité de charbon, et mouvement d'impulsion plus ou moins considérable imprimé aux corps ambians dans des directions différentes ; voyons la part que chacune de ces causes peut avoir dans les blessures faites par les armes à feu.

La lumière ne peut produire par elle-même aucun mal ; elle est vive, instantanée et rapide, comme celle de l'éclair ; peu apparente pendant le jour, elle l'est beaucoup plus la nuit ; et dans les diverses circonstances où elle peut se manifester elle a souvent conduit à faire découvrir l'endroit d'où était parti le coup.

Un second effet de la déflagration de la poudre, c'est la production d'une épaisse fumée, formée par la vaporisation d'une plus ou moins grande quantité de charbon, du soufre et des sels qui entrent dans sa composition. Cette fumée peut aussi bien que la lumière qui la précéde donner des indices sur le lieu d'où le coup est parti. Le dépôt de matières sulfureuses, charbonnées et salines dont elle encrasse les armes, celui qu'elle fait sur les mains, sur la figure et sur les vêtemens, peuvent dans beaucoup de cas faire reconnaître la personne qui vient de tirer.

Un autre effet de la déflagration de la poudre à canon est la production d'une odeur sulfureuse, qu'on a long-temps crue propre à animer le soldat au combat, mais dont l'action se confond avec tant d'autres influences qu'on ne saurait attribuer à elle seule, ce qui est l'effet de beaucoup de causes réunies.

Un des résultats de la déflagration de la poudre à canon est un dégagement de chaleur, qui, en se répétant, peut porter les armes à une température qui rend leur manœuvre difficile ou même dangereuse, et qui pour cette raison, oblige quelquefois à en suspendre l'emploi.

Ce dégagement de chaleur est le résultat des compositions et des décompositions qui ont lieu dans la déflagration de la poudre à canon. Un premier coup n'échauffe que médiocrement l'arme qui a servi à le tirer; cette chaleur disparaît promptement, lorsque l'arme est tirée à de longs intervalles; elle augmente lorsque les coups se rapprochent, et elle peut devenir assez forte pour rendre incommode ou même douloureux le maniement des armes; bien plus, cette chaleur peut s'élever à tel point qu'elle devienne dangereuse: c'est ce qu'on observe dans l'emploi du canon, qu'on est obligé de suspendre dans la crainte que la poudre enflammée par la chaleur du bronze ne donne lieu à une détonation prématurée et ne cause des blessures aux canonniers chargés de servir une pièce.

A la production de lumière se joint toujours un état d'ignition, à l'aide duquel la poudre toute seule peut mettre le feu à des corps combustibles, tels que la paille, le foin, etc. C'est ainsi qu'il peut être mis aux poudres dans les caissons à la sainte barbe.

La poudre seule, enflammée à l'air libre, détermine une faible explosion et n'a que de faibles effets de projection. Son action se borne presque toujours à produire des brûlures plus ou moins larges et profondes, telles qu'on les observe ordinairement sur les enfans; chez les personnes qui s'amusent à mettre le feu à de la poudre mouillée ou non mouillée, réunie en tas, ou formant des traînées, etc.; tels sont encore les effets qu'elle produit lorsque, répandue sur la terre, elle y prend feu accidentellement.

Parmi ces accidens, il en est qui ont peu d'importance. Telles sont les brûlures des cheveux, des sourcils et des cils. La brûlure et l'inflammation de la conjonctive, de la cornée transparente, et l'opacité qui peut leur succéder, sont un résultat plus sérieux. On observe plus rarement la brûlure de l'intérieur de la bouche et de l'entrée des narines. La combustion des vêtemens, et par suite, des brûlures de la surface du corps, d'étendue et de profondeur variées, peuvent aussi être le résultat de la déflagration de la poudre; enfin, suivant la quantité de poudre enflammée, le renversement, le déplacement et le transport du corps peuvent produire avec tous les effets de la déflagration de la poudre à l'air libre, celui d'une chute plus ou moins violente.

Tous les effets de la poudre en déflagration *à l'air libre* n'exigent d'autres secours que ceux des brûlures, des contusions, des inflammations et des accidens que déterminent les chutes ordinaires. Ils réclament le même traitement.

La déflagration de la poudre *comprimée* a des effets

bien autrement graves. Enflammée dans de pareilles circonstances, la poudre tire une force très-grande de la résistance opposée par les corps qui la compriment, à l'expansion des gaz qu'elle produit ; c'est ainsi que des corps
entiers ou morcelés sont convertis en projectiles capables
de produire de graves blessures.

La poudre enfermée dans une boîte à poudre, dans
une fusée, dans une fougasse, une pièce d'artifice, ou
seulement dans une cartouche à parois un peu résistantes,
peut donner lieu à des accidens plus ou moins graves ; et,
qu'on ne croye pas rares ces accidens : il ne se passe pas
d'années qu'on ne voie dans la pratique civile de la chirurgie des blessures produites par l'explosion des poires
à poudre ; dans l'exercice de la chirurgie militaire, des
exemples d'accidens causés par la déflagration de cartouches enfermées dans des gibernes, ou réunies dans des
ceintures ou des poches.

Qu'on ne regarde pas ces détails comme inutiles, car
de la poudre seule et sans bourre peut donner lieu à de
graves blessures. J'ai entendu raconter à l'un de nos plus
jeunes et de nos plus distingués médecins, qu'après
avoir débourré un fusil et l'avoir renversé ensuite de manière à le vider presque entièrement de la poudre qu'il
contenait, il crut pouvoir alors causer une frayeur sans
danger à une femme placée à quelques pas de lui. L'arme
étant arrivée à la hauteur de la face de cette femme, le
chien du fusil fut abattu, le coup partit, et atteignit cette
femme à la joue, où il produisit une grave brûlure avec
insertion de grains de poudre dans la peau. J'ai été dix
fois consulté pour des cas analogues. Quelquefois c'étaient
des enfans qui, après avoir mis de la poudre libre dans
un pistolet, s'étaient amusés à faire le simulacre d'un
coup de feu, avaient blessé leurs serviteurs, leurs amis

ou leurs parens ; d'autres fois c'étaient des chasseurs no-
vices qui . croyant sans danger l'explosion d'une petite
quantité de poudre brûlée dans le canon d'un fusil , pour
le nettoyer ou le sécher, avaient plus ou moins gravement blessé quelques unes des personnes qui les environ-
naient.

Ces blessures, ordinairement faites de très-près, ont ceci
de remarquable , c'est qu'elles consistent presque toujours
en des brû'ures , au premier, au second et au troisième
degré tout au plus , et bien rarement au quatrième , et
qu'elles sont presque toutes compliquées aussi de l'insertion d'un plus ou moins grand nombre de grains de poudre
dans les chairs. On sait que dans une masse quelconque de
poudre à laquelle le feu est mis , tout n'entre pas en déflagration , et qu'une partie plus ou moins considérable
échappe à la combustion. Cette partie de poudre non enflammée et mise en mouvement , comme le serait un projectile , est précisément celle qui , en s'insérant à plus ou
moins de profondeur dans la peau , y produit des taches
bleuâtres au milieu desquelles on distingue des points noirs
en plus ou moins grande quantité. J'ai vu , et je connais
actuellement encore des personnes qui ont eu ainsi la figure
couverte d'un masque noir. On peut voir encore en ce moment à Paris un conducteur de cabriolets dont la figure
effrayante est couverte d'un masque de cette espèce. Les
tâches produites par l'insertion de la poudre en grains
dans la peau sont indélébiles, aussi bien que celles qui sont
produites par le tatouage, qui jouit d'une si grande faveur
chez les sauvages , et dont le goût s'est étendu chez les
soldats et parmi les filles publiques. Il n'y a moyen de les
faire disparaître qu'en enlevant ou détruisant la peau; ce
qui, outre les dangers de l'opération, produirait une cicatrice plus désagréable que la tache qu'on voudrait enlever.

L'un des effets les plus remarquables de la poudre, comprimée est celui que l'on observe dans la bouche lorsqu'un pistolet cu un fusil chargé à poudre seulement viennent à faire explosion. L'intérieur de la bouche se trouve alors brûlé par la combustion de la poudre, noirci par une couche épaisse de matière charbonnée, et l'entrée de cette cavité, les lèvres, leurs commissures et la partie voisine des joues sont dilacérées et en rayonnant par l'effort d'expansion des gaz subitement développés dans la combustion de la poudre. La voûte palatine, le voile du palais et le fond du pharynx sont toujours perforés dans le point contre lequel vient aboutir la force du coup.

### OBSERVATION DIX-NEUVIÈME.

*Claude Rénal*, âgé de vingt-six ans, cherchant à apaiser ses parens et ses créanciers, et voulant leur faire croire qu'il avait l'intention de se suicider, mit une petite quantité de poudre dans un pistolet, et le déchargea dans sa bouche. Cette cavité fut couverte de grains de poudre et d'une couche noirâtre peu épaisse. Plusieurs fissures peu profondes se remarquèrent au voile du palais, ainsi qu'à la lèvre supérieure. Il y avait en outre quelques escarres superficielles; un gonflement assez considérable survint dans toutes ces parties, et rendit très-difficile la déglutition pendant quelques jours. Des gargarismes émolliens, des boissons adoucissantes furent prescrits. La diète fut rigoureusement observée. Le vingtième jour les fissures étaient cicatrisées, et le malade guéri, en état de sortir de l'hôpital (1).

(1) Par les rédacteurs.

Pareille chose se voit à l'entrée des narines, ou des oreilles, lorsque le canon d'une arme à feu chargée à poudre s'y trouve appliqué. Mais ces effets sont légers en comparaison de ceux qui résultent du coup de canon *tiré à blanc;* il ne se passe pas d'année que, dans les manœuvres du canon, des canonniers ou des curieux ne soient mutilés ou tués sur place, par l'effet de la seule force d'expansion de la poudre concentrée, et dirigée vers un seul point.

La déflagration de la poudre seule et sans gargousse, resserrée et oubliée dans l'âme d'un canon, peut donner lieu à des accidens très-graves encore. Le capitaine d'artillerie *Drouot,* devenu depuis si célèbre par ses talens, son courage et son dévouement pour *Napoléon,* faillit, dans le commencement de sa carrière, devenir la victime d'une déflagration de ce genre. Chargé de dresser un état des bouches à feu répandues sur la frontière des Pyrénées, il présenta, comme cela est d'usage, une chandelle allumée à l'entrée d'une pièce de huit pour en visiter l'intérieur. De la poudre, qui y avait été laissée par négligence, prit feu et produisit une détonnation qui le lança à dix pas. Cet accident le mit à deux doigts de la mort : trois mois suffirent à peine pour son rétablissement.

Si à la poudre, se trouve jointe une bourre dans les armes à feu, les effets de cette poudre se trouvent augmentés dans une proportion effrayante. La bourre devient alors un projectile capable de tuer à petite distance aussi bien qu'une balle.

### OBSERVATION VINGTIÈME.

Il y a plusieurs années, un homme armé d'un fusil ayant une querelle avec un autre homme, le déchargea sur ce dernier, presque à bout portant, dans l'abdomen. Il en résulta une plaie pénétrante de cette cavité; l'intestin grêle fut même intéressé : le blessé succomba. Cet événement donna lieu à un rapport de médecine légale. M. *Dupuytren* fut appelé pour constater les désordres qui avaient causé la mort. Le meurtrier soutenait que son fusil était simplement chargé à poudre, et que son intention, en tirant ce coup de fusil, avait été d'effrayer son adversaire, et non pas de le blesser. Le fait était vrai : on ne trouva aucune balle, aucun plomb dans la plaie (1).

Voici une autre observation du même genre plus récente que la première.

### OBSERVATION VINGT-UNIÈME.

Pendant les fêtes destinées à la commémoration des journées de juillet 1830, un garçon marchand de vin de la place Maubert s'amusait à tirer en l'air des coups de fusil chargés simplement à poudre et à bourre. Il en dirigea un, pour l'effrayer, sur un jeune enfant de onze ans, nommé *Thomassin*, qui était près de lui, et dans la persuasion où il était que son arme, dépourvue de projectile et tirée à la distance de six pas environ, ne donnerait lieu à aucun accident. Il eut bientôt à déplorer son erreur : l'enfant, gravement blessé, fut transporté à l'Hôtel-Dieu. Voici l'état dans lequel il se trouvait : Plaie de la largeur d'une pièce de cinq francs environ au flanc droit, située au niveau de la crête iliaque, à cinq ou six lignes en arrière ● l'épine antérieure et supérieure de l'os des îles. La peau et la partie

(1) Par les rédacteurs.

superficielle des muscles ont été enlevées comme avec un emporte-pièce, le fond de la plaie présente une surface noirâtre, inégale, fortement contuse et comme broyée. Il est impossible de fixer exactement les limites du désordre en profondeur. La crête iliaque est à découvert dans l'étendue d'un demi-pouce. État de stupeur. Il y a eu peu de sang perdu. Un pansement simple fut fait; quelques boissons chaudes et antispasmodiques furent données. La réaction survint; et, dépassant même les bornes convenables, on fut obligé d'avoir recours aux saignées, aux sangsues, aux cataplasmes émolliens, etc., etc. Sous l'influence de ces moyens, les escarres tombèrent, la blessure prit un bon aspect, elle se détergea, et on vit le péritoine à nu. Tout semblait néanmoins présager une terminaison favorable, lorsque le petit malade se donna une violente indigestion avec du pain et des gâteaux, le dixième jour de sa blessure. La suppuration se supprima, le pourtour de la plaie se gonfla, devint très-douloureux; des frissons se manifestèrent, la fièvre survint, et, malgré l'emploi des moyens les mieux combinés, le malheureux succomba le quinzième jour.

À l'autopsie on trouva, au fond de la plaie, le péritoine formant une tumeur de la grosseur et de la forme d'un œuf, la crête iliaque dénudée dans l'étendue d'un pouce, de petits foyers purulens autour de la plaie, le périoste de la fosse iliaque détaché et soulevé par du pus. Le péritoine de cette région et des environs était le siége d'une vive inflammation. La plèvre du côté droit était enflammée, recouverte de fausses membranes, et sa cavité remplie d'un liquide séro-purulent. Le poumon de ce côté présentait à sa surface et dans sa profondeur une foule de petits abcès; quelques uns avaient cependant le volume d'une noix. Des abcès semblables se rencontraient aussi dans le lobe inférieur du poumon gauche. Les autres viscères étaient sains. Les veines des environs de la partie blessée et des autres parties du corps ne présentèrent aucune trace d'inflammation.

L'auteur de cet accident a été condamné pour meurtre involontaire (1).

A défaut de toute autre observation, il suffirait, pour se convaincre du danger de ces coups de feu chargés simplement à bourre, de se rappeler ce qui a lieu lorsque, dans les fêtes de campagne, des coups de fusil chargés à poudre seulement sont tirés contre des portes. Il est très-commun alors de voir celles-ci traversées de part en part, quelles que soient leur épaisseur et leur résistance. On sent dès lors ce que pourrait produire un pareil coup dirigé contre un homme, et les observations ne manquent pas pour établir ce fait d'une manière incontestable.

Quels que graves que puissent être les effets de la poudre comprimée dans certaines armes à feu, même dans les plus volumineuses, ils sont moins graves encore que ceux qui résultent de la poudre pressée et comprimée quelquefois à la quantité de plusieurs livres, par quintaux ou centaines de quintaux dans des mines. Alors arrivent d'épouvantables détonations, des bouleversemens, des transports de terrains : malheur aux hommes qui se trouvent dans le voisinage de ces agens de destruction, qui, semblables aux tremblemens de terre, à l'éruption d'un volcan, détruisent tout ce qui se rencontre dans la sphère de leur action : tout devient alors cause de mort.

(1) Par les rédacteurs.

Outre les effets de la poudre en déflagration, on observe tous ceux des plaies par contusion, par écrasement, par dilacération, etc. ; car tout ce qui fait obstacle à l'explosion de la poudre est mis en mouvement, devient projectile et cause des blessures.

# CHAPITRE X.

**Blessures par armes à feu. — Effets physiques des projectiles lancés par la poudre à canon.**

LES projectiles lancés par les armes à feu produisent sur le corps humain vivant deux sortes d'effets ; les uns sont purement *physiques*, et en tout semblables à ceux qu'on observe sur les corps inertes ; les autres sont propres aux corps animaux vivans , c'est-à-dire qu'ils sont *vitaux*. Ces deux ordres d'effets doivent être examinés séparément. Nous commencerons par l'étude des effets physiques.

L'examen comparatif de l'action physique des projectiles lancés par les armes à feu sur les corps inertes et sur les corps humains vivans a été omis , ou du moins très-négligé par les auteurs qui ont traité des blessures faites par ces armes. Cette étude est cependant fort importante. La connaissance des effets physiques observés sur les corps inertes sert à se rendre compte d'une foule de phénomènes très-compliqués et très-variés que présentent les blessures déterminées par ces projectiles, quand ils frappent le corps humain vivant ; elle mène à la solution d'une théorie satisfaisante des blessures par armes à feu, et, ce qui est bien plus important, elle fournit les indications les plus utiles pour leur traitement. Nous allons donc insister d'une manière détaillée sur cette étude comparative.

Dans cet examen des effets physiques des coups de feu, je mettrai de côté tout ce qui ne serait que curieux, et je me bornerai à ce qui peut offrir des applications importantes au sujet de ces leçons.

Les projectiles lancés par les armes à feu portatives peuvent être de plusieurs sortes. Ce sont ordinairement des balles en plomb de divers calibres. Dans d'autres circonstances, ce sont des balles de fer, de cuivre, de marbre, etc. ; mais c'est particulièrement sur les projectiles de plomb que nous devons fixer notre attention.

Ces projectiles peuvent frapper des corps de densité variable, et les effets qui résultent de ce choc sont très-différens tant sur les corps qui sont frappés que sur les projectiles eux-mêmes, d'où la nécessité d'examiner séparément leur action sur les uns et sur les autres.

Les balles dirigées contre des corps revêtus de plâtre ont des effets différens, suivant la direction dans laquelle elles les atteignent; si c'est perpendiculairement à la surface de ces corps, elles les pénètrent jusqu'à une plus ou moins grande profondeur, en y creusant un canal qui affecte une forme conique dont le sommet, arrondi et de même dimension que la balle, se trouve à l'entrée, et la base au terme de sa course; on dirait qu'à ce dernier endroit, il existe une espèce de dilatation dans laquelle la balle, moins pressée qu'ailleurs, peut se mouvoir librement, phénomène qu'on pourrait attribuer à un mouvement de rotation de la balle sur son axe, ou à son aplatissement et par conséquent à l'augmentation de sa largeur; mais qu'il faut, suivant moi, rapporter plutôt au ralentissement dans sa vitesse et à l'ébranlement successivement plus grand des parties qu'elle traverse.

Si les balles ont frappé obliquement un corps revêtu de plâtre, elles y forment des gouttières plus ou moins longues, larges et profondes, dont nous trouverons les analogues dans le corps de l'homme , malgré la diversité et la nature des tissus qui le composent.

Les effets des projectiles sur les corps ligneux sont nombreux , variés et importans , comme le savent ceux qui ont combattu à bord des navires, ceux qui ont été employés au service des parcs d'artillerie, ceux encore qui ont combattu au milieu des forêts.

Dans ces circonstances qui se présentent fréquemment , les projectiles peuvent agir sur du bois mort et façonné, ou bien sur du bois vivant. Il y a dans ces derniers des phénomènes consécutifs qui doivent être examinés à part, ne fût-ce qu'à cause des analogies qui existent entre eux , et ceux qu'on observe sur le corps de l'homme , et notamment sur les parties osseuses. Dans cet examen rapide , je supposerai des corps ligneux de moyenne densité ; on concevra aisément que la variation dans la densité devra faire varier les effets des projectiles.

Les projectiles ont deux sortes d'effets sur les corps ligneux vivans , des effets physiques immédiats ou primitifs, et des effets vitaux, médiats ou consécutifs.

Les effets immédiats sont la perforation à une plus ou moins grande profondeur sans enlèvement de parties et sans éclats. Lorsque le projectile a atteint le corps ligneux perpendiculairement à sa surface , l'intérieur du canal creusé par le projectile est inégal et comme villeux, ce qui tient à la résistance inégale qu'offrent les fibres de ce tissu ; aussi, lorsque le projectile traverse de part en part le corps ligneux vivant , il y a toujours perte de substance et formation d'éclats et ouverture de sortie plus grande que l'ouverture d'entrée ( 1 ). Lorsque

_____

(1) En 1830, M. *Dupuytren* a fait faire des expériences nombreuses à

le projectile a frappé obliquement le corps ligneux vivant, celui-ci est creusé d'une gouttière plus ou moins profonde et plus ou moins longue, à surface plus ou moins inégale, et avec formation d'un plus ou moins grand nombre d'éclats. Il n'y a, et il ne peut y avoir d'éclats que dans cette circonstance, et lorque le corps ligneux a été traversé de part en part.

Les effets que j'expose ont été surtout bien marqués en 1830, sur les arbres de l'avenue qui conduit de la porte Maillot à Neuilly ; et sur ceux qui garnissaient la route de La Villette en 1814. Les premiers furent criblés de balles, les seconds furent atteints par quelques boulets lancés sur la route de Neuilly. Là semblaient avoir été multipliés, comme à dessein, les effets des boulets. Là on vit l'un d'eux pénétrer jusque dans le cœur d'un orme

Saint-Cloud. M. *Arnal*, alors interne à la maison de convalescence établie dans cet endroits pour les blessés de juillet, en a rapporté quelques unes dans son *Mémoire sur les plaies par armes à feu* ( Voyez *Journal universel et hebdom. de Médec. et de Chirur. pratiq.*, t. 1er, 1830). Plusieurs planches d'un pouce d'épaisseur, placées verticalement les unes derrière les autres, à des distances égales, et réunies d'une manière solide par deux autres planches transversales, ont été traversées par plusieurs balles de plomb. Voici les résultats obtenus : la première planche offrait deux ouvertures bien différentes : celle d'entrée présentait à peu près le diamètre de la balle, celle de sortie était au contraire beaucoup plus large, et entourée de nombreuses esquilles, détachées en partie ou en totalité ; l'ouverture d'entrée de la deuxième planche, traversée par la même balle, était plus grande que celle de la première, mais bien plus petite que celle de sortie de cette dernière. L'ouverture de sortie était encore plus grande que l'ouverture de la première, et ainsi de suite pour les autres planches ; de telle sorte que les ouvertures d'entrée et de sortie augmentaient à chaque planche, à mesure que la balle perdait de sa vitesse, et que chacune d'elles représentait un cône dont la base était à sa sortie.

( *Note des rédacteurs.* )

et y rester ; dans un autre point, un boulet emporta le tiers de l'épaisseur d'un autre orme, qu'il avait frappé obliquement. Rien ne saurait égaler l'aspect de cette plaie, la largeur de la solution de continuité, la déchirure inégale et raboteuse de sa surface, il ne lui manquait que l'écoulement du sang pour la rendre aussi horrible que celles qui sont faites par ces projectiles sur l'homme.

Les effets consécutifs des projectiles sur les corps ligneux vivans, ne sont pas moins remarquables ; lorsqu'un projectile a atteint un corps inerte, ses effets ne vont pas au-delà des désordres qu'il produit actuellement; tout alors est fini; il en est autrement dans les corps vivans; en effet, à dater du moment où ont été produits les désordres physiques, il se prépare un ordre d'effets et de phénomènes qui se développent avec lenteur et dont l'accomplissement n'exige pas moins de quelques années. Ces phénomènes sont l'écoulement d'une plus ou moins grande quantité de liquides morbides, la mortification des tissus placés sur le trajet du projectile, leur chute immédiate, la formation d'un sequestre suivant les cas, quelquefois la mort de l'arbre au-delà du point frappé, la formation d'un tissu réparateur destiné à fermer la plaie du corps vivant, ou bien la formation et la persistance de fistules et d'une sorte de suppuration, jusqu'à ce que les corps étrangers insérés dans le bois ou formés à ses dépens, aient été expulsés, absorbés, ou qu'ils y aient acquis droit de domicile, faits qui ont été remarqués en grand nombre et avec toutes les variations possibles, sur les arbres de La Villette en 1814 ; ne semble-t-il pas voir ici une représentation de ce qui se passe dans le corps de l'homme qui est atteint d'un coup de feu ?

Lorsqu'un corps formé de deux couches superposées et faiblement unies entre elles, vient à être traversé par une balle, il arrive souvent que, si la balle est chassée avec force, les deuxcouches sont traversées sans être désunies, et que si la balle a une moindre vitesse, le plan postérieur est souvent séparé, dans une plus ou moins grande étendue, d'avec le plan antérieur ; c'est là ce qui se voit fréquemment au crâne formé de deux couches de tissu compacte unies entre elles par une couche intermédiaire de tissu diploïque ou spongieux. Si, au lieu de former des plans rectilignes, ces couches superposées forment des plans curvilignes, l'effet est bien plus marqué, et c'est principalement ce qui a lieu au crâne.

Il résulte des expériences qui précèdent, que les projectiles lancés par la poudre à canon produisent des ouvertures, qu'ils creusent des canaux d'autant plus étroits, que leur force d'impulsion est plus grande, et qu'à mesure que celle-ci se ralentit, ils déterminent des ouvertures et des trajets plus grands, ce qui semble contradictoire, mais ce qui s'explique très-bien, lorsqu'on considère qu'une balle au summum de sa vitesse ou de sa force déplace, enfonce nettement et sans ébranlement, sans déchirure, et sans éclat, les corps placés sur son trajet, tandis que, la force ou la vitesse diminuant, ce n'est plus qu'après ébranlement, éclats et déchirures, qu'elle se fait un chemin toujours de plus en plus grand, jusqu'à ce qu'enfin, arrivée au terme de sa vitesse, elle s'arrête au milieu du corps qu'elle a pénétré, non sans avoir produit autour d'elle quelques altérations qui ont encore agrandi l'espace dans lequel elle se trouve logée définitivement.

Il reste encore à expliquer la différence de l'ouverture

d'entrée et de sortie des projectiles lancés par la poudre à canon. La cause de cette différence, c'est l'existence ou le défaut d'un appui dans les parties traversées par ces projectiles. En effet, dans le trajet d'une balle à travers des parties quelconques, les couches de la substance qui doivent être traversées de proche en proche, trouvent un appui dans les couches placées derrière elles; tandis que si cet appui vient à manquer tout-à-fait dans les dernières couches, celles-ci sont plutôt enfoncées que traversées ; de là vient que tandis que les ouvertures d'entrée sont percées d'une ouverture parfaitement arrondie et aux bords nettement tranchée, les ouvertures de sortie sont irrégulières dans leur contour, déchirées, éclatées et prolongées en cône. Cette différence est surtout à remarquer entre les ouvertures d'entrée et de sortie des balles qui ont traversé le crâne; les premières sont presque toujours régulières, rondes et sans éclats, les secondes sont toujours larges, irrégulières et inégales, ainsi que nous l'avons démontré un bien grand nombre de fois sur le cadavre (1).

Appliquons maintenant au corps humain vivant ces

(1) Ces différences dans les ouvertures d'entrée et de sortie étaient surtout bien marquées sur les portes en bois et sur les murs du bourg de *Berchem*, qui touche à *Anvers*, était placé vis-à-vis la citadelle, et exposé aux nombreux coups de canon qui étaient tirés de ce point.

Un grand nombre de maisons de ce village et de celles qui étaient dans la campagne, une église particulièrement, étaient criblées de boulets, bombes, biscayens, balles de remparts, etc....; toutes présentaient les différences signalées dans les ouvertures d'entrée et de sortie, non-seulement sur les portes, fenêtres, grilles en bois, etc., mais encore sur les murailles les plus épaisses. M. *Paillard* en fit faire la remarque à M. *Hippolyte Larrey* lorsqu'il fut visiter les tranchées le 23 décembre au matin, immédiatement après la cessation du feu.　　( *Note des rédacteurs.* )

considérations sur les effets physiques des projectiles sur les corps inertes.

Le corps humain présente des parties molles, et des parties dures; ces dernières peuvent être d'une consistance médiocre, comme les cartilages, les extrémités spongieuses des os, ou bien d'une très-grande densité, comme le corps de la plupart des os longs, la mâchoire inférieure, le rocher, etc., etc. Les balles en atteignant ces diverses parties, s'y comportent d'une manière très-différente.

Lorsque les parties molles d'une partie quelconque du corps, de la cuisse par exemple, sont traversées par une balle tirée à une certaine distance, l'ouverture d'entrée est constamment plus petite que celle de sortie. Celle-ci est inégale, déchirée, et beaucoup plus grande que la première, qui est ronde, nette, et comme faite à l'aide d'un emporte-pièce. Nous trouvons déjà une partie des phénomènes qui ont été observés sur les corps inertes. Si la balle est lancée à bout portant, les phénomènes seront différens, l'ouverture d'entrée sera au contraire plus large, que l'ouverture de sortie : celle-ci sera comme dans le pre-premier cas inégale et déchirée, mais la première sera évasée et en forme d'entonnoir, noire, brûlée, couverte de charbon, et de grains de poudre. Le coup de feu, dans cette circonstance, a agi sur le corps humain, comme il le fait sur une terre molle, humide, ou peu consistante, sur laquelle on le décharge à bout portant. C'est principalement par les gaz qui résultent de la déflagration de la poudre, qu'a lieu cet évasement. Quant à l'ouverture de sortie, elle reste la même; c'est-à-dire, inégale et déchirée. C'est par l'appréciation de ces divers signes, très-caractéristiques, qu'il est permis de distinguer d'une manière à peu près certaine, si un coup a été tiré à distance ou à brûle pourpoint, comme on le dit ; fait dont l'appréciation peut être d'une grande utilité en médecine légale.

Nous venons de voir que les coups de feu tirés à une certaine distance, à vingt pieds par exemple, produisent toujours une ouverture d'entrée étroite, et de dimension égale en tout point à celle de la balle, et qu'à mesure que la balle se rapproche de l'ouverture de sortie, elle se creuse un canal plus large, d'où il résulte que, tandis qu'elle est libre et très-mobile au fond du cône qu'elle a creusé, elle ne peut sortir qu'avec peine par l'ouverture d'entrée ; en effet, ce que nous avons observé sur les corps inertes, nous l'avons vu plus d'une fois sur le corps de l'homme; j'ai vu des balles qui avaient atteint l'extrémité supérieure de l'humérus et du tibia, l'extrémité inférieure du fémur, le calcanéum, les os du bassin, produire sur ces os une ouverture d'entrée en tout semblable à celle des balles qui les avaient faites ; parmi ces balles, les unes avaient fait une ouverture de sortie plus grande que celle d'entrée, d'autres étaient restées logées au centre de ces os, et, tandis qu'elles étaient mobiles au centre, elles ne pouvaient cependant être extraites qu'après beaucoup d'efforts par l'ouverture qu'elles avaient faite. Ceci rend parfaitement raison des difficultés qu'on éprouve à extraire sur le vivant des balles enfoncées dans les extrémités des os, et la nécessité où l'on est dans ces cas, d'appliquer une couronne de trépan à l'ouverture d'entrée faite par la balle, si l'on veut facilement extraire celle-ci.

La balle se comporte dans cette circonstance sur l'os comme nous l'avons vu sur la couche de plâtre ; elle peut le traverser complètement, faire un canal, ou y

rester, s'y loger, y faire enfin un simple trou; dans ces
cas il n'y a point d'éclats, point d'esquilles, ou très-
peu, il n'y a pas de fracture comminutive, circonstance
très-heureuse, et qui diminue de beaucoup la gravité de
la blessure. Des expériences faites sur des cadavres, et
des faits observés sur le vivant viennent à l'appui de ce
que nous venons de dire. Une disposition anatomique
particulière, résultant de l'âge du sujet, peut favoriser
ces perforations des os, sans fracture. En effet dans l'enfance et la jeunesse, les os étant plus mous, plus spongieux, peuvent être bien plus facilement traversés par
des balles, sans qu'il en résulte d'éclats (1).

En 1814, et 1815, on a vu un assez grand nombre de
blessures de cette espèce. En juillet 1830, on a pu faire
aussi les mêmes observations. Voici quelques uns de ces
faits.

_____

(1) En 1830, pendant que M. *Dupuytren* faisait ses belles leçons sur les
blessures par armes à feu, l'un de nous ( M. *Paillard*) faisait des expériences sur ce sujet. Il tira plusieurs coups de pistolet chargés à balles sur
l'extrémité supérieure d'un tibia ; la balle a pénétré l'extrémité spongieuse
de l'os, en s'y frayant un canal fort net; elle est même restée au fond de ce
trou, et n'a point traversé l'os tout entier. Il n'existait aucun éclat, aucune
fracture dans les environs.

Cette pièce a été montrée aux élèves à l'amphithéâtre de l'Hôtel-Dieu,
ainsi que plusieurs autres dont nous aurons occasion de parler.

A *Anvers*, M. *Paillard* a vu un soldat qui avait reçu une balle à la partie externe et inférieure de la cuisse. Cette balle, après avoir traversé la
peau et les parties molles sous-jacentes, avait pénétré dans le condyle externe du fémur, et s'était entièrement cachée dans l'épaisseur du tissu spongieux de cet os, sans faire aucune espèce d'éclats. La balle fut extraite avec
facilité, et le blessé guérit promptement. C'est M. *Forget*, chirurgien-major de l'ambulance de *Berchem*, qui fit l'extraction de la balle.

(*Note des rédacteurs.*)

## OBSERVATION VINGT-DEUXIÈME.

*Kindermann* (Adrien), âgé de vingt-sept ans, soldat de la jeune garde impériale française, reçut, à Arcis-sur-Aube, en 1814, une balle qui traversa de part en part le tibia droit à son tiers supérieur. Il fut transporté à l'hôpital d'Arcis, et les chirurgiens constatèrent que le tibia n'était pas fracturé, mais seulement traversé; la suppuration qui s'établit entraîna quelques petites portions d'os. *Kindermann* fut alors dirigé sur Paris, et arriva à l'Hôtel-Dieu le 20 mai 1814, dans l'état suivant : gonflement au tiers supérieur de la jambe droite, deux ouvertures fistuleuses, l'une externe, l'autre interne; le stylet laissait sentir quelques faibles portions nécrosées; débridement des deux plaies, extraction des parties d'os. On put alors s'assurer que le tibia avait été traversé de part en part sans avoir été fracturé. *Kindermann* quitta l'hôpital le 14 juin, presque entièrement guéri (1).

## OBSERVATION VINGT-TROISIÈME.

. Le nommé *Pavert*, soldat russe, âgé de vingt-cinq ans, doué d'une bonne constitution, reçut à la bataille livrée sous les murs de Paris, en 1814, une balle à la partie supérieure antérieure et un peu interne de la jambe droite; après avoir traversé la peau, cette balle s'engagea dans le tibia perpendiculairement, sans le fracturer, et y resta fichée. Le blessé fut d'abord transporté dans un des hôpitaux temporaires, où l'on négligea de rechercher la balle; la plaie, presque entièrement cicatrisée, ne laisse plus

(1) Par les rédacteurs.

qu'une ouverture fistuleuse; en même temps il s'est formé à la partie antérieure et moyenne de la jambe un abcès sous les tégumens. Tel est l'état de ce malade lors de son entrée à l'Hôtel-Dieu, le 15 avril 1814.

M. *Dupuytren*, par l'introduction d'un stylet boutonné, reconnaît la présence d'un corps étranger; mais, fatigué par les plaintes du sujet, qui n'offrait d'ailleurs que peu de ressources tant au physique qu'au moral, il renvoie toute recherche à un temps ultérieur, fait couvrir la tumeur de cataplasmes, et, au bout de quelques jours, y plonge un bistouri; il en sort une certaine quantité d'un pus grisâtre; la plaie est entretenue ouverte par le moyen d'une bandelette, et reste dès lors fistuleuse. Quelque temps après il se forme un nouveau foyer à la partie interne et moyenne de la jambe; même conduite, mêmes suites.

L'encombrement des malades, la présence de corps étrangers, le voisinage d'individus affectés de pourriture d'hôpital, sont sans doute les causes qui donnent lieu à l'invasion de cette maladie chez ce Russe. Cette complication est combattue avec avantage par la compression, les injections de vinaigre, l'application de tranches de citron. Au bout de huit jours, la suppuration commence à reprendre un meilleur caractère; les plaies se détergent, se rétrécissent, et offrent une surface rouge, fongueuse, que l'on réprime par la pierre infernale.

Le 25 mars, M. *Dupuytren*, ayant de nouveau sondé l'ouverture d'entrée, sent au bout de son stylet un corps dur, lisse, rendant par la percussion un son mat. Il reconnaît la présence de la balle; l'indication est de l'extraire, mais la plaie est trop étroite : c'est pourquoi il invite M. *Breschet* à mettre l'os à découvert, afin de pouvoir appliquer le lendemain sur le point affecté une couronne de trépan s'il était nécessaire. M. *Breschet*, après avoir fait sur la plaie une incision longitudinale qu'il coupe en croix par une seconde, pénètre jusqu'au tibia, dissèque les lambeaux qui présentaient un tissu épais, comme lardacé et fournissant beaucoup de sang, et dénude l'os; celui-ci présente l'ouverture d'un trou également arrondi, de largeur proportionnée à une balle, et se portant directement d'avant en arrière. Avec les pinces à pansement portées dans ce conduit, des esquilles et des portions de drap sont d'abord ramenées; les pinces étant engagées de nouveau, M. *Breschet* parvient à en placer les branches entre la balle et les parois osseuses. Après plusieurs tentatives infructueuses, il retire la balle. Cette balle, peu volumineuse, avait été mâchée contre le tibia. De nouvelles recherches font présumer qu'il ne reste plus dans la plaie de corps étrangers; elle est nétoyée du sang qui avait coulé abondamment, remplie de charpie, et recouverte de plumasseaux, de compresses et d'un bandage convenable.

Dans la journée il ne se passe rien de remarquable, et le malade a peu souffert. Le lendemain l'appareil est entièrement imprégné de sang. On le change, en ne retirant toutefois que la charpie la moins adhérente; et le malade sort le 28 avril, pour être transféré dans un hôpital exclusivement destiné aux blessés étrangers (1).

(1) Par les rédacteurs.

## OBSERVATION VINGT-QUATRIÈME.

*Roquet* (Jean), âgé de dix-neuf ans, d'une faible constitution, reçut au combat de Montmirail (11 février
1814) une balle qui pénétra par la partie interne et supérieure de la jambe gauche, et resta dans ce membre.
Transporté à l'hôpital de Montmiral, le chirurgien,
s'étant assuré qu'il n'y avait point fracture aux os de la
jambe, le pansa simplement avec de la charpie; huit
jours après, ayant palpé avec soin la partie externe de la
jambe, endroit dont le malade disait souffrir beaucoup, il
sentit un corps dur, et crut avec raison que c'était la
balle; une incision longitudinale fut pratiquée sur ce
corps étranger, qui, malgré toutes les tentatives de l'o-
pérateur, ne put être extrait. Déjà quinze jours s'étaient
écoulés lorsque *Roquet* fut dirigé sur Paris, et entra à
l'hôpital de Montmartre; de nouveaux efforts faits pour
extraire le corps étranger furent inutiles; seulement l'on
parvint à retirer quelques esquilles osseuses, d'autres
furent entraînées par la suppuration; à l'aide de pansemens simples, les plaies se rétrécirent, mais restèrent
fistuleuses. Tel était l'état du malade, lorsqu'à la bataille du 31 mars, sous les murs de Paris, craignant
d'être fait prisonnier, *Roquet* s'enfuit à la hâte de l'hôpital, et vient se réfugier dans la capitale. Après avoir
couru çà et là pendant deux jours, sa jambe s'étant tuméfiée, il entra à l'Hôtel-Dieu, le 3 avril. Alors existaient
au tiers supérieur de la jambe gauche deux ouvertures
fistuleuses, l'une interne, l'autre externe : le tibia était
percé de part en part, ce dont il fut facile de s'assurer par
un stylet qui, introduit par un orifice, sortait par l'autre,
en parcourant le trajet de la plaie; de plus, il y avait

une inflammation phlegmoneuse à la partie supérieure et extérieure de la jambe gauche; application de cataplasmes émolliens; formation d'un abcès, que l'on ouvrit avec l'instrument tranchant; cathétérisme de la plaie, sentiment d'un corps étranger, qui, à l'aide de pinces à anneau, fut saisi et extrait: ce corps était une balle aplatie sur un de ses côtés. Une mèche fut placée dans la nouvelle ouverture; l'inflammation se calma par les émolliens; et, les jours suivans, on retira plusieurs petites esquilles: pour faciliter leur séparation, on injecta chaque jour du vin miellé dans le trajet de la plaie, dont on entretenait les ouvertures par des mèches enfoncées profondément. A l'aide de ces moyens on parvint à déterminer la sortie d'une grande quantité de fort petites portions d'os. Peu à peu l'ouverture du tibia se fermant par le développement des bourgeons charnus, les injections ne traversèrent plus toute l'étendue de la plaie, qu'on ne laissa cicatriser que lorsque le cathéterisme eut démontré qu'il n'existait plus de portions d'os nécrosées. Ce traitement dura trois mois: cette longueur ne doit être attribuée qu'à la pourriture d'hôpital qui, à plusieurs reprises, affecta la plaie, et ne céda qu'aux injections de liqueurs fortement irritantes. Enfin, le 15 juillet 1814, les plaies du malade étaient entièrement guéries, la cicatrice était enfoncée et adhérente au tibia, surtout au côté interne. A cette époque un abcès survint encore à la partie externe de la même jambe, au dessous de la cicatrice; il fut ouvert; et le 20 juillet *Roquet* sortit de l'hôpital, joyeux d'avoir obtenu une guérison solide et son congé, et s'en retourna au milieu de sa famille (1).

(1) Par les rédacteurs.

## OBSERVATION VINGT-CINQUIÈME.

Un jeune conscrit de 1814, d'une constitution frêle et délicate, fut blessé à Bar-sur-Aube par une balle qui le frappa à la partie externe de la jambe gauche, à la réunion de son tiers supérieur avec les deux tiers inférieurs; elle traversa les vêtemens, la peau, les muscles, le tibia, et sortit du côté opposé. Transféré à l'Hôtel-Dieu quelque temps après, le malade fut examiné par M. *Dupuytren :* la plaie d'entrée ne communique plus avec le trajet de la balle, sa surface est peu considérable, la suppuration peu abondante; celle de sortie fournit au contraire un pus séreux, dont la quantité est énorme en comparaison de l'étendue que la plaie offre extérieurement; une sonde de femme introduite, pénètre à une profondeur considérable, se dirige vers l'ouverture d'entrée, et donne au pus une issue facile. La position de la plaie, la résistance propre aux os, le son particulier qu'ils produisent lorsqu'on les percute, ne laissent aucun doute que l'instrument n'ait pénétré dans l'intérieur du tibia et que la balle ne l'ait traversé de dehors en dedans; ce jugement d'ailleurs est confirmé par la direction du trajet que la balle a parcouru, et dont on peut se faire une idée très-juste en traçant par la pensée une ligne droite de l'ouverture d'entrée vers celle de sortie. Saisi en haut et en bas et poussé dans des directions opposées, le tibia n'offre ni mobilité, ni crépitation dans le lieu de la blessure. M. *Dupuytren*, fatigué par les cris et les lamentations d'un malade, remet de nouvelles recherches à quelques jours. Une mèche est introduite dans la plaie de sortie qui était restée fistuleuse, afin de prévenir les accidens que son oblitération entraînerait. Trois ou quatre jours après cet examen, le malade fut pris de la fièvre d'hôpital, et il succomba le troisième jour, malgré l'emploi des moyens les plus énergiques.

*Autopsie.* Les trois cavités splanchniques, examinées avec soin, n'offrent aucune particularité.

L'ouverture d'entrée de la balle est presque fermée, celle de sortie offre à la peau une déperdition de substance de 15 lignes environ de circonférence. Les tégumens enlevés laissent apercevoir au tibia une ouverture plus considérable que celle de la peau, située à la face interne de cet os, à la réunion du tiers supérieur avec les deux tiers inférieurs. C'est l'orifice d'un canal formé par la balle, qui traverse complétement l'os, sans présenter à son entrée et à sa sortie aucune trace de fracture. Dans le canal existait encore un corps étranger qu'on reconnut pour une portion de la guêtre de drap que la balle avait entraînée avec elle.

### OBSERVATION VINGT-SIXIÈME.

Le nommé *Saint-Romain*, âgé de trente-et-un ans, admis à la maison de convalescence de Saint-Cloud en 1830, avait été frappé à l'avant-bras droit par une balle. Le cubitus avait été atteint à la réunion de son tiers supérieur avec son tiers moyen, et la balle le traversa de part en part. Cette perforation est d'autant plus remarquable que l'os est presque exclusivement composé de substance compacte, et que son diamètre a peu d'étendue. La guérison fut longue à obtenir, et ne devint entière qu'après la sortie de plusieurs esquilles (1).

(1) Par M. *Arnal (Journal hebdomadaire;* avril, 1831, n° 27).

## OBSERVATION VINGT-SEPTIÈME.

Le nommé *P\*\*\**, âgé de vingt-et-un ans, suisse au septième régiment d'infanterie de l'ex-garde royale, reçut le 29 juillet 1830, un coup de feu à bout portant et d'avant en arrière, à l'épaule gauche. M. *Larrey* lui extirpa le bras suivant son procédé. A la dissection du membre, on trouva que la tête de l'humérus avait été perforée par la balle dans toute l'épaisseur de son col, sans qu'il y eût fracture ; il en était résulté un canal cylindrique de plusieurs lignes de diamètre et proportionné au volume du projectile.

La pièce anatomique a été présentée par *M. Larrey* à l'Academie des sciences (1).

Les effets des projectiles dirigés sur des planches et que nous avons rapportés plus haut, se retrouvent avec une similitude frappante sur les os du corps humain. Ainsi, qu'un coup de fusil, ou qu'un coup de pistolet, soit tiré à bout portant sur le milieu du front, la balle traversera la boîte osseuse du crâne d'avant en arrière, et sortira à l'occipital. L'ouverture faite à la paroi externe du coronal sera nette et faite comme avec un emporte-pièce. Celle qui existera à la paroi interne sera plus inégale, et un peu plus large ; quant à celle qui se trouvera à l'occipital, elle sera très-large, inégale, déchirée, et entourée d'un grand nombre d'esquilles.

Nous retrouvons ici les phénomènes que nous avons constatés sur cette série de planches placées à la suite les unes des autres, et qui ont été traversées par une balle. On observe ces effets remarquables sur tous les points

(1) Par M. *Hippolyte Larrey* (*Relation chirurgicale des journées de juillet 1830 au Gros-Caillou,* brochure in-8°).

du crâne, que la balle ait été dirigée du front à l'occiput, d'une tempe à l'autre, d'un pariétal à l'autre, etc., ils méritent d'être soigneusement notés; car ils peuvent servir à éclairer la justice, dans certains cas de médecine légale. En effet, on pourra déterminer d'une manière très-positive, si un individu atteint d'un coup de feu qui a traversé le crâne de part en part, a reçu le coup d'avant en arrière, ou d'arrière en avant, ou de gauche à droite, ou de droite à gauche. Cette circonstance, ainsi que chacun le prévoit, peut mettre sur la voie pour décider si tel individu s'est suicidé, et si tel autre a été assassiné (1). Voici quelques faits sur le vivant, et qui sont très-concluans à cet égard.

### OBSERVATION VINGT-HUITIÈME.

Il y a quelques années, un jeune homme, pris d'un violent accès de désespoir en apprenant qu'il était fils naturel, voulut se donner la mort avec un pistolet chargé à balle; il en appuya le canon sur son front, et lâcha la détente. La balle traversa le crâne de part en part, sortit par l'occipital, mais ne traversa point la peau qui re-

(1) L'un de nous ( M. *Paillard* ) a fait plusieurs expériences sur des crânes secs qui ont été présentés aux élèves qui suivent les cours de cliniques de M. *Dupuytren*. Les balles qu'il dirigeait sur ces crânes secs produisaient toujours les mêmes effets. L'ouverture d'entrée sur un côté du crâne était exactement ronde, et de la même étendue que le diamètre de la balle. Cela s'observait ainsi à la table externe; mais à la table interne de la même paroi, l'ouverture était déjà plus grande par suite d'éclats nombreux détachés de cette face interne. Mais la paroi opposée traversée par la balle, et qui présentait l'ouverture de sortie, offrait cette ouverture six ou huit fois au moins plus considérable que celle d'entrée. Elle était très-inégale, éclatée et couverte de fragmens, les uns entièrement détachés, les autres tenant encore. ( *Note des rédacteurs.*)

couvre cet os. *M. Dupuytren* appelé près de cet infortuné, qui respirait encore, ne trouva qu'une seule ouverture au front; il n'y en avait point à l'occiput; là seulement se trouvait une tumeur. Le blessé succomba peu d'instans après. À son autopsie, on trouva au coronal une ouverture nette, ronde et comme faite avec un emporte-pièce, tandis que l'occipital était brisé en éclats, et présentait une large ouverture, irrégulière et entourée de débris. La balle était sous la peau, qui était distendue, et formait un véritable cul-de-sac dans lequel se trouvait la balle.

### OBSERVATION VINGT-NEUVIÈME.

En novembre 1830, un jeune homme voulant se détruire, se tira un coup de pistolet dans la bouche. Le canon de l'arme était dirigé en haut. Le blessé mourut sous le coup immédiatement. La balle traversa les fosses nasales, la base du crâne, le cerveau, et vint frapper à la voûte la face interne du pariétal. L'effort étant épuisé, elle s'arrêta là, sans traverser l'os; mais elle le fractura en plusieurs fragmens, larges, inégaux, anguleux, et qui étaient soulevés et légèrement déplacés. Douée d'une force d'impulsion plus grande, la balle aurait détaché complètement tous ces fragmens, et produit une ouverture énorme. Cette pièce fut présentée à l'amphithéâtre de l'Hôtel-Dieu (1).

(1) En juin 1832, M. *Dupuytren* montra à sa clinique la calotte du crâne d'un individu dont une balle avait blessé le cerveau. Entrée dans la partie moyenne et inférieure du coronal, cette balle traversa la masse cérébrale et vint frapper le crâne au point opposé, à l'occipital, et, repoussée par l'élasticité de cet os, qui, quoique éclaté, ne fut pas emporté, elle fut retrouvée au-devant de la tente du cervelet.

Cette pièce confirma encore les idées déjà émises depuis long-temps sur

Lorsque une balle de plomb est dirigée bien perpendiculairement sur un corps très-dur, comme une pierre,
du marbre, fer, de la fonte, etc., etc., les effets
qu'elle produit sont bien différens de ceux que nous venons d'étudier. Sur un morceau de fer ou de fonte, sur
une grille, par exemple, elle fait une empreinte plus ou
moins profonde, mais remarquable par son poli ; sur des
pierres très-dures, elle les éclate dans un point après y

l'étendue plus petite et plus nette de l'ouverture d'entrée. Au dehors du
coronal, cette ouverture n'avait guère que l'étendue du volume de la balle.
Derrière, c'est-à-dire à la table interne, elle était plus large et moins régulière; ce qui peut être attribué en partie au défaut de point d'appui de la
table; en arrière, à l'occipital, la partie écaillée avait une étendue beaucoup plus grande, et surtout au dehors.

Cet homme était resté une heure dans un corps-de-garde. On l'apporta
à l'Hôtel-Dieu mourant. Il succomba deux ou trois heures après. (*Lancette*,
t. 6, n° 46; leçons orales faites par M. *Dupuytren*, t. 2, p. 440.)

D'après les expériences et ces observations multipliées qui ont été faites,
que penser de l'opinion émise dans la *Nosographie chirurgicale sur les
ouvertures d'entrée et de sortie des balles.* Voici ce qu'on y lit :

« La différence tient à ce que, au moment où la balle rencontre le
membre, elle le frappe avec toute sa force, qu'elle perd à mesure qu'elle
s'enfonce dans l'épaisseur des parties, en surmontant leur résistance. La
u, dans le lieu d'entrée, est soutenue par toute l'épaisseur du membre;
ce point d'appui favorise la solution de continuité, et prévient le déchirement; la contusion est aussi, par les mêmes raisons, plus forte vers l'entrée
de la balle, et lorsque le gonflement, toujours proportionné à la contusion,
est survenu, la différence entre les deux ouvertures est plus marquée;
l'entrée est beaucoup plus étroite que la sortie. Les explications qui viennent d'être données sont tellement fondées, que, suivant la remarque de
*Ledran*, dans les plaies d'armes à feu, au crâne, il n'y a aucune différence entre les ouvertures d'entrée et de sortie, le point d'appui étant le
même pour la balle qui entre et qui sort. »

*Ledran* et M. *Richerand* sont évidemment dans l'erreur : ou ils ont mal
observé les coups de feu qui traversent le crâne, ou ils n'ont pas fait d'expériences semblables aux nôtres.　　　　　(*Note des rédacteurs.*)

avoir fait un trou généralement peu profond. Très-rarement elle se loge dans cette pierre dure. Lorsqu'elle est dirigée obliquement sur elle, elle s'y trace une gouttière plus ou moins large et plus ou moins profonde. Mais le choc contre ces corps durs produit sur les projectiles de plomb des altérations remarquables; il les déforme de mille manières, les divise, etc., etc.

Plusieurs de ces effets sur les corps inertes présentent de l'analogie avec ce qui se passe sur le corps humain lorsque la balle atteint des parties très-dures, comme certains os, tels que le rocher, la mâchoire inférieure, le corps de la plupart des os longs, etc., etc. Qu'une balle frappe la partie moyenne d'un os long, le corps du fémur ou de l'humérus; cette partie dure, compacte et résistante, ne se laisse point traverser comme la portion spongieuse; elle se brise en éclats, de là des esquilles plus ou moins nombreuses; de là ce qu'on nomme fractures comminutives, maladies si graves, qui entraînent si souvent la mort, ou qui nécessitent des mutilations toujours dangereuses. Très-rarement la balle s'incruste dans l'épaisseur de la substance compacte, plus rarement encore elle brise l'os en travers ou en rave, comme on le dit. Il y a cependant quelques exceptions à cette règle, et il est bon de les citer pour ne pas la croire trop absolue.

### OBSERVATION TRENTIÈME.

En 1814, un grenadier français fut reçu à l'Hôtel-Dieu. Il avait été atteint d'une balle à la partie postérieure de la jambe; cette balle s'était dirigée sur la partie moyenne et interne du tibia, et près de sa crête, où elle faisait saillie. L'os avait été frappé dans ce point, mais la balle, n'ayant point eu assez de force pour briser le tibia, s'y était logée. La substance de cet os lui formait un véritable kyste. La pièce anatomique qui fait le sujet de cette observation a été déposée par M. *Dupuytren* au cabinet de l'Ecole de médecine (1) (2).

Les gouttières, les rainures, l'enlèvement de parties plus ou moins considérables qu'on observe sur les corps très-durs par les balles, se remarquent aussi sur les os, c'est ainsi que l'apophyse orbitaire externe du coronal a pu être enlevée, que la ●ête du tibia a pu être écornée, ou labourée plus ou moins profondément.

On a remarqué que des balles de plomb qui avaient frappé des pavés, ou d'autres corps très-durs, comme du fer, par exemple, se partageaient quelquefois en une multitude de fragmens, et se réduisaient, pour ainsi

(1) Par les rédacteurs.

(2) *Percy* rapporte avoir connu un vieux carabinier qui depuis vingt-cinq ans portait une balle au milieu du tibia, d'où il la tira après sa mort (*Manuel du Chirurgien d'armée*).

*Bilguer* dit avoir guéri un soldat qui n'avait pas voulu qu'on lui en tirât une de l'humérus (*Dissert. de rara artuum amp.*, p. 44).

M. *Boyer* rapporte dans son *Traité des Maladies chirurgicales*, le fait suivant.

Le général *Rapp*, aide-de-camp de Napoléon, reçut, dans la glorieuse campagne de Pologne, en 1807, un coup de fusil au bras gauche. L'humérus fut fracturé en travers, à sa partie moyenne et inférieure, sans éclats ni esquilles; la plaie, située à la partie externe et un peu postérieure du bras, ne présentait qu'une seule ouverture. La balle se perdit dans les chairs, et toutes les recherches que l'on fit pour la rencontrer furent inutiles. Les fragmens ne changèrent presque point de rapport, et cette fracture guérit aussi facilement et aussi promptement que si elle eût été simple, c'est-à-dire sans plaie. Ce corps étranger resta dans le bras pendant onze mois, sans produire aucune incommodité remarquable; mais au bout de ce temps, il en fut retiré par l'ouverture d'un abcès que sa présence avait occasioné près du coude : c'était la moitié d'une balle de fusil qui s'était un peu aplatie dans la partie de sa circonférence qui avait frappé l'humérus. (*Note des rédacteurs.*)

dire, en poussière. C'est même de cette manière qu'en juillet 1830, des Parisiens ont été blessés. En effet, plusieurs d'entre eux eurent quelques parties de leur corps criblées de blessures qui ressemblaient à celles qui sont produites par du petit plomb, et qui avaient pénétré très-avant sous la peau. On avait pu croire au premier abord que ces nombreuses blessures provenaient de coups de fusils chargés à plomb, et maladroitement dirigés sur leurs camarades par les combattans parisiens; car les militaires ne pouvaient leur envoyer que des balles de calibre. Mais cette remarque que les balles de plomb en frappant sur les corps très-durs, pouvaient avoir été divisées en un grand nombre de fragmens, lesquels avaient ensuite été réfléchis à leur tour, et étaient venus frapper les Parisiens, fit revenir sur cette idée. Il existait en effet une grande différence entre les plaies faites par les plombs ordinaires, et celles qui étaient produites par les balles divisées. La forme des premières était exactement ronde, tandis que les plaies produites par les petits fragmens de balle étaient très-inégales et irrégulières. Cette différence est caractéristique. Lorsqu'une balle frappe un os très-dur, comme le rocher, le corps de la mâchoire inférieure ne peut-elle pas se comporter de la même manière? C'est très-certainement ce qui est arrivé dans le cas suivant.

## OBSERVATION TRENTE-UNIÈME.

Le nommé *Houël* (Pierre-François) a été porté à l'Hôtel-Dieu dans la nuit du 2 au 3 février 1814, de deux à trois heures du matin, pour y être traité d'une blessure par arme à feu, qu'il avait reçue à la tête quelques instans auparavant. Il était sans connaissance, sans mouvement, et presque sans vie; sa figure et ses vêtemens étaient souillés de sang, qui coulait d'une plaie étroite, contuse, déchirée, et située vers l'angle externe de l'œil gauche, lequel, chassé de son orbite, faisait, entre les paupières, une horrible saillie; du sang s'échappait en outre du conduit auditif externe du même côté. Le pouls était si faible qu'il ne parut pas prudent de pratiquer une évacuation sanguine quelconque. On se contenta de laver *Houël*, de panser la plaie et de le coucher.

Le lendemain matin, le pouls était un peu relevé; on découvrit alors une tuméfaction très-considérable de la face, avec une paralysie incomplète de la moitié droite du corps. Les os de l'orbite et ceux de la joue parurent fracassés.

La plaie fut largement débridée du côté de la tempe; il fut dès lors bien constaté que la plaie s'étendait jusqu'au sommet de l'orbite, et qu'elle pénétrait ensuite dans le crâne par sa base. Des sangsues furent appliquées le matin et le soir au pourtour de l'orbite, du petit lait nitré, des bains de pied, des lavemens irritans furent administrés.

Le lendemain matin, l'état de Houël donna quelques indices d'une amélioration légère. Des sangsues furent appliquées pour la troisième fois. L'amélioration parut encore plus sensible vers les onze heures; mais à midi il survint de la fièvre accompagnée d'agitation et de délire; bientôt la respiration devint difficile, stertoreuse, et Houël rendit le dernier soupir le 3 février, à trois heures de l'après-midi, c'est-à-dire trente-sept heures après avoir reçu le coup de feu.

*Nécropsie.* Son corps, ouvert le 5 février, à huit heures du matin, quarante-et-une heures après la mort, est celui d'un homme dans la force de l'âge, d'une ro-

buste constitution, de la taille de cinq pieds cinq pouces
environ. La face est fortement tuméfiée du côté gauche,
et surtout à sa partie supérieure ; une plaie livide, contuse, déchirée, boursouflée, existe vers l'angle externe
de l'orbite ; l'œil, rejeté en dedans, est moins saillant
que pendant la vie. De nombreuses piqûres de sangsues
existent autour de l'orbite ; toute la base de cette cavité,
aussi bien que les régions du front, de la tempe et de la
joue, sont profondément ecchymosées.

La fracture s'étend à toute la profondeur de l'orbite,
dont elle sort à son sommet et à sa paroi externe, pour
entrer dans la fosse zygomatique, et pénétrer de là dans
le crâne par une ouverture située à sa base. Sous la peau
du front, de la base de l'orbite, de la tempe, de la
joue et de l'oreille, existe une large et profonde ecchymose. Cette ecchymose s'étend aux muscles sous-cuta-
nés et aux muscles profonds, jusqu'au périoste des régions indiquées. La base de l'orbite est fracassée en
dehors ; l'os de la pommette est séparée du maxillaire
supérieur, et mobile au milieu des chairs ; la base de
l'arcade zygomatique est brisée, aussi bien que la cavité
glenoïde du temporal. La paroi externe du sommet de
l'orbite est percée d'un trou irrégulier ; la paroi de la
fosse moyenne de la base du crâne est brisée en nombreux
éclats ; la partie antérieure et interne du rocher est réduite en un grand nombre de fragmens, et en quelque
sorte pulvérisée ; l'os temporal lui-même est affecté. Les
cavités auriculaires internes, et le conduit auditif externe, sont remplis de sang noir et concret. Là s'arrêtent les ravages exercés sur les os par le coup de feu.

Les ravages qu'il a produits sur les parties molles consistent en une suite de divisions, de contusions, de déchirures, d'ecchymoses, d'épanchemens et de désorga-

nisations, depuis l'ouverture d'entrée de la blessure jusqu'au lobe moyen de l'hémisphère gauche du cerveau.
Ce lobe est-lui-même réduit en une sorte de bouillie
dans tout ce qui est contenu dans la fosse moyenne de la
base du crâne. La totalité de la surface du cerveau est
couverte d'une couche légère de sang épanché. Il existe
sous l'arachnoïde une autre couche formée par du sang
infiltré ; il s'en trouve jusque dans les ventricules du cerveau. On trouve çà et là, au milieu des os brisés, quelques parcelles de plomb. Un morceau de ce métal, assez
semblable à un copeau, et du poids de quelques grains,
existe entre le lobe postérieur du cerveau et le cervelet ;
d'autres parcelles plus petites sont mêlées à la poussière
du rocher ; mais la plus forte masse du projectile existe
au côté interne du col du condyle de la mâchoire inférieure. Cette masse ayant la forme d'une balle, et un
poids de quatre gros vingt-deux grains, est assez profondément partagée en deux parties, au fond desquelles
on aperçoit des portions d'os incrustées. Toutes ces parties de plomb réunies forment un poids d'environ quatre
gros cinquante grains, poids inférieur à celui d'une balle
de calibre français, et supérieur de beaucoup à celui
d'une chevrotine.

Tous les organes renfermés dans la poitrine, c'est-à-
dire les poumons et le cœur, sont sains, et n'offrent aucune trace de maladie, si ce n'est quelques adhérences
très-légères et fort anciennes entre la plèvre pulmonaire
et la plèvre costale, du côté gauche : tous ceux qui sont
renfermés dans le ventre, tels que l'estomac, les intestins, le foie, la rate, le pancréas, les reins, la vessie,
sont parfaitement sains (1).

(1) Par les rédacteurs.

Les balles en plomb ont sur les corps métalliques des effets variés, suivant la forme et suivant la densité de ceux-ci.

Une balle rencontre-t-elle une masse métallique très-résistante, elle ne l'entame pas; mais elle est aplatie par elle, ou réduite en poussière si elle l'a frappée perpendiculairement à sa surface ; elle est réfléchie si elle l'a frappée obliquement.

Mais si la substance métallique est coulée ou façonnée en une lame de faible épaisseur, d'une ligne ou deux par exemple, la vitesse imprimée à la balle compensant sa moindre densité, elle perfore la lame métallique, comme le ferait un emporte-pièce, et produit une rondelle dont la surface égale celle de la circonférence de la balle.

Si la balle a atteint obliquement cette surface métallique, elle est réfléchie par elle. C'est ainsi que, dans un jour de combat, l'on voit les cuirasses portées par nos cuirassiers réfléchir la majeure partie des balles à l'aide de la disposition oblique de leurs plans, ou bien perforées malgré cette disposition, si elles sont frappées perpendiculairement à cette surface.

Si le fer, si la tôle, si la fonte, pourvus d'une certaine épaisseur, opposent aux balles une résistance devant laquelle elles s'aplatissent, se réduisent en poussière, il n'en est pas ainsi lorsqu'ils sont réduits à des lames d'une faible épaisseur. Ainsi on a vu long-temps à la porte de la maison que j'habite en face de la colonnade du Louvre, des panneaux en tôle, d'environ deux lignes d'épaisseur, percés comme avec un emporte-pièce, par des balles; ainsi on voit encore plusieurs des fers des lances en fonte qui ferment les guichets du Louvre, sous cette même colonnade, percés de la même manière par les balles.

Ici la résistance et la solidité du métal tiennent lieu de l'appui nécessaire à d'autres substances pour être traversées nettement.

Les métaux mous et malléables ont sur les balles une autre action que les métaux durs et non malléables, tels sont le plomb, l'étain, etc.

Le plomb en grande masse se laisse pénétrer à une certaine profondeur par une balle; ici les densités sont semblables, mais la vitesse communiquée au projectile compense la masse de plomb. D'autres fois la balle, en s'enfonçant dans une masse épaisse de plomb, se confond, s'identifie avec elle, de manière à ne plus pouvoir la distinguer de cette masse. Si la balle vient à frapper obliquement le plomb, elle y trace une gouttière de peu de profondeur; si, au lieu d'être disposé en grande masse, le plomb est coulé ou façonné en lame de quelques lignes seulement d'épaisseur, et qu'une balle soit lancée dessus perpendiculairement, il se laisse traverser non plus à la manière d'une lame de fer ou de fonte, mais à la manière du feutre, c'est-à-dire en formant à l'endroit où il est frappé une sorte de cône, dont la base se trouve sur le côté frappé, et dont le sommet déchiré se trouve sur la surface opposée, à peu près comme cela a lieu dans les tissus de feutre.

Les balles rencontrent souvent, dans les villes surtout, des corps fragiles et friables, tels que verres, glaces, faïence, porcelaine, corps sur lesquels elles ont une action qu'il ne sera pas inutile d'examiner. Quelle que soit la vitesse de la balle, à quelqu'époque de sa course qu'elle soit, elle brise tous ces corps, les réduit en éclats

et souvent en poussière : une immense quantité de glaces
formant les vitres du Louvre furent brisées pendant les
journées de juillet. Parmi les effets variés des balles sur
ces glaces, j'ai remarqué deux ou trois perforations bien
nettes produites par des balles tirées des tours de l'église
Saint-Germain-l'Auxerrois : ces balles les avaient probablement frappées perpendiculairement à leur surface, et
y avaient fait un trou comme par un emporte-pièce, et
sans éclats; mais, dans tous les autres cas, soit que les
balles eussent frappé obliquement de bas en haut, les
fragmens en étaient détachés, et projetés dans l'intérieur
des appartemens; et quelquefois la surface atteinte par
la balle avait été réduite en une poussière propre à in-
commoder plutôt qu'à blesser dangereusement. Tel fut
l'effet d'une balle qui, au début du combat de la journée du 29 juillet, vint frapper une des vitres de mon
appartement. Il était trois heures du matin, j'avais
quitté depuis quelques instans l'Hôtel-Dieu, lorsque
M. *Marx* vint me chercher en toute hâte, et ouvrit
une des croisées donnant sur le quai; au même instant,
un coup de fusil tiré du Louvre brisa un carreau situé
à la hauteur de sa tête; la balle toute déformée tomba
à ses pieds, et la partie de verre brisée fut réduite en
une poussière impalpable, qui lui remplit l'œil, l'o-
reille et le nez d'un côté; on put craindre que des fragmens de verre eussent été lancés avec cette poussière dans
ces organes, et ne les eussent altérés profondément; il
n'en fut heureusement rien, et quelques lotions suffirent
pour les en débarrasser.

Ces perforations nettes et faites comme avec un emporte-pièce, que l'on observe sur les glaces, le verre, etc.,
se remarquent aussi sur certains os du corps humain
également minces et fragiles; c'est ainsi qu'on a vu le

corps du scapulum, l'os coxal dans la fosse iliaque externe, perforés de la manière la plus nette.

Les coups de fusil tirés sur des plans concaves ont des effets qu'on ne saurait assez remarquer, et que nous avons constatés en vingt endroits de la capitale, à la suite des journées de juillet. A l'Hôtel-de-Ville, sur le quai Napoléon, au bout du pont d'Arcole, au Louvre, sur les niches et sur les colonnes cannelées, toutes les fois que ces parties de l'édifice ont été frappées perpendiculairement à leur surface, la balle a été aplatie et réduite en grains, comme si elle avait frappé perpendiculairement une surface plane, et n'a laissé après elle qu'une empreinte légèrement enfoncée, et analogue à celle qu'aurait produite un coup de marteau ; mais lorsque la balle frappait obliquement la surface concave, au lieu de s'arrêter et de tomber en poussière, elle continuait à cheminer en changeant de direction, et en contournant la surface concave. Après avoir ainsi parcouru un arc de cercle et quelquefois un demi-cercle tout entier, arrivée aux limites de la surface concave, elle l'abandonnait pour continuer à cheminer dans l'espace, dans un sens diamétralement opposé à celui suivant lequel elle l'avait frappé.

Un singulier incident de l'action des surfaces concaves et solides sur la balle, met hors de doute l'explication que nous venons de donner, c'est que les balles ainsi lancées contres ces surfaces concaves, après avoir déterminé ce que j'ai déjà nommé une contusion sur la pierre ou le marbre de ces surfaces, se divisaient en un plus ou moins grand nombre de fragmens, lesquels suivaient cette surface, en s'écartant plus ou moins, et formant comme autant de rayons dans la direction qu'aurait prise la balle si elle fût restée entière, et comme la balle ou ses fragmens ramenés à une direction courbe en cheminant, exerçaient une compression très-forte sur les parois de la surface concave, elles y laissaient la trace de leur trajet à peu près comme un crayon laisse à la surface du papier la trace des lignes qu'il a parcourues.

Ces effets, que j'ai le premier fait remarquer, ont été surtout admirablement dessinés sur les niches des guichets du Louvre du côté de la place Saint-Germain-l'Auxerrois, et sous la grande porte d'entrée du côté du Louvre, sur les colonnes cannelées qui forment la colonnade de *Perrault*, sur celles qui soutiennent la grande porte d'entrée du côté de la cour ; en effet les surfaces concaves et demi-cylindriques de ces colonnes ont eu sur les balles qui les ont frappées près de leurs bords, les mêmes effets que les niches.

Cette action des surfaces concaves sur les projectiles rend parfaitement compte d'un phénomène indiqué plutôt qu'expliqué par quelques auteurs ; c'est celui des balles qui reviennent vers le lieu d'où elles sont parties, et que pour cela j'appellerai *balles en retour*, par lesquelles pourraient être blessées les personnes placées dans des directions opposées à celles vers lesquelles a été dirigé le coup, et par lesquelles pourrait être blessée aussi, la personne qui a tiré le coup.

La balle qui a frappé et qui parcourt une surface concave agit continuellement sur la paroi solide de cette surface, et elle est sans cesse obligée de se mouvoir sur cette surface, retenue qu'elle est par la résistance de cette surface solide : mais il n'en saurait être de même lorsqu'une balle a frappé une surface convexe ; car alors la balle qui a touché un point de la surface convexe se trouve réfléchie par lui et lancée dans l'espace où elle subit les lois d'une réflexion simple, et que dès lors rien ne saurait contrarier, ainsi que nous le verrons tout-à-l'heure.

Les effets produits par les balles sur les surfaces concaves des corps inertes, expliquent les mêmes phénomènes observés sur quelques parties concaves du corps humain. C'est ainsi qu'une balle frappe le crâne, le perfore, et au lieu de traverser directement le cerveau, glisse entre lui et sa boîte osseuse, et va s'arrêter dans cet interstice à une distance plus ou moins grande ; c'est ainsi qu'une balle frappe les parois du thorax, le perfore, glisse entre la plèvre et le poumon, et va sortir sur un point diamétralement opposé à celui par lequel elle est entrée, de manière à faire croire que le poumon a été traversé de part en part, tandis qu'il n'a pas été touché, ou bien cette balle tombe dans la cavité de la poitrine. C'est ainsi que ces blessures, si graves en apparence, le sont réellement beaucoup moins. Pour que cela se passe ainsi, il faut que la balle ait pénétré obliquement, comme dans le cas où elle parcourt une surface convexe ou une surface concave, car si elle frappait directement les parois de la cavité, celle-ci serait traversée de part en part (1).

(1) M. *Larrey* rapporte plusieurs faits intéressans de ce genre. Un soldat avait reçu un coup de feu à la tête. La balle, après avoir percé le frontal à sa partie moyenne, près du sinus, s'était portée obliquement en arrière, entre le crâne et la dure-mère, et avait marché ainsi, le long et au côté gauche du sinus longitudinal, jusqu'à la suture occipitale, où elle s'était arrêtée. Sa présence avait determiné tous les accidens de la compression, sans qu'on eût pu reconnaître le siége du corps étranger. Cependant le blessé rapportait toujours la douleur au point diamétralement opposé à l'entrée de la balle, et tous les autres signes ne laissaient aucun doute sur sa présence dans l'intérieur du crâne. J'imaginai, dit M. *Larrey*, d'introduire une sonde de gomme élastique dans le trou du frontal. En effet, je lui fis parcourir sans peine le trajet jusqu'à la balle, que je reconnus à sa résistance et à ses inégalités, et je mesurai ensuite extérieurement le chemin

Lorsqu'un coup de fusil est tiré obliquement sur une surface convexe, dure, comme une colonne de pierre, de marbre, etc., la balle, au lieu d'en suivre la courbe, est réfléchie et lancée dans une direction opposée, ce qui n'arrive pas quand elle la frappe bien perpendiculairement; car dans ce cas, elle éclate la colonne, et y fait un trou plus ou moins profond, comme elle l'a fait sur la pierre plate d'un mur.

Mais ici manque tout-à-fait la résistance qui, dans

qu'elle avait parcouru. Alors je me décidai à mettre à découvert le point du crâne correspondant au corps étranger, au moyen d'une large couronne de trépan. Une matière purulente, mêlée de petits caillots sanguins, sortit en assez grande quantité, et il me fut facile de saisir et d'extraire la balle qui déprimait la dure-mère et comprimait le cerveau. Rien ne s'opposa plus à la guérison. (Larrey, *Clinique des camps*, t. 1er, p. 215.)

En 1806, dans la campagne de Pologne, M. *Larrey* eut encore l'occasion d'observer un fait semblable.

« Une balle, après avoir percé, chez un de nos soldats, la bosse pariétale gauche, avait labouré obliquement la face interne de l'os pariétal, et s'était arrêtée à un demi-pouce de la suture occipitale. L'introduction d'une petite sonde de gomme élastique, les indices que donnait le blessé, et une légère ecchymose qui s'était manifestée sur la peau rasée vers ce dernier point, me déterminèrent à mettre l'os à découvert par une incision cruciale. Une petite fente se fit d'abord apercevoir, et il y avait des symptômes de compression qui allaient en augmentant. Ces nouveaux motifs me portèrent à appliquer une couronne de trépan, de manière à couvrir la fêlure. Je rencontrai immédiatement sous la pièce détachée de la couronne une moitié de balle applatie et en partie incrustée dans l'os. La dure-mère était décollée de la voûte du crâne, dans tout le trajet de la balle, qui avait suivi la concavité de cette portion de la boîte osseuse. Une assez grande quantité de sang noir sortit par les deux ouvertures. Quinze jours se passèrent ensuite sans que le malade éprouvât le moindre accident; et sans doute il eût été, ainsi que le sujet de la première observation, conduit à une guérison parfaite, sans une fièvre d'hôpital dont il fut atteint et à laquelle il succomba. (Larrey, *Clinique des camps*, t. 1er, p. 216.)

( *Note des rédacteurs.* )

les surfaces concaves, contraint le projectile à suivre la direction courbe ; car l'air ne saurait fournir cette résistance qui le guide et l'oblige à cheminer suivant une suite de courbes dans les surfaces concaves. Mais ce qui manque aux surfaces convexes exposées en plein air, on le trouve, comme nous le verrons, dans le corps de l'homme. Ainsi nous verrons son crâne, sa poitrine, autour du bassin, les tégumens et les muscles former cette résistance, et contraindre les projectiles lancés par la poudre à canon à suivre la surface convexe du crâne, de la poitrine et du bassin. L'on verrait sans doute se conduire ainsi des balles lancées contre des colonnes revêtues d'enveloppes de paille, de toile ou de cuir.

Mais c'est inutilement que mes amis et moi nous avons parcouru les rues et les édifices ornés de colonnes cylindriques et sans cannelures. Sur celles du palais de l'Institut, du Théâtre Français, du Palais-Royal, aucune des nombreuses balles qui les ont frappées n'y ont produit d'empreintes circulaires, toutes ont été réfléchies à l'endroit du choc. Nous n'avons trouvé qu'une exception apparente à cette règle ; cette exception, si c'en était une, se voyait sur l'une des colonnes à gauche de l'entrée du Palais-Royal ; là en effet on voyait un arc de cercle placé entre deux coups de balles, et qui servait à les unir.

Quand une balle est tirée un peu obliquement sur une surface convexe du corps un peu résistante, elle la contourne et sort sur un point de cette surface diamétralement opposé à celui qui a été frappé, ce qui fait croire que la cavité dont les parois seules ont été labourées, a été traversée de part en part ; elle n'a cependant été que contournée. Ainsi il est assez commun de voir une balle frapper le front, contourner à droite ou à gauche tout le crâne, et sortir à l'occiput, après avoir cheminé entre les os et le cuir chevelu. On cite même des exemples de balles qui ont frappé une tempe et qui sont sorties vers la tempe opposée en cheminant entre les os du crâne et le cuir chevelu (1).

Une balle frappe le sternum, et sort près des apophyses épineuses dorsales; on est porté à croire que la poitrine est traversée de part en part, et cependant la balle n'a fait que glisser entre les parties molles du thorax et ses parties osseuses.

Les mêmes phénomènes s'observent aux parois du bas-ventre; ils se remarquent même aux membres. En effet, une balle frappe la cuisse, arrive jusqu'au fémur, contourne cet os, et fait son ouverture de sortie justement vis-à-vis l'ouverture d'entrée; en tirant une ligne directe entre ces deux ouvertures on remarque que le fémur aurait nécessairement dû être atteint et fracturé: il est cependant intact, parce que le projectile a glissé entre le triceps crural et lui. Quelle est la cause de ces différences, et pourquoi une balle ne contourne-t-elle pas aussi bien une colonne de pierre que les parois du crâne, de la poitrine, du bas-ventre ou les os des membres? Cela tient à la différence de densité des milieux dans

(1) C'est ainsi qu'on rapporte qu'au siége de Fribourg, le maréchal de *Lowendal* reçut, à la tête, une balle qui perça son chapeau et le cuir chevelu, près de la tempe droite, et vint se faire jour au-dessus de la tempe gauche (Percy, *Manuel du Chirurgien d'armée*). Le docteur *Hennen* rapporte un cas dans lequel une balle entra près du cartilège thyroïde: après avoir tourné tout autour du cou, elle revint à l'endroit même par lequel elle avait pénétré, c'est là qu'elle fut retrouvée. ( *Principles of military surgery*, pag. 34, 4th edition. )	( *Note des rédacteurs.*)

lesquels la balle chemine. En effet une balle en frappant un peu obliquement le front et pénétrant entre le cuir chevelu et les os du crâne, éprouve deux résistances : 1° celle des parois du crâne qui l'empêchent de pénétrer dans sa cavité; 2° celle du cuir chevelu, moins forte sans doute que celle des os du crâne, mais assez considérable, cependant, pour forcer la balle à suivre une ligne courbe plus ou moins longue ; et suivant le degré de vitesse dont sera douée la balle lorsqu'elle arrive, elle pourra parcourir un quart, un tiers ou la moitié d'un cercle, et même davantage : si elle est encore douée d'une très-grande vitesse, elle ne parcourra qu'un quart de cercle, un tiers ou moins, et sortira à travers la peau du crâne, Lorsque au contraire une balle frappe un peu obliquement une colonne, elle ne rencontre autour de ce corps cylindrique que de l'air qui ne lui oppose point de résistance assez considérable pour lui faire parcourir, comme la peau le fait au crâne, une ligne courbe plus ou moins longue. Alors la balle, après avoir frappé la colonne, se relève, sans subir aucun mouvement de décomposition, pour être détournée sous un angle de réflexion égal à celui d'incidence.

Ainsi peut être résolu assez bien ce petit problème. Nous terminerons ces considérations par deux observations qui viennent en confirmer la valeur.

### OBSERVATION TRENTE-DEUXIÈME.

Le nommé *Lecointe*, âgé de 26 ans, clerc de notaire, reçut en duel un coup de pistolet à la partie inférieure et droite de la poitrine ; la balle sortit du côté diamétralement opposé de la poitrine. Les témoins du duel épouvantés, s'enfuirent et laissèrent le malade pour mort sur le champ de bataille. Il avait perdu connaissance ; ce ne fut que deux heures après qu'il fut secouru par un paysan et transporté à la maison de santé de M. *Cartier*, faubourg Poissonnière. M. *Dupuytren* vit le malade quelques instans après, et ordonna plusieurs saignées abondantes qui lui furent pratiquées : la diète absolue fut prescrite. On crut à une perforation de la poitrine de part en part, et on redouta les accidens les plus graves à la chute des escarres. Néanmoins tout se passa fort bien. Le sixième jour l'appétit était revenu, et il n'existait pas la moindre douleur dans le thorax. M. *Marx* venait de visiter le malade et l'avait trouvé dans un état parfaitement bon, lorsque tout-à-coup il fut pris d'oppression, de syncope, et trois heures après ce malheureux jeune homme expira. A l'autopsie on trouva que la balle n'avait point perforé la poitrine, mais qu'elle l'avait seulement contournée. Une artère intercostale avait été ouverte et avait fourni le sang qui était accumulé en abondance dans la plèvre d'un côté (1).

### OBSERVATION TRENTE-TROISIÈME.

*Brunot*, âgé de vingt-deux ans, du premier régiment d'infanterie de ligne, fut blessé à la bataille de Ligny sous Fleurus, en 1815. Il revint à Paris, et entra à l'Hôtel-Dieu, le 24 juin, sept jours après son accident.

Le malade offrait deux blessures : l'une était l'ouverture d'entrée de la balle, l'autre l'ouverture de sortie. L'ouverture d'entrée répondait immédiatement à la fosse

(1) Par les rédacteurs.

sous-épineuse de l'os scapulum. La balle, ayant frappé obliquement de dedans en dehors du côté gauche, avait traversé seulement les tégumens qui recouvrent le muscle sous-épineux; continuant son trajet dans cette même obliquité, elle dut percer le muscle grand rond, pour venir frapper obliquement les parois de la poitrine. Ayant éprouvé de la résistance de la part des côtes, sa direction fut changée, et elle vint sortir au-dessus du sein gauche, à l'endroit où le grand pectoral recouvre les cartilages des côtes sternales, en faisant une ouverture à ce muscle et aux tégumens. Il est impossible de supposer une autre direction à la balle. Aucun accident ne se déclara du côté de la poitrine. Le blessé avait une respiration facile, il parlait sans se fatiguer.

Les deux plaies avaient un assez vilain aspect lors de son entrée; les parties voisines étaient modérément enflammées. L'écoulement d'une assez grande quantité de sang avait suivi la blessure; mais cet écoulement ayant cessé de lui-même, et l'hémorrhagie n'ayant pas reparu pendant six jours de voyage, l'on fut tranquille de ce côté. M. *Dupuytren* fit panser ses plaies avec des plumasseaux enduits de digestif. La suppuration fut assez abondante les premiers jours, mais bientôt les bourgeons celluleux et vasculaires se développèrent; un pus de bonne qualité parut à leur surface, il diminua chaque jour, peu à peu la peau recouvrit la plaie, de la circonférence au centre, et le malade fut entièrement guéri vers la fin de juillet. Il se servait, comme dans l'état naturel, de tout le membre supérieur du côté blessé; ce qui prouve que la balle n'a frappé aucun nerf important du plexus brachial (1).

(1) Par les rédacteurs.

L'action des balles sur les tissus de laine, de lin, le drap, le feutre, mérite particulièrement l'attention du chirurgien. Ces tissus, percés par la balle, s'allongent devant elle, avant d'être perforés, reviennent ensuite sur eux-mêmes après avoir été ouverts, de telle sorte que l'ouverture qu'ils présentent, n'est plus en rapport avec le volume du projectile. D'autres fois, ils ne sont pas perforés complètement par la balle qui les allonge comme un doigt de gant, qui s'en est fait une gaîne, qui en est coiffée en un mot. La connaissance de ces phénomènes rend compte de certaines singularités que l'on aurait beaucoup de peine à expliquer sans elle.

En effet, une balle frappant un chapeau de feutre, par exemple, allonge ce tissu, finit par le perforer, et entre dans le crâne, après avoir fait un trou dans cette cavité. Si on examine l'ouverture faite au feutre, on la trouve infiniment plus petite que celle qui a été faite au crâne. L'ignorance de ce phénomène a donné naissance au bruit que le célèbre Charles XII, roi de Suède, avait été assassiné. Ce roi guerrier fut tué au siége de *Frédérichstadt* le 11 décembre 1718, d'une balle à la tête. On prétendit qu'il avait été tué par une des personnes qui l'accompagnaient. Le chapeau de cet homme célèbre, que l'on garde à *Stockholm*, et la petitesse du trou dont il est percé, comparée à la grandeur beaucoup plus considérable de celui qui se trouvait sur les parois du crâne, contribuèrent à propager ce bruit calomnieux.

Nous avons dit que les balles poussaient au devant d'elles les tissus de laine, de lin, et qu'elles s'en faisaient des gaînes, qu'elles s'en coiffaient en un mot. Il résulte de cela qu'une balle peut avoir pénétré dans une cavité, dans le ventre, par exemple, sans y être, qu'elle s'enveloppe dans une gaîne formée par la chemise, le caleçon ou le pantalon du blessé qu'elle pousse au devant d'elle, et qu'en retirant ces vêtemens, on l'entraîne avec eux. Il en est de même d'autres parties du corps.

### OBSERVATION TRENTE-QUATRIÈME.

En 1**4, il vint à l'Hôtel-Dieu un militaire atteint d'un coup de feu à la partie interne et supérieure de la jambe. Le condyle interne du tibia était intéressé. En sondant la plaie, M. *Dupuytren* sentit un corps mou dont il ne put déterminer la nature. Cette plaie étant élargie par des incisions, on appliqua sur le condyle interne du tibia une couronne de trépan ; on trouva alors un cylindre d'étoffe que l'on attira à soi, et qui contenait une balle, laquelle s'était entourée de l'étoffe de son pantalon, et s'en était fait une espèce de sac qui la contenait. Ce sac n'était point perforé.

Quoique ces tissus prêtent assez pour former les cylindres qui enveloppent les balles, il est nécessaire qu'ils ne soient pas tendus sur les parties qu'ils recouvrent; car sans cela la balle y ferait un trou comme avec un emporte-pièce, au lieu de s'en envelopper.

### OBSERVATION TRENTE-CINQUIÈME.

Louis *Moinet*, âgé de vingt-neuf ans, fleuriste, d'une constitution forte, d'un tempérament sanguin, reçut le 28 juillet 1830, à deux heures après midi, un coup de feu à l'hypogastre, tout près la ligne blanche. La balle ne le frappa pas directement : elle s'était réfléchie d'un mur contre lequel le malade était appuyé. Comme elle n'avait

pas beaucoup de force, elle enfonça avec elle la chemise
en forme de calotte. Le malade, se sentant blessé, voulut
voir son mal; et, à son grand étonnement, la balle
tomba par terre lorsqu'il retira sa chemise. Il perdit fort
peu de sang. Immédiatement une anse d'intestin sortit
à travers la plaie. Le malade pâlit alors, et se trouva sans
forces. Il se traîna cependant jusqu'à une maison située
environ à cent pas, où on lui donna de la bière. Lorsqu'il fut un peu remis, il se dirigea vers l'hôpital de la
Pitié, soutenu par deux de ses camarades. Il dut faire
un très-long trajet, étant obligé, en venant de la place
de la Grève, de passer par le Jardin du Roi. Pour soutenir l'intestin hernié, il avait fait une ceinture de son
mouchoir. Arrivé au Jardin du Roi, il fut obligé de
s'arrêter chez un marchand de vin, où un médecin lui
pansa de nouveau sa plaie. De là, il se rendit à l'hôpital, où il reçut tous les soins convenables, et guérit très-
bien (1) (2).

(1) Par les rédacteurs.

(2) *A. Paré* dit avoir retiré, de la cuisse d'un soldat, une balle qui avait
pénétré profondément, en poussant devant elle le taffetas de ses chausses
sans le déchirer. *Guthrie* (pag. 20, édition 2ᵉ, on gunshot wounds) fait
mention d'un cas semblable, dans lequel un morceau de chemise fut entraîné de la même manière, à la profondeur de quatre pouces, dans les
parties molles.

*Percy* rapporte le fait suivant, dans son *Manuel du Chirurgien d'armée* :

Le marquis de *Besons*, ayant reçu un coup de fusil qui lui fracassa les
apophyses transverses de deux vertèbres lombaires, *Bordenave*, alors chirurgien-major de son régiment, accourut pour le panser, et chercha
long-temps, en vain, la balle dans la plaie qu'elle avait faite. Heureusement le blessé s'avisa de se faire apporter la chemise qu'il venait de quitter

Au moment où je décris cet effet des balles sur les tissus placés en contact avec le corps, j'ai sous les yeux un de ces projectiles extrait de la cuisse d'un jeune étudiant en médecine, qui a reçu, en duel, un coup de feu

pour en prendre une autre, et on ne fut pas peu surpris de l'y trouver, collée en dehors : après avoir percé l'habit et la veste elle avait poussé la chemise devant elle, et avait fait son ravage sans l'endommager. (Percy, *Manuel du Chirurgien d'armée.*)

M. *Boyer* rapporte l'observation suivante:

M. J.... reçut un coup de feu devant Brienne, le 27 janvier 1814. Le docteur V...., qui était à ses côtés, le pansa à l'instant même. La balle avait pénétré, à deux pouces de profondeur, vers le milieu du bras, et avait glissé sur la surface postérieure de l'humérus. L'habit était percé, la manche de la chemise aussi. Pendant qu'on explorait la peau pour retrouver la balle, un assistant crut la sentir dans le bas de la manche de l'habit. Effectivement on la trouva entre le drap et la doublure de satin. Celle-ci n'était pas déchirée, elle avait servi de gaîne à la balle qu'on avait arrachée de la plaie en ôtant l'habit. (Boyer, *Traité des maladies chirurgicales*, tome 1er).

Un jeune soldat de la ligne reçut, lors de la campagne d'*Alger* en 1830, dans la région inguinale du côté gauche, un biscayen qui s'était enfoncé dans les chairs, à environ trois pouces de profondeur; ce biscayen avait percé la culotte, et poussé devant lui la chemise qui représentait, par rapport à lui, un doigt de gant, sans léser l'artère crurale qu'il avait frôlée en dehors, et qu'on sentait presque à nu sur la lèvre interne de la plaie. Le chirurgien, qui rapporte cette observation, engagea le blessé à fléchir la cuisse sur le bassin; et, les muscles se trouvant dans le relâchement, il amena sans difficulté la chemise, qui ne résista que par le poids qu'elle entraînait avec elle. Le malade fut bientôt en voie de guérison. (*Esquisse historique et médicale de l'Expédition d'Alger en 1830, par un officier de santé attaché à l'expédition.*)

Le nommé Alphonse *Marse...*, du 10e régiment d'infanterie de ligne, étant en Catalogne en avril 1815, avait reçu un coup de feu au ventre, dans un combat qui s'était établi entre les soldats de son régiment. Il paraît que la balle avait entraîné au-devant d'elle une portion de chemise, l'avait enfoncée dans l'épaisseur des muscles, et avait pénétré avec elle dans la cavité abdominale. Le blessé, tombé sur le coup, avait reçu les premiers secours de l'un de ses camarades, qui, n'ayant pu arracher la portion du vêtement

à vingt pas de distance ; entrée à la partie supérieure et externe de la hanche du côté droit, elle s'est arrêtée sous la peau des pubis, en passant entre l'artère crurale et le cordon des vaisseaux spermatiques, sans intéresser ni l'une

engagée dans la plaie du bas-ventre, l'avait coupée, avec un couteau, au niveau de cette plaie.

Le chirurgien espagnol de l'hôpital de Figuières, dans lequel ce blessé avait été transporté, n'avait point fait de recherches, et s'était contenté d'appliquer un simple appareil sur la plaie. Bientôt après, des symptômes inflammatoires s'étaient déclarés, le ventre s'était météorisé, et le malade avait rendu une assez grande quantité de sang par les voies alvines ; cette évacuation sanguine avait été précédée de coliques violentes et d'envies de vomir. Les boissons délayantes et les cataplasmes émolliens, mis en usage pendant plusieurs jours, avaient calmé les premiers accidens ; une abondante suppuration s'était établie dans la plaie ; et, après trois mois environ, le même chirurgien, guidé par une portion de linge qui avait reparu au fond de la plaie, en avait enfin débridé les bords, avait saisi la toile avec ses doigts et de fortes pinces, et en avait fait l'extraction. Cette portion de toile formait un sac d'environ quatre travers de doigt de longueur, au fond duquel était la balle. Dès ce moment le malade, allant de mieux en mieux, se trouva bientôt en état d'être évacué d'un hôpital à un autre, et il arriva successivement à celui du Gros-Caillou, à Paris, où il acheva de se guérir. ( Larrey, *mémoire et clinique des camps.*)

Voici un dernier fait que l'un de nous, M. *Paillard*, a observé au siége de la citadelle d'Anvers, en 1832.

M. *Maynier*, âgé de quarante-cinq ans, doué d'une constitution très-vigoureuse, ancien garde-du-corps à pied, et alors sous-lieutenant de grenadiers au vingt-cinquième régiment d'infanterie de ligne, essuya au siége d'Anvers, le 5 décembre 1832, un coup de mitraille qui lui fit deux blessures très-graves, l'une au talon, et qui consista dans l'enlèvement d'une portion du calcanéum, avec une assez grande perte de substance aux chairs, et l'autre au coude ; c'est de cette dernière seulement que nous voulons surtout entretenir nos lecteurs. Cette blessure fut causée par un très-petit biscayen en fer, du poids d'un quart de livre à peu près, et du volume d'une très-petite noix ; il pénétra à la partie postérieure du bras, à deux pouces au-dessus de l'olécrâne, fractura comminutivement l'extrémité inférieure de l'humérus, et sortit, après avoir labouré les chairs, à la partie moyenne et antérieure de l'avant-bras. Voici les particularités de cette blessure : la manche

ni l'autre. Une incision faite avec précaution à la peau, a permis de l'extraire. En examinant avec attention, on trouve que cette balle est coiffée par une espèce de calotte demi-sphérique, et formée de deux tissus : d'un tissu laineux de couleur bleue, d'un tissu de lin de couleur blanche, qui ont été détachés du pantalon et de la chemise que portait le jeune malade. Indépendamment de l'intérêt qu'offre ce fait pour le sujet qui nous occupe, il en a un autre, celui de savoir si les balles en cheminant, ont ou non un mouvement de tournoiement ou de rotation; mouvement sur lequel nous reviendrons plus tard.

Une balle qui passe perpendiculairement de l'air dans l'eau stagnante, éprouve une réfraction très-marquée, et subit dans sa marche un retard proportionné à la densité du liquide dans lequel elle a pénétré; si, au contraire, la balle est dirigée perpendiculairement contre un courant, elle subit un ralentissement plus grand dans

de l'habit de cet officier était collante sur son bras; la balle, en entrant, fit en arrière de cette manche, une ouverture ronde, nette et exactement faite comme avec un emporte-pièce; il en fut de même de la chemise et des chairs de la partie postérieure du bras. Après avoir traversé le bras et l'avant-bras, elle fit, aux parties molles de ce membre, une ouverture inégale et déchirée, et deux ou trois fois au moins supérieure en étendue à celle d'entrée. En sortant du milieu des chairs de l'avant-bras, et après avoir considérablement perdu de sa force, elle rencontra en avant la chemise qui était peu serrée sur la peau, la poussa en avant, et la fit sortir, sans la perforer, à travers la manche collante de la capote de drap, qui fut déchirée et fendue dans ce point: elle présenta là quatre petits lambeaux, au lieu d'une ouverture arrondie, comme on le remarquait à la partie postérieure. La chemise passa, comme nous l'avons dit, à travers cette ouverture de la capote, mais sans être déchirée; et elle forma un prolongement de quelques pouces de longueur, représentant un véritable doigt de gant non perforé, et au fond duquel se trouvait le petit biscaïen.

(*Note des rédacteurs.*)

sa marche, et une déviation proportionnée à la rapidité du courant.

Si la balle est dirigée obliquement à la surface d'une masse de liquide, elle peut être réfléchie; c'est ainsi qu'un coup de fusil tiré d'une rive à l'autre sur le milieu d'une rivière, peut aller frapper des personnes placées sur la rive opposée. Dirigée sous un angle plus ouvert encore, elle peut donner lieu à une suite de ricochets, à peu près comme le fait un caillou lancé obliquement par une main vigoureuse à la surface des eaux. Il est un angle sous lequel une balle lancée dans une masse de liquide subit un mouvement de réflexion et de réfraction tout à la fois : alors en effet, la balle est à la fois réfléchie par la surface du liquide, et réfractée par sa densité. Les chasseurs expérimentés le savent bien, car ils ne manquent jamais de tirer un poisson bien au dessous du ventre pour atteindre son corps.

Le danger de ces balles ainsi réfléchies par l'eau à la surface de laquelle elles sont tirées, est connu depuis long-temps, et malgré les ordonnances de police qui défendent de tirer des coups de fusil le long des rivières près des lieux habités, il arrive souvent encore des accidens.

### OBSERVATION TRENTE-SIXIÈME.

« Deux jeunes gens chassaient au poisson avec des fusils de chasse chargés à plomb. Ils marchaient chacun d'un côté de la rivière. L'un d'eux ayant aperçu un poisson, tira dessus, aussi perpendiculairement qu'il lui fut possible. Au même instant son ami, placé de l'autre côté de la rivière, se sentit l'œil frappé d'un plomb. Une petite plaie existait d'abord à la paupière inférieure, et une ouverture se rencontrait ensuite sur le globe de l'œil, au point d'union de la cornée transparente avec la sclérotique : la vue ne pouvait plus s'exercer de ce côté. Le malade fut soigné d'abord par un médecin du voisinage, qui le saigna et lui prescrivit d'autres remèdes appropriés. M. *Dupuytren* fut appelé, et, malgré l'usage d'antiphlogistiques énergiques, une inflammation des plus violentes s'empara du globe de l'œil, qui se vida. M. *Dupuytren* fut même obligé d'agrandir l'ouverture par laquelle s'opérait trop lentement l'évacuation des humeurs de l'œil, afin de faire cesser l'inflammation par étranglement et les douleurs atroces qui existaient. Le malade perdit ainsi l'œil et la vue » (1).

Nous avons vu que, lorsqu'une balle traverse un liquide, elle se trouve ralentie en passant d'un milieu moins dense dans un milieu plus dense. Ne serait-ce point en partie à la présence de l'urine que serait dû le ralentissement de la marche d'une balle qui a perforé la vessie, ralentissement qui empêche quelquefois celle-ci d'être perforée de part en part, et force le projectile à demeurer dans le réservoir de l'urine?

On sait que d'habiles tireurs, dirigeant une balle de fusil contre le tranchant d'une lame de couteau, la coupent en deux d'une manière très-nette. De même, lorsqu'une balle de plomb rencontre un angle de pierre dure, une saillie résistante ou un tranchant quelconque, elle peut être partagée en deux, trois ou un plus grand nombre de fragmens. Pareils phénomènes s'observent sur le corps humain. On remarque en effet assez souvent, qu'après avoir frappé un os très-résistant, et présentant

(1) Par les rédacteurs.

des saillies, ou des angles plus ou moins considérables, une balle de plomb se partage en un plus ou moins grand nombre de fragmens. Sur la crête du tibia, par exemple, une balle peut facilement se partager en deux.

## OBSERVATION TRENTE-SEPTIÈME.

Un homme reçut, il y a quelques années, sur le bord antérieur du tibia un coup de feu. Dans ce point la balle fit une ouverture unique et ronde, mais elle se partagea sur l'os en deux portions à peu près égales, et chacune de ces moitié sortit isolément à travers les chairs du mollet d'un côté, et se perdit dans celles du mollet opposé.

Ainsi il y avait cinq ouvertures faites par une seule balle. Si cette divsion des balles sur les os n'avait point été connue, il aurait été très-difficile de se rendre compte de l'existence de ces ouvertures (1).

Il n'est pas nécessaire qu'une balle frappe une partie d'os aussi tranchante que la crête du tibia pour être divisée en plusieurs fragmens; d'autres parties du système osseux peuvent la séparer; des bords mousses, de simples inégalités peuvent produire cet effet (2).

(1) Par les rédacteurs.

(2) L'un de nous (M. *Paillard*) a vu à *Anvers* un soldat, fusilier au 8e régiment de ligne, blessé au combat de *Doel*; il était au premier rang et ajustant son coup de fusil, un genou en terre, l'autre demi-fléchi, la cuisse et le genou dans une situation horizontale. Une balle le frappe au genou demi-fléchi, glisse sur la rotule et pénètre dans les chairs de la cuisse jusqu'à sa partie moyenne, d'où elle fut extraite par incision. Cette balle s'était partagée en deux sur la rotule. (*Relation chirurgicale du siége de la citadelle d'Anvers.*) (*Note des rédacteurs.*)

## OBSERVATION TRENTE-HUITIÈME.

Pendant les journées de juillet 1830, un homme reçu à l'Hôtel-Dieu, avait été atteint d'un coup de feu à la partie antérieure du corps de la mâchoire inférieure. L'os fut fracturé comminutivement. La balle se dirigea vers l'angle de la mâchoire du côté droit, laboura le cou, et finit par sortir près de l'épaule, du même côté. La balle fut extraite dans ce point. Mais elle n'était point entière. Au bout de quelques jours, il se manifesta une inflammation assez violente le long du trajet qu'avait suivi la balle. Plusieurs abcès eurent lieu successivement, et à l'ouverture de l'un d'eux, on trouva la portion de la balle qui avait été séparée du reste sur l'os maxillaire, et qui était restée au milieu des parties molles (1).

## OBSERVATION TRENTE-NEUVIÈME.

Le nommé *Loinard* reçut le 29 juillet 1830, sur le Pont-Neuf, un coup de feu à la partie externe et supérieure de la région sus-claviculaire droite. La balle s'arrêta sous la peau à la partie supérieure et externe du col. Une incision fut faite sur ce point et la balle extraite. Les deux tiers seulement s'y trouvaient. Le reste n'y fut pas rencontré Les plaies guérirent très-bien. La clavicule sur laquelle la balle avait touché n'avait point été fracturée. Six mois après, *Loinard* revint à l'Hôtel-Dieu. On sentait tout près de la cicatrice du col, et sous la peau, un corps étranger dur, inégal, et mobile; une incision faite sur ce point, donna issue à l'autre tiers de la balle qui complétait celle-ci (2).

(1) Par les rédacteurs.
(2) Par les rédacteurs.

Il n'est pas toujours nécessaire que la balle de plomb touche une saillie, une arête naturelle osseuse, pour qu'elle se divise. La manière plus ou moins oblique avec laquelle elle frappe un os dur, la manière dont elle le fracture, etc., etc., et une multitude de circonstances bien difficiles à saisir et à expliquer, amènent ces divisions (1).

(1) En 1830, M. *Amussat* fit, dans un cours de chirurgie destiné principalement aux chirurgiens militaires, plusieurs expériences sur les effets du coup de feu sur le cadavre humain et sur les animaux vivans. Parmi les effets singuliers qu'il obtint, on remarque les suivans. Un coup de pistolet chargé à balle ayant été tiré sur la partie antérieure du crâne d'un chien, et un peu obliquement, on fut très-étonné de voir que la balle n'avait pas pénétré dans le crâne, et de n'en trouver que la moitié sur le point sur lequel elle avait frappé l'os. On fit des recherches, et on trouva l'autre moitié, qui, après avoir contourné le crâne, se trouvait placée entre la peau et les os, et à cinq ou six pouces de l'ouverture d'entrée. Nous devons cette observation intéressante à l'obligeance de M. le docteur *Lesseré*, qui a assisté à ces expériences. Dans son Histoire de la campagne d'Égypte, M. *Larrey* rapporte l'observation suivante:

« Un soldat reçut à l'assaut de Saint-Jean-d'Acre un coup de feu au sinus frontal droit. La balle, en fracturant la paroi externe de ce sinus, se sépara en deux morceaux: l'un passa sur le front, en labourant la peau à plus d'un centimètre de longueur; l'autre s'introduisit dans le sinus, et fractura sa paroi antérieure. Chez un autre soldat, et à la même affaire, un cas absolument semblable se présenta encore. ( Larrey, *Histoire de la campagne d'Égypte.*)

Samuel Cooper (*Dictionnaire de Chirurgie pratique*, t. 2, p: 321) dit avoir vu le bord de la rotule couper une balle en deux: une moitié passa outre dans le moment même, et l'autre resta plusieurs mois dans l'articulation, sans qu'on y soupçonnât sa présence. Il a vu aussi une balle qui s'était divisée en venant frapper contre l'épine de l'omoplate : une de ses parties traversa la poitrine en ligne droite, tandis que l'autre passa sous les tégumens, jusqu'à ce qu'elle eût atteint le coude.

( *Note des rédacteurs.*)

## OBSERVATION QUARANTIÈME.

Un soldat suisse qui fut reçu à l'Hôtel-Dieu, le 28 juillet 1830, avait été blessé par une balle qui avait fracturé le pariétal droit, et s'y était divisée en deux portions, dont l'une s'était échappée à travers les tégumens, tandis que l'autre, pénétrant dans le cerveau, dont elle avait traversé le lobe postérieur, s'était arrêtée sur la tente même du cervelet.

Nous avions aussi à la même époque un blessé chez lequel une balle en fracturant l'occipital, s'était coupée en deux fragmens qui tenaient encore l'un à l'autre, et s'étaient arrêtés comme à cheval sur l'os (1).

Voici l'observation de l'extraction d'une balle restée pendant un an dans le bras, et qui présentait une échancrure profonde qui la partageait en deux moitiés presque complètement séparées par l'os qui n'avait point été fracturé.

## OBSERVATION QUARANTE-ET-UNIÈME.

Le nommé *Rossignol* (Jean Martin), âgé de vingt-neuf ans, grenadier au 15e régiment d'infanterie de ligne, reçut en Espagne, le 28 juillet 1813, à Pampelune, un coup de feu au bras gauche, à sa partie inférieure et externe, à un pouce au dessus de l'articulation du coude. La balle frappa l'os humérus avec assez de violence, pour que le son qui en résulta fût clairement entendu du blessé et de ses camarades; mais l'os ne fut point fracturé ni même lésé sensiblement, car le blessé n'a jamais vu sortir d'esquilles de sa plaie. Cela

(1) Par les rédacteurs.

tient probablement à l'obliquité de la marche de la
balle, laquelle monta dans l'épaisseur du bras, quatre
pouces plus haut que son entrée. L'extraction n'en fut
pas faite.

La plaie faite par l'entrée de la balle suppura quelque
temps, puis se cicatrisa; mais, pendant l'espace de dix
mois que ce corps étranger resta logé au même endroit,
la plaie se rouvrit cinq fois, et toujours sans que la
balle se portât vers l'ouverture. Au contraire, elle se
dirigea vers la partie interne et inférieure du bras,
précisément à l'opposé de son entrée; c'est là qu'elle
était depuis environ deux mois. Elle formait une tumeur
dure et inégale qui ne permettait pas de la méconnaître.
Cependant un chirurgien appelé pour l'extraire, fait
une petite incision, essaie inutilement de l'extraire, et
y renonce en disant qu'il craint de blesser l'artère brachiale en agrandissant son incision. Le 22 juillet 1814,
le blessé vint à l'Hôtel-Dieu prier M. *Dupuytren* de le
débarrasser de cette balle, qui le gênait beaucoup.
L'extraction en fut faite en un instant; elle fut trouvée
au côté interne et à quelques lignes en dedans de l'artère
Brachiale, au dessus du condyle interne de l'humérus
et à quelques lignes de profondeur, près la peau. Une
incision d'un pouce et demi de longueur fut faite sur ce
corps parallèlement à l'axe du bras : de la sérosité mêlée
de pus s'écoula aussitôt, l'ouverture de la poche qui
contenait la balle, fut agrandie supérieurement et inférieurement à l'aide d'un bistouri boutonné; la balle fut
saisie à l'aide de pinces ordinaires et extraite au bout
de quelques instants, quoique la déformation qu'elle
avait subie eût augmenté ses dimensions et rendu sa
sortie un peu difficile. La balle était fort grosse, et
présentait un enfoncement profond et triangulaire assez

large. Cette échancrure était incrustée d'une couche de
phosphate calcaire.

Je ne sache pas qu'une balle homogène et bien coulée,
libre dans le canon d'un fusil, puisse être déformée par
suite de l'explosion qui l'a lancée ; je ne sache pas non
plus qu'une telle balle homogène puisse être divisée
dans son trajet en l'air par l'effet de la résistance de ce
fluide ; au contraire, une balle forcée à coup de maillet,
ou bien, enfermée dans une chambre d'où elle est obligée
en vertu de la force d'impulsion de sortir par une ouverture plus étroite et de parcourir un tube cannelé, s'é-
chappe allongée en cylindre, et creusée de gouttières plus
ou moins profondes à sa surface, et par conséquent déformée avant d'avoir fait la rencontre d'aucun corps ; ces déformations constantes, uniformes, modifient déjà l'action
du projectile ; mais qu'est-ce que cela en comparaison
des déformations sans nombre qui résultent de la rencontre que font les balles d'une multitude de corps avant
d'être arrivées au but qu'elles doivent frapper ? Elles
peuvent en effet frapper perpendiculairement un corps
tellement résistant, qu'elles s'aplatissent, que leurs élémens se dissolvent et se répandent au loin réduits en
poussière, ainsi que nous l'avons déjà dit.

Une balle peut frapper un plan obliquement, sous un
angle peu ouvert, c'est-à-dire avec une médiocre obliquité, et alors la balle, à la rencontre de ce plan, s'a-
platit ou se divise ; dans ces deux cas, la masse comme
les parties de la balle ainsi déformée sont réfléchies vers
le but qu'elles doivent atteindre. La balle a-t-elle été
aplatie sans être divisée ? elle devra agir sur les parties

_____

(1) Par les rédacteurs.

avec une moindre vitesse, mais par une surface plus large
et plus inégale, et par conséquent produira des blessures plus graves. C'est ce que l'on a observé dans le plus
grand nombre des blessures faites dans les combats de
juillet, où, avant d'arriver aux combattans, les balles
ont souvent frappé les murs, les pavés, etc.

Les balles de plomb se déforment et se divisent même
sur des corps d'une densité semblable à la leur; c'est
ainsi qu'on les voit se déformer sur du plomb lui-même
dans une masse duquel on la tire; j'ai fait cette expérience un assez grand nombre de fois (1).

(1) Après des exemples si frappans de divisions des balles sur des saillies osseuses naturelles ou accidentelles, comment peut-on révoquer encore en doute
ce phénomène si commun ? C'est cependant ce que nous voyons dans le livre
que vient de publier M. *Jobert de Lamballe* ( Plaies d'armes à feu. Mémoires sur la cautérisation et description d'un spéculum à bascule). En effet,
on trouve dans cet ouvrage le passage suivant ( page 7): « Les balles, dit-
» on, se coupent quelquefois en deux, quand elles viennent donner contre
» les angles osseux qui sont un peu saillans; et, à ce sujet, on rapporte
» des cas où cette singulière particularité a eu lieu à l'olécrâne, et à l'angle
» inférieur de la rotule. Le fait me paraît bien extraordinaire; car certai-
» nement la force nécessaire pour couper une balle en deux est bien plus
» que suffisante pour traverser et briser l'os, à qui on fait jouer un rôle
» aussi peu probable. Mais, ajoute M. *Jobert*, des auteurs recommandables
» garantissent le fait; et, comme un peu de foi ne gâte rien, je veux bien
» l'accepter. »

Le lecteur de l'ouvrage de M. *Jobert* lira, sans doute, avec une certaine
surprise, ce passage, s'il connaît les œuvres de M. *Larrey*, de *Percy*, et
les observations publiées dans les leçons cliniques de M. *Dupuytren*. Mais
ce qui lui semblera singulièrement contradictoire, c'est de lire plus bas,
dans le livre de M. *Jobert*, des observations qu'il a recueillies lui-même,
et dans lesquelles les balles ont été divisées en un plus ou moins grand
nombre de fragmens; ainsi, page 154, on trouve l'observation d'une
balle coupée en deux sur l'arcade zygomatique; page 149, est une autre
observation d'un jeune peintre qu'une balle blessa au visage; la balle

Ces balles peuvent être allongées, aplaties, déformées d'une foule de façons, qu'il serait très-difficile de détailler; cet aplatissement peut être porté au point que la balle ressemble à une feuille de plomb laminé; d'autres fois elle présente des aspérités, des angles, des saillies plus ou moins aiguës, plus ou moins tranchantes, circonstances qui rendent son séjour au milieu des organes plus douloureux, plus dangereux, et leur extraction plus difficile et plus douloureuse aussi (1).

qui frappa sur les dents, se divisa en cinq ou six fragmens; enfin, page 121, un cas de division en deux d'une balle qui avait frappé sur une apophyse épineuse du rachis. L'explication que donne M. *Jobert*, pour se rendre compte de ce phénomène, est bien bizarre. « La balle, dit-il, dans ce » cas, était sans doute mal coulée, et contenait de l'air, ce qui explique » sa division !!! »                                        ( *Note des rédacteurs* )

(1) Nous trouvons dans *Percy* ( *Manuel du Chirurgien d'armée* ) qu'une balle, après avoir percé la première table des os du crâne, fut s'aplatir contre la seconde, sans la fracturer. *Gockelius* raconte qu'un nommé *Stipori* en reçut une au front qui fit cet effet singulier, et rendit impuissans tous les efforts et tous les instrumens destinés à l'extraire. *Percy* dit avoir obtenu sur le cadavre quelques coups de cette espèce et même de plus étonnans encore. Dans l'un, la balle avait forjeté la table interne et la tapissait comme d'une feuille de fer-blanc : dans l'autre, elle se ramifiait en partie dans les cellules du diploé, et remplissait du reste de sa masse le trou qu'elle avait fait à la table externe. Dans un troisième elle perçait les deux tables d'un petit trou seulement, à travers lequel une moitié s'était allongée comme par une filière, tandis que l'autre, restée en dehors, ressemblait à une tête de clou. M. *Pagès*, ancien chirurgien-major du régiment Royal-Piémont (cavalerie), en a vu chez un blessé une qui était entrée sous le crâne par une fente si étroite, que sans la trace du plomb qu'elle y avait laissée sur les bords, on n'eût pu l'apercevoir. M. *Desport* a cité des cas pareils; dans quelques uns la balle s'était laminée en tout ou en partie, en passant par la fente qui lui avait servi d'entrée, dans ceux-là elle avait conservé extérieurement une forme demi-sphérique, tandis qu'intérieurement elle s'était foliée; dans le plus remarquable de tous, la portion solide s'était séparée de la portion amincie, et cette der-

Quelques personnes se sont occupées de la question de savoir si les projectiles en mouvement éprouvent, ou non, un mouvement sur leur axe, ou un mouvement de rotation, mouvement à l'aide duquel pourraient être facilement expliqués certains phénomènes de l'action des projectiles, dont on n'a pu jusqu'à ce moment rendre que difficilement compte, comme par exemple ces contusions, déchirures, fractures même qu'éprouvent les individus qui veulent saisir ou arrêter un boulet arrivé au terme de sa course, et qui roule encore sur la terre. Ce mouvement de rotation n'existe pas pour la bombe qu'on voit cheminer pendant la nuit dans les airs, sans que la position relative de son corps et de sa marche changent de rapport. Il n'a pas lieu non plus dans les balles pourvues d'une grande vitesse, et dans la première partie de leur course ; en effet les balles n'entraîneraient jamais avec elles des portions de vêtemens dans les parties, si elles tournoyaient sans cesse sur elles-mêmes ; or, nous avons vu des balles reçues à vingt et trente pas coiffées par une sorte de calotte faite par les vêtemens, qui n'y

nière avait glissé bien loin sur le plan incliné que lui avait prêté la table interne détachée d'un côté seulement, et avait poussé devant elle une pièce de cette table à laquelle elle s'était collée. ( *Manuel du chirurgien d'armée*. Percy.)

Dans la collection de projectiles que conserve M. *Dupuytren*, nous avons trouvé plusieurs balles qui s'étaient déformées en frappant des os ; plusieurs d'entre elles présentaient des ouvertures, des enfoncemens et des saillies, au milieu desquels se trouvaient des portions d'os enlevées aux masses osseuses.

Une balle, logée dans la vessie, se déforme en se couvrant des dépôts, formés par les sels suspendus dans l'urine. Elle devient alors le noyau d'une pierre. Mais ceci forme un cas à part et dont nous parlerons plus loin.

Les boulets et les biscaïens, étant en fer, ne subissent point, en touchant les parties, de déformation et ne peuvent, sous ce rapport, attirer l'attention du chirurgien.                    ( *Note des rédacteurs.*)

seraient pas entrés si les balles eussent éprouvé un mouvement de rotation. Il n'en est peut-être pas de même
lorsque vient à se ralentir le mouvement d'implusion
imprimé au projectile ; il peut en effet, suivant que sa
forme et sa consistance est plus ou moins régulière, se
mouvoir sur son axe ; il le peut encore, lorsqu'il vient à
être arrêté dans son cours par un choc latéral qui
l'oblige à tourner sur lui-même.

Comment une balle se fait-elle jour à travers les corps?
Est-ce en distendant, et en écartant les parties, ou bien
en les déplaçant violemment, et les détachant nettement
d'avec les parties voisines? Il semble qu'il y ait écartement et séparation plutôt qu'enlèvement, comme cela a
lieu sur les corps élastiques inertes, tels que la laine et
les matières qui en sont formées, tandis qu'il y a enlèvement, perte de substance, lorsque les corps ont une
certaine densité unie à un certain degré de friabilité ;
c'est ce que l'on voit dans le plus grand nombre des
cas sur d'autres corps inertes et aussi sur les os du
crâne, du bassin, etc. Que deviennent alors les parties
de ces corps qui sont séparées de leur masse avec violence, et chassées par la balle ? elles l'accompagnent
pendant un trajet plus ou moins long au bout duquel
elles la quittent et se perdent dans l'espace ; mais ces
corps détachés lorsqu'ils se perdent sans danger dans
l'espace deviennent par d'autres circonstances la cause
de phénomènes importans ; ainsi lorsqu'une balle qui a
pénétré dans le corps de l'homme, sépare quelques
parties de ses propres vêtemens ou de sa propre substance, ces parties, agissant comme corps étrangers, déterminent des accidens plus ou moins graves, qui entraînent une suppuration plus ou moins longue jusqu'à
ce qu'elles aient été enlevées ou bien expulsées : c'est

ce qui se voit dans un très-grand nombre de blessures par armes à feu.

Outre les vêtemens, les balles trouvent à la surface du corps des objets sans nombre qui, suivant les cas et les circonstances, servent à ralentir, ou à détourner son action, et qui dans d'autres cas, servent à l'aggraver; tels sont, chez les militaires, le casque, les cuirasses, les buffleteries; telles sont, quoique d'une manière accessoire, les selles, les fontes, les porte-manteaux. Les capotes placées en croix, les revers d'habits matelassées, les cravates épaisses et larges, etc., etc., sont encore dans ce cas. Il faut en convenir, si ces objets placés à la surface du corps réussissent souvent à garantir celui-ci, souvent aussi ils aggravent les effets des projectiles, soit en les déformant, soit en les accompagnant jusqu'au milieu des parties vivantes, où ils font office de corps étrangers; tels sont encore les étoffes de lin, de coton, telles sont encore des parties plus résistantes, comme les souliers, les bottes, les culottes de peau, des parties de buffleteries assez minces pour être traversées, et comme enlevées par des emporte-pièces, et qu'on retrouve si souvent au fond des plaies où elles déterminent des accidens, et où elles entretiennent de si longues suppurations.

Les projectiles lancés par la poudre à canon ne produisent pas seulement des blessures par eux-mêmes, ils en déterminent souvent par les corps qu'ils rencontrent dans leur route et qu'ils mettent en mouvement; ainsi, les balles mettent en mouvement des corps fragiles et friables appartenant à des glaces, à des vases de faïence, de porcelaine; des corps durs et résistans, des morceaux de fer et et des pièces de monnaie, des fragmens de bois, de pierre, des cailloux de petit volume, et une multitude de corps qu'il serait trop long d'énumérer. Les boulets chassés par le canon produisent cet effet, ceux surtout qui sont lancés obliquement et de manière à faire des ricochets sur le sol, et qui mettent en mouvement les corps placés sur leur trajet, et en font autant de projectiles nouveaux, qui viennent ajouter à l'action des boulets. Les canonniers exercés connaissent bien ces effets, alors qu'ayant à attaquer des ennemis postés sur un terrain parsemé de cailloux, ils visent à vingt pas en avant de la ligne, pour produire des ricochets et soulever avec leurs boulets une grêle de pierres qui ajoutent aux dangers du coup de canon (1).

Un des plus grands dangers des combats livrés sur mer à bord des vaisseaux, sur terre à l'abri des retranchemens, des palissades en bois, dans les maisons, proviennent certainement de l'action que les projectiles exercent sur les corps ligneux qu'ils rencontrent dans leur

_____

(1) Nous avons rapporté, page 79 (*voyez* note des rédacteurs), le cas singulier de cette bayonnette démontée par un boulet, et lancée à travers l'épaisseur de la face d'un voltigeur, au combat de Pultuska, en Pologne, en 1807.

On trouve du reste, dans les *Annales de la chirurgie militaire*, une foule d'histoires de ce genre.

Mais parmi les observations de corps étrangers introduits avec les projectiles dans l'intérieur des parties, il n'en est peut-être pas d'aussi singulière que celle-ci, que nous empruntons encore à M. *Larrey*, dans sa *Relation de la campagne de 1809 en Autriche*. « Un grenadier à pied était le troisième que renversait le même boulet de canon au milieu d'une file. Le premier eut le ventre traversé de part en part, le deuxième la hanche coupée dans toute son épaisseur, et le troisième les cuisses effleurées. Les deux premiers qui restèrent morts sur le champ de bataille, avaient fait ralentir la force rectiligne du boulet, en sorte qu'arrivé au troisième, il roulait sur son axe, et que les effets en furent moins terribles.

Cependant le grenadier fut renversé du coup. A son arrivée à l'ambulance, on reconnut tous les signes d'une contusion exercée sur une grande

trajet. Lorsqu'ils rencontrent ces corps perpendiculairement à leur surface, ils s'arrêtent dans leur épaisseur,
ou bien il les traversent sans produire d'éclats ailleurs
qu'à leur ouverture de sortie; la vitesse des projectiles
est toujours diminuée; les éclats qu'ils détachent à l'ouverture de sortie sont les moins fâcheux de tous. Mais
lorsqu'ils viennent à frapper les corps ligneux obliquement, ils y occasionent plus de ravages et ils font
naître plus de dangers pour l'homme; car, indépendamment des divisions et des altérations de forme qu'éprouvent quelques uns de ces projectiles, ils produisent sur
les corps ligneux des éclats, des copeaux, des échardes,
qui lancés dans des directions variées, atteignent souvent le corps de l'homme, et produisent chez lui des
blessures inégales, déchirées, compliquées d'atroces
douleurs, et souvent suivies de tétanos; c'est là une des
raisons qui rendent si périlleuse et par conséquent si

étendue de la circonférence antérieure du membre, et une très-petite plaie
longitudinale au centre d'une large ecchymose qui s'était manifestée sur
cette région. Le blessé assurait qu'il n'avait été touché que par le boulet
qu'il avait vu mourir non loin du bataillon, et la sonde n'ayant point pénétré au delà du tissu cellulaire, M. *Larrey* fit un pansement simple. Le
blessé n'eut point d'accidens notables pendant quinze jours. Cependant il
éprouvait une douleur vive et profonde dans la cuisse. La suppuration qui
s'écoulait de la petite plaie était fétide et ichoreuse. M. *Larrey*, soupçon-
nant un corps étranger, fit une large incision, et avec une pince à polyp:
(instrument qui lui sert de tire-balle), il saisit le corps étranger, et l'amena.
C'était une pièce de cuivre recourbée, qui avait environ neuf centimètres
de longueur, et un demi de largeur. C'était la majeure partie de la virole
d'un égouvillon. Comment le boulet avait-il pu conserver sur sa surface
cette virole, et comment cette pièce de cuivre, sans doute cramponnée sur
le boulet, après avoir traversé avec lui le corps des deux premiers grenadiers, avait-elle pu se détacher au moment où il a frappé la cuisse du troisième, et s'y enfoncer en formant une si petite plaie?

                                        ( *Note des rédacteurs.* )

méritoire la carrière des soldats de la marine militaire.

Ces effets, déjà très-marqués dans l'action des balles, le sont encore bien plus dans l'action des biscaïens, et surtout des boulets; et il n'y a peut-être pas de spectacle plus déchirant que celui d'un vaisseau de guerre qui a vaillamment soutenu un combat, si ce n'est peut-être celui des blessés qui remplissent le fond de la cale.

Les coups de feu chargés avec des projectiles, peuvent être tirés à bout portant, et à distance. Leurs effets sont alors très-différens, suivant le volume du projectile qui est mis dans l'arme. Nous avons déjà parlé de ceux qu'ils déterminent quand ils sont chargés à balle, de l'action de celle-ci, de celle de la bourre, de la poudre en état de déflagration, etc., etc. Nous devons parler maintenant des différens effets des coups de feu chargés à plomb, et tirés à bout portant et à distance.

Lorsqu'un coup de fusil chargé à petit plomb, est tiré à quarante ou cinquante pas, ou plus, les plombs s'écartent beaucoup les uns des autres, et vont atteindre leur but en occupant un très-grand espace; mais ils pénètrent très peu dans l'épaisseur des corps. Sur l'homme, un coup de feu semblable, tiré à pareille distance (40 ou 50 pas), ne produit ordinairement qu'une blessure légère, à moins, toutefois, que les plombs ne pénètrent dans des organes importans et qui sont superficiellement placés, comme l'œil, par exemple. C'est ainsi qu'un de nos plus illustres officiers, *le maréchal Gérard*, étant à la chasse, reçut dans l'œil un petit plomb. La vision fut détruite de ce côté. Ceux qui reçoivent ainsi un plomb dans l'œil, sont bien heureux d'en être quittes à si bon compte. Souvent il se déclare dans cet organe une violente inflammation qui entraîne son explosion, et on est obligé quelquefois de pratiquer des incisions, des ouvertures au globe de l'œil, afin de faire cesser l'étranglement en le vidant. Les malades perdent ainsi l'œil et la vue.

Dans une autre circonstance, j'ai vu un individu qui reçut un petit plomb dans l'oreille; il pénétra dans le conduit auditif interne, rompit la membrane du tympan, et détermina une violente otite. Le malade perdit l'ouïe de ce côté.

La cravate préserve beaucoup le cou de l'action de ces plombs; les vêtemens plus ou moins épais des autres parties du corps en préservent aussi. Cet effet préservatif se fait non-seulement remarquer pour les plombs d'un faible volume; il a aussi lieu pour les balles, au moins pour celles qui sont lancées à une assez grande distance. L'habitude des étrangers (qui envahirent la France en 1814 et 1815), et principalement les Russes et les Prussiens, d'avoir la poitrine rembourrée et matelassée de manière à présenter une saillie considérable, les préserva beaucoup de l'action des balles sur cette partie de leur corps (1).

Les plombs quelquefois rencontrent de gros nerfs, des artères volumineuses, des grosses veines; ils les lèsent plus ou moins profondément, et peuvent déterminer des anévrysmes simples, faux primitifs, faux consécutifs,

_____

(1) *Percy*, dans une bataille, venait de reprocher au général *Lasalle*, alors jeune et sacrifiant à la mode, le volume énorme de sa cravate. Ce brave charge à la tête de son régiment, et reçoit un coup de pistolet à la gorge. *Percy* accourt : la balle s'était arrêtée dans cette même cravate qu'il venait de condamner. ( Deslandes, *Manuel d'hygiène*, pag. 242 )

ou des anévrysmes artérioso-veineux. Nous en rapporterons des exemples intéressans.

Les phénomènes que l'on observe sont bien différens quand les coups de feu chargés à plomb, sont tirés à bout portant, ou au moins à très-petite distance. Les plombs dont le fusil est chargé, n'ont pas encore pu s'écarter, ils arrivent en masse, et *font balle*, comme on dit. Aussi, un coup de fusil chargé à plomb, et tiré à bout portant, est une des plus graves blessures. Elle l'est même davantage que le coup à balle reçu également à bout portant, parce que la balle traverse les parties nettement, et que le plomb, au contraire, s'y disperse, surtout s'il rencontre les os, qu'il peut briser tout comme elles. Qu'une balle traverse une cavité splanchnique, telle que la poitrine, l'abdomen; elle peut y suivre une direction tellement heureuse qu'aucun viscère ne soit atteint, et le blessé guérit très-promptement; le plomb gros et petit, les chevrotines, etc., en pénétrant dans les cavités splanchniques, s'écartent, et ne peuvent guère faire autrement que de léser quelque organe. Reçu dans un membre, dans une grande articulation, ce coup à bout portant y produit des désordres, tels que l'amputation est encore communément la seule ressource à mettre en usage.

C'est ainsi que le *fils du maréchal Moncey* succomba des suites d'une blessure faite au crâne par un coup de fusil chargé à plomb, dont la décharge avait fait balle, ainsi qu'on le dit communément.

Ces cas de mort instantanée, ou de blessures très-graves, produites par de semblables coups de fusil reçus dans le crâne, la poitrine, le bas-ventre, etc., sont très-communs, et il se passe peu d'années que les papiers publics ne fassent mention de semblables événemens.

Par suite de l'écartement qu'éprouvent les grains de plomb, chassés par le fusil, les plaies qu'ils produisent offrent la forme d'un cône, dont la base est à l'ouverture de sortie, et le sommet à l'ouverture d'entrée; et comme il est impossible que parmi ce grand nombre de grains de plombs qui forment la charge, il n'y en ait pas qui éprouvent des résistances très-grandes et des déviations très-considérables, il reste toujours dans les plaies un plus ou moins grand nombre de grains de plomb.

## OBSERVATION QUARANTE-DEUXIÈME.

M. M....., âgé d'une quarantaine d'années, de taille moyenne, et doué d'une excellente constitution, étant à la chasse aux environs de *l'Aigle*, voulut sonder une haie plate avec la crosse de son fusil, tenu de la main droite, par le bout du canon. Une branche introduite dans la sous-garde, pressa la détente, et fit partir le coup, qui était chargé avec du plomb au n° 8 ou 9. La main droite fut traversée obliquement, de la partie moyenne et supérieure de sa face palmaire, vers la partie inférieure et interne de l'avant-bras. Les os du carpe et l'extrémité inférieure du cubitus furent fracassés. L'ouverture d'entrée était assez ronde, nette, étroite; celle de sortie était large et déchirée, comme celle que produit une balle. L'amputation de l'avant-bras paraissait la seule ressource capable de sauver le malade; cependant la conservation du membre fut résolue par MM. les Drs *Esmangard* et *Mathieu*. Des débridemens furent pratiqués à l'ouverture de sortie seulement. Des portions d'os furent extraites, des sangsues appliquées en très-grand nombre. Une tuméfaction énorme, avec de violentes douleurs, et une fièvre ardente, survinrent; des abcès se formèrent et furent ou-

verts successivement. Des grains de plomb et des parties
de bourre et d'os furent enlevés. Peu à peu, la tuméfaction tomba, la suppuration tarit insensiblement. Des
grains de plomb la renouvelèrent quelquefois; mais elle
cessait immédiatement après leur extraction. Enfin M. M.
était guéri au bout de cinq moins, ayant une ankilose des
os de l'avant-bras, entre eux et avec la main, et beaucoup
de raideur dans le carpe, le métacarpe et les doigts. Mais
il est probable que les mouvemens se rétabliront, sinon
en totalité, du moins en grande partie dans les articulations des phalanges des doigts, et dans l'articulation
de ceux-ci avec le métacarpe. Très-probablement il
existe encore dans l'épaisseur des parties un nombre
plus ou moins considérable de grains de plomb. C'est
dans ce but que M. *Dupuytren* conseilla l'exposition
des parties à la vapeur de la décoction de plantes émollientes, les onctions huileuses, l'exercice modéré, les
bains gélatineux, l'usage des eaux de *Nery* en Bourbon-
nais, etc., etc. (1).

### OBSERVATION QUARANTE-TROISIÈME.

Il y a quelques années, un homme habitant le *Point-
du-Jour*, village près Paris, reçut en revenant de la
chasse avec un de ses amis qui marchait derrière lui,
toute la décharge d'un fusil chargé à plomb. Le coup,
tiré par hasard, et de très-près, fut malheureusement
reçu presque entièrement dans le creux du jarret. Une
hémorrhagie abondante se déclara; on comprima avec
beaucoup de force pour l'arrêter; aussi, lorsque M. *Dupuytren* arriva, il trouva le membre froid, violet et énor-

(1) Par les rédacteurs.

mément tuméfié. L'artère poplitée avait été intéressée par les projectiles. L'amputation fut faite, mais le malade mourut (1).

Les très-gros plombs, comme les plombs à loup, les chevrotines, etc., tirés à bout portant ou à distance, sur les corps inertes et sur le corps humain, agissent chacun isolément à peu près comme les balles. C'est ainsi qu'à l'Hôtel-Dieu de Paris, on a vu un braconnier qui avait eu la clavicule fracturée par une chevrotine. Ces plombs, étant toujours en nombre plus ou moins considérable, quatre, six, huit et même davantage, s'écartent en pénétrant dans les parties; ce qui rend leur recherche très-difficile, très-laborieuse, et quelquefois même impossible.

Ce que nous avons dit des phénomènes que présentent les projectiles lancés par les armes à feu portatives, est applicable, mais en grand, à ceux qui sont lancés par *les bouches à feu*. L'agent qui les met en mouvement est le même; mais, ainsi que nous avons eu déjà l'occasion de le noter, les projectiles lancés par les bouches à feu étant en fer, ne se déforment pas comme les projectiles en plomb; comme ces derniers, ils font des trous ronds, nets, et comme avec un emporte-pièce, dans les corps mous ou d'une densité médiocre; ils éclatent les corps durs, font des ouvertures d'entrée plus petites que les ouvertures de sortie, contournent les corps à surfaces convexes, à surfaces concaves, se réfléchissent sur les liquides, enlèvent des portions plus ou moins considérables des corps qu'ils frappent, etc., etc. Doués d'une force plus grande que les projectiles lancés par les armes à feu portatives, et pourvus d'un diamètre bien plus considérable, ils déterminent de bien plus grands désor-

(1) Par les rédacteurs.

dres; ainsi, de même qu'une balle pouvait emporter le bout du nez, d'un doigt, d'un oreille, le boulet, le biscaïen, un éclat d'obus ou de bombe enlèvent complètement des membres entiers. Ainsi que les balles, les boulets et les biscaïens, poussent au devant d'eux, allongent beaucoup les tissus élastiques, ceux de laine, les feutres, le drap, etc., avant de les percer; dans d'autres circonstances, ils s'en coiffent de manière à en faire un véritable doigt de gant. Nous en avons cité un exemple remarquable. (*Voyez* plus haut.)

Mais c'est ici le cas de parler de ces effets extraordinaires, et qu'on a tant de peine à expliquer, et qui ont donné naissance aux idées les plus fausses, et aux erreurs les plus nuisibles dans l'histoire des blessures par armes à feu. Des boulets, des biscaïens produisent quelquefois des blessures épouvantables, sans occasioner aucune solution de continuité aux tégumens. Cette observation est si exactement vraie, que les muscles, les os peuvent être écrasés, déchirés, mis en pièces, sans que la peau ait reçu la moindre atteinte. Pendant long-temps on attribua de semblables faits à la violente commotion que l'on supposait être communiquée à l'air par le boulet lui-même. On imaginait que ce fluide élastique, étant rapidement déplacé par la rencontre du projectile, était capable d'exercer sur les corps environnans une pression suffisante pour détruire leurs différentes parties. C'est ce qu'on nommait *contusions par l'air*, *contusions par le vent du boulet*. Mais comment pouvait naître cette pression violente au milieu de l'air libre? Si cette théorie était fondée, comment se ferait-il que dans tant de batailles des soldats, des officiers ont leurs chapeaux, leurs plumets, leurs armes, leurs habits, et même leurs cheveux emportés, sans en éprouver d'accidens? Dans d'autres circonstances, des portions du corps sont emportées, sans que les parties adjacentes en aient souffert. Des militaires ont eu le bout du nez emporté par un boulet, sans que la respiration ait été gênée, le bout de l'oreille, sans que l'ouïe ait été altérée le moins du monde. On a pensé ensuite, que ces *contusions causées par l'air* devaient être attribuées à un choc électrique sur les parties. On supposait que le boulet avait acquis de l'électricité par le frottement qu'il exerce sur les parois du canon, et qu'il se déchargeait au moment où il passait au devant du blessé. Mais on sait que les métaux ne s'électrisent pas par le frottement. Cette hypothèse ne peut donc pas supporter un long examen.

Les effets attribués, soit à l'air, soit à l'électricité des boulets, sont produits par les boulets eux-mêmes arrivés au terme de leur course, ou par suite de l'obliquité avec laquelle ils frappent les parties. L'élasticité des tissus qui les recouvre, celle de la peau elle-même, et la résistance des tissus sous-jacens, tandis que la peau cède et fuit, la faiblesse de ces projectiles, lorsqu'ils ont perdu une grande partie de leur force impulsive, lorsque enfin ils ne sont plus, comme on le dit, que *des boulets morts*, telles sont les causes qui produisent ces effets si difficiles à expliquer au premier abord (2).

(1) On trouve dans les auteurs des observations très-curieuses de ces blessures, produites par le soi-disant vent du boulet.

En voici quelques-unes que l'un de nous (M. *Paillard*) a recueillies à Anvers, ou que nous trouvons dans les ouvrages de M. *Larrey*.

« Le capitaine du génie *Contault*, étant de service à la tranchée, à Anvers, fut frappé à la partie inférieure et latérale de la poitrine par un boulet de gros calibre. Renversé par la violence du choc, il ne put prononcer que quelques paroles entrecoupées, et mourut presque au moment. On le

Nous nous sommes assez étendus sur ce sujet quand nous avons traité de la contusion.

transporta à l'ambulance de réserve à *Berchem*. Ses habits, qui ne présentaient aucune déchirure, lui furent ôtés, et on ne trouva, sur la peau de la poitrine et de tout le reste du corps, aucune plaie, aucune ecchymose. Aussitôt tous les militaires de s'écrier que c'était le vent du boulet qui avait tué le capitaine, lorsque M. *Forget*, en palpant avec soin le côté de la poitrine, trouva quatre ou cinq côtes enfoncées, fracturées, réduites en esquilles nombreuses, les parties molles sous-jacentes en bouillie, ce qui permettait à la main de pénétrer par l'intermédiaire de la peau qui cédait jusqu'au milieu de l'intérieur du thorax. Cet examen suffit pour s'expliquer parfaitement bien la mort de cet officier.

Tel fut encore le sort de *Ventre*, soldat du 50e régiment de ligne, qui reçut, le 18 décembre 1832, un coup de boulet à la partie postérieure de l'épaule; il en résulta une fracture comminutive de l'omoplate et de la partie postérieure de plusieurs vraies côtes. La peau n'avait ni plaie, ni ecchymose. *Ventre* ne survécut qu'un jour à cette blessure; il mourut le 19 après avoir craché beaucoup de sang, et éprouvé constamment une grande oppression. Le poumon correspondant avait été contus et déchiré dans une grande étendue.

D'autres militaires qui furent aussi gravement atteints, à Anvers, et ne succombèrent pas, présentèrent néanmoins un très-grand intérêt.

Tel fut *Ogier*, âgé de 24 ans, fusilier au 50e régiment d'infanterie de ligne; il reçut, le 16 décembre 1832, un coup de mitraille dans le côté. Le projectile qui le frappa était un biscaïen ou un petit boulet. Son action eut lieu sur la partie latérale droite de la poitrine, sur les cinquième, sixième et septième vraies côtes, dont la partie moyenne fut fracturée; la peau fut tout-à-fait épargnée. Pendant trois jours *Ogier* cracha beaucoup de sang : trois saignées abondantes pratiquées, une chaque jour, firent cesser cet accident. *Ogier* était, le 27 décembre, dans un très-bon état.

*Tertiau*, âgé de 22 ans, fusilier au 5e régiment de ligne, reçut, le 9 décembre 1834, un coup de boulet mort au niveau du tiers supérieur de l'humérus; cet os fut fracturé simplement, c'est-à-dire en travers; la peau était intacte, aucun accident ne survint. Un appareil ordinaire des fractures du bras fut appliqué, et le blessé guérit très-bien.

*Williaume*, âgé de 23 ans, fusilier au 18e régiment d'infanterie de ligne, reçut, le 18 décembre, dans la tranchée, un éclat de bombe à la partie antérieure et supérieure de la poitrine; il fut renversé sur le coup, relevé de

Les projectiles, en frappant les corps contre lesquels ils sont dirigés, subissent très-souvent au milieu de ces

suite par ses camarades, et transporté à l'ambulance. On ne découvrit aucune espèce de lésion à la peau ; il n'y avait pas d'ecchymose. On ne reconnut point de fracture aux côtes ; mais la commotion générale était assez forte, et le blessé crachait abondamment du sang. Il fut évacué sur l'hôpital militaire d'Anvers. Une large saignée fut pratiquée ; elle soulagea beaucoup le malade. Pendant quatre jours consécutifs, le blessé continua à cracher du sang ; mais il était moins abondant, et l'oppression considérablement diminuée. Une nouvelle saignée fut pratiquée, et amena une amélioration qui ne cessa de s'accroître. Le 28 décembre le malade était très-bien : il avait évidemment eu une contusion du poumon.

On a vu à l'hôpital militaire d'Anvers un soldat qui avait reçu un coup de boulet mort à la partie externe et supérieure du bras. Il n'y avait rien d'apparent à la peau, mais une luxation de l'humérus s'était faite.

Voici une autre observation d'une contusion violente sur le rachis, et qui, sans avoir altéré la peau, a porté cependant son action sur la moelle épinière.

*Gauché* ( André ), âgé de vingt-six ans, d'une constitution athlétique, soldat au 8ᵉ régiment d'artillerie, fut atteint, le 22 décembre 1832, d'un éclat de bombe entre les deux épaules, tout-à-fait à la base du cou, et vis-à-vis les premières vertèbres dorsales. Il tomba à l'instant même, mais sans perdre connaissance ; il lui était impossible de remuer ses membres supérieurs et inférieurs. On ne trouva ni plaie, ni ecchymose, ni altération quelconque de forme sur le point indiqué. Le blessé fut transporté à l'hôpital militaire d'Anvers. Il fut visité immédiatement après son arrivée et quelques instans après qu'il eut reçu sa blessure ; il y avait une meurtrissure très-légère à la peau, et une faible tuméfaction sous-jacente ; du reste, il y avait impossibilité absolue de remuer les bras ou les jambes. *Gauché* restait couché dans la position où on le mettait, sans pouvoir exécuter le moindre mouvement. La sensibilité était néanmoins conservée dans les membres et au tronc. Le malade sentait le besoin d'uriner et de rendre ses matières fécales ; il les rendait et les retenait à volonté. La respiration se faisait librement ; les facultés intellectuelles étaient intactes. Malgré les saignées générales et locales, les ventouses scarifiées, les révulsifs sur le cours intestinal, etc., etc., les mouvemens ne se rétablirent point ; et lorsque M. *Paillard* quitta Anvers, le 2 janvier, l'état du blessé s'était même aggravé d'une manière très-fâcheuse ; il avait de la fièvre, beaucoup de délire, de la

corps ou à leur surface, des déviations plus ou moins
fortes, qui changent leur direction première, et pro-

difficulté à respirer, et tout semblait présager une terminaison funeste. Ce
blessé a très-probablement une fracture des vertèbres avec enfoncement
des fragmens dans le canal vertébral, et compression de la moelle épinière.

Un soldat reçut, à Anvers, dans le dos un éclat de bombe qui était tombée tout près de lui; cet éclat frappa sur son *havre-sac*, mit celui-ci en pièces ainsi que tous les effets qu'il contenait, et lui fit une forte contusion à
la partie postérieure de la poitrine, sans altération à la peau, sans fracture
aux os; mais il eut très-certainement une contusion au poumon; car il fut
atteint immédiatement d'une grande oppression et d'un crachement de sang
abondant qui dura pendant plusieurs jours, et ne céda qu'aux saignées générales répétées, et autres moyens appropriés.

On trouve dans les auteurs anciens et modernes quelques observations
analogues à celles que nous venons de rapporter; mais ils n'ont généralement pas assez insisté sur la manière dont agissaient les corps contondans.
Nous excepterons toutefois M. *Larrey*, qui, dans ses ouvrages, et principalement dans ses *Mémoires*, a longuement, et à plusieurs reprises, disserté
sur ce point, et donné des observations pleines d'intérêt. C'est ainsi qu'au
siég de *Roses*, il vit deux canonniers ayant à peu près le même genre de
blessures. Ils avaient été frappés par un boulet de gros calibre qui, à la fin
de sa course, leur avait rasé postérieurement les deux épaules. Chez l'un
d'eux, il reconnut une légère ecchymose à toute la région postérieure du
tronc, sans solution de continuité apparente; il respirait à peine, et crachait une grande quantité de sang vermeil et écumeux; il mourut une
heure après l'accident. A l'autopsie, on trouva la peau intacte; mais les
muscles, les aponévroses, les nerfs et les vaisseaux des épaules, étaient rompus et déchirés, les omoplates fracassées, les apophyses épineuses des vertèbres correspondantes du dos, et l'extrémité postérieure des côtes voisines
fracturées; la moelle épinière était engorgée, le parenchyme des poumons
dilacéré vers les points correspondans, et il s'était fait un épanchement considérable dans les deux cavités de la poitrine. Chez le second canonnier on
trouva les mêmes désordres. (Voy. *Mémoires de Chirurgie militaire*, t. II.
*Mémoire sur les Amputations*.)

Dans la campagne de Pologne, M. *de Ségur*, aide-de-camp de *Murat*,
alors grand duc de Berg, eut l'avant-bras emporté par un boulet. Ce projectile qui lui avait emporté l'avant-bras au-dessus de l'articulation du coude,
avait en même temps touché le côté correspondant de la poitrine. Mais,

duisent les effets les plus singuliers. Nous avons déjà
parlé de quelques unes de ces déviations que l'on observe

ajoute M. *Larrey*, comme ce projectile était dans le fort de sa course, on
vit le contraire de ce qui arrive lorsqu'il est à la fin de sa parabole; la peau
fut écorchée dans une grande étendue, et le muscle grand dorsal entamé,
tandis que les côtes étaient restées intactes, et que les organes de la poitrine
n'avaient pas été dérangés un seul instant de leurs fonctions. Il n'en eût
pas été de même, si le boulet l'avait touchée étant à la fin de sa course:
la peau se serait trouvée intacte, tandis que les côtes auraient été infailliblement fracturées et les poumons dilacérés, ce qui eût fait promptement
périr le blessé. (*Mémoires de Chirurgie militaire*, t. III, p. 79.)

Un fusilier grenadier, qui fut effleuré par un boulet, à la bataille de
*Wagram*, fut tout à coup privé de la voix et de la parole, et il est resté
complétement muet. Ce projectile était passé obliquement sur la poitrine et
sur la partie supérieure du bas-ventre. Il n'y eut ni plaie ni ecchymose; et,
suivant M. *Larrey*, le nerf *pneumo-gastrique* paraît avoir reçu tous les
effets du choc, transmis au dedans par le projectile. Le blessé, d'abord
tombé en syncope, indiqua par écrit qu'il éprouvait une sorte d'engourdissement qui s'étendait depuis le creux de l'estomac, le long de la poitrine
et du cou, jusques à la langue. Le mutisme demeura complet. Le goût fut
aussi presque tout-à-fait détruit. L'estomac paraissait avoir perdu également
de sa sensibilité et de sa contractilité; car les digestions étaient lentes et
pénibles. Le malade avait perdu l'appétit, et l'émétique, donné à plusieurs
reprises, ne put produire aucun vomissement.

Sur un autre grenadier à cheval, un boulet avait effleuré le cou. Les parties restèrent intactes, à peine si on trouva une légère ecchymose sur la
peau du cou et la partie supérieure de la poitrine. Le blessé perdit aussi la
voix et la parole. M. *Larrey* explique ce phénomène comme chez le premier. (*Mémoires de Chirurgie militaire*, t. III, p. 401.)

Des boulets arrivés à la fin de leur course, ou frappant très-obliquement
les parois abdominales, ont déterminé, en laissant la peau intacte, tantôt
des hernies ventrales, parce que les muscles de ces parois ont été rompus,
ou bien, dans d'autres circonstances, tout en laissant les parois intactes
(peau et muscles), ont altéré profondément, brisé, désorganisé, broyé les
viscères contenus dans l'abdomen.

Dans la campagne d'*Autriche*, en 1809, M. *Larrey* vit, à l'hôpital de
*Reneweck*, un grenadier, qui lui fut apporté sept jours après la bataille
d'*Essling*, pour une tumeur au bas-ventre, située à trois travers de doigt

à la surface de corps très-durs, des corps convexes, concaves, etc., etc. Nous devons parler maintenant des déviations que ces projectiles éprouvent quand ils ont pénétré dans l'intérieur des corps. Ces déviations des balles sont produites par la différence des milieux dans lesquels elle se plonge, et par la résistance variée que chacun d'eux lui oppose. Les parties très-dures, comme les parties les plus molles; les parties les plus liquides peuvent coopérer à cette déviation. C'est ainsi que nous avons déjà constaté que les balles qui pénètrent dans l'eau y éprouvent une réfraction très-forte. Si de ce milieu moins dense, elles sortaient pour pénétrer dans un milieu plus dense, elles éprouveraient de nouvelles déviations. Des phénomènes semblables se retrouvent dans le corps humain. Quand une balle, après avoir surmonté la résistance que lui oppose la peau, pénètre dans l'épaisseur des parties, il peut arriver qu'elle éprouve plus de résistance d'un côté que de l'autre; alors la direction de la balle est changée, et s'il se

de l'ombilic, du côté droit, et de la grosseur du poing. Cette tumeur, fortement ecchymosée, disparaissait lorsque le malade était couché sur le dos, et reparaissait quand il était debout. C'était une hernie formée par l'intestin et l'épiploon. Ce grenadier avait été touché par un boulet arrivé à la fin de sa course. Les vêtemens et la peau du bas-ventre, pressés par ce projectile, avaient cédé, à cause de leur élasticité, à son impulsion; mais le muscle sterno-pubien et les aponévroses des muscles abdominaux, moins élastiques, s'étaient rompus, et la hernie ventrale avait eu lieu au même instant. ( *Mémoires de Chirurgie militaire*, t. III, p. 333.)

M. *Larrey* cite encore beaucoup d'observations de militaires ainsi frappés sur les parois abdominales par des boulets arrivés à la fin de leur course, et qui, laissant les parois abdominales intactes, avaient lésé profondément les viscères qui sont contenus dans cette cavité, produit des épanchemens sanguins, biliaires, stercoraux, etc., et amené la mort des malades, ou au moins causé les plus graves accidens. ( *Note des rédacteurs* ).

trouve constamment une suite de points plus résistans dans son trajet, l'ouverture que fera ce corps en sortant se trouvera bien éloignée de la direction qu'il suivait en entrant. Ainsi donc, l'idée dans laquelle l'on serait que la balle chemine toujours droit en traversant les cavités ou l'épaisseur des membres, pourrait en imposer, et faire croire que certaines parties situées intérieurement ou profondément, ont été blessées, tandis qu'elles sont au contraire dans une intégrité parfaite.

Les os ne sont point les seules parties capables de changer la direction d'une balle ; la résistance de la peau, des tendons, des muscles, des cartilages, etc., suffit pour la détourner : aussi l'absence des os sur le trajet d'une balle n'est pas une raison suffisante pour faire croire que ce projectile a cheminé droit, et l'on voit combien on s'abuserait en pratiquant une contre-ouverture dont le lieu serait déterminé par cette fausse idée. Une balle peut même être détournée par les parties molles, et aller briser dans un autre endroit un os qu'elle rencontre avec moins d'obliquité. *Levacher* (1) cite plusieurs observations de balles qui ont contourné l'os de la cuisse, ceux de la jambe, sans les fracturer, la poitrine, sans y pénétrer, etc. ; et il demande comment les auteurs qui ont écrit sur les plaies d'armes à feu ont pu avancer avec tant d'assurance que les parties molles n'offrent point assez de résistance pour changer la direction des balles. Comment, ajoute-t-il, n'ont-ils point fait attention à ce qui arrive quand une balle passe obliquement de l'air dans l'eau ? La seule différence dans la résistance de ces milieux, change la direction de ce corps aussitôt qu'il touche la surface de l'eau. Quand l'obliquité est grande,

_____

(1) *Mémoires de l'Académie royale de chirurgie.*

la balle, au lieu de pénétrer dans l'eau, se relève bien au dessus de sa surface, et au lieu d'une réfraction continuée, elle subit là une réflexion.

Il est facile d'expliquer tous ces faits en leur appliquant les lois connues du mouvement. Lorsqu'un projectile pénètre à travers des milieux de densité différentes, il est réfracté, c'est-à-dire qu'il est plus ou moins dévié de sa direction, et qu'il se rapproche ou s'éloigne alternativement de la perpendiculaire, suivant la densité comparative de ces milieux, de telle sorte que ce projectile peut décrire une série alternative et plus ou moins longue d'angles d'incidence, et d'angles de réflexion, jusqu'à ce que son mouvement soit épuisé ou qu'il se soit frayé une issue au dehors.

Les degrés de réflexion que font éprouver à une balle les obstacles qu'elle trouve sur son chemin, au milieu des parties qui composent le corps humain, sont infinis. Un os, selon l'inclinaison du plan qu'il lui présente, lui imprime une diversion plus ou moins grande, et l'oblige souvent à une marche rétrograde : un simple tendon la fait quelquefois rejaillir, le corps d'un muscle fortement contracté la jette de côté, ou la fait passer autour de lui, pour continuer sa course. Souvent après avoir seulement ouvert les tégumens, elle fait le tour du corps ou d'un membre, parce que une succession de résistances inégales, des réflexions sans cesse renaissantes, lui communiquent cette sorte de détermination centrifuge.

Il n'est pas rare que, frappant une partie dans un angle plus ou moins obtus, l'obliquité de son incidence la fasse monter ou descendre à une distance très-considérable de la plaie qu'elle a faite en entrant. C'est ainsi qu'on a vu une balle entrée au genou, et qui s'était por-

tée jusque près du bassin ; qu'une autre entrée près du
pied, avait coulé jusqu'au genou , etc. , etc. (1).

Il serait à désirer que ces circumversions des balles,
que ces aberrations pussent être jugées de bonne heure
pour leur extraction ; mais cela est très-difficile, et l'esprit du chirurgien ne peut guère suivre la balle dans la
route qu'elle a suivie en estimant la densité des milieux
qu'elle a eu à traverser, les réfractions qu'elle a dû es-
suyer, la pente que lui offrent les faces inclinées des
os , des gaînes tendineuses , la vitesse dont elle pourrait
jouir, etc., etc.

Dans quelques ouvrages sur les plaies par armes à
feu, on a cherché à déterminer rigoureusement les
effets et les déviations des balles sur le corps humain
d'après des lois mathématiques (2); mais il est bien difficile, pour ne pas dire impossible, d'arriver à un pareil
résultat. Si le corps humain était une substance absolument inanimée, ou bien composée de parties dont la densité, l'épaisseur, et la puissance de résistance, fussent
exactement connues et appréciées, on pourrait ainsi cal-

___

(1) La plus légère résistance détourne les balles de la ligne droite; en
effet, elles suivront un os dans toute sa longueur, un muscle, une aponévrose à une distance très-considérable. Le docteur *Hennen* cite des exemples
dans lesquels la balle traversa presque toute l'étendue du corps ainsi que les
extrémités. Dans un cas de ce genre qui eut lieu chez un soldat, au moment où il étendait le bras pour monter à l'échelle dans un assaut, une balle
qui entra à peu près vers le centre de l'humérus passa le long du membre
par dessus la partie postérieure du thorax , s'ouvrit un chemin dans les
muscles de l'abdomen , pénétra profondément dans les muscles fessiers,
remonta à la partie moyenne et antérieure de la cuisse opposée. Dans une
autre circonstance, une balle , après avoir frappé à la poitrine un homme
qui était debout dans les rangs, alla se loger dans le scrotum. (*Principles
of military surgery*, pag. 34 , 2ᵉ édition.)          (*Note des rédacteurs.*)

(2) M. *Chevalier*, par exemple.

culer la puissance de la balle sur lui; mais, bien loin
de là, le corps humain est composé de parties dont la
puissance de contraction et de résistance sont très-va-
riables. Les uns opposent une résistance très-grande,
tandis que les autres en offrent à peine; les unes ont
une très-grande élasticité, les autres n'en offrent presque
pas. Nous ne pouvons ensuite estimer la force de résistance toujours changeante des tissus vivans. Sans
doute c'est aux lois mathématiques qui gouvernent la
matière que les projectiles obéissent, mais le degré de
force avec lequel ils ont été lancés; mais le degré de
résistance que chaque partie a pu leur opposer, étant
inconnus, comment, ces bases essentielles manquant,
vouloir estimer leurs effets par les lois du calcul? Ce
travail nous paraît tout-à-fait impossible. Dans un pareil
état de choses, il faut se borner à constater les phénomènes sans trop chercher longuement à les expliquer.

Ce que nous avons dit des effets physiques des balles
de plomb, s'applique presque entièrement aux autres
projectiles faits en or, argent, cuivre, fer, marbre et
autres substances à quelques différences près. Néanmoins
la division, le morcellement des balles ne peut avoir
lieu que beaucoup plus difficilement quand elles sont
en fer, en or, en argent, etc., que lorsqu'elles sont en
plomb ou en marbre (1).

(1) Les expériences et les observations que nous venons de faire connaître datent des premières leçons que M. *Dupuytren* a faites à l'Hôtel-Dieu
sur les plaies par armes à feu; elles ont été répétées par chacun de nous et
elles ont été reproduites par divers journaux; on pourrait donc s'étonner
que les auteurs de certaines publications se les soient appropriées, et surtout qu'ils les aient rapportées d'une manière si incomplète, ou qu'ils en
aient tiré si peu de parti. Elles donnent cependant l'explication la plus

Les amorces des fusils ordinaises ou à pierre, ne produisent d'autres effets physiques que ceux qui résultent

satisfaisante de ce qui se passe dans l'économie animale lorsque le corps a été atteint par un coup de feu.

Les projectiles lancés par la poudre à canon sont bien ordinairement pour les fusils, les carabines, les pistolets, etc., des balles de plomb, de fer, etc., etc.; mais souvent aussi ils sont d'une nature bien différente. Leur composition variée est importante à connaître; car, suivant cette composition, ils produisent des phénomènes très-différens, non-seulement sur les corps inertes, mais encore sur les corps vivans. Nous ne parlerons pas des projectiles d'or, d'argent, d'étain, de zinc, de cuivre, etc., dont les effets physiques ressemblent à peu près à ceux des balles de plomb; mais bien de ceux doués d'une consistance et d'une densité moindres sous tous les rapports, et dont l'action a été jusqu'ici peu étudiée. C'est dans le but de connaître toutes ces différences et de les constater, que l'un de nous (M. *Paillard*) a entrepris à Montmartre, dans le jardin de son père, une série d'expériences sur l'action de divers projectiles, et il est arrivé à des résultats qui nous semblent aussi curieux qu'importans.

Avec une carabine de guerre, chargée avec des cartouches de calibre, il a tiré un nombre très-considérable de coups de feu sur des planches en chêne de diverses épaisseurs. Voici ce qu'il a obtenu.

Une balle de cire faite avec de la cire à frotter, ayant à peu près le calibre et la forme d'une balle de guerre française, mise dans la carabine ci-dessus indiquée, chargée avec une cartouche dont la balle de plomb avait été ôtée, et étant tirée sur une planche de chêne de quatorze ou seize lignes d'épaisseur, la traversa complétement, fit une ouverture d'entrée ronde et nette, comme une balle de plomb, et une ouverture de sortie inégale et déchirée, comme celle-ci. Il était impossible de constater sur cette planche une différence entre l'action d'une balle de plomb et celle de la balle de cire.

De cette expérience que M. *Paillard* répéta plusieurs fois, et dans laquelle il obtint toujours des résultats pareils, on peut conclure qu'une balle de cire pourrait produire sur le corps humain une blessure aussi grave ou presque aussi grave qu'une balle de plomb, et qu'à défaut d'un projectile de la nature de ce dernier, un homme qui voudrait se défendre ou attaquer, pourrait tuer son adversaire avec une balle de cire, comme avec une balle de plomb. Si le projectile était perdu au milieu des chairs d'un membre ou dans une cavité, il serait impossible de constater, à l'inspection de la blessure, avec quel projectile elle a pu être produite. Cela serait

de la déflagration de la poudre à canon non comprimée, c'est-à-dire un dégagement de lumière et de chaleur, un

certainement tout-à-fait impossible si la balle de cire avait fait une ouverture d'entrée et de sortie. Aucun caractère particulier ne les distingue de celles que produit la balle de plomb.

Cette expérience nous semble importante à connaître sous le rapport de la médecine légale. En effet, un assassin peut se servir d'une balle de cire au lieu d'une balle de plomb, et commettre un meurtre à l'aide de ce projectile. On pourra constater que l'assassin s'est muni d'un fusil et de poudre, mais il sera impossible de constater qu'il avait des projectiles d'une densité capable de produire des désordres semblables à ceux d'une balle de plomb, de fer, de zinc, d'étain, d'or, d'argent, de cuivre, etc. On sera porté alors à croire qu'il n'a pu commettre le crime faute de balle, et cependant, ainsi qu'on le voit, on serait dans l'erreur.

Il est digne de remarque que, tirée à une distance un peu considérable, la balle de cire a une force beaucoup moins grande que la balle de plomb chassée du fusil par une quantité égale de poudre. L'expérience suivante est concluante à cet égard. M. *Paillard* mit dans sa carabine une cartouche de guerre, avec une balle de plomb placée la première et en contact avec la poudre, et par dessus cette dernière une balle de cire du calibre de la balle de plomb. Il les sépara l'une de l'autre par une très-petite bourre en papier. Une autre petite bourre fut placée sur la balle de cire, afin de la maintenir dans le fusil. Le coup de feu fut dirigé sur la même planche de chêne qui avait servi aux premières expériences; mais il le fut à une plus grande distance, trente ou quarante pieds peut-être; les deux balles s'écartèrent l'une de l'autre d'un pouce et demi environ; la balle de plomb traversa la planche dans toute son épaisseur, et alla se perdre dans un mur placé à douze pieds à peu près derrière elle, la balle de cire, au contraire, se fixa dans la planche, et ne traversa environ que la moitié de son épaisseur.

Cette expérience prouve encore que, si une balle de cire peut traverser le corps humain lorsqu'elle est tirée à une faible distance, et tuer comme une balle de plomb, elle ne produira cependant pas de blessures aussi dangereuses que celle-ci, lorsqu'elle sera, comme elle, tirée à une grande distance.

La densité d'un projectile est donc d'une influence très-grande sur la vitesse et sur la force que lui imprime la poudre à canon qui le chasse, et

bruit très-léger et une coloration en noir du bassinet, du couvre-feu et des parties qui l'entourent. Une assez

sur les effets qu'il peut produire, soit sur les corps inertes, soit sur les corps vivans. Ce sont autant de considérations importantes dont on doit tenir compte en médecine légale.

On sait qu'un coup de fusil chargé avec une chandelle de suif, peut, à une petite distance, perforer une planche assez épaisse. L'extrême vitesse imprimée au corps mou supplée ici, comme pour la balle de cire, à la densité qui lui manque, et surmonte la force de cohésion du bois.

Une balle faite avec du papier mâché, et nouvellement faite et encore humide de salive et un peu molle, tirée avec un gros pistolet à une petite distance (quatre ou cinq pieds et moins encore) sur cette même planche de chêne, dont il a été question plus haut, l'a complètement traversée en y faisant une perforation semblable à celle qui est produite par la balle de plomb. Plusieurs fois renouvelée, cette expérience a eu toujours le même résultat.

Des balles avec de la mie de pain, nouvellement faites, et par conséquent très-molles, ont encore donné les mêmes résultats sur la même planche de chêne.

Les balles de marbre, d'agate, de verre, les billes enfin, sont des projectiles lancés assez souvent par la poudre à canon. On sait que les Turcs, à défaut de boulets de fer, ont employés souvent dans leurs batailles et emploient peut-être encore des boulets de marbre, qui produisent des effets presque aussi meurtriers que les boulets de fer. Les balles de pierre et de marbre perforent les planches avec une force et une vitesse presque égales à celle des balles de plomb Dans les journées de juillet 1836, les Parisiens combattant contre les troupes de Charles X, mirent souvent dans leurs fusils des billes de marbre en place de balles de plomb qui leur manquaient. Ces billes ont produit sur plusieurs militaires des désordres semblables à ceux des balles de plomb. Plusieurs ont eu des fractures des os des membres, et sont morts des suites des lésions que ces billes avaient produites en pénétrant dans les cavités splanchniques.

Suivant M. *Larrey*, les projectiles lancés par la poudre à canon produisent sur les parties lésées des effets différens, selon leur nature, leur pesanteur spécifique et leur élasticité, on peut ajouter, et leur configuration. Ainsi, dit M. *Larrey*, le passage d'une petite boule de marbre, d'une bille des enfans, dans l'épaisseur d'un membre, déterminera un ébranlement proportionné à la masse et à la résistance des parties dilacérées, de là

grande quantité de grains de poudre non enflammés, sont ordinairement lancés à une assez grande distance.

peuvent résulter des blessures profondes, des épanchemens ou infiltrations des fluides dans le tissus lamelleux, une ecchymose extérieure plus ou moins étendue, le gonflement du membre, la stupeur, des abcès consécutifs, et la gangrène traumatique, tandis que des balles de plomb ou de fer et les lingots des premiers de ces métaux, ayant coupé et détruit plus nettement les parties qui leur ont livré passage, occasionent un ébranlement moins violent et moins étendu. M. *de S. Ch.*, chef de bataillon du premier régiment d'infanterie de la garde royale, reçut, le 29 juillet 1830, un coup de feu à la cuisse. Le projectile était une bille de marbre. Il développa beaucoup d'accidens, et le malade se rétablit après beaucoup d'orages. Aucun vaisseau ni nerf volumineux n'avait été intéressé. M. *de S. Ch.*, ancien militaire, disait que, de toutes les balles qu'il avait reçues dans sa longue carrière militaire, aucune ne lui avait fait autant de mal que cette bille de marbre. (*Relation chirurgicale des événemens de juillet* 1830, *à l'hôpital militaire du Gros-Caillou;* par M. *Hyppolite Larrey.*)

Il est un genre de projectiles assez souvent employé et pour ainsi dire en jouant, et qui peut cependant n'être pas sans de très-grands inconvéniens, c'est le sel. On s'imagine généralement que les grains de sel lancés par la poudre à canon et dirigés sur le corps humain sont presque innocens, et se bornent à produire des picotemens assez vifs et une douleur passagère; cela peut être, si le coup est tiré de loin, et que quelques grains se bornent à se loger dans la peau, et surtout s'ils n'atteignent pas quelques organes placés superficiellement, comme l'œil, l'oreille, etc., etc.; mais si le coup est tiré de très-près, et que les grains de sel rapprochés fassent balle, ils produiront des effets très-graves. Il ne faut donc pas plaisanter avec ces projectiles, et croire qu'ils soient innocens.

Supposons qu'une balle faite avec du sucre ou de la gomme, ait pénétré dans un membre ou une cavité, n'y fasse qu'une ouverture, et s'y perde; il est, comme on le sait, impossible de reconnaître à l'aspect de l'ouverture quelle est la nature du projectile qui l'a faite; on n'a pu l'extraire, le malade meurt, à son ouverture on ne trouve pas de projectile; il n'a pas été extrait, cependant il n'est pas sorti seul, on en est bien sûr, mais l'on n'en trouve plus de traces; c'est qu'il a été dissous par les liquides qui l'entouraient, et ensuite absorbé. On doit bien tenir compte de la connaissance de ce fait en médecine légale. Dans la pratique chirurgicale, cela est aussi important; en effet, si par hasard on pouvait être instruit de la

Toutefois la déflagration de la poudre des amorces des fusils ordinaires donne lieu quelquefois à des brûlures plus ou moins étendues de diverses parties de la face. Cette circonstance se remarque surtout quand on tire à contre-vent. Ces brûlures ne présentent rien de remarquable, si ce n'est les grains de poudre qui les compliquent.

Quant aux amorces nouvelles, ou capsules, qui éclatent par suite de la percussion; indépendamment du bruit, de la lumière et de la chaleur qui en résulte, les débris de l'enveloppe métallique qui les forme sont lancés avec une grande force à une assez grande distance, et s'enfoncent quelquefois à une profondeur plus ou moins considérable dans les parties environnantes. De ces effets physiques résultent plusieurs accidens sur le corps humain. En effet ces débris vont frapper et léser certaines parties plus ou moins délicates de la face. C'est ainsi que j'ai vu quelquefois la perte d'un œil par suite de ces éclats qui avaient fait des plaies à la sclérotique ou à la cornée. Cette dernière est quelquefois simplement labourée, mais quelquefois elle est aussi complétement traver-sée, et le corps étranger pénètre dans la chambre an-térieure, attaque l'iris, le cristallin, déforme la pupille, et produit des cataractes, des amauroses ou des inflam-

composition chimique du projectile, on pourrait ne faire dans certains cas aucune tentative pour l'extraire, et confier à la nature seule le soin de le faire disparaître. Supposons maintenant que, au lieu d'être composé d'une substance tout-à-fait innocente et même amie des chairs, comme le disaient les anciens, un projectile soit fait d'une substance délétère, d'arsenic, par exemple; il pourrait pénétrer dans le corps humain plus ou moins profondément, y produire d'abord, comme corps dense et solide, des dé-sordres aussi grands qu'une bille de marbre; mais il ne tarderait pas à en produire d'autres bien plus graves, par suite de sa liquéfaction et de son absorbtion. Il en serait de même d'autres substances, telles que le su-blimé, le sulfate de cuivre, etc., etc.        (*Note des redacteurs.*)

mations violentes, des suppurations plus ou moins opiniâtres, derniers phénomènes qui ne cessent qu'à l'expulsion du corps étranger.

### OBSERVATION QUARANTE-QUATRIÈME.

Un enfant s'amusait à faire partir des amorces de poudre fulminante à coups de marteau ; quelques éclats de ces capsules allèrent frapper le globe de l'œil d'un homme placé tout près, il en résulta une douleur très-vive, une inflammation de la conjonctive, et une perte de la vue de ce côté ; la cornée présentait la trace d'une petite blessure ; la pupille était déformée et immobile ; il y avait amaurose. Cette amaurose pour laquelle cet homme était venu consulter M. *Dupuytren* à l'Hôtel-Dieu, est restée incurable (1).

### OBSERVATION QUARANTE-CINQUIÈME.

Le 5 mars 1831, le nommé *Tardivon*, âgé de quatorze ans, peintre en bâtimens, habitant Montmorency près Paris, se présenta à la consultation de M. *Dupuytren*, à l'Hôtel-Dieu. Huit jours auparavant il regardait un de ses camarades qui frappait des amorces ou capsules de fusil, avec un marteau, pour les faire partir ; un des éclats de ces capsules vint le frapper à l'œil gauche, pénétra dans le globe à l'union de la cornée transparente avec la sclérotique, laboura l'iris, et passa à travers la pupille pour arriver jusque dans la chambre postérieure de l'œil. Il survint de suite une ophthalmie très-violente, accompagnée d'une déformation de la pupille, et une ca-

(1) Par les rédacteurs.

taracte par suite de la lésion très-probable du cristallin. Le malade avait perdu la vue de ce côté. Il distinguait seulement le jour d'avec la nuit, mais il ne pouvait reconnaître la forme ou la couleur des objets (1).

(1) Par les rédacteurs.

~~~~~~~~~~~~~~~~~~~~~~~~~~~~~~~~~~~~~~~~~~~~~~~~~~~~~~~~

# CHAPITRE XI.

Effets vitaux produits par les projectiles lancés par les armes à feu.

Les projectiles lancés par la poudre à canon, tels que balles, biscaïens, boulets, bombes, fragemens de pierre, éclats de bois détachés ou autres corps soulevés par ces projectiles, etc., produisent des effets différens suivant la manière dont ils frappent les tissus et la force dont ils sont doués à ce moment, suivant leur nombre, leur volume, leur nature, etc., etc. Ils bornent leur action à une contusion qui s'étend plus ou moins profondément, mais sans produire de solution de continuité à la peau, ou bien ils rompent le tissu de nos parties, les déchirent, les perforent, en enlèvent des masses plus ou moins considérables, en un mot ils produisent des *solutions de continuité*, ou *des plaies*; nous avons déjà parlé de la contusion ( voir plus haut ); nous n'y reviendrons pas, nous n'avons plus qu'à décrire les plaies.

## SECTION Iʳᵉ.

Plaies produites par des projectiles lancés par la poudre à canon, considérées d'une manière générale. — Plaies simples.

Les solutions de continuité produites par les projectiles lancés par la poudre à canon, diffèrent tellement entre elles, qu'on oserait presque dire qu'on n'en à jamais

vu deux se ressembler parfaitement. Néanmoins, malgré
cette variété, qui dépend de mille circonstances, et particulièrement de l'espèce de projectile, de sa vitesse,
de la nature des parties blessées, etc., on remarque entre
ces plaies une telle analogie, qu'on peut donner, pour
leur traitement, des règles générales certaines, applicables à tous les cas qui peuvent se présenter, et même
à ceux qui au premier coup d'œil paraissent différer le
plus entre eux.

Ces plaies peuvent se présenter sous plusieurs états,
elles peuvent être simples ou compliquées; elles sont simples, quand les balles ont seulement traversé les chairs
d'un membre, sans avoir touché aux gros nerfs, aux gros
vaisseaux, ou aux os de ces membres; ou lorsqu'elles
ont traversé une partie de l'épaisseur des parois des cavités splanchniques, sans en intéresser les parties osseuses, nerveuses ou vasculaires importantes. Elles sont simples aussi, lorsqu'une cavité splanchnique a été traversée
de part en part, sans qu'aucun des organes qui y sont
renfermés ait été intéressé, ainsi que cela se voit quelquefois au ventre ou à la poitrine. Elles sont compliquées dans tous les cas contraires, c'est-à-dire quand les
balles brisent un os, coupent en partie ou en totalité
un gros nerf, un gros vaisseau, et intéressent un organe
contenu dans une des cavités splanchniques, lorsqu'elles penètrent une articulation, et qu'elles la déchirent,
lorsqu'elles restent au milieu des parties, etc., etc. Nous
allons décrire successivement ces divers cas.

### Plaies simples.

Une balle traverse le bras, la cuisse, ou la jambe; elle
ne touche, ni aux nerfs, ni aux vaisseaux volumineux,

ni aux os du membre; qu'observe-t-on dans cette circonstance? une plaie qui ne saigne pas ou presque pas, une douleur d'une intensité médiocre dans les premiers temps, une ouverture d'entrée et de sortie, la première ronde, d'un diamètre à peu près semblable à celui de la balle, la deuxième inégale, déchirée et plus grande, l'ouverture d'entrée d'une couleur noirâtre, livide, couverte d'une escharre, ses environs entourés d'une ecchymose plus ou moins étendue. Le trajet de la balle est étroit, plus ou moins direct, plus ou moins tortueux suivant les cas; nous connaissons toutes les circonstances physiques qui déterminent ces différences dans les ouvertures d'entrée et de sortie sur les corps inertes; mais sur les corps vivans, d'autres circonstances s'ajoutent pour mieux dessiner cet effet. La balle qui commence à percer une partie, a plus d'impétuosité que lorsqu'elle achève de la traverser; par conséquent, tous les effets de l'attrition, tels que l'extravasation du sang, l'engorgement, la tuméfaction, doivent être plus considérables à l'entrée qu'à la sortie de cette balle; d'un autre côté, la contusion étant toujours en raison de la résistance des parties frappées, celles que la balle rencontre les premières, doivent éprouver un écrasement plus considérable, parce qu'elles résistent davantage, à cause du point d'appui qu'elles trouvent dans toute l'épaisseur du membre; or ce côté de la plaie se tuméfie davantage, et l'entrée de la balle se trouve nécessairement rétrécie d'autant par le gonflement.

Ces plaies offrent avec celles qui résultent d'une arme piquante, une ressemblance très-grande; en effet, de l'introduction d'un instrument piquant, d'une épée par exemple, au milieu des tissus, il résulte une plaie étroite avec tendance à revenir sur elle-même, et à retenir les liquides épanchés, qui font alors office de corps étrangers, plaie qui est ordinairement suivie d'une violente inflammation et d'étranglement, lequel est déterminé principalement par les aponévroses qui s'opposent au libre développement des parties gonflées. Dans une plaie produite par une balle, on trouve aussi un trajet étroit, plus ou moins direct, ou tortueux, mais tapissé souvent d'une couche de tissus ordinairement gangrénés, et qui forment une escharre, et par conséquent un corps étranger autour duquel il se développe une inflammation violente, suivie très-communément d'étranglement; dans l'un et l'autre cas de plaie par arme piquante, ou de plaie par une balle qui traverse les parties molles, le danger vient de l'inflammation, et de l'étranglement. Quand ces accidens arrivent, un même mode de traitement également efficace leur est opposé; ¦c'est *le débridement*, qui permet aux parties molles de se développer librement, aux liquides épanchés, aux escharres, à la suppuration de s'écouler facilement. (Voyez *Étranglement.*)

La commotion locale, et surtout la commotion générale, ou stupeur, accompagnent rarement les plaies produites par une balle qui ne fait que traverser les parties molles d'un membre, sans intéresser aucun organe important; quand cette commotion a lieu, elle ne tarde pas d'ailleurs à disparaître (voyez *Commotion* et *Stupeur*). La douleur n'est point aiguë, le malade éprouve plutôt une douleur gravative comme si un corps ayant beaucoup de masse l'avait frappé; cette douleur est même quelquefois à peine sensible, et il arrive quelquefois que le blessé ne s'aperçoit pas même qu'il a été atteint; dans tous les cas, cette douleur presque insignifiante ne tarde point à disparaître, pour faire place à une autre tout-à-fait différente, et plus ou moins aiguë, suivant la nature des parties.

L'engorgement, qui ne tarde pas à s'emparer d'une

plaie simple produite par une balle, est ordinairement peu étendu, et se borne au trajet suivi par le projectile et aux parties environnantes ; peu à peu, il diminue par suite de la suppuration qui s'empare de la plaie, et qui détache les parties désorganisées ; cette blessure passe bientôt à l'état de plaie simple, et ne tarde point à se cicatriser.

Une plaie par arme à feu de l'espèce de celle que nous venons de décrire, n'a pas plus que les autres quelque chose de spécifique, ou de vénéneux, comme le pensaient les anciens (1). Néanmoins, on ne doit pas les regarder tout-à-fait comme des plaies contuses ordinaires ;

(1) L'attrition, qui est le caractère principal des plaies par armes à feu, ne pouvait manquer de frapper l'attention des premiers observateurs ; mais, trompés par la couleur noirâtre de la partie frappée, par l'éclair qui sortait de la lumière de l'arme, par la flamme et la fumée qui s'échappaient de son tube, et surtout par le dégagement de chaleur qui a lieu dans le foyer de l'explosion, ils attribuèrent cette attrition des parties à la sensation produite par la chaleur du projectile. Cette erreur régna long-temps, et on la retrouve dans la plupart des premiers auteurs qui ont écrit sur les plaies par armes à feu. *A. Paré*, près de deux siècles après, ne contribua pas peu à rétablir la vérité sur ce point, en faisant passer à travers un monceau de poudre sans l'enflammer une balle lancée par une arquebuse. Voilà ce qu'il dit à ce sujet : *Si on tire quelque balle dans un sac plein de poudre à canon, le feu n'y prend aucunement. Une balle de cire ne portant aucun feu quant et soy ( car autrement elle se fondrait), encore percera elle un bois de l'espesseur de deux doigt.* ( Œuvres d'Ambroise Paré.) On crut aussi, dans les premiers temps, que les plaies par armes à feu étaient empoisonnées ; cette idée naquit de l'observation des symptômes de stupeur, de commotion, et surtout de l'engorgement considérable, et de la gangrène qui complique si souvent ces plaies. De cette idée, provient le cruel traitement qu'on infligea pendant long-temps aux malheureux blessés par des projectiles lancés par la poudre à canon. On les brûlait avec le fer rouge, l'huile bouillante et autres caustiques pour détruire le prétendu poison que renfermait les plaies. C'est encore à *A. Paré* qu'on doit une heureuse réforme à cet égard. Le hasard la lui fournit. En 1536, il manqua un jour de caustiques pour

en effet toutes les parties molles situées sur le trajet de la plaie sont le plus ordinairement frappées de gangrène ; une escharre épaisse de quelques lignes est formée ; il faut de toute nécessité qu'elle soit éliminée par une inflamation suivie de suppuration ; celle-ci est inévitable ; aussi la réunion par première intention est-elle presque toujours impossible dans ces sortes de plaies ; la tenter serait inutile, et quelquefois même ce ne serait pas sans danger qu'on le ferait (1).

bruler les plaies d'arquebusades : « *Enfin, mon huyle me manqua, et fus contrainct d'appliquer en son lieu un digestif fait de jaunes d'œufs, huile rosat et térébenthine, la nuict ie ne peu bien dormir à mon aise, pensant que faute d'avoir cautérisé, je trouasse les blesez ou j'avais failli à mettre ladite huyle, morts empoisonnez, qui me fit leuee de grand matin pour les visiter, où oultre mon esperance trouvay ceux auxquels i'avois mis le médicament digestif sentir peu de douleur à leurs playes sans inflammation et tumeur, ayant assez bien reposé la nuict, les autres où l'on auoit appliqué ladite huyle les trouay febricitans avec grande douleur, tumeur et inflammation aux environs de leurs playes. Or donc je me deliberay de ne jamais plus bruler aussi cruellement les pauvres blessés d'arquebusades. »* ( *OEuvres d'A. Paré, Discours sur les plaies d'arquebusade*, pag. 163.)

( *Note des rédacteurs.* )

(1) L'extrême contusion des parties produite par des balles, est ce qui les fait tomber en escarres. De là une suppuration presque inévitable. Mais, dit *John Hunter* ( *Treatise on blood, inflammation and gunshot wounds* ), cela ne se voit pas également pour toutes les plaies par armes à feu ni même dans toutes les parties de la même blessure, et cette différence provient généralement du degré de vitesse dont est doué le projectile ; car à l'endroit où la balle n'a passé qu'avec peu de rapidité, ce qui a lieu quelquefois à son entrée, mais ce qui est encore plus fréquent à l'ouverture de sortie, la plaie peut souvent se réunir par première intention.

( *Note des rédacteurs.* )

# SECTION II.

### Plaies par armes à feu, avec lésion des os.

Quand après avoir traversé les chairs d'un membre, une balle frappe un os ; ou bien elle le traverse de part en part en y faisant un canal, ainsi que nous l'avons dit pour la portion spongieuse des os ( voyez *Effets physiques des projectiles* ), ou bien elle s'y loge en y faisant un simple trou : si c'est une portion osseuse très-dure qui a été frappée par la balle, elle le brise ordinairement en éclats, et fait en un mot une fracture comminutive; dans le premier cas, la maladie est plus grave qu'une simple perforation des chairs, mais beaucoup moins que dans le second. Dans le cas de perforation de la partie spongieuse des os par une balle, les phénomènes sont à peu près les mêmes que ceux que nous avons décrits pour la perforation simple des chairs; quelques débris osseux, quelques esquilles en petit nombre, et d'un très-faible volume, sortent par les ouvertures, entraînées qu'elles sont par la suppuration; l'engorgement, l'inflammation, l'ébranlement local ou général sont ordinairement beaucoup plus forts ; le stylet ou la sonde, en pénétrant dans l'intérieur des canaux osseux, ou des trous qui y sont faits par la balle, fait reconnaître le genre de lésion qui existe, ou la présence de corps étrangers. Lorsque les phénomènes d'ébranlement et d'inflammation sont dissipés, que le petit nombre d'esquilles qui existe est sorti, que le projectile s'il est resté dans l'os a été extrait, la plaie prend le caractère d'une plaie ordinaire, l'ouverture de l'os se rétrécit peu à peu, se ferme entièrement, et la blessure guérit, mais après un temps beaucoup plus long que dans la perforation simple des chairs. La cicatrice est ordinairement adhérente, et enfoncée.

Quand c'est la portion dure des os qui est atteinte, il y a, comme nous l'avons déjà dit, *fracture comminutive*, *éclats de l'os*, *esquilles* plus ou moins nombreuses; alors la maladie est bien différente, les accidens locaux, et les accidens généraux sont bien plus multipliés et bien plus graves; la difformité du membre, la crépitation indiquent, avec les autres signes propres aux fractures, l'existence de la solution de continuité qui existe à l'os; ordinairement on n'observe dans ces cas, qu'une ouverture d'entrée et pas d'ouverture de sortie, parce que la balle a épuisé son action sur l'os. Les esquilles sont en nombre variable, quelquefois il y en a seulement quatre, cinq ou six; d'autres fois, il y en a sept, huit, dix, douze, vingt, et davantage. Nous avons vu à l'Hôtel-Dieu un homme qui avait reçu une balle à l'épaule, et chez lequel la tête et le col de l'humérus fracassés, étaient réduits en plus de quarante esquilles. Des fissures nombreuses se rencontrent souvent sur le reste de l'os, et s'étendent quelquefois jusqu'aux extrémités articulaires; c'est une lésion que le chirurgien ne peut absolument connaître dès le premier jour (1). Ordi-

---

(1) *Ledran* dit que, quelques jours après, deux choses peuvent l'indiquer : la première, c'est une rougeur à la peau, avec un gonflement léger tout le long de la fente ; la deuxième, un commencement de cal, qu'on voit à l'extrémité de la fente, et à l'endroit où la fracture commence.

♣ A l'hôpital d'Oudenbosch en Hollande, en 1814, dit *Samuel Cooper* (*Dictionnaire de médecine et de chirurgie ratiques*, tom. 2, pag. 318), je vis plusieurs fractures graves et compliquées de la cuisse dues à des boulets : dans quelques uns de ces cas, on trouva que les fissures s'étendaient

nairement (1), ce fracas des os par une balle est accompagné d'une stupeur locale et générale très-forte; stupeur, qui est suivie d'un engorgement qui s'étend à tout

jusqu'aux deux tiers de l'os. *Guthrie* ( *on gunshot wounds*, pag. 190) dit que les fractures s'étendent beaucoup au dessus et au dessous de la partie immédiatement frappée par la balle, et qu'autant qu'il lui a été possible de s'en assurer, en examinant les membres qui avaient été amputés, elles gagnent plus en bas qu'en haut, si bien que dans une fracture du milieu de la cuisse, il a souvent vu des fissures s'étendre jusqu'aux condyles, et causer l'ulcération des cartilages du genou. On conçoit que des inflammations et des abcès dans l'intérieur des grandes articulations peuvent être le résultat de ces fissures.

La réalité de ces fissures des os, affirmée d'abord par *Hippocrate, Galien, Gui de Chauliac*, par *Duverney*, puis par *Heister*, etc., etc., niée ensuite par *J.-L. Petit* et une foule d'auteurs modernes, a été soutenue de nouveau dans ces derniers temps. *Léveillé* a produit à l'appui de cette opinion le tibia d'un soldat, qui ayant été traversé par une balle, présentait des fentes longitudinales qui s'étendaient du trajet du projectile, situé au tiers inférieur de l'os, jusqu'à son extrémité supérieure. Plusieurs exemples analogues ont été observés depuis. M. *Campaignac*, dans un mémoire très-intéressant, lu à l'Académie royale de Médecine, a rapporté des observations à lui propres, ou tirées des auteurs, et montré des pièces anatomiques qui prouvent d'une manière incontestable l'existence des fractures incomplètes des os suivant leur épaisseur, et de leurs fractures suivant leur longueur (voir *Journ. hebd.*, n° 43, 1827). Quant à nous, d'après ce que nous avons avons vu, ce genre de lésions des os nous est parfaitement démontré, et nous sommes bien convaincu de son existence.

( *Note des rédacteurs.* )

(1) Nous disons *ordinairement*, parce qu'il arrive quelquefois que les fracas les plus épouvantables des membres ne sont accompagnées d'aucun phénomène de commotion ou de stupeur générale. C'est ainsi que nous trouvons dans *Samuel Cooper* ( *Dictionnaire de chirurgie pratique*, tom. 2, pag. 318), le cas d'un jeune marin qui eut le bras tout entier emporté par un boulet parti d'un des forts de la Guadeloupe en mars 1808. Son corps n'avait éprouvé aucune commotion, et ses sens n'avaient nullement été troublés. L'omoplate avait tellement été fracassée que M. *Cummings*, chirurgien anglais à Antigoa, se vit forcé de l'enlever tout entière. Au bout de deux mois le malade fut guéri.

( *Note des rédacteurs.* )

le membre, et arrive quelquefois jusqu'au tronc avec une grande rapidité. Dans cet engorgement produit par la stupeur, la peau est molle, pâteuse, indolente, et il y a très-souvent terminaison par la gangrène qui s'empare de la plus grande partie ou de la totalité du membre, avec une grande promptitude. Cet engorgement doit être bien distingué de celui qui survient quelques temps après dans ce genre de blessures, et qui est déterminé par l'irritation des parties contuses, déchirées par la balle, et irritées continuellement par la présence d'esquilles plus ou moins aiguës, et enfoncées dans leur épaisseur, ou par la présence des projectiles. Ce dernier engorgement est inflammatoire, et exige un traitement tout-à-fait différent de l'engorgement par suite de stupeur. (Voyez *Étranglement*.) Lorsque ces esquilles piquent des nerfs, elles donnent lieu à d'excessives douleurs, à des convulsions et même au tétanos. Lorsqu'elles intéressent des vaisseaux, elles donnent lieu à des hémorrhagies plus ou moins graves, suivant le calibre de ces vaisseaux.

La fièvre générale qui survient à la suite d'une pareille blessure par arme à feu est très-violente; elle est proportionnée du reste, à l'intensité des accidens locaux, elle se prolonge plus ou moins de temps, et avec des caractères particuliers suivant le mode de terminaison de ces accidens. Ainsi, lorsque les accidens inflammatoires locaux sont modérés ou qu'ils sont calmés par un traitement convenable, les symptômes de la fièvre sont eux-mêmes peu intenses; si l'inflammation locale est négligée ou mal dirigée, ou enfin si le traitement qu'on lui oppose est impuissant, cette fièvre est très-forte, et se caractérise par un véritable état inflammatoire général, par la fréquence et la plénitude du pouls, la chaleur brûlante de tout le corps, la sécheresse de la peau, une soif ardente, de l'agitation, du délire, quelquefois des convulsions partielles ou générales; la plaie est pâle et presque sèche, etc., etc. Cette fièvre change de caractère, suivant la marche des accidens locaux, elle diminue avec l'état inflammatoire locale, et disparaît quand la suppuration s'empare des parties, et prend toutes les qualités nécessaires pour amener la guérison de la blessure; elle se continue ou revêt un autre caractère, lorsqu'une suppuration trop abondante, entretenue par le désordre des parties, ou toute autre cause, amène l'épuisement, le marasme, le dévoiement, ou lorsque d'autres lésions externes ou internes dont nous aurons occasion de parler, et auxquelles succombent tant de blessés, viennent compliquer la maladie.

Les accidens locaux, dans les plaies produites par une balle qui a fracassé les os, résultent principalement de la présence des esquilles, qui font office de corps étrangers; elles sont de diverses epèces, et méritent particulièrement notre attention; j'admets, 1° les *esquilles primitives*, c'est-à-dire celles qui sont complètement séparées de l'os et des parties molles par le projectile au moment même de la blessure, elles sont tout-à-fait libres; 2° *les esquilles secondaires*, ce sont celles qui ne sont point complètement séparées des os et des parties molles, qui tiennent encore à ces dernières par des portions tendineuses, musculaires, ligamenteuses, etc. Ces esquilles sont éliminées par la suppuration au bout d'un temps variable, huit, dix, quinze, vingt jours, un mois; et même plus tard; 3° enfin les *esquilles tertiaires*, c'est-à-dire celles qui résultent de la contusion des os par les projectiles, dans les parties qui entourent le lieu de la fracture, et que la nature produit en vertu d'un travail particulier, travail qui est ordinairement très-long à se faire, et qui dure quelquefois dix, quinze ou vingt ans; c'est ainsi que nous vîmes à l'Hôtel-Dieu en 1830, un ancien militaire affecté d'esquilles tertiaires, provenant d'un coup de feu qu'il avait reçu en 1813.

Quand un os a été fracturé par une balle, il arrive quelquefois que les extrémités osseuses, contuses se nécrosent et tombent au bout de quelques semaines ou quelques mois; alors la fracture peut se consolider; d'autres fois ces extrémités nécrosées restent en place, et les deux bouts de l'os ne peuvent se rejoindre; un cal provisoire se forme bien autour d'eux et leur donne une certaine solidité; mais le cal définitif ne se forme jamais; le cal provisoire seul les enveloppe, se durcit, et enferme au milieu de sa substance, ces parties mortes qui représentent ainsi un véritable séquestre. Ce séjour des esquilles tertiaires au milieu du cal est une des causes les plus communes de difformités, et de fistules éternelles. Dans certains cas il ne se forme pas même de cal provisoire, et ce n'est qu'après la chute des parties nécrosées que la consolidation se fait. Cette division des esquilles en primitives, secondaires, et tertiaires, est de la plus haute importance; chacune d'elles en effet réclame un traitement particulier; c'est ainsi que les premières doivent être enlevées de suite; les secondes, dans le plus grand nombre de cas, ne doivent l'être que lorsque leur extraction ne pourra être accompagnée de dangers d'hémorrhagies, de douleurs vives, et seulement, quand elles auront été plus ou moins complètement détachées par la suppuration. Quant aux troisièmes, elles ne doivent être enlevées que lorsque la nature aura complètement achevé son travail d'élimination ; et, comme nous l'avons dit, il n'est pas possible d'en préciser l'époque.

La gravité de ces plaies dans lesquelles les os ont été fracassés par une balle, est très-grande, ainsi qu'on peut le voir par le tableau que nous avons fait de leurs acci- dens locaux primitifs et de leurs accidens consécutifs ou secondaires. Aussi, lorsque nous arriverons au traite- ment que réclame ce genre de blessures, trouverons-nous que, lorsque l'os principal d'un membre est ainsi fra- cassé en éclats, il ne reste souvent d'autre ressource pour prévenir tous les accidens, et même la mort du blessé, que de pratiquer l'amputation ou l'extirpation du mem- bre, lorsque cette opération est possible.

Lorsqu'on n'a pas cru devoir recourir à cette cruelle ressource, et que le malade, après un temps fort long, échappe à tous les accidens locaux et généraux, primitifs ou secondaires, il lui reste très-souvent un membre diffor- me, atrophié, incommode, douloureux, des articulations immobiles, des fistules qui proviennent de ce qu'il existe dans le fond des plaies, une partie d'os altérée, dont la séparation n'est point encore faite, ou parce qu'un corps étranger quelconque, échappé aux recherches du chirur- gien, ou dont l'extraction n'a pas été possible, y existe encore; ou bien si ces plaies se consolident malgré la pré- sence de ces corps étrangers de diverses espèces, les cica- trices se rouvrent au bout d'un temps plus ou moins long pour leur donner issue; ou bien des abcès se forment à des époques plus ou moins éloignées, et en s'ouvrant les laissent échapper.

## SECTION III.

**Plaies par armes à feu, avec lésion des vaisseaux sanguins.**

Nous avons dit que les plaies par armes à feu étaient rarement sanglantes. Cela ne doit s'entendre que des plaies dans lesquelles des vaisseaux d'un calibre médiocre ont été intéressés. Dans ce cas, l'attrition des parties blessées est si grande, que les vaisseaux qui ont été déchirés par la balle, sont mâchés et crispés au point que le sang ne peut s'échapper. Mais dans les plaies par armes à feu, qui sont compliquées de la lésion d'un gros vaisseau artériel, ou d'une grosse veine, on remarque tout ce que l'on observe dans les plaies faites par armes tranchantes, c'est-à-dire que, lorsque la section d'une artère d'un gros calibre a été faite partiellement, l'hémorrhagie est plus abondante et plus dangereuse, que si le vaisseau avait été entièrement coupé ; et si l'on n'arrête pas cette hémorrhagie à l'aide d'un tourniquet, ou par tout autre moyen, souvent elle continue jusqu'à ce que la mort survienne : c'est ainsi que *Guthrie (on gunshot wounds*, p. 8) parle de trois cas dans lesquels, à la suite de blessures des artères fémorales, humorales et carotides, des malades perdirent la vie, parce qu'on n'avait employé aucun moyen propre à arrêter l'hémorrhagie.

### OBSERVATION QUARANTE-SIXIÈME.

Le 29 juillet 1830, un homme, atteint à la cuisse d'une balle qui avait fracturé le fémur, fut transporté à l'Hôtel-Dieu sur un brancard ; celui-ci était entièrement imbibé du sang qui s'écoulait de sa blessure, et un long sillon en marquait la trace sur les marches et le vestibule de l'Hôtel-Dieu. Prévenu de ce fait, M. *Dupuytren*, qui était occupé dans l'intéreur de l'hôpital à opérer ou à panser les nombreux blessés qui arrivaient à chaque instant, accourut. Que faire dans cette occurrence ? L'amputation était sans doute indiquée ; la fracture comminutive produite par la balle, la lésion de l'artère, etc., tout l'y forçait ; mais l'amputation n'aurait pu se faire sans l'écoulement d'une certaine quantité de sang, perte qui aurait fait infailliblement succomber le malade, puisqu'il était presque exsangue. La première indication à remplir était d'opposer d'abord un obstacle à l'écoulement du sang. C'était par la ligature de l'artère fémorale blessée qu'il fallait débuter. M. *Dupuytren* la lia donc de suite. Cette opération était pour ainsi dire préparatoire pour l'amputation devenue inévitable par le fracas de l'os. Alors, l'écoulement du sang, pendant l'amputation, eût été nul ou presque nul, et on aurait ainsi eu plus de chances de succès. Telle était l'intention de M. *Dupuytren;* mais le malade, épuisé par la grande quantité de sang qu'il avait perdue, succomba quelques instants après la ligature de l'artère. Secouru quelques minutes plus tôt, ce malade aurait pu survivre. A l'armée, l'ambulance volante de M. *Larrey* lui aurait probablement rendu ce service. Voici un exemple de l'efficacité de ces prompts secours dans de pareilles blessures (1).

(1) Par les rédacteurs.

## OBSERVATION QUARANTE-SEPTIÈME.

Un ouvrier reçut, dans les journées de juillet 1830, un coup de feu à l'épaule; la balle intéressa l'artère axillaire; le malade, qui reçut cette blessure pour ainsi dire à la porte de l'hôpital Beaujon, fut transporté de suite dans cet établissement. La ligature de l'artère axillaire fut pratiquée à l'instant même par M. *Blandin*, et arrêta l'hémorrhagie abondante qui épuisait les forces du blessé. Il succomba néanmoins quelques jours après, non point à une hémorrhagie, mais à une phlegmose énorme développée dans le voisinage de sa blessure (1).

## OBSERVATION QUARANTE-HUITIÈME.

Un autre fait analogue se présenta aussi en 1830 à l'Hôtel-Dieu, dans la *salle Saint-Bernard, service de M. Sanson.* « Un homme reçut le 28 juillet un biscaïen dans la cuisse; le fémur fut fracturé, l'artère fémorale largement ouverte; une hémorragie abondante se manifesta à l'instant même. La mort arriva peu d'instans après l'entrée du blessé à l'hôpital; on n'eut pas le temps de lui faire la ligature (2).

La lésion des grosses veines produit également des hémorrhagies graves et mortelles quand elles ne peuvent être arrêtées. Nous en traiterons à part dans un autre lieu. (*Voyez* plus bas *Hémorrhagies veineuses.*)

Quel est donc l'effet des balles, biscaïens, boulets, et des plombs faisant balle sur les vaisseaux? Les parties mol-

(1) Par les rédacteurs.
(2) Par les rédacteurs.

les sont violemment déchirées, et frappées de mort sur
le trajet suivi par les projectiles au milieu d'elles. Une
couche de parties molles forme escharre; l'extrémité des
vaisseaux qui se trouvent dans cette couche contribue
à la formation de l'escharre pour leur part, leur lumière
est interrompue dans ce point, et là, le liquide qu'ils
contiennent se concrète. Voilà deux causes, deux obstacles à l'écoulement du sang. Mais cette mortification des
parois du vaisseau et la concrétion du sang qu'ils contiennent ne suffisent, pour interrompre tout-à-fait la circulation, que dans les vaisseaux d'un faible calibre; dans
les gros troncs, les forces de la circulation triomphent
facilement de ces obstacles au bout de quelques jours.
L'oblitération du vaisseau n'ayant point eu lieu à la
chute de l'escharre, la lumière du vaisseau se rétablit,
et une hémorrhagie a lieu.

Mais à quelle époque se font les hémorrhagies primitives et consécutives dans les plaies par armes à feu?
Cette question est bien importante à examiner. Un individu tombe frappé d'un coup de feu qui a touché un
gros vaisseau. Il y a commotion, stupeur, ou syncope.
Cet accident, en suspendant la circulation, prévient une
hémorrhagie primitive; mais ce n'est que momentanément.
Lorsqu'il reprend ses forces, une ou deux heures après,
l'écoulement du sang se manifeste. Cette hémorrhagie qui
n'a pas été instantanée, n'en est pas moins primitive, puisqu'elle n'a été suspendue que pendant quelques instans.
Le chirurgien doit donc être sur ses gardes dès les premiers temps de la blessure, lorsqu'il a quelque soupçon
de la lésion d'un vaisseau considérable. Quand l'hémorrhagie a été arrêtée ou rendue impossible par l'escharre
des parties molles qui se sont trouvées sur le trajet
du projectile, par la mortification des parois des

vaisseaux et la concrétion du sang qu'ils contiennent,
elle peut se manifester à l'époque de la chute des escharres, époque qui est avancée souvent par des émotions
vives, des écarts de régime, une forte fièvre, des mouvemens violens, etc., etc. Ordinairement c'est au dixième,
douzième, quinzième jour, et quelquefois bien plus tard,
que cette hémorrhagie s'effectue. Cette hémorrhagie-là
a une gravité d'autant plus grande, que le malade est plus
affaibli par l'inflammation, par la suppuration, par les
pertes antérieures du sang, et qu'il ne peut alors supporter sans danger l'écoulement un peu abondant de ce
liquide. Une autre raison du danger de ces hémorrhagies
consécutives, c'est qu'il est presque impossible d'apercevoir le vaisseau ouvert au milieu des chairs boursouf-
flées, enflammées et suppurantes, pour le saisir et le lier.
D'ailleurs, le tissu cellulaire enflammé qui l'entoure, saisi
par la ligature, se rompt avec facilité, le vaisseau
lui-même se coupe promptement sous elle, et l'hémorrhagie se renouvelle peu de temps après. Ici se
trouve alors, l'indication de ne point lier le vaisseau
à la surface d'une plaie, mais bien son tronc à une certaine distance entre le cœur et l'ouverture accidentelle
du vaisseau. Cet état des vaisseaux enflammés. au milieu
des tissus qui entrent dans la composition d'une plaie, et
leur promptitude à se laisser couper par une ligature, a
été notée par moi depuis long-temps. En 1814, et 1815,
et depuis, conformément à ce principe, j'ai pratiqué
plusieurs fois, la ligature du tronc de gros vaisseaux
dont les extrémités fournissaient une hémorrhagie à la
surface des plaies.

## OBSERVATION QUARANTE-NEUVIÈME.

Le nommé *Charpentier* (François-Jean), âgé de 31 ans, exerçant le métier de charpentier, reçut le 28 juillet sur la place de Grève, une balle qui entra dans la fosse nasale droite en dilacérant l'aile du nez, traversa l'apophyse montante, la cavité buccale, et vint sortir à deux travers de doigts, au-dessous de l'apophyse mastoïde droite, derrière le bord postérieur du muscle sterno-cléido-mastoïdien. Il n'y eut d'abord qu'un très-faible écoulement de sang ; une inflammation violente se développa ; mais des sangsues appliquées en grand nombre et à plusieurs reprises, la firent tomber. Le malade allait parfaitement bien, et tout faisait présager une heureuse terminaison, lorsque le onzième jour il se manifesta une hémorrhagie légère par la bouche et par la plaie postérieure. Des gargarismes vinaigrés et des applications froides, mirent d'abord fin à l'écoulement du sang. On tamponna le trajet de la plaie. Le 11 août au soir, l'hémorrhagie reparut avec une si grande abondance, que le malade succomba au bout d'une heure.

*Autopsie quarante heures après la mort.*—Pâleur générale, narine droite déchirée. La masse encéphalique est saine. L'apophyse palatine est perforée à sa partie moyenne ; la muqueuse palatine est détruite dans ce point, et couverte de bourgeons celluleux et vasculaires. Le côté droit de la bouche est déchiré. L'angle de la mâchoire du côté droit est fracturé. Le trajet de la plaie se dirige ensuite en arrière, à travers les muscles profonds du cou, au niveau de la deuxième vertèbre cervicale, dont l'apophyse transverse correspondante est fracturée. Autour de cette apophyse les parties sont en putrilage.

Une injection, poussée par l'aorte, (les artères carotide gauche, sous-clavière, ayant été liées) vient sortir
par l'artère vertébrale, au moment où elle se dégage
de cette apophyse. On enlève une partie de ce vaisseau,
et l'on en trouve les parois ramollies, épaisses et d'un
rouge brun. L'artère est enflammée dans ce point, et
présente une ouverture de quelques lignes de diamètre. L'escharre qui fermait l'ouverture n'y est plus.
La moelle épinière ne présente aucune altération, non
plus que les viscères contenus dans la poitrine et dans
l'abdomen (1).

### OBSERVATION CINQUANTIÈME.

Le nommé *Bessonneau* (Léonard), âgé de vingt ans,
profession de maçon, fut blessé sur la place de Grève le
28 juillet 1830, et amené à l'Hôtel-Dieu peu de temps
après son accident. Il avait reçu une balle qui lui avait traversé le cou de gauche à droite, au niveau de l'angle de l'os
maxillaire inférieur. Il n'avait encore perdu qu'une très-
petite quantité de sang, soit par la bouche, soit par les
plaies. Le blessé ne peut imprimer aucun mouvement à
sa tête sans que tout le torse y participe, tout mouvement de rotation du cou est impossible; il ne peut
qu'avec difficulté retenir sa salive lorsqu'il essaie de
parler, le mouvement de déglutition pour l'avaler est
très-douloureux, l'articulation des mots est très-impar-
faite, on ne peut le comprendre qu'avec peine. Le
malade, qui est grand, fort, vigoureux, permet une abondante saignée du bras; on ne juge pas convenable de pratiquer de débridement sur la région du cou, l'ouverture

(1) Par les rédacteurs,

interne des deux plaies laissant à l'inflammation un libre développement, puisqu'elle aboutit dans le pharynx ; un pansement simple et des cataplasmes sont appliqués sur les plaies externes ; on fait prendre deux fois par jour des pédiluves sinapisés, et le lendemain on pose des sangsues sur le pourtour de la blessure. De légers potages sont donnés pour toute nourriture.

La suppuration s'établit et s'écoule par les ouvertures externes. (Gargarismes détersifs). On recommande au malade le plus de calme et le moins de mouvement possible. Les huit premiers jours sont sans accidens d'aucune nature ; ce qui fait que le malade, malgré toutes les instances, ne cesse de sortir de son lit ; il va même jusqu'à se promener sur les ponts, et il cause sans cesse avec ses camarades. Le 10 août dans la journée, il y a une légère hémorrhagie par les plaies et par la bouche, on temponne par un bandage compressif, l'hémorrhagie s'arrête. A la visite du soir on se contente d'imbiber l'appareil d'eau vinaigrée, ne jugeant pas nécessaire l'emploi d'un autre moyen ; le malade n'est pas affaibli ; le pouls est plein et régulier ; le moral est bon. Mais dans la nuit du 11 il se manifeste une hémorrhagie abondante par les plaies et par la bouche ; le chirurgien de garde enlève l'appareil placé pendant la journée ; il exerce une compression plus grande au moyen de tampons de charpie, de compresses et d'une grande bande. L'hémorrhagie se ralentit, mais ne tarit pas. Des convulsions et un affaiblissement excessif ont lieu. Le pouls devient filiforme et fuyant, tout le corps est couvert d'une pâleur extrême, les yeux sont ternes. La mort a lieu à dix heures du matin. A l'ouverture du cadavre, on trouva l'artère carotide gauche interne ouverte, et présentant une ouverture de la largeur de six lignes environ à deux pouces de son origine. C'est par cette ouverture que l'hémorrhagie s'était faite. Les vaisseaux et le cœur étaient exsangues (1).

## OBSERVATION CINQUANTE-UNIÈME.

Le nommé *Badouville*, étudiant en architecture, âgé de vingt ans, reçut le 28 juillet 1830, une balle à la partie supérieure de la région temporale; ce projectile ne fit qu'une plaie peu profonde aux parties molles. On en fit l'extraction, et on débrida la plaie. Aucun accident général ne se manifesta jusqu'au vingt-deuxième jour, époque à laquelle il se fit une hémorrhagie. On exerça la compression, et le malade entra à l'Hôtel-Dieu le 23 août. La plaie examinée, il fut évident que le sang coulait à la fois de plusieurs bouts artériels très-déliés; on renonça donc à l'idée de pratiquer la ligature de chacun d'eux en particulier, et la cautérisation fut pratiquée avec une spatule en fer chauffée à blanc. Aucun écoulement de sang ne s'est fait depuis ce moment. L'escharre se détacha le quatrième jour, et le malade, parfaitement guéri, n'est sorti que le quinzième après la cautérisation (2).

## OBSERVATION CINQUANTE-DEUXIÈME.

Le nommé *Thirion* (Remy), soldat au 3e régiment d'infanterie de la garde royale, reçut le 28 juillet 1830, à la tempe gauche, une balle qui, s'étant fait jour au devant de l'oreille, en contourna légèrement le conduit externe, et vint faire saillie en arrière sous les tégumens, un peu au-

(1) Par les rédacteurs.
(2) Par les rédacteurs.

dessus du niveau de son entrée. Soit que le projectile cût
épuisé sa force d'impulsion, soit qu'il fut lancé dans une
direction oblique relativement à la surface sur laquelle il
s'était ouvert un passage, les os minces et fragiles qui constituent la voûte du crâne en cet endroit, furent épargnés,
et à peine la masse encéphalique reçut-elle une légère commotion. Aussitôt que le malade fut conduit à l'Hôtel-Dieu,
on s'empressa d'extraire la balle, que l'on sentait mani-
festement derrière l'oreille : cette extraction fut faite au
moyen d'une incision dirigée de haut en bas. L'ouverture
d'entrée fut ensuite largement débridée, et les plaies
pansées simplement avec du cérat et de la charpie. Deux
saignées copieuses furent successivement pratiquées, et
le malade soumis au régime antiphlogistique. Dix jours
se passèrent sans accidens : une suppuration de bonne
nature et le gonflement inflammatoire s'étaient établis à
un degré convenable; les plaies semblaient marcher vers
une cicatrisation prochaine lorsque, le onzième jour, au
moment où le malade s'entretenait avec son père, pendant
les heures d'entrée publique, une hémorrhagie considérable survint subitement. Le sang provenait de la plaie
située à la tempe, et jaillissait avec force de sa partie
la plus profonde. Vainement essaya-t-on de trouver l'artère qui le fournissait pour y jeter une ligature : on fut
contraint d'avoir recours à une compression exercée sur
l'artère temporale, entre l'oreille et la plaie, au moyen
de compresses soutenues par le bandage appelé *nœud de
l'emballeur*. Cette compression, exercée sur des parties
tendues et enflammées, fut très-douloureuse; mais elle
arrêta provisoirement l'hémorrhagie. Cependant, trois
jours après cet accident, la suppuration abondante que
fournissait la plaie ayant obligé de lever l'appareil, le

sang reparut avec la même impétuosité : alors M. *Du-puytren* eut recours à la ligature médiate de l'artère temporale.

Pour la pratiquer, il se servit d'un cordonnet de soie passé dans une aiguille courbe, qu'il enfonça profondément de haut en bas, en dedans du trajet présumé de l'artère, vers le milieu de l'espace compris entre l'oreille et la plaie; un petit tampon de charpie fut ensuite placé entre les deux extrémités du lien, de manière à comprendre dans la ligature le vaisseau ouvert, une portion de substance musculaire, la peau et le tampon. L'hémorrhagie fut ainsi arrêtée, et depuis ne parut plus. Cependant la plaie de la tempe resta encore plus d'un mois avant de se fermer complétement, ce qui paraissait tenir à ce que la table externe du temporal avait été effleurée par le projectile ; car, en y portant un stylet, on sentait l'os dénudé dans une petite étendue. Ce fut sans doute à une exfoliation superficielle de cet os qu'on dut attribuer le retard de la cicatrisation (1).

### OBSERVATION CINQUANTE-TROISIÈME.

Le nommé *Puit* (François-Auguste), menuisier, tomba frappé d'une balle à la jambe gauche, le 28 juillet 1830. Transporté à l'Hôtel-Dieu, il offrit une fracture des deux os de la jambe, vers leur tiers supérieur, fracture accompagnée de deux ouvertures aux parties molles, l'une en avant et un peu en dehors, l'autre en arrière et en dedans. La première, plus étroite que la

(1) Par les rédacteurs.

seconde, indiquait l'entrée du projectile, et l'autre la sortie : l'une et l'autre présentaient du reste les diamètres d'une balle ordinaire. Aucune hémorrhagie ne s'était manifestée, et la surface de la plaie ne laissait pas même suinter par les vaisseaux capillaires la petite quantité de fluide sanguin qui accompagne presque constamment les solutions de continuité récentes. Quant aux fractures elles-mêmes, aucun doute ne pouvait s'élever sur leur existence, tant la difformité, la déviation du membre, la mobilité des fragmens et la crépitation s'offraient d'une manière manifeste. On se décida à tenter la conservation du membre. En conséquence, les ouvertures d'entrée et de sortie étant agrandies en haut et en bas, dans l'étendue de deux à trois pouces, on y appliqua des plumasseaux de charpie recouverts de cérat; le membre fut placé dans un appareil de fracture, à bandelettes séparées, et couché sur des oreillers. Dès que les effets de la commotion générale se furent dissipés, et que le pouls eut repris de la force, une saignée copieuse fut pratiquée à l'un des bras, le lendemain elle fut encore réitérée. Alors tout allait bien : la fièvre était modérée ; le malade souffrait peu, une suppuration de bonne nature s'était établie; elle devint de jour en jour plus abondante, de telle sorte qu'on fut bientôt dans la nécessité de renouveler chaque jour l'appareil, et d'évacuer par de douces pressions le pus accumulé dans l'épaisseur du membre. L'état général du malade se soutenait assez bien : pas de frissons, pas de dévoiement, pas de sueurs colliquatives, pas de douleur en aucune région du corps.

Telle était la situation du malade le seizième jour après l'accident, lorsque, à la suite d'un pansement pra-

tiqué avec la plus grande douceur et les plus grandes
précautions, une hémorrhagie violente se manifesta, les
pièces de l'appareil furent promptement imbibées de sang.
Des secours prompts réussirent à se rendre maître du
sang par la compression de l'artère fémorale, pendant
qu'on mettait le membre à nu. Un sang rouge et vermeil
ruisselait de la plaie située en dedans du membre dès
qu'on suspendait la compression. Il était évident que
l'hémorrhagie provenait de quelque artère considérable,
détruite par la suppuration ou déchirée par les aspérités
des fragmens osseux. Aller chercher cette artère, pour
en faire la ligature, dans la plaie même, était chose im-
praticable, vu les altérations que les tissus et le vaisseau
lui-même y avaient subies. Il ne restait plus d'autre parti
à prendre que de lier la fémorale au-dessus du genou
ou de pratiquer l'amputation de la cuisse : ce dernier
parti prévalut.

L'examen anatomique de la jambe amputée y fit découvrir les altérations suivantes : tibia et péroné fracturés comminutivement à leurs trois quarts supérieurs,
quinze à vingt esquilles appartenant à l'un et à l'autre
de ces os, et presque toutes détachées des grands fragmens ; chairs déchirées, détruites, réduites en bouilli ;
fusées purulentes entre les diverses couches musculaires ;
artère tibiale postérieure dans toute son intégrité ;
artère tibiale antérieure altérée par la putréfaction,
et ouverte à son passage dans le ligament inter-osseux ;
rien dans les veines. Quatre jours s'étaient écoulés depuis l'opération, lorsque, vers le soir, survint un frisson
de courte durée, mais qui se reproduisit le lendemain avec
plus d'intensité ; bientôt une légère oppression, puis du
délire, se joignirent à ces accidens. Le malade succomba

huit jours après l'amputation, et vingt-cinq jours après son entrée à l'hôpital.

L'état de putréfaction avancée du cadavre ne permit pas de faire des recherches bien minutieuses, et surtout bien exactes, sur les altérations organiques trouvées après la mort. La seule chose qu'on ait bien observée, ce sont de petits abcès tant à la périphérie qu'au centre des poumons. On put remarquer aussi que la veine crurale appartenant au moignon était notablement altérée. Quant au reste du moignon, il était réduit, tant par la maladie que par la putréfaction, en une bouillie noirâtre, dans laquelle il était impossible de rien reconnaître (1) (2).

Souvent la balle, en perforant un membre, n'a pas opéré complétement la destruction de toute la continuité du vaisseau, et n'a touché le vaisseau que latéralement,

(1) Par les rédacteurs.

(2) Nous trouvons dans la relation historique et médicale de l'expédition d'Alger une observation d'hémorrhagie consécutive survenue au vingtième jour de la blessure.

« Un des chefs principaux de la milice turque eut le mollet droit traversé d'une balle. Cet homme, dans la force de l'âge et d'une constitution athlétique, avait été dans les premiers temps de sa blessure confié aux soins d'un Arabe qui, peu au courant des préceptes de l'art, n'avait pas cessé un seul jour de promener dans sa plaie un séton de grosse toile, contourné sur lui-même en spirale. Le malade eut au vingtième jour une hémorrhagie foudroyante, fournie probablement (dit l'auteur de la relation) par l'artère tibiale postérieure. Un point de compression établie sur l'artère fémorale suspendit l'hémorrhagie qui ne reparut plus. »

M. *Pelletan* a observé un cas d'hémorrhagie consécutive le soixante-dixième jour. Il est vrai qu'elle fut produite par une esquille.

Nous aurions pu multiplier bien davantage les citations d'observations d'hémorrhagies artérielles, soit primitives, soit consécutives, survenues à la suite des coups de feu, même par des vaisseaux d'un calibre très-médiocre, comme l'artère tibiale postérieure, cubitale. etc., mais cela constituerait d'inutiles répétitions.          (*Note des rédacteurs.*)

il n'y a d'escharre à ses parois que d'un côté. A sa chute, il se fait des hémorrhagies, si le vaisseau n'a pas été oblitéré, ou bien on voit survenir des anévrysmes dits faux consécutifs. Un anévrysme d'une autre espèce, peut encore se rencontrer ; c'est l'anévrysme artérioso-veineux : il a lieu quand une balle a intéressé à la fois les parois d'une artère et d'une veine, et quand leurs ouvertures se correspondent. On en cite des faits remarquables dans les auteurs. On en trouve un des plus intéressans dans le *Répertoire général d'Anatomie et de physiologie pathologique et de Clinique chirurgicale* (tome VIII, troisième trimestre de 1829). Nous le rapporterons plus bas.

Nous n'insisterons pas plus long-temps sur les hémorrhagies artérielles et veineuses, soit primitives soit consécutives, qui ont lieu dans les plaies par armes à feu. Nous avons voulu seulement constater leur fréquence dans ce genre de blessures, car nous avons à traiter en détail et à part, des hémorrhagies considérées comme complications des plaies faites par toute espèce d'armes de guerre.

## SECTION IV.

### Plaies par armes à feu avec lésion des nerfs.

Les balles intéressent souvent les nerfs qui entrent dans la composition des parties. Nous ne voulons parler ici que des nerfs d'un volume un peu considérable. Ces nerfs peuvent être coupés complétement, ou bien en partie seulement par ces projectiles, de telle sorte que leur continuité ne soit pas entièrement interrompue.

Lorsqu'un nerf a été entièrement coupé par une balle,

il en résulte une paralysie du mouvement ou du sentiment, ou du mouvement et du sentiment tout à la fois dans les parties auxquelles ce nerf se distribue. Cette paralysie est sans douleur; mais lorsque le nerf n'a été intéressé que dans une partie de son épaisseur, que sa continuité n'a pas été entièrement détruite, il en résulte des paralysies incomplètes et des engourdissemens passagers, auxquels succèdent promptement des douleurs très-vives, opiniâtres, et quelquefois même intolérables. Des inflammations très-violentes, des engorgemens considérables, des convulsions et le tétanos même, sont souvent le résultat de ces sections incomplètes des nerfs. Dans d'autres circonstances, on observe l'atrophie des parties auxquelles ces nerfs se distribuent. Nous avons déjà traité de ces complications. (*Voyez* p. 95 et suivantes, blessures par ponction ou par piqûre compliquées d'accidens nerveux. )

## SECTION V.

### Plaies par armes à feu avec lésion des articulations.

Lorsque les balles traversent de petites articulations comme celles des doigts et des orteils, les désordres ne diffèrent guère sous le rapport des signes et de la gravité, de ceux qui se remarquent dans la lésion de la continuité des os. Mais quand de grandes articulations, telles que celles du genou, du pied avec la jambe, du fémur avec le bassin, du bras avec l'épaule, du bras avec l'avant-bras, etc., etc., sont intéressées, la blessure prend un caractère de gravité tout particulier. Au danger résultant du fracas des os, et dont nous avons déjà parlé, se joint celui qui résulte de l'ouverture de l'articulation.

Une articulation peut être traversée par une balle de

part en part, sans que les os qui entrent dans sa composi-
sition soient fracturés en éclats. La balle peut s'être fait
un canal, comme nous l'avons déjà dit, dans la partie
spongieuse des extrémités des os, et c'est ainsi qu'on peut
expliquer les cas heureux d'articulations volumineuses,
comme celles du genou, du coude, de l'épaule, etc., etc.,
traversées par une balle et qui ont été guéries sans
accidens bien graves. Dans d'autres circonstances, une
balle ouvre simplement une articulation sur un de ses
points, en ne faisant qu'un fracas très-médiocre aux os.
Si un traitement convenable est employé, il peut se faire,
et il se fait en effet assez souvent, qu'on prévient l'inflammation trop violente, la suppuration de cette articulation,
et que le malade guérisse en perdant plus ou moins la liberté de l'articulation ouverte. Mais dans ce cas simple,
il arrive très-souvent encore, qu'une inflammation violente avec symptômes d'étranglement, tuméfaction considérable des parties, ne tarde point à se déclarer; la
suppuration s'empare des surfaces articulaires, détruit
les cartilages, altère les os, et si le malade a résisté aux
accidens inflammatoires primitifs, il succombe tôt ou
tard à l'épuisement qui résulte de l'abondance de la
suppuration, à la résorbtion de ce pus, etc., etc., si on
n'a point recours à l'amputation.

Ces accidens sont d'autant plus certains, que le projectile a produit un plus grand fracas dans les extrémités
articulaires, une rupture plus considérable des ligamens; qu'enfin, cette articulation est plus largement ouverte, et mise en contact avec l'air. Ces lésions sont
même rangées par *Faure* dans le nombre des cas de
plaies par armes à feu qui exigent l'amputation immédiate ( 1 ). Ce chirurgien n'est donc pas aussi opposé aux

( 1 ) Prix de l'académie de chirurgie, t. 8.

amputations immédiates que l'ont dit certains auteurs modernes. C'est par l'amputation, en effet, que l'on prévient ces horribles douleurs qui suivent le fracas d'une grande articulation, les spasmes, les convulsions, la fièvre, les inflammations aiguës de tout le membre, la gangrène, ou des suppurations qui épuisent et emportent si communément les blessés (1).

### OBSERVATION CINQUANTE-QUATRIÈME.

Le nommé *Polter Willhelm*, tailleur d'habits, était arrivé depuis deux jours à Paris. Logé rue Neuve-des-Petits-Champs, presque à l'angle de la rue Saint-Honoré, il se tenait à la fenêtre de son hôtel, pendant le combat qui se livrait dans cette dernière rue, lors des journées de juillet 1830. Il reçut une balle qui l'atteignit à l'épaule gauche. Elle passa à travers la face antérieure du deltoïde, et ressortit en arrière, et en dehors, après

(1) Tous les chirurgiens qui ont pratiqué aux armées sont d'accord sur les dangers de ces plaies. M. *Larrey* pense que dans ces cas il faut pratiquer l'amputation dans les douze ou première vingt-quatre heures au plus. ( *Mémoires de chirurgie militaire*, tom. 2. ) *Guthrie* ( *on gunshot vounds,* pag. 196 ) dit ne pas se rappeler avoir vu guérir un seul cas de fracture de l'extrémité inférieure du fémur, ou de l'extrémité supérieure du tibia par une balle qui aurait traversé l'articulation. Le docteur *Hennen* ( *on military surgery,* pag. 4, edition second ) établit même en principe de chirurgie militaire que toute blessure d'articulation, surtout du genou, du coude-pied ou du coude, doit toujours être amputée avant de quitter le champ de bataille. Sans doute on voit guérir des individus atteints de ces fracas des articulations. Mais est-ce une guérison qu'un membre ankylosé, courbé, couvert de fistules et de cicatrices faibles qui s'ouvrent sans cesse, un membre enfin, qui est une source continuelle d'irritation et de douleur, et dont la conservation a été achetée au prix de souffrances horribles pendant plusieurs mois et de risques très-grands de la vie? car c'est presque toujours ainsi que se passent les choses. ( *Note des rédacteurs.*)

avoir brisé l'acromion et la tête de l'humérus. Le blessé fut transporté à l'Hôtel-Dieu, et mis dans le service de M. *Sanson*. On débrida ses plaies, et on fit l'extraction de nombreuses esquilles. Le malade se refusa opiniàtrément à l'extirpation de son bras. Plusieurs saignées lui furent pratiquées. Il fut mis à la diète, à l'usage des boissons rafraîchissantes, et son membre dans l'immobilité la plus absolue. Les pansemens furent faits avec du linge troué, de la charpie et des compresses imbibées d'eau froide et fréquemment renouvelées. La suppuration d'abord de bonne nature, devint fétide au bout de quelques jours. Diverses portions d'os nécrosées sortirent. Le malade ressentit des frissons, de la fièvre, avec des redoublemens le soir. On administra de la limonade vineuse. La plaie devint blafarde, grisâtre ; elle fut pansée dès lors, avec de l'onguent digestif, de la charpie et des compresses trempées dans de l'eau chlorurée. Le 10 août, la respiration devint difficile, douloureuse ; l'auscultation indiqua une pleuro-pneumonie. Une saignée du bras fut faite et détermina d'abord une amélioration sensible dans la respiration ; mais les traits de la face continuèrent à s'altérer, le pouls redevint petit, déprimé. (Large vésicatoire sur le thorax). Mort le 14 août.

*Autopsie*. La tête de l'humérus est brisée en plus de quinze fragmens, qui sont tous baignés par le pus. Le ligament capsulaire est détruit presque en entier. Une pneumonie existe à droite dans le lobe inférieur du poumon. La plèvre de ce côté est enflammée, et contient un épanchement considérable de pus (1).

_____

(1) Par les rédacteurs.

OBSERVATION CINQUANTE-CINQUIÈME.

*Firer* (Martin), âgé de 22 ans, ouvrier imprimeur, fut atteint dans la matinée du 28 juillet, d'une balle à l'aîne gauche. Il tomba sous le coup, et ne put se relever. Le malade fut transporté immédiatement après son accident à l'Hôtel-Dieu. La balle fit deux ouvertures, l'une d'entrée au pli de l'aine gauche, à 8 ou 10 lignes en dedans, et au-dessous de l'épine iliaque antérieure et supérieure ; l'autre de sortie, à deux pouces en arrière du grand trochanter. Les moindres mouvemens communiqués au membre étaient fort douloureux. Les plaies furent débridées, et on pratiqua une forte saignée. Le quatrième jour, il n'était pas survenu d'accidens inflammatoires. Le pouls était calme, et l'état général très-bon. Le malade n'accusait qu'une douleur locale très-supportable, mais qui devenait très-forte lorsqu'on imprimait quelques mouvemens au membre. Aussi *Firer* restait-il couché constamment sur le dos, et dans une complète immobilité. La suppuration fut très-modérée, elle diminuait même beaucoup le 14 août lorsque le malade qui se plaignait depuis deux à trois jours de ne point voir ses douleurs se calmer, en a cuse de plus vives le long de la cuisse et au genou. Les mouvemens deviennent de plus en plus douloureux. ( Quinze sangsues sont appliquées au dessus et en arrière du grand trochanter. Cataplasmes émolliens. Bains.) Peu de soulagement. Le 16, nouvelle application de sangsues, nouveau bain. Pas d'amélioration. La suppuration est presque nulle. Un suintement séreux se fait par l'ouverture d'entrée de la balle. Les douleurs augmentant chaque jour, on applique encore vingt sangsues le 18 août. Le 22 les douleurs se concentrent dans la fosse iliaque, dans le pli de l'aine, et autour du grand trochanter. On entoure toute l'articulation coxo-fémorale de sangsues. Un coussin est placé sous le jarret, afin de maintenir la cuisse demi-fléchie sur le bassin. Le 23, une affection rhumatismale aiguë s'empare des articulations du bras avec l'épaule, et de l'avant-bras avec la main. Le pouls prend de la force et de la fréquence. (Saignée de quatre palettes, tisane de bourrache, cataplasmes émolliens sur les poignets, camisole de chaleur). L'affection rhumatismale continua malgré une nouvelle saignée et des vésicatoires appliqués sur l'un et l'autre poignet. Les doigts eux-mêmes se prirent, la langue se sécha, le délire survint, et le 29 août le malade succomba.

*Autopsie*. Articulation iléo-fémorale largement ouverte, col du fémur brisé et présentant de nombreux fragmens baignés par le pus, ligament capsulaire détruit presque entièrement. Les articulations du poignet étaient remplies de pus. Les autres organes étaient sains (1).

### OBSERVATION CINQUANTE-SIXIÈME.

Le nommé *Chérain* (Nicolas), lancier de la garde royale, reçut le 28 juillet une balle à la hanche, au moment où il venait de descendre de cheval. Il fut déposé dans une de salles de l'Hôtel-de-Ville, où il reçut les premiers secours. Le lendemain il fut transporté à l'Hôtel-Dieu. Une seule ouverture existait; elle se trouvait située entre le grand trochanter, et la crète de l'os des iles. Le trajet de la balle se dirigeait évidemment vers le

(1) Par les rédacteurs.

col du fémur. Il y avait impossibilité de mouvoir le membre inférieur ; douleurs très-vives lorsqu'on tentait de le faire. La plaie fut débridée et le membre placé sur un plan incliné. Le gonflement fut médiocre, et la suppuration peu abondante. Le pouls resta vif, accéléré ; les pommettes colorées. Chaque soir, une petite fièvre suivie de sueurs se déclarait. Les douleurs locales étaient toujours très-vives. (Saignée générale. Vingt sangsues autour de l'articulation). Sous l'influence de ces évacuations sanguines, la fièvre diminua. Mais au bout de quelques jours elle revint avec plus de force, et il s'y joignit de la gêne dans la respiration, une douleur à l'hypocondre droit, et une teinte ictérique de la surface du corps, et principalement de la face. (Vingt sangsues à l'hypocondre droit). Les sueurs abondantes continuent. La teinte ictérique augmente, avec la fièvre, et l'altération des traits. Le malade succombe.

*Autopsie.* Teinte ictérique générale. Plaie de la hanche desséchée ; elle se dirige, après un trajet de trois pouces et demi, vers la partie supérieure du col du fémur. Celui-ci était fracturé comminutivement, et la balle était enfoncée dans l'épaisseur d'un des fragmens. Ces fragmens avaient assez bien conservé leurs rapports. Quelques esquilles cependant étaient engagées dans l'épaisseur des chairs, en haut et en arrière. La balle était peu déformée. Du pus baignait les fragmens et remplissait l'articulation, dont les ligamens inter-articulaires et capsulaires étaient altérés et détruits en partie. La plèvre du côté droit était enflammée, et remplie de sérosité purulente et de fausses membranes. Les poumons étaient sains, ainsi que les viscères de l'abdomen : le foie seulement était gorgé de sang et volumineux. Il y avait un peu d'injection dans l'intestin grêle et le gros intestin (1).

Nous pourrions donner encore un grand nombre d'observations de malades atteints de blessures par des balles aux grandes articulations, et dont les uns en très-petit nombre ont guéri après les accidens les plus graves, et après avoir couru risque de la vie, et dont les autres, en bien plus grand nombre, ont succombé après s'être refusés opiniâtrément à l'amputation qui leur avait été conseillée comme dernière et unique ressource ; mais nous ne voulons pas multiplier les citations. D'ailleurs, à la section qui traitera des cas qui réclament l'amputation, et dans l'histoire des blessures de chaque région du corps en particulier, cette question se présentera de nouveau, et nous rapporterons alors d'autres observations qui serviront à appuyer ou à combattre les diverses méthodes de traitement qui ont été conseillées.

## SECTION VI.

### Plaies par armes à feu, qui intéressent les cavités splanchniques.

Après avoir blessé les parois des cavités splanchniques, les projectiles peuvent les ouvrir, les perforer, les traverser complétement, et intéresser souvent les viscères qui y sont contenus. Deux ordres de symptômes sont donc à examiner dans cette espèce de blessures : 1° ceux qui appartiennent aux parois ; 2° ceux qui appartiennent aux organes.

La gravité de la seule lésion des parois des cavités dif-

(1) Par les rédacteurs.

fère, suivant que ces parois sont composées de parties molles seulement, ou de parties molles et de parties dures tout à la fois, et que les unes seules, ou les unes et les autres ont été atteintes en même temps.

Quand les parois ne sont composées que de parties molles, comme celle du ventre, par exemple, la gravité de la blessure est peu de chose, à moins que des artères d'un certain volume aient été intéressées; ce qui peut donner lieu à des hémorrhagies soit externes, soit internes. L'inflammation des membranes séreuses qui tapissent les cavités est aussi un accident à redouter; mais des antiphlogistiques administrés avec énergie peuvent dans le plus grand nombre de cas la prévenir, ou l'arrêter dans sa marche. La plaie rentre alors dans le cas des plaies simples, et guérit comme ces dernières. J'ai vu de ces plaies qui avaient intéressé à la fois une partie de l'épaisseur des parois de la poitrine ou du ventre, et qui étaient guéries en peu de jours. Mais comme ces parois de la poitrine sont composées de parties molles et de parties osseuses et cartilagineuses, il n'en a pas toujours été ainsi. C'est comme au bassin; quand les parties molles seules sont traversées, la maladie est légère; mais le danger devient beaucoup plus grand lorsqu'il y a en même temps lésion aux os; la blessure rentre alors dans la catégorie des plaies compliquées des membres. Au crâne et au rachis les mêmes circonstances se présentent. Mais dans toutes ces lésions des parois des cavités splanchniques, le danger vient beaucoup moins de la lésion de ces parties, que de la propagation de l'inflammation aux membranes séreuses qui les tapissent, et aux viscères qu'elles contiennent. Ces accidens sont généralement prévenus par des débridemens faits avec prudence et discernement, par la diète, le repos, les émolliens, et par

l'emploi des saignées locales et surtout des saignées générales abondantes et répétées.

Après avoir intéressé les parois des cavités splanchniques, les projectiles peuvent traverser les cavités d'outre
en outre, et en sortir, ou ils peuvent rester dans l'intérieur
de ces cavités. Dans ces différens cas, ils laissent intacts
les viscères qui y sont contenus, ou bien ils les blessent.
Dans le premier cas, la maladie est simple. Ces péné-
trations heureuses sont bien rares, néanmoins on possède un assez grand nombre d'exemples de perforation
complète des cavités splanchniques par des balles, aussi
bien que par des armes piquantes, sans qu'il en soit résulté d'accidens sérieux. Ces cas heureux doivent donner
au chirurgien appelé près d'un blessé dont le ventre ou
la poitrine ont été traversés, l'espérance que les organes
importans que les cavités renferment ont pu être épargnés. Le crâne est bien rarement traversé, sans que le
cerveau le soit lui-même ; aussi la mort dans ces cas-là,
est-elle presque toujours subite. Cependant le crâne a
pu être perforé par une balle qui a fait un long trajet
dans son intérieur, et cependant le cerveau rester intact.
Nous en avons déjà cité quelques cas remarquables. La
face peut aussi être traversée de part en part, et d'une
manière assez heureuse pour ne donner lieu à aucun
accident sérieux. Voici quelques cas intéressans de ce
genre que nous avons observés dans les journées de juillet.

### OBSERVATION CINQUANTE-SEPTIÈME.

Le nommé *Godin* (Jean), âgé de vingt-neuf ans, jour-
nalier de profession, reçut, le 29 juillet 1830, sur la
place de Grève, une balle, à la racine du nez du côté
gauche, qui après avoir épuisé sa force d'impulsion en
traversant la face, vint faire saillie sous les tégumens,

un peu au dessous de l'apophyse mastoïde du côté opposé. L'ouverture d'entrée, parfaitement ronde, semblait avoir été formée par un emporte-pièce : ses dimensions étaient celles d'une balle ordinaire, et l'endroit précis de sa situation correspondait au niveau du conduit lacrymal, à deux lignes environ au-dessous du tendon réfléchi du muscle orbiculaire des paupières. Du côté droit du col, à un pouc au-dessous de l'apophyse mastoïde et un peu en arrière, se voyait la saillie formée par la balle, qui soulevait la peau : cette petite tumeur était dure, immobile, et aucun doute ne pouvait s'élever sur sa nature : en conséquence une incision de deux pouces, dirigée de haut en bas, fut pratiquée avec le bistouri sur le corps étranger ; on le saisit facilement avec des pinces : c'était une balle de volume ordinaire, un peu aplatie sur l'un de ses côtés. Aucun accident ne survint d'abord, à peine s'il s'écoula par la plaie une cuillerée de sang, et la légère commotion que le malade avait éprouvée ne tarda pas à se dissiper : alors, on put s'apercevoir que tout le côté droit de la face, c'est-à-dire celui qui correspondait à la sortie du projectile, était légèrement paralysé : le sentiment et le mouvement y étaient diminués, et la bouche un peu contournée de bas en haut et de droite à gauche : cette déviation était surtout remarquable lorsque le malade essayait de parler ou de rire : s'il soufflait, sa joue droite se gonflait involontairement, tandis que l'autre demeurait aplatie. L'œil de ce même côté avait cessé d'être sensible à l'impression de la lumière, sans qu'aucune altération physique s'y fît apercevoir; la pupille avait conservé sa forme et sa mobilité : quant à l'œil gauche, ainsi que les autres sens placés de ce côté, ils n'avaient souffert aucun dérangement dans leurs fonctions.

Cependant le pouls s'était insensiblement relevé, et à l'état de torpeur, résultat de la commotion, avait succédé un mouvement fébrile assez intense, qui céda à une saignée copieuse.

Un accident d'une autre nature se manifesta le cinquième jour après la blessure, c'était une hémorrhagie provenant de l'arrière-bouche : le malade assurait avoir perdu par cette voie près d'une livre de sang : mais comme il ne crut pas nécessaire de demander des secours, on ne dut pas ajouter grande confiance à cette estimation. L'examen des parties ne put faire connaître l'endroit d'où provenait le sang. Quoi qu'il en soit, l'hémorrhagie s'arrêta spontanément, et ne reparut pas depuis.

Il ne survint plus dès lors aucun accident digne de remarque : la fièvre traumatique était tombée dès les premiers jours : l'inflammation qui s'était emparée des plaies en avait rétréci les dimensions : la suppuration s'était établie du cinquième au huitième jour : des bourgeons charnus s'étaient rapidement développés, et en moins d'un mois la cicatrisation était complétement terminée. Le blessé sortit guéri en conservant une très-légère paralysie de la face du côté droit, et une amaurose incomplète (1).

### OBSERVATION CINQUANTE-QUATRIÈME.

Le nommé *Appert* (Victor), âgé de vingt-deux ans, maçon, fut blessé à l'épaule dans les combats de juillet 1830, au moment où il tenait son fusil couché en joue, et prêt à faire feu. Il fut atteint d'une balle, qui lui

_____

(1) Par les rédacteurs.

traversa l'épaule gauche de part en part. L'ouverture d'entrée était située au-dessous de la clavicule, près de son extrémité interne : celle de sortie se voyait au-dessus et au tiers interne de l'épine de l'omoplate, vers le point où finissent les insertions du muscle deltoïde.

L'une et l'autre de ces plaies offraient tous les caractères d'une violente contusion, comme meurtrissure des chairs, avec aspect noirâtre, ecchymose au pourtour, etc.; du reste, aucun accident du côté de la poitrine, ni dans aucune autre partie. L'ouverture postérieure fut seule débridée; un pansement avec du cérat et de la charpie, une saignée à l'un des bras, un régime doux et modéré, tels furent les moyens thérapeutiques que l'on mit en usage. Du huitième au dixième jour la suppuration s'établit, des bourgeons celluleux et vasculaires se développèrent, et, en moins d'un mois, la cicatrisation fut terminée, sans qu'aucun accident eût entravé sa marche. Le malade sortit de l'hôpital parfaitement guéri, et pouvant faire exécuter sans douleur au membre thorachique tous les mouvemens dont il est susceptible.

*Remarques.* Ce cas est sans contredit un des plus heureux que l'on puisse rencontrer en ce genre. Fracture de la clavicule, de la première côte et de l'omoplate, lésion de l'articulation et surtout des gros vaisseaux qui se rendent à la tête et au bras, voilà les accidens que le malade a évités, et dont le moindre pouvait entraîner les suites les plus fâcheuses. On ne conçoit même pas, au premier abord, comment le scapulum n'a pas été brisé, puisqu'une ligne droite tirée de l'ouverture d'entrée à celle de sortie traverse cet os au dessus de son apophyse épineuse. Tentons cependant d'expliquer ce singulier phénomène. Rappelons-nous que quand le malade reçut

sa blessure, il tenait son fusil couché en joue : or, repré-
sentons-nous un homme placé dans cette situation : son
bras gauche est porté en avant, un peu en haut et en dedans : le moignon de l'épaule s'élève, et l'espace situé
entre ce dernier os et la première côte se trouve agrandi :
voilà pourquoi le projectile a pu passer entre eux, sans
y produire de fracture. Mais en même temps que le
moignon de l'épaule s'élève, l'omoplate, entraînée dans
un léger mouvement de bascule, par l'action des muscles deltoïde, grand rond et grand dorsal, incline ou
abaisse l'extrémité interne de son bord supérieur. Or,
si dans cette situation des parties, nous tirons une ligne
entre les deux ouvertures d'entrée et de sortie, il arrivera
que le bord supérieur du scapulum se trouvera en dessous
de cette ligne, et que la peau, qui ne subit point de déplacement, sera réellement la seule que la balle aura à
traverser (1).

On conçoit à peine comment une balle peut pénétrer
dans le ventre, et le traverser de part en part sans blesser gravement aucun viscère, et sans causer aucun accident fâcheux ; cependant, on a beaucoup d'exemples de
personnes qui ont eu le bas-ventre traversé par une balle,
d'autres chez lesquelles la balle est restée dans cette cavité sans qu'elles aient éprouvé aucun accident, et qui
ont ensuite joui d'une santé parfaite. Il est probable
que, dans ces cas, la balle aura glissé fort obliquement
sur la surface des intestins, n'aura produit qu'une légère
contusion, et que les saignées et les autres moyens antiphlogistiques qu'il est urgent d'employer en pareil cas
auront prévenu l'inflammation.

Voici plusieurs observations qui prouvent que des

_____

(1) Par les rédacteurs.

balles peuvent pénétrer l'abdomen de part en part, sans produire d'accidens graves.

## OBSERVATION CINQUANTE-CINQUIÈME.

Le nommé *Haubner* (Jean-Ignace), maréchal ferrant, demeurant rue du Colysée, n° 11, reçut, le 29 juillet 1830, une balle qui pénétra dans la paroi abdominale un peu en dedans de l'épine iliaque antérieure et supérieure du côté gauche, et ressortit par le point correspondant du côté opposé ; le malade ne perdit pas de sang. Apporté immédiatement à l'hôpital Beaujon, on prescrivit un pansement avec des plumasseaux enduits de cérat, de la limonade pour boisson, une saignée de quatre palettes et la diète.

Le 30, état local assez bon. Peau chaude, pouls plein. Même régime. (Saignée de quatre palettes.) Le 31, le blessé se plaint un peu du ventre, le pouls est petit et assez fréquent. (Cataplasmes émolliens sur l'abdomen. Boissons émollientes.) La nuit, insomnie ; le malade se plaint beaucoup. Le 1er août, agitation, figure altérée, pouls dur et fréquent, ventre ballonné et douloureux ; le malade se plaint que le poids du cataplasme le fatigue. Fomentations émollientes sur l'abdomen, soixante sangsues. Le 2, même état ; on applique de nouveau soixante sangsues ; le malade est moins agité la nuit. Le 3, état général meilleur, le ventre est moins douloureux à la pression ; il reste encore tendu. Même prescription que les jours précédens, sauf les sangsues. Le 4 et le 5, même état. Le 7, état général satisfaisant, il y a assez de calme, le ventre, moins ballonné, n'est plus douloureux à la pression, une suppuration assez abondante s'écoule par les deux plaies. On supprime l'emploi des fomentations émollientes sur l'abdomen; on entoure les bords des deux plaies avec de petites bandelettes enduites de cérat, et on recouvre leur surface avec de la charpie mollette. On permet trois bouillons. Les 8, 9, 10, 11, le malade continue à aller bien; on lui permet des potages. Le 12, l'état général est parfait, le ventre est dans son état naturel. La suppuration commence à être un peu moins abondante. On permet au malade un peu de nourriture. Depuis cette époque, le malade fut constamment de mieux en mieux, la suppuration diminua peu à peu, les ouvertures faites par la balle se rétrécirent graduellement, et enfin, le 28 août, le malade partit en convalescence pour l'établissement de Saint-Cloud (1).

## OBSERVATION CINQUANTE-SIXIÈME.

Le nommé *Raout* (Pierre), âgé de quarante-six ans, tailleur d'habits, reçut, le 28 juillet 1830, une balle qui lui traversa le flanc gauche de part en part. L'ouverture d'entrée, plus étroite et plus régulière que celle de sortie, était placée en avant, vers le tiers inférieur d'une ligne tirée de l'apophyse xiphoïde à l'épine antérieure et supérieure de l'os des îles : l'ouverture de sortie se trouvait un peu plus bas, en arrière, vis-à-vis le bord externe du muscle carré des lombes. Comme toutes les plaies par armes à feu, celles-ci offraient tous les caractères d'une violente contusion : meurtrissure des chairs, absence d'hémorrhagie, aspect noirâtre, ecchymose jaunâtre au pourtour : du reste, pas de dou-

(1) Par les rédacteurs.

leur, de gonflement dans l'abdomen, d'issue de matières fécales par les plaies ; pas de nausées , pas de vomissemens, seulement une sorte d'engourdissement s'étendait autour des plaies ; le malade ressentait dans le ventre un malaise et une pesanteur, qu'il attribuait à des vents. Cet engourdissement ne tarda pas à se dissiper, pour faire place à une véritable douleur, qui partant de la plaie postérieure, s'irradiait comme d'un centre, dans les lombes, les hanches, les fesses et jusque dans la partie antérieure de la cuisse.

Les plaies furent agrandies en haut et en bas avec le bistouri boutonné , de manière à n'inciser que la peau , les aponévroses et les couches musculeuses superficielles : on mit par dessus quelques plumasseaux enduits de cérat , une saignée copieuse fut pratiquée, et le malade soumis au régime antiphlogistique.

Cependant les douleurs persistaient , ainsi que les pesanteurs intestinales : vainement essaya-t-on contre les unes l'application d'une trentaine de sangsues autour de la plaie, et, contre les autres, l'emploi des lavemens émolliens ; le malade ne fut pas soulagé ; et il ne sortit par les selles que très-peu de matières stercorales, au milieu desquels on ne remarquait aucune trace de sang. Un gonflement inflammatoire s'empara des plaies, du huitième au dixième jour, une suppuration louable s'y établit, et devient très-abondante : le quinzième jour, il sortit spontanément par la plaie un très-petit fragment osseux qui paraissait avoir été détaché du bord supérieur de l'iléum. Dès lors, la suppuration diminua insensiblement, néanmoins, soir et matin, on était obligé de renouveler les pièces de l'appareil souillées par le pus, et de vider par de douces pressions celui qui s'accumulait

dans le trajet du projectile, il diminua peu à peu, et
finit par cesser. Depuis long-temps les douleurs abdominales s'étaient dissipées, ainsi que celles des lombes et
de la hanche ; mais celles de la cuisse persistaient opiniâtrément, de sorte que le malade ne pouvait s'appuyer
que difficilement sur cette extrémité, et qu'il était encore
obligé de se servir de béquilles, lorsqu'il sortit de l'hôpital, un mois après qu'il y était entré.

Cette observation est moins intéressante par les phénomènes que la maladie a présentés, que par l'absence
de ceux auxquels une blessure de ce genre semblait devoir donner lieu. En effet, si on tire une ligne droite de
l'entrée à la sortie du projectile, on voit qu'il a dû traverser la masse intestinale, et spécialement le colon descendant. La balle n'a-t-elle que glissé entre les intestins,
ou bien entre les divers plans musculeux et aponévrotiques de la paroi abdominale ? c'est ce qu'il est difficile
de dire. Cependant on a cherché à s'assurer du fait, et
rien n'a pu faire découvrir ce phénomène. Tout porte
donc à croire que la balle a glissé entre ces circonvolu-
tions intestinales, sans les intéresser (1).

### OBSERVATION CINQUANTE-SEPTIÈME.

M. *Jacquemin*, capitaine adjudant-major au 5ᵉ régiment de ligne, reçut, le 28 juillet, une balle qui pénétra par la région lombaire droite à peu près à deux
pouces des apophyses épineuses des vertèbres lombaires,
et vint sortir au point diamétralement opposé, c'est-à-
dire à deux pouces environ de la ligne blanche.

(1) Par les rédacteurs.

Cet officier, qui tomba sur le coup, fut immédiatement relevé par un citoyen qui lui fit donner tous les secours nécessaires. La balle avait-elle traversé l'abdomen de part en part? ou avait-elle seulement filé sous la peau? C'est ce que nous cherchâmes à reconnaître par un examen très-attentif : nous n'y pûmes pas parvenir.

Ce ne fut que trois jours après son accident que M. *Jaquemin* entra au Val-de-Grâce; à cette époque, voici ce que l'on observa : les deux ouvertures de la plaie n'indiquaient nullement que la balle fût entrée obliquement; la plaie antérieure était moins étendue que la postérieure. Il y avait peu d'inflammation dans le voisinage des deux plaies, celle de la paroi antérieure de l'abdomen fournissait très-peu de suppuration. L'abdomen était peu douloureux dans tous ses points, excepté dans la ligne qui s'étendait d'une ouverture à l'autre, il n'y avait aucune rougeur à la peau. Les selles n'offraient rien de particulier à observer, non plus que les urines, que nous examinâmes avec soin. Enfin l'absence de fièvre, et des digestions faciles, ne nous laissèrent plus aucun doute sur l'absence de lésion des viscères; car, après vingt jours d'hôpital, M. *Jacquemin* put reprendre son service. Le traitement a été celui des plaies par armes à feu sans complication (1).

Nous pourrions citer encore beaucoup d'observations de perforation complète de l'abdomen ou de la poitrine, par des balles qui avaient fait des ouvertures d'entrée et de sortie à ces cavités, blessures guéries comme des plaies simples; il est inutile d'en présenter davantage. Mais les blessés ne sont pas toujours aussi heureux,

(1) Par les rédacteurs.

et très-communément les organes contenus dans les cavités splanchniques sont intéressés ; c'est alors qu'on observe des inflammations violentes de ces organes, des
épanchemens sanguins, bilieux, alimentaires, stercoraux, urinaires, etc., etc., accidens auxquels succombent si souvent les individus, et qui présentent des signes
dont la description se retrouvera quand nous parlerons
de la lésion de chaque organe en particulier (1).

(1) Au siége d'Anvers, on a observé aussi plusieurs de ces blessures
heureuses, si on peut se servir de cette expression. L'un de nous (M. *Paillard*) a vu un soldat français qui avait, comme *Appert*, reçu une balle à
l'épaule, immédiatement au dessous de la clavicule. Cette région avait été
perforée d'avant en arrière; la balle avait cheminé au milieu des artères,
des veines et des gros nerfs de cette région sans les atteindre. Aucun accident ne survint, et le malade était guéri au bout de peu de jours.

Le nommé *Poupon*, âgé de vingt-trois ans, fusilier au cinquante-huitième
régiment de ligne, reçut, à la tranchée, le 7 décembre 1832, une balle
dans l'orbite gauche. Celle-ci creva l'œil et passa outre. On ne put la retrouver. Presque immédiatement après, le blessé se plaignit de gêne en
avalant, et d'une douleur assez vive au côté droit du cou, derrière l'angle
droit de la mâchoire inférieure. On ne vit rien sur ce point, non plus que
dans tout le reste du cou et de l'arrière-bouche, qui furent soigneusement
explorés. Six ou sept jours après, une tumeur se manifesta derrière l'angle
de la mâchoire. Cette tumeur, du volume d'un œuf de pigeon, était rouge,
dure et douloureuse. Une incision d'un demi-pouce fut faite dessus. On y
introduit un stylet, mais on ne sent point la balle. (Cataplasmes émolliens.)
Aucun symptôme fâcheux ne se manifesta ni du côté du cerveau, ni dans
les organes de la face. Le malade que M. *Paillard* vit pour la première fois
le 23, quinze jours après sa blessure, avait du sommeil, de l'appétit, et il
ne se plaignait que de cette tumeur placée derrière l'angle de la mâchoire, et
d'une gêne peu considérable d'ailleurs dans l'acte de la déglutition. Le
2 janvier, il était encore dans le même état. Probablement la balle était au
fond de cette tumeur, et sera sortie plus tard avec la suppuration qu'elle
aura déterminée.

Sur un autre soldat blessé au siége d'Anvers, une balle frappa le milieu

## SECTION VII.

Plaies par armes à feu, avec complication de la présence de corps étrangers.

Les corps étrangers qui compliquent par leur présence les plaies faites par les balles, sont, d'abord, les balles elles-mêmes, souvent la bourre de l'arme, des portions des vêtemens, de l'équipement, de l'armement, etc. Les parties du corps humain, détachées complétement par ces

de la paroi antérieure de l'abdomen, et sortit en arrière sur les côtés du rachis, sans déterminer aucun accident. On s'assura que la balle avait pénétré, et ne s'était pas bornée à contourner la paroi, ainsi qu'il arrive souvent.

Il ne faut pas cependant s'abuser sur ces prétendus coups heureux; ils peuvent avoir réellement intéressé les intestins, mais leur lésion est demeurée cachée, et est guérie par les seules forces de la nature. En effet, à la suite de l'action d'un corps contondant sur un intestin, il peut se former une escharre, et si elle n'est pas très-étendue, au bout de cinq ou six jours elle se détache, tombe dans le canal intestinal, et la cicatrisation s'opère, par le moyen de l'épiploon ou des portions intestinales voisines. *Dufouart* avait déjà remarqué, il y a long-temps, que les escharres devaient être regardées sur les organes creux comme de véritables bouchons, et que pendant leur existence, la nature avait le temps d'entourer les viscères d'adhérences salutaires. ( *Plaies par armes à feu*, pag. 272-288.) Les tuniques intestinales déchirées ne se recollent pas immédiatement, dit ce chirurgien, à leurs parties congénères : elles s'agglutinent aux surfaces adjacentes, et leur empruntent pour ainsi dire la portion dont elles ont besoin pour remplacer leur perte de substance, M. *Jobert de Lamballe* a expliqué plus tard, comme cet auteur, le mécanisme de la guérison des intestins : les expériences qu'il a faites sur les animaux, et ses observations sur l'homme, confirment la justesse de l'opinion de *Dufouart*, dont l'ouvrage sur les blessures par armes à feu contient une foule de choses intéressantes au milieu d'erreurs grossières et tout-à-fait en désharmonie avec les connaissances qu'on possédait de son temps.          ( *Note des rédacteurs.* )

projectiles, peuvent aussi être considérées comme des corps étrangers, telles sont en particulier les esquilles d'os dont il a déjà été question. La présence de la balle dans la plaie qu'elle a faite est probable, quand il n'y a qu'une ouverture. Cependant si la plaie est peu profonde, la balle a pu ressortir par le seul fait de son propre poids(1), ou bien parce qu'elle s'est coiffée des vêtemens du blessé. (*Voyez* action des balles sur les tissus de laine, le feutre, etc., etc. ) Alors, en déshabillant le malade, la balle peut sortir, ou bien rester dans les vêtemens. Quand il y a une ouverture d'entrée et une ouverture de sortie, la balle n'est ordinairement pas dans la plaie. Il ne faudrait cependant pas conclure de la présence de deux ouvertures qu'il n'est resté dans la partie ni balle, ni portion de balle; car l'arme pouvait être chargée de deux balles, et l'une peut être sortie, tandis que l'autre est restée, ou bien une seule balle étant dans l'arme, elle a pu se diviser sur un os, ou sur un cartilage; alors une portion a traversé la partie, tandis que l'autre y est restée. (*Voyez* effets physiques des projectiles sur des corps anguleux, tranchans).

---

(1) Cette sortie des balles hors des plaies par le fait seul de leur propre poids est assez commune, et mérite bien l'attention du chirurgien. M. *Boyer* (*Traité des maladies chirurgicales*, tom. I.er, ) dit avoir vu une petite fille qui avait reçu par accident un coup de pistolet à la cuisse. Il ne put découvrir la balle. Cependant la plaie qui était peu profonde, ne tarda pas à guérir. On ne savait pas encore ce qu'était devenu le corps étranger, lorsque, en balayant l'appartement, on le trouva sur le plancher; il était sorti seul de la plaie.

Une balle peut s'arrêter également au moment où elle a pénétré dans le corps, et être alors lancée au dehors par l'élasticité des parties contre lesquelles elle est venue frapper, les cartilages des côtes, par exemple.

( *Note des rédacteurs.*)

Les balles entraînent souvent avec elles dans la plaie la bourre ou des portions de vêtemens qu'elles poussent au devant d'elles. Dans un grand nombre de cas, ces corps sortent avec elles, mais souvent aussi ils les abandonnent dans leur trajet, et restent dans la plaie. Ils demeurent bien plus sûrement dans cette dernière quand la balle y séjourne. La douleur et la gêne des mouvemens sont encore des signes de la présence d'une balle dans une partie ; mais pour s'assurer d'une manière positive qu'elle est restée dans la plaie qu'elle a faite, il faut placer autant qu'on le pourra cette partie dans la même situation où elle était au moment de la blessure. Par ce moyen on en facilitera beaucoup la recherche. Mais comme une balle éprouve des déviations infinies, il faut, d'après la connaissance de la structure des parties et de leur jeu, varier les mouvemens : et choisir les positions les plus propres à mettre le projectile en évidence. On explore avec soin les environs de la région blessée, on la comprime dans tous les sens, et particulièrement dans ceux vers lesquels on pense que la balle s'est portée. Si ces recherches ne suffisent point, on doit, pour tâcher de la sentir, introduire le doigt dans la plaie quand elle peut le recevoir, soit naturellement, soit par suite de débridemens convenablement faits. Le doigt est la meilleure sonde que nous ayons : à sa faveur on juge beaucoup plus sainement de la présence des corps étrangers, de leur siége, de leur nature, de leur configuration, des obstacles qui s'opposent à leur sortie, de la grandeur de l'issue qu'il convient de leur ouvrir, des parties qu'il importe de respecter, de celles qu'on est contraint de sacrifier.

Quand le fond de la plaie est hors de la portée du doigt, on est forcé de recourir à la sonde, qui doit être

d'une certaine grosseur pour ne pas faire de fauses routes.
Celles d'acier et d'argent résonnent mieux sur les corps
étrangers; on les préférera toutes les fois que leur introduction sera possible. C'est alors qu'on se détermine à en
tenter l'extraction par la méthode la plus convenable
(*voyez* traitement); car il est rare que les balles ou les
corps étrangers poussés au milieu de nos parties par
elles, et qui y séjournent, ne donnent pas lieu à des accidens inflammatoires, à des abcès, à des fistules, etc., etc.
Cependant ils sont quelquefois si cachés, qu'ils échappent aux recherches les plus exactes, et le chirurgien
est obligé de les abandonner à eux-mêmes. Dans ces cas,
il arrive souvent qu'au bout d'un temps plus ou moins
long, avant ou après la cicatrisation des plaies, ces
corps en se déplaçant, se trouvent plus en évidence, et
peuvent être sentis; dans d'autres circonstances, ils
restent dans leur premier endroit, et ne causent que peu
ou point d'incommodités. (*Voyez* plaies par piqûre,
accompagnées de corps étrangers, pag. 75.)

## SECTION VIII.

### Plaies par armes à feu chargées avec des grains de plomb.

Les plaies produites par les grains de plomb, même
par les plus petits, présentent des différences très-grandes
suivant que le coup est tiré de loin ou de près, c'est-à-dire
suivant que les plombs pénètrent en masse, qu'ils entrent
tous par une ouverture commune, qu'ils font balle en un
mot, ou bien qu'ils sont écartés et qu'ils pénètrent isolément.

Les plaies faites par de petits plombs isolés, lorsqu'elles siégent sur les membres, sont en général très-peu graves ; elles consistent en de petites plaies très-exactement ron-des, et qui se tuméfient très-vite ; elles sont entourées d'une petite ecchymose qui se dissipe au bout de quelques jours, et les grains de plomb restent souvent pendant toute la vie dans l'épaisseur des parties sans causer aucune in-commodité. C'est ainsi qu'on voit beaucoup de chasseurs qui ont reçu des grains de plomb, lesquels restent sous la peau ou dans l'épaisseur de cette membrane sans détermi-ner aucune douleur. Dans d'autres circonstances, ils excitent une inflammation, et de petits abcès qui s'ou-vrent leur donnent issue. On a vu de ces grains de plomb se loger dans l'épaisseur des nerfs, et y produire de très-vives douleurs. Il y avait à la maison de conva-lescence de Saint-Cloud, en 1830, un individu, dans le nerf saphène duquel un grain de plomb s'était logé, et qui déterminait à la pression les douleurs les plus aiguës, douleurs qui s'étendaient à la cuisse, à la jambe et au pied. En attaquant des gros vaisseaux, ces grains de plomb peuvent donner lieu à des anévrysmes artériels ou artérioso-veineux ; tel était un cas pour lequel j'ai été consulté par M. *Husson.* Tel était aussi le cas d'un com-missaire-priseur, dont le bas-ventre et les cuisses furent couverts de grains de plomb provenant d'un coup de fusil. Les petites blessures guérirent très-bien ; mais il lui survint, un mois après sa blessure, à la partie supé-rieure de la cuisse, une tumeur que je reconnus pour être un anévrysme artérioso-veineux. Le blessé porte depuis ce temps un appareil de compression, pour empêcher sa tumeur de s'accroître. Nous parlerons plus bas de ces cas intéressans.

Mais si les grains de plomb, en pénétrant isolément

dans l'épaisseur des membres ou des parois des cavités, ne constituent ordinairement que des blessures légères, ou qui déterminent très-rarement des accidens, ils ne sont pas aussi innocens quand ils atteignent certains organes importans placés à la periphérie du corps, tels que l'œil, l'oreille. Nous avons rapporté déjà quelques faits qui prouvent le danger de ces grains de plomb, quand ils touchent à ces organes. D'autres organes placés superficiellement pourraient aussi être atteints et plus ou moins incommodés par ces grains de plomb, tels sont le testicule, la mamelle, etc.

Mais les grains de plomb ne causent jamais d'accidens plus graves que lorsque, étant tirés de près, ils pénètrent tous, ou presque tous, par la même ouverture. Ils font alors les blessures les plus dangereuses, et très-souvent ces blessures sont mortelles. Les cas de ce genre sont très-communs. Alors qu'il ne sont pas mortels, ou qu'ils ne réclament pas des amputations, ils déterminent des accidens très-fâcheux, des inflammations fort étendues, des suppurations abondantes, des douleurs vives, des fistules qui ne cessent que lorsqu'ils sortent, etc., etc.

Les chevrotines produisent à peu près les mêmes ravages que les balles, souvent même elles en produisent davantage, parce que, étant ordinairement plus nombreuses dans un même coup de feu, elles s'écartent en pénétrant et exigent pour leur extraction des recherches plus longues et plus laborieuses.

## Section IX.

Plaies produites par les projectiles lancés par les bouches à feu.

Tout ce que nous avons dit jusqu'à présent s'appliquait presque exclusivement aux balles lancées par les fusils ou les pistolets : nous devons parler à part des projectiles lancés par les bouches à feu. Ces derniers produisent des blessures très-différentes, suivant leur nature ou leur volume. Ainsi les biscaïens, les boulets, les obus, les bombes ne produisent pas des lésions semblables et également graves.

Les biscaïens produisent des blessures semblables à celles des balles, mais leur calibre étant beaucoup plus fort, leur force d'impulsion étant plus considérable, leurs ravages sont beaucoup plus grands, les plaies qu'ils produisent sont beaucoup plus larges, les fracas des os, la lésion des gros vaisseaux et des gros nerfs plus facile, plus étendue, les contusions plus profondes. L'enlèvement de membres peu volumineux, comme les doigts, le nez, etc., etc., ou de portions de membres, est beaucoup plus fréquente, et la stupeur locale ou la stupeur générale qui accompagnent si communément les blessures par armes à feu, sont aussi marquées à un très-haut degré. Lorsqu'ils attaquent une articulation, ils la désorganisent si profondément, que l'amputation du membre est presque inévitable pour sauver la vie du malade. Quand ils pénètrent ou traversent une cavité splanchnique, la blessure est ordinairement mortelle, par suite de la lésion d'organes nécessaires à la vie. Lorsque des biscaïens traversent le crâne, la mort est instantanée, pour ainsi dire, par suite de la lésion du cerveau. La poitrine peut aussi être traversée de part en part par un

1.

biscaïen, alors si le cœur ou les gros vaisseaux contenus dans cette cavité, n'ont pas été atteints, la mort peut n'être pas subite, et le malade survivre quelques heures ou même quelques jours, et à la rigueur même, la guérison peut encore avoir lieu. Voici un fait des plus extraordinaires, que nous avons observé dans les combats de juillet 1830.

### OBSERVATION CINQUANTE-HUITIÈME.

Le 29 juillet, à la prise du Louvre, *Davin*, Charles-Michel, âgé de 17 ans, commissionnaire, venait d'ouvrir la grande porte du côté de la colonnade, en tirant un coup de pistolet dans la serrure, lorsque, une décharge à mitraille eut lieu; un biscaïen lui traversa la poitrine. Le petit malade fut transporté à l'Hôtel-Dieu, où on lui administra promptement les soins que son état exigeait. Le biscaïen avait passé entre la troisième et la quatrième côte en les écornant; c'était presque directement au dessus de la base du cœur, et probablement au travers du lobe supérieur du poumon gauche; en arrière il formait une tumeur sous-cutanée à deux pouces environ au dessous de l'épine du scapulum. Une large incision verticale pratiquée sur cette tumeur mit d'abord à découvert un morceau de drap, au-dessous duquel on trouva le projectile dont le volume égalait un petit œuf de poule. Les plaies furent nettoyées avec grand soin; par elles, passaient librement le sang et l'air contenus dans la cavité de la plèvre. La plaie antérieure fut réunie à l'aide de la suture enchevillée; la postérieure fut pansée à plat. Les jours suivans il existait une dyspnée très-considérable, et une fréquence excessive du pouls, il y avait eu même temps quelques crachats sanguinolens.

On prescrivit une saignée du bras, puis une application de sangsues à l'épigastre. Le décubitus dorsal était continuel : le côté gauche de la poitrine se bomba peu à peu ; en même temps les lèvres de la plaie antérieure rapprochées par les points de suture se mortifièrent insensiblement. De la chute de ces escharres résulta une large plaie, avec perte de substance, par laquelle s'écoulaient continuellement le pus et la sérosité accumulée dans la plèvre, en même temps que l'air extérieur pénétrait dans le thorax à chaque mouvement d'inspiration. Le malade restant toujours couché sur le dos, la plaie antérieure, qui ne se trouvait pas dans la partie la plus déclive, ne donnait issue qu'au trop plein de la cavité de la plèvre ; car la plaie postérieure s'était fermée ; alors on fut forcé de vider tous les matins le côté gauche de la poitrine, en élevant fortement le bassin bien au dessus du niveau de la poitrine. Par cette précaution, on parvint à diminuer considérablement la quantité du liquide épanché dans la plèvre ; les deux surfaces de cette membrane accolées l'une à l'autre, contractaient à mesure des adhérences, et rétrécissaient de plus en plus sa cavité. Le pouls conserva pendant une quinzaine de jours une fréquence et une irrégularité extraordinaires, il y avait en même temps fièvre et chaleur générale de la peau. Ces symptômes faisaient porter un prognostic très-fâcheux, et donnaient à penser que la mort était prochaine. Cependant le malade toussait rarement, et il n'expectorait pas le moindre crachat. La santé générale prit quelque temps après plus de consistance et de force ; cependant l'amaigrissement augmentait. L'ouverture d'entrée du biscaïen diminuait très-lentement. Une tumeur molle, dépressible, fluctuante, sans changement de couleur à la peau, avec engorgement œdémateux, se montra

vers la fin du mois d'août, tout le long du côté gauche
des apophyses épineuses des sept premières vertèbres
dorsales. On fit une ponction dans la partie la plus inférieure de cette tumeur, il s'en écoula une grande quantité d'un pus séreux. Plus tard, plusieurs collections
purulentes isolées se formèrent encore dans cette région,
et réclamèrent également chacune une incision. Les fonctions digestives avaient jusque-là conservé leur intégrité.
Au mois de septembre, l'amaigrissement avait fait encore
des progrès ; la peau qui recouvrait les parties les plus
saillantes de la région postérieure du tronc commença à
s'enflammer, et même à s'ulcérer sur l'épine des deux
scapulum dans la région sacrée, ce qui engageait à lever
le malade dans la journée, à l'asseoir dans un fauteuil
bien garni, et à redoubler de soins pour les pansemens,
qui étaient répétés matin et soir. La plaie antérieure ne
communiquait plus avec la plèvre ; elle donnait seulement issue à un peu de pus sécrété au dessous du grand
pectoral. Deux abcès très-circonscrits réclamèrent encore
chacun une ouverture; ils occupaient comme les autres
le côté gauche de la région dorsale.

Vers la fin de septembre, l'amaigrissement est considérable; l'état général est toujours le même ; les forces
ne sont pas revenues, le malade reste presque toujours
au lit, cependant il respire avec facilité, et il digère
bien tout ce qu'il mange ; les plaies du dos sont cicatrisées en partie ; il y a bouffissure à la face, œdème aux
extrémités inférieures. Il n'y a ni toux, ni expectora-
tion. Le côté gauche de la poitrine n'est point affaissé,
il est plutôt un peu bombé dans ses deux tiers inférieurs, où la percussion fait entendre un son mat.
L'auscultation par le bruit d'expansion pulmonaire,
la percussion par la sonoréité, décèlent la présence du

poumon dans le tiers supérieur de ce côté du thorax.

Cet enfant était toutefois dans un état aussi satisfaisant que possible, après une aussi grave blessure ; il voulut, à la fin de septembre, sortir de l'hôpital, et retourner chez ses parens. Il sortit en effet, et retourna chez eux le 2 novembre. Nous le revîmes trois semaines après : il présentait alors un œdème général et une faiblesse très-considérable ; il mourut dans le courant du mois de décembre. L'autopsie ne fut pas faite (1).

Lorsqu'un biscaïen pénètre le bas-ventre, il est presque impossible qu'aucun viscère ne soit blessé, et que des épanchemens sanguins, stercoraux, bilieux, suivis d'inflammation du péritoine, ne fassent périr le blessé au bout de peu de temps. Cependant on cite encore quelques exemples du contraire.

Les biscaïens peuvent se loger au milieu des parties. Leur présence est plus facile à constater que celle des balles, et leur extraction plus facile.

Les boulets produisent des contusions ou des plaies. Les contusions produites par les boulets morts, ou qui frappent obliquement nos parties, sont ordinairement très-profondes, très-étendues, accompagnées très-souvent d'écrasement aux os, de dilacération aux muscles, aux nerfs, aux gros vaisseaux, aux aponévroses, sans que la peau ait été lésée. Il en est de même des viscères contenus dans les cavités, dont les parois peuvent rester tout-à-fait intactes. Nous avons déjà décrit ces lésions. (*Voy.* Contusion) (2).

Les boulets produisent très-souvent des plaies. Ces

(1) Par les rédacteurs.

(2) Un phénomène digne de remarque, et que M. *Dupuytren* nous a dit

plaies sont proportionnées au volume des boulets et à la manière dont ils frappent les parties. Les plus petits produisent d'épouvantables ravages, ils font d'énormes dilacérations, enlèvent des portions considérables de membres, ou même des membres entiers. Ces membres sont quelquefois entièrement séparés du corps, mais dans le plus grand nombre de cas, ils y tiennent encore par quelques faibles lambeaux. On a quelquefois observé que des individus qui avaient un membre emporté ou fracassé par un boulet, ne présentaient aucun symptôme d'ébranlement général, aucune altération soit du corps, soit de l'esprit; ils ne savaient même pas ce qui venait de leur arriver, et s'ils le voyaient, ils raisonnaient froidement sur les résultats de leur accident. Dans d'autres circonstances, les phénomènes de la commotion et de la stupeur sont portés au plus haut degré (1). Les plaies qui

avoir quelquefois observé à la suite des coups de boulet qui avaient produit de ces contusions profondes, sans altération à la peau, c'est un affaiblissement très-grand dans les parois des veines, et la formation de varices nombreuses et volumineuses. Il a fait surtout cette remarque à la suite des coups de boulet qui avaient frappé la hanche.      (*Note des rédacteurs.*)

(1) A Anvers, l'enlèvement complet de membres volumineux, tels que la jambe, la cuisse, le bras ou l'avant-bras, par un boulet de canon, un obus, un éclat volumineux de bombe, etc., a été assez fréquent, et on le conçoit facilement, car les projectiles qui frappaient nos soldats étaient tirés de fort près, et par conséquent se trouvaient dans toute leur force; quelques uns de ces membres ne tenaient plus au reste du corps, que par quelques faibles lambeaux de muscles, d'aponévroses ou de peau, d'autres étaient séparés tout-à-fait, jetés très-loin, et les blessés étaient transportés à l'ambulance sur des brancards, tandis que leurs camarades rapportaient leurs membres d'un autre côté. Nous avons vu souvent, dans ces cas, l'absence complète d'hémorrhagie; mais ce défaut absolu d'écoulement de sang n'est pas constant; car un grand nombre de blessés en perdirent beaucoup pendant le transpo   du point où ils avaient été blessés, à l'am-

résultent de l'action de ces projectiles, sont d'une énorme dimension, inégales, contuses au plus haut degré,

bulance où on leur donnait les premiers secours ; d'ailleurs, d'un instant à l'autre cette hémorrhagie peut survenir, et le chirurgien doit se précautionner contre elle, soit par la compression, soit par la ligature des artères principales des membres ainsi mutilés. C'est ainsi que se comporta M. *Forget*, dans la circonstance suivante. (*Relation chirurgicale du siége d'Anvers.*)

Un soldat de service à la tranchée devant Anvers avait eu les deux cuisses emportées complètement à leur partie moyenne, par un boulet de gros calibre ; elles ne tenaient plus au reste du corps. Aucune hémorrhagie ne se fit par les plaies, meurtries, inégales, et violacées, que présentaient les deux moignons. A leur centre, on voyait battre deux cylindres longs de plusieurs pouces, mais qui ne fournissaient point de sang : c'étaient les extrémités des artères fémorales, mâchées, contournées, tordues, pleines dans la longueur de cette saillie, et qui étaient soulevées par le sang que le cœur poussait jusqu'à cet obstacle. Le malade était dans un grand état de stupeur. On ne pouvait pas l'opérer dans cette situation ; il fallait attendre qu'une réaction se fût manifestée : en attendant cet instant, M. *Forget* fit la ligature des artères fémorales dans leur continuité, dans la crainte qu'une hémorrhagie venant à se faire n'enlevât à ce blessé le peu de forces qui lui restaient. Nous croyons que c'est une conduite prudente à imiter.

Les plaies qui résultaient de ces enlèvemens complets étaient pour la plupart très-inégales, contuses au plus haut degré, couvertes de lambeaux et d'escharres ; les os fracturés inégalement faisaient une longue saillie au milieu des chairs meurtries ; des fissures s'étendaient souvent de ce point fracturé jusque dans les articulations. Ces cas, ainsi qu'on le voit, réclamaient d'une manière bien évidente, et malgré l'opinion de *Bilguer*, une nouvelle amputation régulière faite par l'art. Dans d'autres circonstances bien moins communes, le membre emporté l'était assez nettement, et on n'observait pas ces inégalités dans la section des chairs, ces saillies des os, etc., enfin, le moignon offrait cet aspect passable de la plaie, qui avait fait regarder à quelques chirurgiens comme inutile, et même comme barbare, de faire une nouvelle amputation. Le lieutenant d'artillerie *Charvet*, dont le bras fut emporté par un boulet de canon et jeté au loin, était dans un cas à peu près semblable. Son bras avait été enlevé à sa partie moyenne par un gros boulet qui l'avait coupé comme avec un sabre, et jeté à plus de trente pas de lui. Les chirurgiens de l'armée française à Anvers n'ont pas cédé à la tentation de ne point amputer dans de pareilles

couvertes de lambeaux et d'escharres, les os sont fracturés en esquilles et les fissures qui partent du point fracturé pénètrent très-souvent dans les articulations. Les
gros vaisseaux et les nerfs sont ordinairement détruits
en même temps ; delà, des paralysies et des hémorrhagies. Si ses vastes plaies qui consistent dans l'enlèvement complet d'un membre par un boulet, sont ab a-
données à elles-mêmes, il survient ordinairement un
gonflement inflammatoire extrême, de l'étranglement,
et très-souvent une gangrène fort étendue, une suppuration excessive, des abcès dans les articulations, etc., etc.,
accidens auxquels les blessés succombent ordinairement.
Si par hasard ils échappent à des maux si graves, il ne

circonstances, et le souvenir des accidens qui arrivent ordinairement
dans ces enlèvemens, et même dans ceux qui sont faits par des instrumens
tranchans, les a déterminés à toujours pratiquer l'amputation au dessus
du point où le membre avait été emporté. Une amputation régulière et
faite par l'art prévient en effet tous les accidens, et est le seul remède à
mettre en usage dans ces circonstances; précepte donné par tous les bons
auteurs, et surtout par M. *Larrey*, qui rapporte dans ses Mémoires plusieurs observations d'amputations faites par des boulets, qu'on n'avait pas
voulu régulariser, et qu'il a été obligé de recommencer pour faire cesser
les accidens formidables qui se manifestaient. En voici un exemple remarquable choisi au milieu de beaucoup d'autres.

Dans la campagne de Pologne, en 1806, un officier de cuirassiers avait
eu le bras emporté au dessus du coude par un boulet, comme lorsqu'il est
coupé dans sa totalité par l'instrument tranchant. Quelques chirurgiens,
qui avaient vu le blessé avant M. *Larrey*, avaient appliqué sur cette espèce
de moignon un gâteau de charpie et un simple appareil, en lui disant
qu'il pouvait éviter l'amputation; mais les douleurs atroces qui s'étaient
déclarées, et une sorte d'engourdissement pénible, la lui firent désirer : il
la réclamait avec instance. M. *Larrey* la lui pratiqua : elle produisit à
l'instant même un calme parfait. Le blessé s'endormit sur la neige, et il
fallut l'éveiller pour le mettre sur le cheval qu'un de ses fidèles cavaliers
lui avaient amené, pour l'emporter aux hôpitaux de première ligne. (*Mémoires*, tom. III, pag. 52.)                     ( *Note des rédacteurs.*)

leur reste qu'un tronçon de membre difforme, hérissé d'aspérités, souvent couvert d'ulcères incurables, et d'ailleurs presque toujours inutile et souvent incommode. Aussi, une amputation régulière, et faite par l'art, est-elle le seul moyen raisonnable à employer dans cette circonstance. Les mêmes accidens ont lieu, lorsque sans avoir complétement enlevé un membre, un boulet en a emporté une portion plus ou moins considérable, ou fait seulement une vaste plaie dans laquelle les os ont été brisés, les vaisseaux et nerfs principaux coupés ou altérés plus ou moins profondément. Des accidens inflammatoires terribles, des suppurations excessives, des plaies qui ne peuvent se cicatriser entièrement, à cause de leur trop grande étendue, et qui se convertissent alors en ulcères permanens, etc., etc., telles sont les chances que courent les individus blessés de cette manière, et qui se refusent à l'amputation. (Voy. plus bas la section qui traite des cas d'amputation).

Lorsque les boulets ont frappé les parties de manière à ne produire qu'une plaie peu étendue, celle-ci présente les caractères des plaies coutuses au plus haut degré; elle suit sa marche ordinaire, et guérit comme elles, en offrant une cicatrice dont l'enfoncement, l'adhérence, la difformité et par conséquent les incommodités, sont proportionnés à la quantité de tissus enlevés par le projectile.

Quand un boulet traverse une cavité splanchnique, le désordre qu'il y produit, la désorganisation des viscères, etc., etc., ne manquent pas d'amener la mort subitement ou après un temps ordinairement fort court. Il est même rare, que l'état de commotion ou de stupeur générale qui suit ce genre de blessure, permette au malade de reprendre la liberté de son intelligence avant l'instant fatal. On cite cependant quelques exemples de grande liberté d'esprit conservée dans ces cas jusqu'au moment de la mort.

Les boulets en pénétrant dans nos tissus, peuvent-ils s'y loger et disparaître de manière à exiger quelques recherches pour les retrouver? On aurait peine à croire à cette possibilité, si on ne la trouvait dans des auteurs pleins de bonne foi (1).

Les bombes, obus, grenades, etc., etc., agissent sur le corps humain comme le boulet, quand ces projectiles ne sont point éclatés, et produisent des blessures semblables. Mais quand ils éclatent, leurs fragmens anguleux et inégaux, lancés avec plus ou moins de violence, déterminent des plaies souvent aussi graves que celles des boulets, mais plus irrégulières et plus déchirées. C'est surtout à ce caractère qu'il est possible de reconnaître par quel projectile elles ont été faites. Quant aux autres signes et à la gravité de ces plaies, elles ne diffèrent nullement de celles qui ont été faites par des boulets.

(1) Nous trouvons dans M. *Larrey* (*Mémoires*, tom. III), l'observation d'un canonnier nommé *Aubin*, qui fut frappé par un boulet au moment où il chargeait sa pièce. Ce boulet avait fait un ricochet avant de le frapper. Il pénétra à la partie inférieure et externe de la cuisse, la contourna en dedans, et, remontant toujours, finit par se cacher dans l'aine. Il fut transporté à l'ambulance. Les chirurgiens n'avaient pas soupçonné un tel corps étranger dans la cuisse. Le blessé ne se plaignait que d'un sentiment de pesanteur incommode dans le membre blessé. M. *Larrey*, en le saisissant, lui trouva une pesanteur inaccoutumée, et soupçonna la présence d'un boulet : en effet, il fit une large incision dans la cuisse, et y trouva un boulet de cinq livres.

Nous avons entendu M. *Bégin* nous dire qu'un boulet de neuf livres se logea aussi complètement dans la cuisse d'un soldat, et que le chirurgien qui le pansa ne s'était point aperçu de la présence de ce projectile dans l'épaisseur du membre.                    (*Note des rédacteurs.*)

# CHAPITRE XII.

Traitement des blessures produites par des armes à feu.

Ayant déjà parlé des contusions ( voy. plus haut), nous ne devons parler maintenant que du traitement des plaies.

Le traitement des plaies produites par les projectiles lancés par les armes à feu, est local ou général.

Ce dernier comprend le repos du corps et de l'esprit, la diète à divers degrés, les boissons de diverse nature, les saignées, les lavemens, les émolliens, les purgatifs, les vomitifs, les antispasmodiques, les toniques suivant les cas, etc.

Le traitement local varie suivant la forme de la plaie, son siége, son étendue, sa gravité, ses complications, etc.

Nous commencerons par le traitement local des plaies les plus simples.

## SECTION I$^{\text{re}}$.

Traitement des plaies simples produites par des armes à feu.

Quand nous avons envisagé les plaies par armes à feu, d'une manière générale, nous avons dit qu'il existait entre une plaie faite par une balle qui a simplement traversé les chairs, et celle qui résultait d'une arme piquante, une ressemblance très-grande. Cette comparaison nous mène à un traitement à peu près pareil. En effet, arrêter l'hémorrhagie s'il y en a (voy. plus bas, Hémorrhagies), extraire les corps étangers (voy. plus bas, Extraction des corps étrangers), prévenir l'inflammation, donner une issue facile à la suppuration, et aux parties mortes qui doivent se séparer des parties vivantes, telles sont les indications que nous fournissent ces sortes de plaies, pour les amener à cicatrisation. Le premier moyen à employer pour obtenir ce résultat, c'est de changer la nature de la plaie, et de la convertir autant que possible, en une plaie fraiche et saignante. C'est par des incisions convenablement faites, par le débridement en un mot, qu'on doit généralement commencer le traitement de ces plaies, et qu'on prévient ordinairement les accidens inflammatoires, l'étranglement, et toutes ses suites. En effet, dans ces derniers temps, quelques chirurgiens ont voulu ne point pratiquer de débridement, et ont eu recours seulement aux sangsues, aux saignées, etc., pour prévenir les inflammations par étranglement. Ce traitement a pu réussir quelquefois ; mais en se privant de cette ressource précieuse du débridement, pour se borner aux évacuations sanguines locales et générales, et aux émolliens, on a souvent laissé naître des accidens qu'on aurait pu prévenir. Les deux cas suivans en sont la preuve.

### OBSERVATION CINQUANTE-NEUVIÈME.

Le nommé *Beguin*, reçu dans le mois de septembre 1830 à la maison de convalescence de Saint-Cloud, avait été atteint, dans les combats de juillet 1830, d'une balle aux parties molles de la hanche ; il fut reçu dans un des principaux hôpitaux de Paris. Aucun débridement ne fut fait ; des sangsues en nombre considérable et renouvelées plusieurs fois furent appliquées aux ouvertures d'entrée et de sortie de la balle. Un énorme abcès se forma, et nécessita deux ouvertures, l'une en avant, l'autre en arrière de la hanche. Des fusées purulentes se formèrent de tous les côtés, et ne tarirent qu'au bout de plusieurs mois.

### OBSERVATION SOIXANTIÈME.

Le nommé *Henry*, également reçu à la maison de convalescence de Saint-Cloud, avait reçu en juillet 1830, un coup de feu à la jambe. La balle n'avait fait que traverser les parties molles. Deux cent quarante sangsues lui furent successivement appliquées, et on crut pouvoir ainsi éviter les débridemens. Mais une inflammation fort grave se déclara, et de vastes abcès suivis de fusées purulentes dans diverses directions, se formèrent dans l'épaisseur du membre, et ne tarirent qu'au bout d'un temps fort long. Le malade fut ainsi plusieurs mois à guérir d'une maladie qui, traitée d'une manière plus méthodique, aurait pu être guérie en quelques semaines.

Ces incisions qui constituent le débridement doivent être faites à l'ouverture d'entrée et à l'ouverture de sortie des balles, et surtout à celle qui est la plus déclive. Elles doivent s'étendre dans tout le trajet de la balle, de manière que les doigts introduits par les deux orifices passent librement, et se rencontrent sans trouver aucune gêne. Quant à la manière de les pratiquer, *voyez* Etranglement (1). Mais si on ne peut sans exposer le blessé à de graves accidens, se dispenser dans le plus grand nombre de cas d'avoir

_____

(1) *Hunter* pense que l'utilité des débridemens a été exagérée, que, généralement, ils augmentent l'inflammation; que des blessures qui n'ont point été débridées, guérissent ordinairement plus vite que d'autres qui le sont, et qu'il y a seulement un petit nombre de circonstances où l'incision peut être avantageuse. *Botal* s'était déjà élevé contre les débridemens. Les Anglais, dit *Samuel Cooper* (*Dict. de chir. pratique*, tom. 2, p. 322), emploient très-rarement le bistouri dans les plaies par armes à feu, et si jamais encore ils l'emploient, ce n'est que pour extraire des balles, des esquilles d'os, et d'autres corps étrangers, ou pour faciliter l'application des ligatures sur les vaisseaux blessés. (*Note des rédacteurs.*)

recours au débridement, sur les membres volumineux, et enveloppés d'une forte aponévrose, comme la cuisse, la jambe, le bras, etc., etc., il y a des parties où les débridemens sont moins nécessaires, et même où ils sont tout-à-fait inutiles, telles sont celles qui sont peu fournies de chairs, et dont le volume dépend principalement des os, comme la tête ou la poitrine, lorsque les balles n'ont traversé qu'une faible partie de l'épaisseur d'un membre, etc, etc.

Ainsi le débridement dans les plaies par armes à feu ne doit point être pratiqué par routine, mais avec discernement, et d'après des indications suffisantes, fournies par la nature de la partie blessée et les complications qui existent actuellement ou qui peuvent survenir. Il ne faut pas non plus que ces débridemens soient trop précipités. En effet, on a observé que, dans le cas de plaies par armes à feu, accompagnées de commotion et de stupeur dans la partie blessée, ou de stupeur générale, ils étaient fâcheux, et que, surtout, s'ils étaient très-grands et multipliés, ils accéléraient la mortification des parties, dont la vitalité avait été affaiblie. Dans ces cas de plaies accompagnées de commotion ou de stupeur, lorsque ces débridemens sont nécessaires, il faut attendre pour les pratiquer, que cet état général et local soit dissipé, c'est-à-dire que l'action organique des parties soit rétablie. Alors, non-seulement on les fait sans risques, mais même avec le plus grand avantage. Immédiatement après le débridement, une hémorrhagie assez abondante se fait souvent par les plaies. Elle est très-favorable, et prévient même les accidens inflammatoires, quand elle est modérée. Néanmoins elle exige de la surveillance de la part du chirurgien.

Quand les débridemens ont été faits, ou bien s'ils

n'ont pas été jugés nécessaires, on procède au pansement de la partie blessée. Ce pansement doit être simple et doux. On n'a plus recours de nos jours à ces pansemens irritans, aux topiques spiritueux et autres, dont on faisait un si fréquent usage au grand détriment des blessés. (1) Ces irritans sont éminemment contraires à l'intention que l'on a de procurer le dégorgement des chairs, la chute des escharres, et une suppuration convenable. Du linge fin, enduit de cérat, et percé d'une infinité d'ouvertures pour le passage de la suppuration, de la char-

(1) Nous ne parlons pas de ces diverses espèces de topiques depuis long-temps abandonnés par ceux qui pratiquent la saine chirurgie, et qui sont encore mis cependant en usage par quelques peuples peu avancés dans l'art de guérir, par les *Arabes* entre autres, qui, suivant M. *Larrey* (*Mémoires militaires*, tom. I$^{er}$, pag. 224), brûlent de la poudre à canon sur les plaies pour les guérir. Ce célèbre chirurgien traite les plaies par armes à feu d'une manière qui lui est propre. Après avoir débridé les plaies, il les panse avec des substances légèrement toniques, comprime aussi légèrement les parties, afin de rétablir le jeu de la circulation autour de la plaie, de faciliter la chute des escharres, et de dissiper les symptômes généraux de la commotion, et d'une autre part, afin de mettre obstacle à un gonflement consécutif trop considérable et de prévenir l'éréthisme local. Les moyens employés dans ce double but sont simplement l'onguent de styrax étendu sur du linge fenêtré, de la charpie, des compresses imbibées de vinaigre camphré froid, et une bande méthodiquement serrée. Quant aux saignées locales par les sangsues, M. *Larrey* les emploie très-rarement; il prétend que souvent elles favorisent les congestions sanguines; il préfère les ventouses scarifiées. Il lève les premiers appareils des plaies par armes à feu le plus tard possible. En juillet 1830, il leva le premier appareil du quatrième au huitième jour. Il le renouvela beaucoup plus tard pour les plaies compliquées de fractures; et, souvent, il a laissé appliqué dans ces cas l'appareil permanent, et il ne l'a ôté que du quarantième au soixantième jour. La règle générale pour ce célèbre praticien est, que les pansemens rares doivent être regardés comme exerçant une grande influence sur l'heureuse terminaison des plaies par armes à feu. (*Voyez* la *Relation chirurgicale des événemens de juillet* 1830, *à l'hôpital du Gros-Caillou*, par M. *Hippolyte Larrey*, chirurgien sous-aide-major).

(*Note des rédacteurs*)

pic mollette pardessus pour la recevoir, des cataplasmes de farine de graine de lin délayée dans de l'eau de guimauve ou de pavots, sur la charpie; des compresses, des bandes et des appareils contentifs variés suivant la forme et la situation des parties, et très-médiocrement serrés, etc., etc. (1), constituent les pansemens les plus convenables (2). On supprime les cataplasmes émolliens et narcotiques quand il n'y a pas d'inflammation, ou lorsqu'elle est passée. Lorsque cette inflammation est trop

(1) L'emploi de l'eau froide sur les plaies par armes à feu a été vanté par quelques auteurs (*Joubert, Lombard*, et autres). *Guthrie* dit avoir retiré, dans ces derniers temps, de grands avantages de ces pansemens chez les sujets doués d'une bonne constitution. Il mettait sur la plaie un peu de charpie trempée dans de l'huile, qu'il maintenait par des bandelettes agglutinatives. Par dessus, il mettait une compresse, ou plusieurs doubles de linge imbibés d'eau-froide, et entretenus constamment mouillés par une nouvelle eau, et même par de la glace.

Dans ces derniers temps, nous avons vu *M. Sanson aîné* employer à l'Hôtel-Dieu l'eau froide avec succès.

Mais souvent cette application des réfrigérans est désagréable aux malades, souvent même elle est nuisible, en produisant un refroidissement général, du frisson et des phlegmasies internes très-dangereuses. Lorsqu'il y a stupeur locale, ce froid pourrait hâter la gangrène, qui est imminente dans ces cas. L'emploi de ces topiques est soumis à beaucoup d'exceptions. Néanmoins, on ne peut douter qu'ils n'aient quelquefois des avantages. On lit dans le *Bulletin thérapeutique*, tome 2, page 395, que, sur les blessés par armes à feu de l'insurrection de juin 1832, reçus à l'hôpital Beaujon, *MM. Marjolin* et *Blandin* ont retiré de très-grands avantages des pansemens à l'eau froide et même à la glace.

(2) *Les bandes roulées* ne doivent point être appliquées sur les membres qui doivent rester dans l'immobilité, parce qu'il faut les soulever pour les renouveler. Il convient mieux dans ces cas d'appliquer des bandelettes séparées, comme on le fait pour les fractures, ou des compresses longuettes et qu'on renouvelle très-aisément et sans remuer le membre.

Pour prévenir l'effusion du pus dans les appareils à fracture compliquée, et l'obligation fâcheuse d'imprimer de fréquens mouvemens aux membres pour changer cet appareil, on peut, avec beaucoup d'avantage, recouvrir immédiatement les compresses d'une toile cirée dans laforte, on a recours avec beaucoup d'avantage aux applications plus ou moins nombreuses et réitérées de sangsues, autour des ouvertures d'entrée et de sortie des balles. Dans les journées de juillet, j'ai eu pour ma part beaucoup à me louer de ces évacuations sanguines locales. Lorsque cette inflammation est trop faible, on a recours à quelques stimulans, à des toniques, à l'onguent digestif, ou bien encore à des lotions d'eau tiède dans laquelle on met quelques gouttes de liqueur de *Labarraque*. Cette eau, légèrement chlorurée, stimule suffisamment les chairs sans trop les irriter, et a l'avantage de diminuer et même de détruire presque complètement et avec une grande promptitude la mauvaise odeur des escharres. Nous avons fait usage de cette eau en 1830, avec le plus grand succès (1).

Rien n'est plus mauvais que le mode de pansement qui consiste à introduire de grandes masses de charpie dans les blessures étroites, et en particulier dans les plaies par armes à feu. Le but qu'on se propose et qui est d'empêcher la réunion des lèvres des plaies, est atteint sans

quelle s'amasse la suppuration, et qui préserve ainsi les bandelettes. M. *Roux* a fait usage avec beaucoup de succès de ce moyen.

*( Note des rédacteurs.)*

(1) Sur un blessé en ville, M. *S.....*, que M. *Dupuytren* avait confié à l'un de nous ( M. *Paillard*), nous avons eu l'occasion de remarquer un phénomène très-singulier produit par les pansemens faits avec de l'eau chlorurée. C'est l'absence presque complète de la suppuration. M. *A... S...* avait reçu à bout portant un coup de pistolet de poche dans les bourses. La balle, en plomb, très-petite, traversa le testicule droit, et se logea à la partie interne et supérieure de la cuisse gauche. M. *Dupuytren* débrida la plaie. Les pansemens furent faits avec de la charpie trempée dans de l'eau chlorurée; les escharres se détachèrent par petites portions et la plaie se ferma sans presque fournir de suppuration.

*( Note des rédacteurs. )*

I.

29

cela, car l'escharre qui se trouve ordinairement à la surface de la plaie, l'empêche de se fermer. Par l'introduction de la charpie dans ces plaies, on rend plus facile et plus prompte l'arrivée des accidens inflammatoires. Cette méthode doit donc être tout-à-fait rejetée, et les pansemens doux et émolliens dons nous avons parlé doivent lui être substitués. Autrefois, quand une balle avait fait deux ouvertures, on établissait souvent dans son trajet un séton, dans le but de prévenir une réunion trop prompte, de donner un libre cours au pus, et de favoriser la sortie des corps étrangers. On a renoncé depuis long-temps à ce séton, qui est un corps étranger lui-même, lequel devient la source d'inflammations quelquefois très graves, et n'a d'ailleurs qu'un très-petit nombre des avantages qui lui ont été attribués.

On ne doit lever le premier appareil que l'on a posé sur les plaies qu'au troisième ou quatrième jour, à moins que quelque circonstance particulière ne s'y oppose, telles que des douleurs très-vives, des hémorrhagies, etc., etc., et ne forcent à s'assurer de l'état des choses. Quand on a appliqué des cataplasmes émolliens, on se contente pendant les premiers jours de les renouveler matin et soir pour qu'ils ne s'aigrissent pas, et on ne touche à la charpie et autres pièces qu'aux époques ci-dessus indiquées.

Le troisième ou quatrième jour de l'application de l'appareil, les pièces qui sont immédiatement sur les plaies sont détachées par la suppuration et s'enlèvent sans douleurs. Le cérat dont est enduite une des faces de la compresse trouée qu'on applique maintenant sur la plaie, contribue pour beaucoup à l'enlèvement de toutes les pièces de l'appareil sans douleurs. On renouvelle ensuite les pansemens, suivant l'abondance de la suppuration, tous les jours seulement, ou deux fois par jour, et plus souvent encore, s'il est nécesaire (1).

Lorsqu'il y a un engorgement non inflammatoire et que l'on redoute la gangrène de la partie blessée, on a recours à des topiques locaux actifs, stimulans, spiritueux, tels qu'une décoction de quinquina rendue plus active par l'addition d'alcool camphré, des décoctions de diverses plantes aromatiques, etc., etc.

Sous l'influence de ces divers traitemens locaux, les escharres tombent, la suppuration s'établit, l'inflammation se maintient dans des bornes convenables, la plaie se ferme et guérit en présentant une cicatrice plus ou moins enfoncée à chacune des ouvertures faites par la balle. Cet enfoncement se remarque surtout à l'ouverture d'entrée ( *voyez* Cicatrices).

Le traitement général des plaies simples faites par des balles doit être réglé sur l'état du malade, et sur les complications qui peuvent survenir. Si l'inflammation locale et la réaction générale sont vives, on aura recours dans les premiers jours à la diète, au repos, aux boissons délayantes, rafraîchissantes, aux saignées générales, ou aux antispasmodiques, s'il survient des accidens nerveux. On doit surtout faire attention à l'état des pre-

(1) Dans les grandes chaleurs, des vers se développent souvent dans les plaies. M. *Larrey* a observé très-souvent cette complication en Egypte. Il s'est assuré que, non-seulement la présence de ces vers n'était pas nuisible aux plaies, mais qu'elle leur était peut-être même favorable, car ils rongent les escharres, dont ils hâtent ainsi la chute. Ils semblent surtout avides des matières putréfiées, et n'attaquent pas les parties vivantes. Au surplus, si ces vers incommodent, une dissolution de camphre, dans laquelle on trempe des compresses, suffit pour les détruire et empêcher leur développement nouveau. ( *Relation chirurgicale de M. Hypp. Larrey;* (loc. cit.) ( *Note des rédacteurs.*)

mières voies; et, suivant le cas, on aura recours à des saignées locales, pratiquées sur l'abdomen ou à l'anus, à des purgatifs, et même à des vomitifs, pour évacuer ce que contiennent l'estomac et les intestins. Les malheureux et les militaires en campagne ont si souvent l'estomac et les intestins remplis d'alimens de mauvaise qualité, que les viscères sont irrités ou affaiblis, et détériorés, et qu'il résulte de cet état les plus funestes maladies, et particulièrement des fièvres de mauvais caractère. On prévient ces fâcheuses complications par le moyen que nous venons d'indiquer; on peut même, dans certains cas, avoir recours à des toniques, et à des fortifians lorsque les malades sont affaiblis par la misère et les souffrances. Quand les choses se passent régulièrement, et qu'aucune complication fâcheuse ne se présente, que les accidens inflammatoires sont dans un degré modéré, que la suppuration est bien établie, on diminue la sévérité de la diète, et on augmente peu à peu les alimens du malade, surtout s'il les digère bien.

*La diète* doit être généralement employée dans nos climats tempérés; non pas cette diète rigoureuse, mortelle, que quelques médecins font observer par système à leurs malades, mais celle qui consiste pendant les premiers jours, dans l'absence de tout aliment, et au bout de quelque temps dans l'administration de quelques bouillons, et de potages légers. Il ne faut point avoir recours à une diète trop sévère; elle affaiblit beaucoup les malades, les empêche de réagir contre les causes affaiblissantes nombreuses au milieu desquelles ils se trouvent placés; et ce n'est ensuite qu'avec beaucoup de peine et de temps qu'on peut les ramener à une alimentation convenable, l'estomac ayant pour ainsi dire perdu la faculté de digérer.

A l'occasion de ces diètes excessives que quelques médecins systématiques font observer à leurs malades, je rapporterai le fait suivant qui ne sera peut être pas déplacé ici :

« Une dame, épouse d'un juge à la cour royale, était atteinte d'une prétendue gastrite, et après l'application d'un nombre infini de sangsues à l'épigastre, elle était soumise depuis deux ans à un régime diététique des plus sévères ; elle ne sortait jamais de l'usage de l'eau gommée et de l'eau de veau. Si on essayait le moindre aliment, elle avait de suite une indigestion ou des vomissemens ; ce qui confirmait dans l'idée que la phlegmasie durait encore. De là, le conseil de continuer encore la diète et l'usage des boissons émollientes. D'autres médecins, convoqués pour avoir de nouveaux avis, ne pensèrent pas comme le médecin qui traitait habituellement cette dame ; ils conseillèrent d'augmenter graduellement la quantité d'alimens que l'on donnait à la malade, malgré les vomissemens et les indigestions. Cette prescription fut exécutée, la malade put digérer et elle se rétablit promptement. »

La diète doit être gouvernée d'ailleurs suivant les constitutions, les habitudes, les localités ; telle diète qui serait mortelle dans un climat froid, est absolument nécessaire dans un pays chaud ou tempéré. Que penser, par exemple, de la diète russe appliquée à un habitant du midi ? Des alimens difficiles à digérer, de l'eau-de-vie, du vin, étaient donnés aux Russes à Paris, en 1814, pendant les périodes aiguës de leurs maladies, pendant les époques inflammatoires de leurs blessures, et ils n'en éprouvaient aucun inconvénient. Bien au contraire, lorsqu'on les soumettait à la diète française, ils s'affaiblissaient rapidement et à un tel point qu'ils ne tardaient point à succomber.

*Les boissons* doivent être de nature différente aux diverses périodes des blessures; c'est ainsi que pendant la période de stupeur, il faut faire usage des boissons toniques, spiritueuses, et dans la période inflammatoire de boissons délayantes et émollientes; enfin, dans la période de suppuration, de faiblesse et d'atonie, il faut revenir au vin, au quinquina, aux fortifians.

*Les évacuations* doivent attirer aussi l'attention du chirurgien; il faut vaincre les constipations opiniâtres dont beaucoup de malades sont souvent atteints; car les efforts qu'ils font pour aller à la garde-robe, efforts proportionnés à la masse des matières accumulées, donnent quelquefois lieu à des hémorrhagies consécutives; il faut donc de temps en temps donner quelques purgatifs, ou pour mieux dire quelques laxatifs. On doit veiller aussi à ce que les urines ne séjournent pas trop long-temps dans la vessie. La position horizontale et le décubitus sur le dos, est une des raisons qui font que les malades vident difficilement leur vessie. Plus de vingt-cinq blessés ont présenté cet état en juillet 1830. Dans cet état, la vessie n'est jamais vidée qu'incomplètement; il ne sort qu'une quantité d'urine très-inférieure à celle qui est déposée dans cet organe, et les malades finissent par uriner, comme on dit, par regorgement. Il faut, dans ces circonstances, les sonder plusieurs fois par jour.

*Les vétemens* dont son couverts les malades doivent encore être bien surveillés. Il faut qu'ils ne soient ni trop épais, ni trop lourds, ni trop chauds, ni trop légers; il faut couvrir modérément les malades, afin qu'ils ne soient ni en sueur, ni susceptibles d'être refroidis, et par suite, dans le cas de contracter des inflammations viscérales plus ou moins graves.

*L'air des lieux*, dans lesquels sont réunis les malades, doit aussi attirer particulièrement l'attention des chirurgiens ; il faut que cet air soit salubre autant que possible ; mais l'air le meilleur peut être vicié par l'accumulation des blessés dans le même local, par l'odeur de la suppuration sortie de leurs plaies, par celle de la gangrène, etc., etc. ; aussi doit-il être souvent renouvelé, sous peine de voir naître les fièvres d'hôpital, la pourriture d'hôpital, etc., etc. ; mais il faut, dans cette circonstance, user de certaines précautions dont l'omission peut devenir funeste. (*Voy.* Tétanos.)

Le repos du corps et de la partie blessée est une condition première dans le traitement des plaies par armes à feu ; c'est ce qu'il est très difficile d'obtenir aux armées. On a joui en 1830 à l'Hôtel-Dieu et dans les autres hôpitaux de Paris, de l'avantage pour les blessés d'une résidence permanente, ce qui n'a certainement pas peu contribué à éviter les accidens que l'on observe si souvent à l'armée.

Le repos long-temps prolongé et dans la même attitude donne lieu cependant à certains inconvéniens, à des douleurs, à des rougeurs, à des excoriations sur les parties sur lesquelles repose le corps ; les escharres deviennent très-communes au talon, au sacrum, au grand trochanter, aux épines du scapulum, etc. On remédie, ou du moins on pallie cet accident en changeant de temps en temps les malades de lit. On emploie sur les lieux menacés d'escharres les lotions à la fois résolutives et stimulantes, comme par exemple celles qui sont faites avec de l'acétate de plomb et de l'eau-de-vie; on place sur les parties menacées, des matelas de charpie fine et molle enduite de cérat, charpie que l'on coud sur le linge afin qu'elle ne se roule point et qu'elle n'agisse point comme corps contondant. La disposition a avoir des escharres est quelquefois tellement grande chez certains individus que, quoi qu'on fasse, elles sont très-promptement produites; on fait bien cependant de ne négliger aucune précaution pour les prévenir.

*Le calme de l'esprit* est une chose fort importante pour le bien-être des malades et pour leur prompte guérison. Il leur faut, autant que possible, l'absence de toute émotion morale triste ou gaie.

Les visites d'apparat, ou de forme, celles qui ont été faites, en 1830, à l'Hôtel-Dieu, par le préfet provisoire de la Seine, M. *Alexandre Delaborde*, par madame la *duchesse d'Orléans*, devenue depuis *reine des Français*, celle du *général Lafayette* etc., visites faites dans un but très-louable, sans doute, celui de consoler l'humanité souffrante, et de lui donner l'espérance d'un meilleur avenir, ont eu ordinairement un fâcheux effet sur les malades. Ces visites ont placé nos blessés dans un état d'exaltation qui a amené souvent des inflammations, du délire, des hémorrhagies, etc., etc., et la mort de quelques individus a été certainement provoquée par ces circonstances. Les visites particulières faites par des parens, des amis, des étrangers, ont produit des effets semblables par suite des émotions de peine ou de plaisir qui ont eu lieu. Indépendamment des émotions provoquées par les visites des étrangers, ces visites ont eu un autre inconvénient très-grave, c'est celui qui résulte des alimens apportés ordinairement aux malades, alimens pris par ces derniers avec imprudence et de manière à produire des indigestions qui ont été causes d'accidens funestes.

Ces faits devraient conduire à adopter pour les hôpitaux, la mesure de ne laisser voir leurs parens aux malades que lorsque les premiers accidens des blessures sont passés, c'est-à-dire au bout de quinze jours ou trois semaines.

Enfin une dernière circonstance tout-à-fait accidentelle et qui n'a pas cependant eu une influence moins fâcheuse sur le développement de quelques accidens que nous observâmes en 1830, c'est le bruit continuel de pétards, coups de fusil, boîtes, etc., tirés en signe de réjouissance des événemens; tiraillerie qui a continué pendant plusieurs jours et d'une manière presque ininterrompue. Ces coups de feu ont produit sur plusieurs malades de l'insomnie, de la fièvre, du délire, des spasmes, des hémorrhagies et même le tétanos Le bruit du canon ou de la fusillade produit un effet semblable sur les soldats à l'armée (1).

(1) La mortalité fut plus forte pour les blessés de juin 1832 que pour les blessés de juillet 1830. Cette observation ne fut pas propre seulement à l'Hôtel-Dieu, elle a été faite dans tous les hôpitaux de Paris. Quelle a été la cause de cette différence? A très-peu de variations près, la saison a été la même; les soins, le mode de traitement n'ont pas varié. Le choléra exerçait, il est vrai, sa fâcheuse influence, mais il était déjà très-diminué, et ce ne fut point au choléra que furent dus la plupart des décès chez les blessés. La cause principale, la cause majeure de la mortalité doit être rapportée aux influences morales. Dans les guerres de nation à nation, les chirurgiens militaires ont observé nombre de fois une différence énorme dans la mortalité des vainqueurs comparée à celle des vaincus. On pour-

Le besoin d'évacuer le pus contenu dans le trajet d'une plaie par arme à feu donne déjà la mesure de l'importance des débridemens qui sont si nécessaires pour éviter les inflammations avec étranglement. Mais il arrive très-souvent que ces débridemens ne suffisent point pour vider tous les amas de pus qui se forment par suite de l'inflammation éliminatoire, non seulement dans le trajet de la plaie, mais encore dans son voisinage. L'évacuation exacte du pus doit cependant être un sujet continuel d'attention de la part du chirurgien. Malgré les soins les plus empressés, malgré les pansemens fréquens et méthodiques, les appareils compressifs, etc., etc, le pus peut séjourner dans divers points et surtout dans les environs de la plaie, et les accidens les plus graves résulter de son séjour, de son croupissement, de sa résorption ; de là, une fièvre hectique, des inflammations internes, des dépôts purulens, etc., etc. Il y a près d'un siècle que l'on disserta longuement sur ce reflux de la suppuration. Avant *J.-L. Petit* personne n'avait bien connu aussi bien que lui les résultats de ce reflux et ses dangers. Depuis, on a beaucoup disserté et écrit sur ce sujet, nous en traiterons plus bas.

---

rait alléguer les soins prodigués aux uns, refusés aux autres ; mais, dans les mêmes hôpitaux, soumis aux mêmes traitemens, les soldats de l'armée victorieuse ont encore plus de chances de guérison. Or, la tristesse, le découragement, le désespoir qui accablent le moral des vaincus, agissent avec bien plus de force encore dans les guerres civiles. La joie du triomphe n'exalte pas tant non plus les vainqueurs, quand la douleur d'avoir vaincu des concitoyens vient la corrompre. Cela s'est surtout remarqué en juin, et les blessés, dans quelques rangs qu'ils soient tombés, soumis tous, plus ou moins, à cet abattement moral, ont essuyé plus de dangers et rencontré plus d'entraves avant de parvenir à guérison.

(*Note des rédacteurs.*)

(*Voy.* Abcès viscéraux considérés comme complication des plaies.)

Ces résultats si fâcheux de la résorption purulente sont des raisons puissantes pour déterminer le chirurgien à évacuer soigneusement le pus qui séjourne dans les clapiers, qui sont si fréquens dans les plaies par armes à feu. Mais si on ne peut, malgré l'emploi bien entendu des moyens généralement recommandés, tels que la position, la compression, etc., etc., réussir à évacuer ce pus, il faut avoir recours à la contre-ouverture. C'est principalement sur le point vers lequel la nature a de la tendance à la faire qu'il faut la pratiquer. La tuméfaction de la partie, la douleur, la chaleur, la rougeur, la fluctuation, l'écoulement plus ou moins abondant du pus par les ouvertures premières, lorsque l'on exerce une pression même légère sur le point où il existe, etc., etc., indiquent le point sur lequel la nature veut établir elle-même une voie d'évacuation pour ce pus. Ce n'est point sans raison que l'on doit choisir autant que possible ce lieu, signalé par la nature elle-même; car on remarque que, lorsque le chirurgien fait lui-même une grande contre-ouverture sur un autre point, souvent l'écoulement du pus se fait difficilement, et la nature n'en continue pas moins son travail pour établir plus loin sa contre-ouverture, et elle parvient à la faire.

Il est inutile de recommander de procéder avec réserve dans l'établissement de ces contre-ouvertures, lorsqu'il y a des parties importantes à ménager aux environs, tels que gros nerfs, gros vaisseaux artériels et veineux ; il ne faut surtout point oublier que ces vastes amas de pus déplacent souvent les vaisseaux artériels, les poussent en avant, sur les côtés, où en arrière d'eux, et que si on

n'y faisait point une extrême attention, on pourrait
ouvrir quelque grosse artère en même temps que
l'abcès (1).

Il faut entretenir ces contre-ouvertures pendant un
temps plus ou moins long, suivant les circonstances. Les
chirurgiens militaires poussent, dit-on, la prévoyance,
dans ce cas, jusques à l'abus, et entretiennent pendant
un temps fort long et les ouvertures d'entrée et les ouvertures de sortie et les contre-ouvertures. Il vaut mieux
se comporter comme eux, et pécher plutôt par excès que
par défaut de précaution, et donner ainsi tout le temps
convenable pour laisser à tous les corps étrangers, in-

(1) M. *Dupuytren* possède de nombreux exemples de ce déplacement
des artères volumineuses par des collutions de pus. Il y a quinze ans,
pour la première fois, qu'il en fit une observation remarquable : « Un individu avait une vaste collection purulente à l'aine, collection qui provenait de la fosse iliaque. Il allait en faire l'ouverture, en évitant le trajet
ordinaire de l'artère, et par conséquent en plongeant son bistouri sur une
partie de la tumeur où il ne devait point la rencontrer, lorsqu'en portant
auparavant la main sur le point désigné, il y sentit des battemens très-
forts; c'était ceux de l'artère crurale déplacée. L'ouverture fut faite sur un
autre point. » M. *Dupuytren* eu plus tard l'occasion de faire encore cette
observation sur un jeune homme, qui avait reçu à la partie externe et inférieure de la cuisse un coup de feu, qui fut suivi de la formation d'un
vaste abcès qui contourna le fémur en arrière et en dedans, déplaça l'artère fémorale, et la porta en dehors. »

Dans le compte rendu de la clinique de M. *Dupuytren*, que nous don-
nâmes en 1830, dans le *Journal hebdomadaire*, nous avons cité une observation intéressante de ce genre. La voici, telle qu'elle a été publiée
dans ce journal.

« Une jeune femme, accouchée depuis un mois, fut atteinte, quelques
jours après son accouchement, de douleurs très-vives dans la fosse iliaque
interne du côté droit. Ces douleurs s'étendirent bientôt dans toute l'étendue de la cuisse, et causaient une impossibilité absolue de marcher. La
malade pouvait à peine poser sur le sol le bout du pied. Une tumeur se
manifesta ensuite dans la fosse iliaque droite, et se continua dans l'aine,

troduits ou produits, de sortir des plaies. Si on les ferme trop promptement, des inflammations très-graves éclatent quelquefois ; le pus s'amasse de nouveau, et la plaie se rouvre, ou bien il faut pratiquer de nouvelles contre-ouvertures.

Pour entretenir libres les ouvertures des plaies et les contre-ouvertures, on doit y introduire des corps étrangers ; leur choix n'est point indifférent. L'éponge préparée, la racine de gentiane préparée, etc., etc., remplissent bien, sans doute, ces indications ; mais ces corps sont généralement irritans et peuvent causer quelquefois de vives douleurs, des spasmes, des convulsions, etc., etc. Les

en passant sous l'arcade crurale. C'est pour se faire traiter de cette tumeur que la malade entra à l'Hôtel-Dieu le 7 avril 1829. En examinant la tumeur, dans laquelle la fluctuation était évidente, et en cherchant à apprécier son volume, M. *Dupuytren* s'aperçut qu'elle était le siége de battemens très-forts, depuis sa partie inférieure jusqu'à l'arcade crurale. Ces battemens très-forts se faisaient remarquer d'abord sur la partie antérieure et moyenne de la tumeur : puis, à sa partie supérieure et droite ; mais transversalement. Ces dernier étaient moins forts. En examinant avec soin, il vit que l'artère crurale, déplacée probablement par le pus, se trouvait placée justement sur le centre de la tumeur. C'était à elle qu'étaient dus ces battemens très-forts. Quant à ceux qui étaient transversaux et moins forts, M. *Dupuytren* les attribua à l'artère circonflexe. Le lendemain, ces battemens étaient disparus. Plusieurs élèves, en explorant cette tumeur avec peu de ménagement et pendant long-temps, avaient déplacé les vaisseaux de nouveau, et l'artère crurale avait repris sa place accoutumée.

Quoi qu'il en soit, M. *Dupuytren* saisit cette occasion pour faire remarquer combien il est important, dans la pratique chirurgicale, d'avoir toujours présente à l'esprit cette possibilité du déplacement des vaisseaux par des tumeurs purulentes. Pour s'être ainsi oubliés quelques instans, on a vu des chirurgiens, fort habiles d'ailleurs, ouvrir dans les hôpitaux ou en ville des artères volumineuses, dans des ponctions d'abcès, et d'une maladie très-légère, faire une maladie fort grave et quelquefois mortelle.

( *Note des rédacteurs.* )

tentes de charpie que quelques chirurgiens ont encore la mauvaise habitude d'employer, peuvent aussi causer des accidens. Quelques brins peuvent s'en détacher, rester au milieu des tissus, et entretenir des fistules jusqu'à leur expulsion; d'autres fois, ces tentes de charpie sont plus dangereuses encore : on en a vu tomber dans la cavité de la poitrine, dans celle du bas-ventre; on conçoit facilement le danger qui résulte de leur présence dans ces cavités; il vaut mieux, pour entretenir les contre-ouvertures que nécessitent les plaies, avoir recours, comme nous l'avons dit, à l'emploi d'une mèche de linge effilée sur ses bords; ce tissu peu irritant suffit pour entretenir l'ouverture constamment ouverte et l'écoulement facile du pus.

## SECTION II.

### Traitement des plaies par armes à feu, compliquées de lésion des os des membres.

La complication de la lésion des os exige un traitement différent, suivant le désordre qui existe à ces parties. Lorsqu'un os a été traversé de part en part, sans fracture, la blessure est presque simple, et guérit comme celle qui n'a fait que traverser les chairs, mais seulement après un temps un peu plus long : il y a presque toujours des petits fragmens détachés de l'os, une partie plus ou moins étendue parcourue par le trajet de la balle nécrosée, et qui doit nécessairement sortir pour que la cicatrisation de la plaie se fasse. Le traitement local ou général de ces plaies est donc à peu près le même que celui des plaies qui ont traversé simplement les chairs.

C'est encore le même mode à employer quand une portion saillante d'un os, telle que la crête du tibia, a été enlevée.

Quand la balle se trouve incrustée dans un os, il faut chercher à l'extraire (*voyez* traitement des plaies compliquées de la présence de corps étrangers), sans quoi elle déterminerait sur cet os des accidens graves.

Lorsqu'une balle a fracturé le corps d'un os long, que, par un hasard très-heureux, cet os n'a pas été fracturé d'une manière comminutive, cette fracture doit être traitée comme le sont les fractures ordinaires et compliquées de plaie, en ayant le soin d'empêcher autant que possible le contact de l'air. Mais quand un os a été brisé en éclats, la plaie devient très-grave; et, ainsi que nous l'avons dit, elle est très-souvent mortelle. C'est surtout dans les fracas des os des extrémités inférieures qu'on observe ces funestes résultats; aux membres supérieurs les chances de guérison par les moyens ordinaires sont plus nombreuses. Dans une blessure pareille, la première chose à faire pour le chirurgien, c'est de juger, d'après la situation de la plaie, la nature et l'étendue du désordre que les parties molles et les os ont éprouvé, si le membre peut être conservé, ou si ce désordre est trop considérable pour que son amputation soit absolument indispensable. Il est des chirurgiens qui n'hésitent pas toujours à amputer un membre dont l'os principal a été ainsi brisé en éclats. Ce précepte est trop exclusif. Toutefois, cette conduite est infiniment préférable à celle de ceux qui veulent les conserver tous indistinctement (1). Si l'on juge que le malade pourra

_____

(1) Les chirurgiens militaires ont été accusés de trop couper de membres. C'est une fausse accusation. On serait tenté de leur faire le reproche

supporter la longueur du traitement, et courir les chances d'accidens inflammatoires graves, d'une sup-

contraire. Depuis que les désastres de la guerre sont venus jusque dans le sein des grandes villes et des capitales, l'expérience a appris aux chirurgiens civils à modifier, et nous disons même à changer complétement leurs idées sur la conservation des membres fracturés comminutivement par des coups de feu. Laissons parler un instant M. *Gaultier de Claubry* ( *Journal universel et hebdomadaire*, tom. 5 ). « Lorsque j'arrivai sur le » théâtre de la chirurgie militaire, je me permis de blâmer hautement la » conduite de mes chefs, que j'appelais aussi *routinière* et *barbare*; je par- » vins même, à force d'instances, à force d'assurances des ressources de la » nature et de l'utile secours de l'art, à porter quelques chirurgiens mili- » taires à douter de la justesse de leurs déterminations; à hésiter, dans » certains cas, à s'armer de l'instrument tranchant. Eh bien! les plus » expérimentés m'assuraient que je ne tarderais pas à revenir de mon » erreur : les autres ne tardèrent point à gémir avec moi, eux, de leur » blâmable condescendance, et moi, de la présomptueuse légèreté avec » laquelle j'avais jugé une conduite sanctionnée par une longue expé- « rience, sans avoir réuni tous les élémens de la question. J'ai encore » présens à l'esprit les nombreux blessés de la campagne de 1805, en » Italie, chez lesquels je passais des journées entières à panser des frac- » tures comminutives des os longs, et qui succombèrent tous, les uns » dans les premiers jours, par l'effet des accidens primitifs, douleurs, » convulsions, fièvre, résorption purulente; les autres, après un temps, » quelquefois fort long, lorsque leurs blessures avaient éprouvé un no- » table amendement, par l'effet du typhus nosocomial, de la dysenterie » épidémique, etc. »

Ce que M. *Gaultier de Claubry* a éprouvé, lorsqu'il arriva sur le champ de bataille, le désir qu'il avait manifesté de voir conserver les membres ainsi fracassés, soit par des balles, soit par la mitraille, M. *Paillard* l'a, comme lui, éprouvé à *Anvers*, malgré les faits nombreux dont il avait été témoin à Paris, et qui auraient dû déjà lui donner une autre conviction à cet égard. En voyant des blessés atteints de fracture du fémur, par une balle qui leur avait fracturé comminutivement cet os, il déplorait leur sort, et se demandait si on ne pourrait pas tenter de leur conserver leur membre. En l'entendant parler ainsi, M. *Zinck*, chirurgien en chef de l'armée, lui saisit vivement le bras, et lui dit : « Croyez-en, mon cher ami, ma vieille expérience de la chirurgie de bataille; on devrait tou-

puration abondante, etc., etc., on fera de larges et profonds débridemens aux plaies, afin de pouvoir extraire facilement les esquilles détachées, diminuer

jours, mais toujours, ériger en principe absolu d'amputer la cuisse toutes les fois que le fémur a été fracturé comminutivement par un coup de feu ; en agissant ainsi nous perdrions beaucoup moins de blessés. Sur cinquante individus traités de cette manière, nous amputerions peut-être inutilement deux cuisses, mais nous sauverions la vie à quarante hommes au moins, tandis qu'en tentant la conservation de tous ces membres, nous pourrions perdre quarante-six ou quarante-huit blessés. « Si nous ouvrons les ouvrages, thèses, mémoires, etc., etc., sur ce sujet, nous trouverons tous les auteurs à peu près d'accord. (Voir *Relation chirurgicale du siége de la citadelle d'Anvers*.)

*Ravaton* dit que si on n'ampute pas, dans la fracture du fémur par un coup de feu, la maladie est à peu près constamment mortelle. *Schmuckre* soutient qu'on ne sauve qu'un malade sur sept parmi ceux qui en sont atteints. *Lombard* tient le même langage. M. *Ribes père* n'en a vu, pour sa part, guérir aucun complétement (*Mémoire sur la fracture du tiers moyen du fémur compliquée de plaie et produits par armes à feu*, 1831), lorsque c'était la partie moyenne de l'os qui avait été fracturée. M. *Gaultier de Claubry* est dans la même opinion sur ce point que M. *Ribes :* il dit même qu'à l'armée d'*Espagne*, presque tous les militaires, dont la cuisse avait été fracturée, sont morts quand on ne les a pas amputés sur-le-champ. Les combats de juillet en 1830 et juin 1832 ont mis les chirurgiens des hôpitaux de Paris à même de reconnaître la justesse de ce fâcheux prognostic. Quelques cas exceptionnels cités par les auteurs, ne font d'ailleurs que confirmer la règle. Pour les autres membres principaux, il en est de même ou à peu près, quoiqu'on ait beaucoup plus de chances pour les conserver, s'il s'agit des membres supérieurs et quand les individus sont jeunes ; néanmoins, le danger est toujours très-grand. Je l'ai répété souvent, disait M. *Dupuytren* dans une de ses leçons cliniques, à la suite des fatales journées de juin 1832, et je le répète pour la dernière fois, d'après les faits dont j'ai été témoin, principalement en 1814, 1815 et 1830, mon opinion est sur ce point inébranlable. Dans les fractures compliquées, surtout dans celles par armes à feu, en rejetant l'amputation, *on perd plus d'individus qu'on ne sauve de membres*. Nous n'ajouterons rien à cette solennelle déclaration.

(*Note des rédacteurs.*)

I.

les chances de l'étranglement inflammatoire, et donner une issue convenable à la suppuration. On juge dès la première inspection du membre les points vers lesquels la suppuration peut se porter, et de la nécessité des contre-ouvertures dans ces points, afin d'éviter le croupissement du pus, et favoriser la sortie des fragmens dont l'extraction n'aura pu être faite dans les premiers pansemens. Lorsque ces débridemens et ces incisions ont été pratiqués, que la plaie a été débarrassée des esquilles, on procède au pansement. Le membre blessé est placé sur des appareils de fractures compliquées, et la réduction est faite aussi exactement que possible. On applique sur les plaies des compresses trouées et enduites de cérat, de la charpie mollette sèche ou imbibée d'une liqueur résolutive ou tonique, et on recouvre le tout de cataplasmes émolliens et narcotiques. Le reste de l'appareil et du traitement est le même que celui de toutes les fractures compliquées. Les pansemens sont renouvelés toutes les vingt-quatre heures, et plus souvent même, si l'abondance de la suppuration l'exige. Enfin, le traitement est suivi jusqu'à la fin de la maladie comme dans le cas de fractures compliquées. Les accidens inflammatoires dans ces cas de fracas des os étant ordinairement très-formidables, le chirurgien fera usage des antiphlogistiques les plus actifs; et, suivant les complications qui peuvent survenir dans le cours de la maladie, il aura recours aux émolliens, aux narcotiques, ou aux toniques (1). Mais malgré tous ces secours méthodique-

_____

(1) Ici se présente la question très-importante de savoir s'il faut maintenir les membres ainsi fracturés dans l'appareil permanent, ou bien renouveler cet appareil pour nettoyer les plaies de toutes leurs impuretés.

Les succès de l'appareil permanent ( celui de M. *Larrey père*, celui de *Dieffenbach*, etc., etc.) sont sans doute incontestables; mais on ne doit

ment administrés, il survient très-souvent dans les membres ainsi fracassés des engorgemens excessifs, et qui se terminent par la gangrène, laquelle gagne quelquefois très-promptement le tronc, et qui fait périr le malade au bout de quelques jours, car bien rarement elle se borne à l'aide des seules ressources de la nature, et permet d'avoir recours alors à l'amputation. Plus souvent encore, cet engorgement se termine par une suppuration abondante qui s'étend quelquefois très-loin, et forme des fusées dans les interstices des muscles. Dans les cas heureux, la quantité de pus diminue par degrés, les chairs restent fermes, rouges, vermeilles, la fièvre diminue, l'appétit renaît, et la guérison peut être achevée au bout de trois, quatre mois ou davantage, et alors la fracture est consolidée et les plaies cicatrisées. Cette heureuse

point s'abuser sur la valeur de cette méthode : on a des revers assez fréquens avec elle, et c'est malheureusement ces revers dont on ne parle pas. Une série de faits nombreux et d'essais nouveaux et comparatifs dans lesquels on rapporterait exactement tous les succès et les revers obtenus, fixerait sur l'importance qu'on doit attacher à cette méthode. Nous possédons déjà, il est vrai, plusieurs travaux, thèses et mémoires sur ce sujet : tels sont, en particulier, la thèse de M. *Larrey fils*, dont la bonne foi et la loyauté ne peuvent être révoqués en doute ; l'exposé des idées de *Dieffenbach*, publié par MM. *Rauch*, *Muttray*, en Allemagne ; par Eugène *Legallois* et M. *Malgaine*, en France, etc., etc. Mais ces travaux, quoique très-importans, ne suffisent pas pour nous fixer sur ce point important de la thérapeutique chirurgicale, et, dans l'état actuel des choses, il est impossible de décider encore, si dans le traitement des fractures simples ou compliquées, et surtout de celles qui sont produites par des armes à feu, on doit adopter ou rejeter exclusivement la méthode des pansemens réitérés, ou celle de l'appareil inamovible.

Les fractures comminutives des os d'un volume médiocre, ont été traitées à Anvers par le débridement, l'extraction des esquilles, les saignées générales répétées, suivant la violence des accidens inflammatoires, le repos absolu des membres, et l'application des appareils des fractures compliquées. On n'a point appliqué l'appareil permanent des fractures

terminaison que l'on favorise d'ailleurs par les toniques, le bon vin, le quinquina, les alimens choisis, n'a lieu d'autres fois qu'au bout d'un temps bien plus long, et nous avons vu dans les hôpitaux de Paris des individus blessés dans les journées de juillet par des balles qui leur avaient fracturé des membres, et qui y languissaient depuis huit ou dix mois. Quelquefois les plaies sont cicatrisées bien avant la consolidation de la fracture, et celle-ci ne se fait qu'au bout d'un temps indéterminé, et quelquefois jamais elle ne se fait. Souvent il y a des fistules incurables entretenues par des esquilles ou des portions d'os qui se nécrosent. Dans certaines circonstances, il se fait des articulations contre nature. D'autres fois un gonflement en quelque sorte chronique succède à l'état aigu, la suppuration persiste à rester très-abondante, les dépôts, les fusées purulentes se multiplient;

compliquées; seulement, on a pansé ces blessures le plus rarement possible; d'abord tous les cinq ou six jours; et à mesure que la suppuration devenait plus abondante, on rapprochait les pansemens. On les fit ensuite tous les jours, et on finit par les éloigner de nouveau, et les rendre de plus en plus rares à mesure que la suppuration diminuait. M. *Seutin* a fait, à la manière de maintenir réunies les diverses pièces de l'appareil des fractures, une modification qui nous semble des plus utiles. On emploie, comme on le sait, dans les appareils ordinaires, des rubans de fil dont on serre le nœud sur une des attelles; mais il est difficile de faire ce nœud, et surtout de le défaire, sans imprimer au membre fracturé des secousses très-douloureuses et quelquefois très-fâcheuses. De plus, ces liens ont l'inconvénient de se relâcher dans l'intervalle des pansemens. Une boucle attachée à une des extrémités du lien, et dans laquelle on engage l'autre extrémité, remédie à tous ces inconvéniens : on peut serrer et desserrer sans secousse, et jamais l'appareil ne se relâche; l'ardillon de la boucle ne le permet pas. J'ai vu M. *Seutin* faire usage, avec beaucoup d'avantages, de cette petite modification sur les membres fracturés comminutivement, et dont on voulait tenter la conservation. On conçoit facilement qu'on peut en faire un usage tout aussi utile dans les fractures simples.

( *Note des rédacteurs,*

il se forme des clapiers très-étendus, le membre entier
semble se fondre en pus ; les fragmens qui sont continuellement baignés par ce liquide ne peuvent pas se
réunir, la nature ne travaille point à la formation du
cal ; alors, surviennent des symptômes de resorption purulente, la fièvre, les sueurs, la diarrhée, et les malades
succombent dans le marasme, malgré le plus parfait
repos de la partie, les pansemens réguliers et répétés,
les toniques, les fortifians, etc., etc. Dans ce cas, l'amputation lorsqu'elle est possible, est le seul moyen que
l'on ait à employer ; mais très-communément c'est une
ressource tardive et inefficace ; néanmoins elle doit être
tentée lorsqu'elle reste seule, pour mettre quelques chances en faveur du malade.

Quand le corps d'un os long a été atteint par une
balle de manière à ne pas avoir sa continuité entièrement
détruite, qu'il ne reste plus que le tiers, le quart de
son épaisseur et moins encore s'il est possible, la maladie
est infiniment moins grave que lorsque l'os a été entièrement rompu. La consolidation se fait avec une plus grande
promptitude. Toutefois le traitement à suivre est absolument le même. On fait des incisions et des débridemens
pour extraire les esquilles, prévenir les accidens inflammatoires, etc. ; on place les membres dans l'appareil des
fractures compliquées, et on les panse de même.

## SECTION III.

### Traitement des plaies par armes à feu, avec complication de lésion aux vaisseaux.

Lorsque les balles ont intéressé des vaisseaux artériels
ou veineux volumineux, elles peuvent déterminer ou

des anévrysmes artériels, ou des anévrysmes artérioso-
veineux, ou des hémorrhagies.

Quant aux hémorrhagies primitives, soit artérielles,
soit veineuses, si elles sont médiocres, elles peuvent être
utiles, et prévenir bien des accidens inflammatoires;
mais quand elles sont considérables, elles peuvent épuiser
et faire périr le malade. Dans ce cas on doit donc, avant
tout, se rendre maître du sang. La compression d'un vaisseau artériel entre la blessure et le cœur, doit d'abord être
pratiquée, soit à l'aide des doigts, du tourniquet, ou
tout autre instrument et appareil compressif, afin de
suspendre momentanément la circulation. On procédera
ensuite à la ligature du vaisseau. Cette ligature sera pratiquée par les procédés ordinaires, soit dans l'épaisseur
des lèvres de la plaie, si on voit l'orifice du vaisseau, et si
le point sur lequel on appliquera la ligature est sain
et peut la supporter sans risques, ou en faisant des
incisions sur les lèvres de ces plaies, pour mieux découvrir l'artère, ou bien enfin, en mettant celle-ci à découvert sur un point quelconque du membre, si on ne peut
le faire dans la plaie. Ce moyen hémostatique (la ligature) est le meilleur de tous ceux qui peuvent être
employés dans ce cas pour se donner toute garantie
possible. Il faut pratiquer la ligature de l'artère au dessus et au dessous de la blessure faite au vaisseau, c'est-
à-dire entre le cœur et la blessure, et entre celui-ci
et les capillaires, sans quoi on s'expose à voir une hémorrhagie se faire par l'orifice du vaisseau qui est resté
béant, le sang revenant dans le tronc par les collatérales
et se faisant jour par l'ouverture qui existe entre la blessure et les capillaires. Mais, par suite de circonstances
particulières, telles que le défaut d'instrumens convenables, la structure de la partie, la lésion des vais-

seaux dans un point trop élevé et trop rapproché du tronc, etc., on est souvent obligé d'avoir recours à d'autres moyens hémostatiques, et c'est alors qu'on emploie surtout la compression, à l'aide de l'agaric, de la charpie, des compresses graduées, etc., etc. Lorsqu'il s'agit d'hémorrhagies veineuses, c'est principalement de ces derniers hémostatiques qu'on doit faire usage. La compression, même modérée, suffit ordinairement pour les arrêter, et ce ne serait qu'à la dernière extrémité, et si ces moyens échouaient, qu'il faudrait avoir recours à la ligature; car sur les veines elle détermine trop souvent des phlébites qui s'étendent au loin, et amènent les plus fâcheux accidens. (Voy. plus bas, Hémorrhagies.)

Quand les hémorrhagies sont consécutives, elles arrivent après la chute des escharres qui ferment momentanément l'orifice des artères. Ces hémorrhagies sont fort dangereuses, parce qu'elles surviennent au moment où on s'y attend le moins, et quand la suppuration a déjà amené une grande faiblesse. Aussi, lorsque le chirurgien soupçonne qu'un gros vaisseau a pu être lésé dans une plaie par arme à feu, il doit s'attendre que la chute des escharres pourra être suivie d'une hémorrhagie, parce que les vaisseaux peuvent ne pas être oblitérés. Il sera donc toujours sur ses gardes, son blessé sera surveillé avec la plus grande attention, et il aura toujours près de lui tout ce qui est nécessaire pour arrêter immédiatement l'hémorrhagie. Il posera s'il est possible un tourniquet ou tout autre appareil compressif, et il placera auprès du malade un aide intelligent qui puisse suspendre l'hémorrhagie jusqu'à son arrivée. C'est alors qu'il pratiquera la ligature du vaisseau, non plus au milieu des chairs enflammées, car elle aurait bientôt coupé ces parois qui sont elles-mêmes enflammées, mais sur un point du trajet de l'artère qui ne fera pas courir ce risque.

Il est encore une espèce d'hémorrhagie fort dangereuse qui se remarque dans les plaies par armes à feu qui ont été accompagnées d'une abondante suppuration. Le sang ne sort plus alors d'un gros vaisseau, mais de toute la surface de la blessure comme d'une éponge, c'est une hémorrhagie par exhalation qui est ordinairement très-difficile à arrêter, et qui épuise beaucoup les malades et les fait même souvent périr. C'est par les toniques et les fortifians à l'intérieur, des astringens et des toniques à la surface de la plaie, que l'on parvient le mieux à arrêter cet écoulement ou exhalation si dangereuse pour des blessés épuisés par la suppuration. (*Voyez* plus bas, hémorrhagies considérés comme complication des blessures par armes de guerre.)

## Section IV.

### Traitement des plaies par armes à feu, compliquées de lésion des nerfs.

Lorsque les nerfs ont été intéressés par les balles, ils peuvent avoir été coupés entièrement ou en partie seulement. Dans ce dernier cas, la sensibilité et la myotilité sont conservées en partie ; mais, ainsi que nous l'avons vu, cette dernière lésion peut donner lieu à des accidens très-graves. (*Voyez* plus haut.) La paralysie à laquelle donne lieu la première lésion est ordinairement irrémédiable. Si aucun accident ne survient dans la seconde, on doit s'attacher soigneusement à empêcher la destructien de ce qui reste du nerf; mais s'il détermine des accidens qui ne cèdent point aux topiques adoucissans, aux calmans locaux et généraux, etc., etc., et que ces accidens aillent jusqu'à des convulsions et l'imminence du tétanos, il faut sans hésiter faire la section complète du nerf, la paralysie des parties auxquelles il se distribue étant un inconvénient qu'il vaut mieux supporter que de risquer la vie du blessé en tentant de lui conserver le libre usage de ces parties.

Toutefois, l'espérance de voir se rétablir le mouvement et la sensibilité des parties dont les nerfs principaux ont été ainsi coupés, ne doit pas être entièrement perdue. La cicatrisation des nerfs avec rétablissement de leur continuité et retour de leurs fonctions, est trop bien constatée maintenant pour ne pas espérer quelquefois au moins cette heureuse terminaison, et le chirurgien doit même placer les parties de manière à ce que cette cicatrisation soit favorisée, c'est-à-dire qu'il faut rapprocher autant que possible les lèvres des plaies afin que les extrémités des nerfs soient en contact, ou presque en contact (1).

---

(1) M. *Larrey* prétend avoir guéri souvent des paralysies de membres par suite de coup de feu, à l'aide de moxas répétés autour des parties blessées. M. *Hippolyte Larrey* rapporte l'observation d'un individu atteint d'une paralysie complète du bras gauche, par suite d'un coup de feu reçu dans les journées de juillet, à travers la poitrine. Il fut guéri tout-à-fait par l'application de plusieurs moxas au dessous de la clavicule, sous le mamelon, et plusieurs autres successivement autour de la plaie. Chez un autre qui avait eu le plexus brachial lésé dans une plaie de l'épaule, et qui avait une paralysie du bras, les mêmes résultats eurent lieu. (*Relation chirurgicale de* 1830). ( *Note des rédacteurs.*)

## Section V.

### Traitement des plaies faites par armes à feu, compliquées de lésion aux articulations.

Quand une petite articulation, comme celle des doigts ou des orteils, a été traversée par une balle, la désorganisation des parties est si grande, et leur enlèvement tellement avancé par le projectile, qu'il ne reste ordinairement au chirurgien d'autre parti à prendre que de régulariser les lambeaux de la plaie, de reséquer les os, ou de pratiquer une amputation nouvelle, soit dans la continuité des os, soit dans leur contiguïté. Si l'articulation n'a été que simplement ouverte, et en partie traversée seulement, on peut chercher à la conserver, et pour cela on panse le blessé comme dans le cas de fracture compliquée des plaies. (*Voyez* traitement des plaies avec lésion aux os) ; mais on ne doit pas espérer voir les mouvemens se rétablir librement, et le plus ordinairement même, la guérison se fait par ankylose.

Lorsqu'une grande articulation est simplement ouverte par une balle, et qu'il n'y a point de lésion aux os, on peut espérer guérir le malade, en ayant recours au repos absolu du membre, à des antiphlogistiques généraux et locaux énergiquement administrés, et sous toutes les formes, et en soustrayant de suite les surfaces articulaires au contact de l'air par le rapprochement des bords de la plaie et par l'application des appareils convenables. On peut prévenir ainsi l'inflammation de la synoviale, sa suppuration et les désordres irrémédiables qui accompagnent si communément cette fâcheuse terminaison. C'est de cette manière que l'on a guéri ces articulations en conservant plus ou moins la liberté de leurs mouvemens. Mais si ces moyens échouent, et qu'une suppuration se fasse dans la capsule synoviale, et qu'on veuille risquer la conservation du membre, ou bien que, malgré l'étendue du désordre, le malade se refuse à l'amputation, il faut alors donner issue au pus par des débridemens et par des contre-ouvertures, et mettre le membre dans la position la plus favorable pour l'écoulement de ce liquide dont la présence est si nuisible. Quelquefois les malades guérissent alors avec ankylose des articulations blessées. Nous avons plusieurs observations de ce genre; mais ces cas sont rares, et la plupart des blessés succombent ordinairement à des accidens consécutifs. C'est ici le cas de remarquer combien la position naturelle influe dans cette maladie sur son issue. En effet, si le point dans lequel l'articulation est ouverte est situé de manière à ce que les fluides qui y sont épanchés s'écoulent librement, les chances sont bien plus favorables pour le malade; tel est, par exemple, le cas de l'ouverture de l'articulation du coude par une balle à son côté interne. La position naturelle de la partie permettra ici l'écoulement facile du pus s'il s'en forme, et cette circonstance mettra plus de chances en faveur de la guérison. Ces chances n'existeront pas de même si l'ouverture de l'articulation est à son côté externe; car il sera très-difficile dans ce cas de placer le malade convenablement pour l'écoulement du pus, ou bien cette attitude sera forcée, très-fatigante pour le blessé, et souvent impossible à conserver long-temps. Il en est de même pour toutes les autres articulations du corps.

Quand une grande articulation a été traversée complétement par une balle, et que ce projectile s'est frayé à travers les extrémités osseuses et spongieuses un canal net, et fait comme un emporte-pièce, on peut espérer encore sauver cette articulation, en employant les moyens antiphlogistiques pour prévenir l'inflammation de la synoviale et sa suppuration. Ces plaies guérissent après une suppuration plus ou moins abondante, et l'articulation plus ou moins gênée et souvent complètement ankylosée.

Mais quand une balle, en pénétrant dans une articulation en a déchiré largement les ligamens, labouré les surfaces osseuses, et brisé ses surfaces en plusieurs fragmens, les accidens inflammatoires les plus violens ne tardent point à arriver, et le malade y succombe presque toujours ; aussi, le seul parti raisonnable à prendre dans ces cas-là, c'est de pratiquer le plus tôt possible l'amputation du membre, ou la résection des extrémités articulaires (1), lorsqu'il est possible de faire cette

(1). Cette résection a été conseillée et exécutée pour presque toutes les articulations ainsi endommagées. Celle de l'articulation de la cuisse ne l'avait point été encore. Le siége d'*Anvers* en a fourni une très-remarquable. Voici ce que M. *Paillard* a dit de cette opération dans sa *Relation chirurgicale du siége d'Anvers*, p. 105 et suivantes.

*Lisieux*, soldat au 25ᵉ régiment de ligne, étant de service à la tranchée, reçut un coup de fusil de rempart à la partie externe et supérieure de la cuisse, au dessus du grand trochanter. La balle traversa la cuisse gauche et fut sortir au périnée. *Lisieux* tomba, fut transporté de l'ambulance à l'hôpital militaire dans un état de commotion assez forte. La plaie, assez largement débridée en dehors, fit reconnaître une fracture en éclats du col du fémur et du grand trochanter ; celui-ci était détaché entièrement du corps de l'os ; le désordre dans les parties molles était très-médiocre, mais l'état général du malade peu satisfaisant ; il était pâle, décoloré, sans forces. Plusieurs des chirurgiens français pensaient qu'il n'y avait d'autres ressources à tenter que l'extirpation de la cuisse ; car on ne pouvait songer à conserver un membre dans l'état où était l'os. Mais M. *Seutin* voulut tenter une opération qu'il regardait comme infiniment moins chanceuse que

dernière opération. Si le malade se refuse à l'emploi de cette ressource, le chirurgien est réduit à combattre le

l'enlèvement complet du membre abdominal, et préféra reséquer la partie supérieure du fémur. Il y avait trente-six heures que la blessure avait eu lieu : il était donc urgent d'agir; M. *Seutin* fit une incision depuis la crête iliaque jusqu'à trois pouces au dessous du grand trochanter, porta le membre dans l'adduction et pénétra au fond de la plaie, dont il enleva tous les fragmens détachés. Il y en avait quinze de forme et de volume différens; il fit saillir le fragment inférieur du fémur à travers la plaie, et le reséqua immédiatement au dessous du dernier éclat de l'os. La tête du fémur était brisée justement au niveau du bord de la cavité cotyloïde : il ne passait aucune saillie de cette tête en dehors de la cavité; de telle sorte qu'il n'y avait aucune prise sur elle; aussi son extraction fut-elle longue et difficile : elle constituait le seizième fragment. Aucune hémorrhagie n'eut lieu pendant cette laborieuse opération. Six pouces de l'extrémité supérieure du fémur, en y comprenant la tête et le col, avaient été enlevés. Les bords de la plaie furent rapprochés : un appareil simplement contentif fut appliqué. Le membre demi-fléchi fut placé sur un double plan incliné formé par des oreillers, plan incliné dont le sommet était au creux du jarret.

Pendant les premiers jours, le blessé donna quelques espérances de succès; son état de commotion disparut, les forces se ranimèrent un peu, une meilleure coloration de la peau se fit remarquer; mais cette amélioration dura peu. Bientôt le membre tout entier se tuméfia depuis les orteils jusqu'à l'aine; il devint froid, insensible, emphysémateux; la gangrène devint évidente. *Lisieux* succomba le neuvième jour de son opération.

L'opération que nous venons de rapporter a été blâmée, ou du moins n'a pas reçu l'approbation des chirurgiens français de l'armée. A Paris même, où j'en avais lu une description fort incomplète dans les journaux, on ne savait pas à quoi elle tendait. Reséquer le tiers supérieur du fémur, parut une chose au moins très-singulière, et je partageais encore l'étonnement, pour ne pas dire pas plus, de mes confrères, lorsque j'arrivai à *Anvers*, et m'en entretins avec M. *Seutin*. Les raisons qu'il me donna, sans me convaincre cependant sur l'opportunité de son opération, et sans me faire revenir sur l'idée que j'avais qu'une extirpation totale du membre était indispensable dans ce cas, me convainquirent qu'il n'avait point agi avec la légèreté et l'irréflexion qu'on était tenté de lui reprocher; et que si

plus énergiquement possible les accidens inflammatoires
formidables qui doivent inévitablement a rriver, à débrider

le résultat qu'il voulait obtenir de cette opération était rare et difficile, il
était au moins possible; enfin, je me convainquis que ses intentions, à
l'égard du sort de son blessé, étaient pures et dignes d'éloges.

M. *Seutin* est persuadé que l'extirpation de la cuisse est une opération
presque toujours mortelle. Nous croyons, à cet égard, qu'il a tort; les
succès déjà nombreux qu'on a obtenus prouvent jusqu'à l'évidence qu'elle
peut, qu'elle doit même rendre d'immenses services; et on doit espérer
que les modifications inévitables qu'elle peut subir dans son manuel, la
rendront d'un usage plus fréquent et plus utile par la suite. Pour se convaincre des succès de cette opération, M. *Seutin* n'a qu'à parcourir les auteurs, et il trouvera un grand nombre de faits qui ébranleront sa conviction à cet égard.

Mais continuons nos réflexions sur les intentions de M. *Seutin*. Pénétré
de l'idée que cette extirpation de la cuisse était une opération mortelle, et
convaincu que *Lisieux*, abandonné aux seules ressources de la nature et
d'une chirurgie presque expectante, devait infailliblement périr, ce médecin espéra lui conserver la vie en lui faisant l'extraction des nombreuses
esquilles qui résultaient de la fracture du col du fémur. En réséquant l'extrémité supérieure du fragment inférieur, il espérait qu'une articulation
accidentelle pourrait se former, et que le blessé pourrait marcher avec un
appareil qui donnerait un appui suffisant au membre. *White* osa, comme
on sait, proposer le premier, vers le milieu du dernier siècle, de désarti-
culer le fémur et d'en exciser l'extrémité supérieure. Jusqu'à présent,
on n'a cité qu'un seul exemple de cette résection pratiquée sur l'homme
vivant; et encore l'observation qui a été relatée dans les journaux américains est-elle peu digne de foi. Celle qui a été pratiquée à *Anvers* est bien
réelle; mais elle n'a pas eu un résultat propre à encourager. M. *Seutin* avait
vu, il y a plusieurs années, un individu qui avait eu une fracture compliquée de l'extrémité supérieure du fémur, laquelle avait été mal
traitée, ou qui avait été beaucoup négligée, il s'était fait une articulation contre nature. Cet individu marchait assez bien avec un appareil
qui soutenait le membre dans le point où existait la fausse articulation.
C'est le souvenir de ce fait et le désir d'obtenir un semblable résultat sur
*Lisieux*, qui le détermina à tenter l'opération que nous avons décrite.
On connaît en effet un assez grand nombre de faits remarquables de fausses
articulations du fémur, qui permettaient aux malades de marcher. Ainsi on

les plaies, à extraire les esquilles, à pratiquer les contre-
ouvertures nécessaires pour le libre écoulement du pus,

trouve, dans la thèse de M. *Carron*, l'exemple d'un homme qui portait
une de ces fractures à la cuisse et qui marchait très-bien sans béquilles.
M. *Yvan* a cité un cas pareil. *Troschel* fait mention de trois individus atteints de cette infirmité, et qui marchaient parfaitement bien à l'aide d'une
double gouttière en fer-blanc. M. *Velpeau* a vu une femme qui portait une
de ces fractures à la cuisse droite, et qui cependant marchait sans béquilles,
à l'aide d'une machine pourtant fort grossière. (*Nouveaux Elémens de médecine opératoire.*) Mais il reste à savoir maintenant, si l'opération, comme
l'a pratiquée notre honorable confrère, M. *Seutin*, présentait assez de chances pour obtenir d'abord la conservation de la vie du malade, et ensuite cette
fausse articulation. Quant à cette dernière, nous croyons qu'elle était très-
difficile ; car six pouces du fémur avaient été retranchés. Quant à l'innocuité de la résection du tiers supérieur du fémur, de l'extraction de la
tête du fémur, nous n'y croyons guère.

Nous aurions donc préféré, pour *Lisieux*, l'extirpation totale du membre abdominal.

Cette mutilation, vraiment effrayante, car on retranche ainsi presque un
quart de l'individu, pourrait, ainsi que nous l'avons déjà dit, être bien
plus souvent tentée qu'on ne le fait ; et une foule d'individus blessés très-
haut à la cuisse par des coups de feu et autres corps étrangers, et qu'on
laisse périr, ou auxquels on ne fait que ce qu'on nomme à l'armée *un pansement de consolation*, pourraient guérir par l'extirpation de la cuisse.

Quelques autres résections intéressantes ont été faites encore à *Anvers ;*
telles sont celles de côtes, par exemple. M. *Forget* a pratiqué cette opération sur deux soldats, un français et un hollandais qui avait été fait prison-
niers dans la *Lunette Saint-Laurent.* Ces deux militaires avaient été tous
les deux frappés par un éclat d'obus. Le premier l'avait été à la partie
moyenne antérieure et un peu externe de la poitrine du côté droit. Il y
avait une plaie contuse et déchirée, de la largeur de la moitié de la main,
fracture avec esquilles nombreuses de la partie moyenne des cinquième,
sixième et septième côtes. Le poumon était lésé, sortait et rentrait alternativement par la plaie. M. *Forget* fit la résection des fragmens angulaires de
ces côtes, enleva les esquilles et rapprocha les bords de la plaie qu'il raf-
fraîchit, et appliqua même quelques points de suture. Il n'y eut point d'hémorrhagie par les artères intercostales, et on n'appliqua aucun appareil dans
le but de la prévenir. Le blessé fut soumis à un régime sévère, saigné lar-

à panser fréquemment et méthodiquement le blessé, et à espérer que la suppuration abondante qui s'empare des surfaces articulaires tarira peu à peu, et que la maladie se terminera enfin, par une ankylose complète; c'est ce qu'il peut espérer de plus heureux, mais on doit avouer aussi que c'est ce qu'il y a de plus rare.

## SECTION VI.

Traitement des plaies par armes à feu, compliquées de la pénétration des projectiles dans les cavités splanchniques.

Les plaies produites par des balles qui ont traversé les parois des cavités splanchniques, uniquement formées de parties molles, rentrent dans la classe des plaies simples, et exigent le même traitement. Cependant sur certaines parois, et particulièrement sur (celles de l'abdomen, on doit être très-réservé dans les débridemens, pour ne point affaiblir ces parois et ne pas donner lieu à des hernies. Le traitement antiphlogistique doit aussi être employé avec une grande énergie, afin de prévenir

gement, et il donnait les plus belles espérances de guérison, lorsqu'il commit une grave imprudence : il se gorgea d'alimens, se donna une violente indigestion, et périt en vingt-quatre heure d'une péritonite suraiguë.

Le jeune soldat hollandais, nommé *Heiman*, était blessé à peu près comme le soldat français, mais moins gravement peut-être. Deux côtes seulement avaient été brisées par l'éclat d'obus, la poitrine était ouverte et le poumon faisait issue à travers la plaie. La résection des fragmens de ces deux côtes fut faite comme au militaire français, il n'y eut point non plus d'hémorrhagie, la plaie fut pansée de la même manière, et le malade soumis à un traitement antiphlogistique très-énergique, et à un régime très-sévère qui fut fidèlement observé. Lorsque je quittai *Anvers*, ce blessé était dans l'état le plus satisfaisant. (*Relation chirurgicale de la citadelle d'Anvers.*)

l'inflammation qui se communique si facilement aux membranes séreuses qui tapissent les cavités splanchniques, et de là aux organes qu'elles contiennent.

Lorsque la blessure des parois des cavités splanchniques est compliquée de lésion aux vaisseaux, aux nerfs, ou aux os qui entrent dans leur composition, les divers traitemens qui ont été décrits dans les sections précédentes pour chacune de ces complications, lui sont applicables. Ainsi, débrider les plaies, arrêter les hémorrhagies par les divers procédés hémostatiques connus, achever la section complète des nerfs dont la lésion détermine des accidens, extraire les esquilles détachées, relever les pièces d'os enfoncées, et surtout prévenir l'inflammation ou la combattre par l'emploi de toute la série des antiphlogistiques, telle doit être l'occupation du chirurgien. Quant à l'emploi de moyens particuliers que réclame la structure, la situation et l'importance des rapports des organes dont les parois ont été blessées, on en trouvera la description dans l'histoire des blessures de chaque région du corps.

Lorsqu'une cavité splanchnique a été traversée de part en part par une balle, et que, par un hasard heureux, aucun organe important n'a été atteint, il ne reste au chirurgien qu'une seule chose à faire, c'est de prévenir ou de combattre énergiquement l'inflammation qui peut arriver.

Quand un organe contenu dans une cavité splanchnique a été blessé par une balle, cette lésion est signalée par des symptômes propres : elle doit être combattue par une série de moyens particuliers dont la description appartient aussi à l'histoire des blessures de chaque région du corps.

## SECTION VII.

**Traitement des plaies faites par armes à feu, compliquées de la présence de corps étrangers.**

Lorsqu'on a acquis la certitude de la présence des balles au milieu de nos parties, et que leur extraction est nécessaire, il faut y procéder aussitôt qu'on a préalablement rempli les indications les plus urgentes, telles que d'arrèter les hémorrhagies, pratiquer les débridemens, etc. Ces balles peuvent être logées au milieu des parties molles, dans les os, dans les cavités splanchniques ou les organes que ces cavités renferment. Dans ces différens lieux, elles exigent pour être extraites, des procédés divers.

Lorsque la balle est placée au milieu des parties molles d'un membre, il convient de l'extraire immédiatement, surtout, si on peut la sentir avec les instrumens ou le doigt. Extraire une balle immédiatement après la blessure, c'est incontestablement ce qu'il y a de mieux à faire ; mais lorsque des circonstances particulières n'ont pas permis de faire de suite cette extraction, et que le gonflement inflammatoire est survenu, il ne faut plus la tenter, sans quoi, on exposerait le malade à des douleurs très-grandes et quelquefois à des accidens très-graves. On ne doit passer outre, que dans les cas où, à cause de l'importance des organes blessés, on redouterait des accidens plus sérieux que ceux qui résultent de la présence de la balle ; car alors, il faut, quoi qu'il en coûte, se frayer un passage jusqu'à la balle : sans cette circonstance, il faut attendre que la suppuration soit établie et qu'elle ait suffisamment dégorgé les parties.

C'est par la plaie débridée ou non débridée, ou bien par des contre-ouvertures que se fait l'extraction des divers corps étrangers que renferment les plaies par armes à feu. Les contre-ouvertures sont nécessaires si la balle, après avoir dépassé le centre d'un membre, se trouve plus près du côté opposé ; si on risque, en faisant les débridemens nécessaires, d'intéresser des parties importantes à ménager ; lorsque la plaie est sinueuse, tortueuse ; que le rapport des parties est changé par la balle, que le gonflement empêche de diriger convenablement les instrumens à travers les ouvertures, et enfin qu'on sente les corps étrangers rapprochés de la peau sur un point ou sur un autre.

Ces débridemens, incisions et contre-ouvertures étant faits, on place la partie dans la situation la plus favorable et autant que possible dans celle qui se rapproche le plus de l'attitude dans laquelle était le blessé au moment où il a reçu la blessure : suivant les cas, on la met dans le relâchement ou dans la contraction ; il faut enfin qu'elle soit dans l'attitude la plus favorable pour favoriser l'introduction des instrumens et les recherches nécessaires.

Quand la balle est située peu profondément, les doigts seuls, ou une simple pince à anneaux, suffisent pour l'extraire, ainsi que les morceaux d'habits et de bourre qu'elle peut avoir entraînés avec elle ; mais quand elle est située profondément, on est obligé d'avoir recours à des instrumens qui varient selon les parties, la profondeur à laquelle elle est située, et la manière dont elle est engagée.

Lorsqu'elle est comme libre et flottante au milieu des parties molles, on peut employer la curette par laquelle est terminée la grosse sonde à crête que l'on nomme *bouton*, et dont on se sert dans l'opération de la taille pour retirer les fragmens d'une pierre écrasée. Avec cette curette, on puise pour ainsi dire la balle au centre des parties qui la renferment ; il est rare qu'on la manque surtout, si le doigt est porté dans la plaie pour la fixer pendant qu'on la charge. Placée dans l'espèce de cul-de-sac que forme la cavité de la curette, la balle est amenée au dehors avec d'autant plus de facilité et de sûreté, que l'instrument l'enveloppe presque entièrement, et que la crête saillante qui règne sur la tige, l'éloigne des parois de la plaie contre lesquelles elle pourrait heurter. Mais cette curette ne convient pas, quand la balle est d'un trop gros calibre, aplatie ou déformée, et trop voisine d'une cavité quelconque, dans laquelle le moindre mouvement pourrait la faire tomber. Du reste, on tient la curette comme une plume à écrire ; on l'enfonce doucement dans la plaie, et suivant sa direction : après lui avoir fait frapper la balle pour la reconnaître de nouveau, on la penche plus ou moins et on ramasse en quelque sorte ce corps étranger ; ensuite, on la retire dans la même inclinaison pour qu'elle soit moins exposée à le laisser échapper.

*Thomassin* (1) a fait à la curette ordinaire une addition qui en rend l'usage plus facile et plus sûr, et qui la place au nombre des meilleurs instrumens que l'on puisse employer pour retirer les balles des plaies. C'est ce qu'il nomme *curette tire-balle*. Cet instrument est composé de deux branches qui glissent l'une sur l'autre au moyen d'une coulisse. Celle qui est à proprement parler le corps de l'instrument doit avoir sept pouces et demi de long ; elle présente à l'une de ses extrémités, une espèce de cuiller ovale assez profonde et assez recourbée pour embrasser

(1) *Dissertation sur l'extraction des corps étrangers des plaies.*

la balle en grande partie et la retenir ; l'autre extrémité est garnie de deux anneaux, un de chaque côté, et propre à recevoir les doigts. Toute la branche est creusée à sa partie antérieure, c'est-à-dire du côté concave de la curette, d'une large cannelure à galeries rabattues ; la seconde branche est exactement de la même longueur, exception faite de l'anneau qu'elle porte à l'une de ses extrémités ; elle est taillée de façon à entrer et à couler juste dans la cannelure de l'autre branche. Sa pointe est coupée en biseau tranchant, ou plutôt en bec de flûte, de manière à s'adapter avec le bord correspondant de la curette qui est reçu dans une rainure pratiquée sur le côté évidé, et tout près du tranchant. Cette rainure empêche que la branche ne puisse aller plus loin que le bord de la curette ; le biseau est destiné à entrer dans la balle pour la fixer dans la cuiller de la branche curette. Une vis ailée qui traverse cette branche un peu au dessous de ses anneaux, et dont le bout porte contre la branche du biseau, sert à la fixer au point où l'opérateur a besoin de s'arrêter. Cette branche est marquée de plusieurs lignes sur la partie convexe près de l'anneau, pour donner à l'opérateur la facilité d'estimer le volume de la balle dès qu'elle est dans la cuiller de l'instrument.

Pour s'en servir, les deux branches étant réunies, celle du biseau poussée jusque dans la curette, on l'introduit dans la plaie, et on le pousse jusques dans son fond, en le tenant comme une plume à écrire. Lorsqu'on touche directement la balle avec le bout de la curette, on desserre la vis et on remonte le biseau d'environ un pouce ; on le fixe à cette hauteur par un demi-tour de vis, la curette se trouve alors découverte pour recevoir la balle à côté de laquelle on cherche à l'engager, en inclinant un peu l'instrument du côté opposé à celui par lequel on veut la prendre; si l'on y trouve de la difficulté, on retourne la curette pour chercher un côté par où la balle soit moins serrée ou moins couverte. Lorsqu'on est parvenu à son but et qu'on sent la balle dans la curette, on lui donne de petits mouvemens pour la déloger, et détourner les parties qui pourraient la recouvrir encore. Alors un demi-tour de vis remet le biseau en liberté, et on le dirige sur la balle en engageant le pouce de la main gauche dans son anneau, tandis que les doigts du milieu et l'indicateur agissent dans celui de la curette. On presse un peu fortement pour engager son tranchant dans le plomb où on le fixe par un tour de vis. C'est alors qu'on est bien assuré de tenir d'une manière solide le corps étranger; mais il faut bien se garder de le tirer brusquement pour jouir plus tôt du plaisir d'en délivrer le blessé; il faut au contraire apporter dans son extraction beaucoup de précaution et de ménagement, et ne tirer l'instrument à soi qu'avec une sage lenteur. Cet instrument imaginé par *Thomassin*, est aussi simple qu'ingénieux, et doit tenir un rang distingué dans l'arsenal des chirurgiens militaires.

Mais quand on juge qu'il ne peut convenir, il faut avoir recours aux pincettes et surtout à celles qui ont été imaginées par *Percy*, et qui sont préférables à toutes les autres. La longueur totale de ces pinces est d'un pied et celle de leurs branches de cinq pouces. Chaque branche est terminée par une espèce d'ongle, dont les bords sont minces, le dedans uni et la fossette médiocrement creuse. Elles se joignent par deux surfaces planes qui n'excèdent pas le niveau de l'instrument, de manière qu'on peut faire pénétrer les pincettes aussi avant qu'il faut. Elles sont retenues ensemble par un cliquet tournant qui permet de les séparer pour faire de chacune d'elles un usage particulier, et pouvoir les introduire l'une après l'autre dans une plaie étroite, à l'agrandissement de laquelle s'oppose quelque partie importante. Pour ne pas faire un instrument à part de la curette, *Percy* a imaginé de l'adapter aux pincettes, en en faisant partiquer une à la place de l'anneau de la branche femelle, c'est-à-dire, de celle qui s'insinue dans le cliquet. Voici la manière de se servir des pincettes :

Le doigt étant introduit dans la plaie et les pincettes étant fermées, on les glisse le long de ce doigt, jusques au corps à extraire; on les ouvre alors, proportionnellement au volume de ce corps; on le charge en prenant garde de pincer en même temps quelque membrane, nerf ou vaisseau, et on retire l'instrument en lui faisant exécuter de légers mouvemens latéraux pour favoriser sa sortie. Lorsque la balle n'est pas tout-à-fait à la portée des doigts, il faut faire comprimer par un aide, l'endroit du membre opposé à la plaie; par là, non-seulement on la rapproche un peu, mais on la rend en outre immobile devant l'instrument. Lorsqu'on ne peut absolument la sentir qu'avec la sonde, il faut encore plus de précautions pour aller la saisir. Les pinces introduites fermées et comme un simple stylet, on s'assure encore bien de la balle et de sa position avant de la charger, et à la moindre résistance que l'on éprouve en la retirant, on la lâche pour la prendre dans un autre sens ou la dégager, s'il est nécessaire, des parties que l'on a serrées avec elle. Quand la plaie est très-profonde, qu'on n'a pu pousser assez loin les débridemens, qu'il se trouve près de la balle une cavité, une articulation où le plus léger effort peut la faire tomber, il est nécessaire d'introduire les branches des pincettes séparément, et c'est un des précieux avantages du tire-balle de *Percy*. On commence alors, par placer une des branches du côté de la balle vers lequel on craint de la faire glisser; on tient soi-même cette branche d'une main, ou on la donne à tenir à un aide tandis qu'on place la branche correspondante; on les réunit ensuite pour les retirer ensemble après avoir bien senti et chargé la balle. Dans tous les cas, lorsque la balle se trouve couverte d'une couche celluleuse, on peut la dégager, en faisant agir l'ongle qui se trouve à l'extrémité de chaque mors des pinces.

Quand les balles ont été divisées par des os, des cartilages ou d'autres organes, elles se trouvent souvent dans des directions très-éloignées de celles de l'ouverture par laquelle elles sont entrées, et, malgré les recherches les plus soigneuses, il devient impossible de les trouver. Il faut, dans ces cas, ne pas pousser trop loin et trop long-temps ses recherches; elles deviennent souvent très-nuisibles, et il vaut mieux attendre un moment plus favorable; elles peuvent d'ailleurs rester long-temps au milieu des parties sans causer aucun accident (1). (*Voy.* Corps étrangers.) Les portions de vêtemens, de bourre, etc., etc., en déterminent ordinairement plus que les balles, et on doit faire tous ses efforts pour les extraire dès les premiers momens, à l'aide de pinces ordinaires, de pinces à anneaux, des pincettes de *Percy* ou *tribulcon*, ainsi que ce célèbre chirurgien nomme cet instrument.

Quand les balles sont déformées, non-seulement elles nuisent comme corps étrangers, par leur présence au milieu des tissus, mais encore par leur forme, leurs

(1) A moins toutefois que les balles ne soient elles-mêmes formées de substances délétères ou capables de le devenir, comme les balles de cuivre, par exemple. (*Note des redacteurs.*)

aspérités, et les plaies ou les incommodités qu'elles déterminent ne guérissent ordinairement qu'après leur
extraction; aussi, lorsqu'on soupçonne qu'une balle est
déformée, le chirurgien doit faire tout son possible pour
l'extraire dès les premiers momens de la blessure.

Lorsque le séjour de la balle ne donne lieu à aucun
accident grave, et que par sa situation elle est décidé-
ment inaccessible aux instrumens, vouloir alors absolument l'extraire serait le comble de l'impéritie. Plus
d'une plaie est tombée en gangrène, plus d'un blessé est
mort du tétanos, à la suite de cette obstination que la
chirurgie ne réprouve pas moins que la négligence. Tant
qu'il est possible d'extraire les balles, il n'y faut pas
manquer, car ce serait une erreur de croire qu'elles
sont toujours innocentes; on sait bien que beaucoup
de personnes ont porté dans l'épaisseur de leurs membres, dans les os, ou dans les cavités splanchniques, des
balles, sans en ressentir la moindre incommodité, mais
on en voit beaucoup aussi chez qui elles gênent les fonctions, éternisent des fistules et causent toutes sortes
d'infirmités. En résumé, il ne faut pas trop se tran-
quilliser sur les propriétés des balles engagées au milieu
des tissus, et ne pas grossir non plus les dangers qui
peuvent résulter de leur recherche; on ne doit être enfin
ni trop entreprenant, ni se décourager trop promptement dans les perquisitions que l'on fait.

Les balles qui se placent dans les os, réclament pour
leur extraction d'autres procédés. Rarement, ainsi que
nous l'avons vu, elles se logent dans l'épaisseur du tissu
compact, c'est presque toujours dans la substance spongieuse qu'elles se logent. On s'assure de la présence de
la balle, soit avec le doigt, soit avec la sonde, et si cette
balle est coiffée par des portions de vêtemens qui ont
été poussés au devant d'elle, de manière à lui former

une espèce de sac sans ouverture ainsi que nous l'avons dit, on peut, en tirant avec précaution sur les extrémités du sac, l'amener avec elle. Lorsqu'elle est peu enfoncée dans l'os, et que les bords de l'ouverture qu'elle a faite sont brisés, il est aisé de la faire vaciller et de l'extraire. Un élévatoire ou le manche d'une spatule suffisent ordinairement pour cela. Si la balle est profondément située, ou si elle ne présente qu'une petite partie de sa circonférence, il serait à craindre que ces leviers ne l'enfonçassent dans le canal médullaire, si c'est un os long, ou dans la cavité que l'os concourt à former, lorsqu'il s'agit d'un os large comme au crâne ou au bassin ; dans ce cas, si on ne peut pas la saisir avec une pince à anneaux dont l'extrémité de chaque branche est tranchante, et légèrement recourbée en dedans comme l'instrument de *Thomassin*, il faut avoir recours au *tirefond*. *Percy* a fait à cet instrument des modifications qui rendent son usage commode et très-sûr ; il en a réduit la longueur à cinq ou six pouces, il l'a réuni aux pincettes en le plaçant dans un canal pratiqué dans l'épaisseur d'une des jambes de la pincette : il se monte sur cette jambe, par quelques tours de vis, porte un anneau qui lui sert de manche quand il est démembré, et devient celui des pincettes quand il est assemblé avec elles. Voici comment on emploie le tirefond : on porte cet instrument le long du doigt indicateur introduit d'avance dans la plaie, et ce doigt, dirigé sur la balle, sert à soutenir l'instrument pendant qu'on la perfore : quand on lui a fait faire cinq ou six tours dans l'épaisseur de la balle, on peut le retirer et la balle suit, à moins qu'elle ne soit retenue par des obstacles trop puissans.

Le tire-fond ne peut avoir d'action sur les balles de fer, de cuivre, de verre, de pierre, etc., etc., et même

contre les balles de plomb, quand elles sont trop fortement enclavées, ou parce qu'elles ont pris une forme trop
irrégulière. C'est alors qu'il faut avoir recours au trépan.
Autrefois on appliquait le trépan à côté des corps étrangers, et comme son ouverture était beaucoup plus petite
que celle que s'était creusée ce corps, on pratiquait de l'une
à l'autre, avec un ciseau, deux entailles divergentes dont
on faisait sauter les intervalles, ce qui mettait ce corps
en liberté. On peut encore pratiquer des excavations autour de la balle, avec une espèce de gouge, jusqu'à ce
que le corps soit entièrement isolé. Mais on doit, autant
que possible, appliquer le trépan sur la balle elle-même,
après avoir mis l'os à découvert par des incisions cruciales, en V ou en T, suivant les cas. On sent que la couronne doit être assez large pour embrasser la balle et
faire voie dans l'os, sans la toucher ; on l'emporte alors
avec la pièce d'os qui est fixée autour d'elle comme un
anneau ; si elle est trop grosse ou si on n'a pas une couronne assez large, on peut faire à côté d'elle et dans l'os,
avec le trépan perforatif, un conduit en faux-fuyant qui
aboutira sous la balle : alors avec un élévatoire qu'on y
glissera, on pourra la pousser et l'extraire. S'il arrivait
que, n'ayant pu traverser toute l'épaisseur d'un os, la balle
se fût arrêtée à la surface opposée, et y formât une tumeur, ce serait alors le cas d'y faire une contre-ouverture par le trépan, après avoir découvert cette tumeur
par des incisions convenables. On pourrait même n'a-
voir recours à la couronne de trépan, que si la lame
osseuse qui se trouve soulevée, n'était pas susceptible
d'être enlevée avec de fortes pinces, ou avec la gouge,
la scie en crête de coq, etc., etc.

Les balles logées dans les os doivent toujours être extraites, parce que très-rarement elles y séjournent sans

donner lieu à de graves accidens (1). On cite une foule
d'observations qui prouvent que la carie et la nécrose
sont presque toujours le résultat de la présence d'une
balle dans le tissu osseux, et qu'il faut toujours en tenter
l'extraction, quand elle est possible.

Les esquilles sont des corps étrangers dont l'extraction
mérite une très-grande attention. Quand les plaies ont
été débridées, on examine de quelle nature elles sont, et
on essaie leur mobilité avec la sonde ou le doigt. Quand
elles sont tout-à-fait mobiles, qu'elles ne tiennent à rien,
qu'il s'agit enfin d'esquilles primitives, il faut absolument les extraire de suite, car ces esquilles font uniquement office de corps étrangers, et ne peuvent jamais vivre. Quand à celles qui tiennent encore par quelque
point au corps, par quelques lambeaux de muscles,
d'aponévroses, ou de tendons, on doit les enlever si elles
sont superficiellement placées, et s'il est facile et sans inconvénient de couper le pédicule auquel elles tiennent,
soit avec des ciseaux, soit avec le bistouri. On en dé-
barrasse ainsi de suite les blessés avec avantage. Mais si
elles sont profondément placées, et au milieu de parties
dangereuses à intéresser, et s'il y a trop de difficultés
pour les avoir, il faut les abandonner à la suppuration
qui suffit au bout d'un certain temps pour les détacher
complétement. Il en est de même des esquilles tertiaires

(1) *Guthrie* (*on gun-shot wounds*, p. 91 et 93) établit en principe,
et comme n'admettant que peu d'exceptions, qu'on ne doit jamais laisser
séjourner une balle dans un os ; car, dit-il, si une balle se loge dans la tête
d'un os, et qu'on ne l'en retire pas, elle occasione généralement une maladie de l'os, une carie de l'articulation. Si elle est dans le corps d'un os
long, elle en amène la plupart du temps la nécrose; si elle est dans un os
plat, la carie s'en empare également, et amène des abcès sinueux, etc., etc.
( *Note des rédacteurs.* )

que la nature détache au bout d'un très long temps ; il ne faut absolument rien faire contre elles, au moins dans les premiers temps. C'est quelques semaines, plusieurs mois, et souvent plusieurs années après que la nature est parvenue à séparer ces esquilles du reste de l'os, et que le chirurgien doit l'aider.

Il y a encore une autre espèce de corps étrangers produits par les projectiles, qui mettent obstacle à la cicatrisation des plaies. Ce sont les portions de tendons et d'aponévroses déchirés et détachés, les portions musculaires, cutanées, celluleuses et autres frappées de mort, réduites en escharres, et qui doivent sortir avant que la réunion de la plaie soit possible. La suppuration entraîne ordinairement ces corps étrangers. Si elle n'y réussissait pas cependant, il faudrait nécessairement avoir recours à leur extraction, à l'aide des moyens dont il a déjà été question, c'est-à-dire avec des pinces à anneaux, des pinces à disséquer, les diverses espèces de tire-balle, etc., etc.

Quand les balles et les corps étrangers qu'elles entraînent avec elles ont pénétré dans les cavités splanchniques, et qu'elles sont libres dans ces cavités, ou logées plus ou moins profondément dans les organes que ces cavités contiennent, c'est par des procédés fondés sur les méthodes que nous avons indiquées qu'il faut les extraire, ou bien c'est sur les mêmes principes que se trouve basé le précepte de les laisser dans le lieu qu'elles occupent. On apporte dans ces cas, les modifications que réclament le siége, la nature et l'importance des organes attaqués. Ces modifications, du reste, ne peuvent être indiquées que dans la description des blessures de chaque région du corps.

Les balles sont rarement libres dans les cavités splanchniques; le plus ordinairement elles pénètrent dans les organes que ces cavités contiennent. Néanmoins on conçoit qu'une balle peut être libre dans la cavité du crâne, dans la cavité abdominale ou thoracique, et se loger entre les parois et les viscères. Nous en rapporterons plus tard des observations remarquables.

## SECTION VIII.

### Traitement des plaies faites par des armes à feu chargées avec des grains de plomb.

Le traitement des plaies faites par des grains de plomb isolés est fort simple; car la maladie est généralement légère; le plus souvent même on ne fait rien, et on laisse les grains de plomb au milieu des tissus. Quelques applications résolutives, des émolliens, et même des antiphlogistiques peuvent être nécessaires, si les projectiles développent quelques accidens inflammatoires; enfin l'extraction de ces grains de plomb peut-être faite assez facilement, s'ils causent de la difformité ou de la douleur. De petites incisions faites avec un bistouri, ou la lancette, suffisent pour cela. Quand quelques organes importans ont été atteints, comme l'œil, l'oreille, etc., le traitement est différent, et est approprié à la nature de l'organe blessé.

Quand un coup de feu chargé à plomb a fait balle, il détermine une blessure des plus graves, ainsi que nous l'avons dit, et dont le traitement est tout-à-fait semblable à celui que l'on emploie dans les blessures faites par des balles.

## Section IX.

Traitement des plaies produites par les projectiles lancés par
les bouches à feu.

Le traitement des plaies faites par des biscaïens, est le
même que celui des plaies faites par des balles, qu'ils
aient produit de simples gouttières à la surface du corps,
ou bien des perforations complètes ou incomplètes. Seulement, les désordres que ces projectiles déterminent étant
bien plus considérables et plus profonds, que ceux que
déterminent les balles, des opérations graves, et souvent
des amputations, sont bien plus souvent nécessaires.
C'est au chirurgien à juger si ces désordres sont susceptibles de guérir par les moyens ordinaires, ou bien s'il
vaut mieux avoir recours à l'ablation des parties. Quant
à l'extraction des biscaïens qui pourraient se loger au
milieu de nos parties, elle doit être faite d'après les
principes qui ont été exposés pour celle des balles.

Les contusions faites par les biscaïens, comme celles
qui sont produites par les boulets, les bombes, les obus,
et les éclats de ces derniers projectiles, doivent être traitées comme nous l'avons déjà dit. (Voy. *Contusions.*)

Dans les plaies faites par les boulets, bombes, obus,
grenades, qu'elles soient en gouttière, ou qu'elles constituent des perforations, il est rare que le désordre des
membres ne soit point irrémédiable, et qu'il ne réclame
pas pour unique ressource l'amputation faite immédiatement. Quand ces projectiles ont enlevé une partie plus
ou moins considérable du corps, comme une portion de
la fesse, de l'épaisseur des parois de la poitrine, du bas
ventre, il en résulte des plaies énormes, dont le traitement

est celui que l'on applique aux plaies contuses et aux plaies avec perte de substance, et que l'on tâche de conduire à cicatrice par les moyens ordinaires. Quand un boulet a enlevé une quantité plus ou moins considérable des parties molles d'un membre, de la cuisse, de la jambe, du bras, une portion du mollet, etc., sans intéresser les os, les vaisseaux et nerfs principaux des membres, le chirurgien doit examiner si la cicatrisation de la plaie est possible, et si les frais auxquels la nature doit se livrer pour l'obtenir, ne seront pas trop considérables pour épuiser le malade; dans ce cas il procédera au pansement méthodique de la plaie. On voit des individus qui ont eu de ces vastes plaies, et qui ont fini par guérir avec des mouvemens plus ou moins gênés dans les membres, et avec des cicatrices enfoncées et plus ou moins difformes. Dans d'autres circonstances, ces plaies ne peuvent pas se cicatriser complétement, et il en résulte des ulcères plus ou moins étendus, et permanens. La déperdition de substance a été trop considérable (1).

Lorsque l'étendue de la plaie faite aux parties molles peut faire craindre au chirurgien que la cicatrisation

---

(1) Le général du Ch*** reçut devant Courtray, au commencement de la guerre de la révolution, un boulet de canon, qui lui enleva une portion du mollet et le péroné. La déperdition de substance était énorme : peut-être alors, eut-on mieux fait d'amputer la jambe, mais elle fut conservée. Lorsque la plaie fut réduite à la largeur d'une pièce de cinq francs, le malade se fit transporter à Paris, où M. *Boyer* le vit. Cette plaie sur une jambe mince, couverte de cicatrices très-vastes, résista à tous les moyens employés par les chirurgiens les plus habiles. Réduite, après dix-huit mois de traitement, à la largeur d'un écu de trois livres, elle est restée dans cet état sans qu'on ait jamais pu la cicatriser complètement. (*Traité des maladies chirurgicales*, tome 1er, page 240.)

(*Note des rédacteurs.*)

ne puisse s'opérer, ou que le malade ne succombe aux frais qu'elle exige, il faut qu'il ait recours à l'amputation le plus promptement possible. Cette ressource est encore la seule à employer, lorsque les nerfs et les vaisseaux principaux du membre ont été enlevés avec une portion considérable des chairs. Le fracas des os la réclame d'une manière plus impérieuse encore.

Lorsque le siége des désordres produits par un boulet ne permet pas l'amputation, comme à la face, au bassin, à la poitrine, par exemple, on se borne à extraire les esquilles, à débrider les plaies, à arrêter les hémorrhagies, et à pratiquer la résection des saillies osseuses pointues qui peuvent irriter les chairs ; enfin, on fait des pansemens méthodiques, pour obtenir les cicatrices les plus solides et les moins difformes possibles.

On pourrait croire que lorsqu'un membre a été emporté par un boulet, un éclat de bombe ou d'obus, l'amputation ayant été faite par le corps vulnérant, il ne s'agit plus que de lier les vaisseaux ouverts, de couper les lambeaux auxquels le membre tient encore, de panser la plaie, et d'attendre la suppuration et la cicatrisation comme dans une plaie contuse ordinaire. Mais l'expérience a prouvé que cette pratique est presque toujours funeste, et que les blessés atteints de ces plaies étendues et irrégulières, succombent presque tous à la fièvre violente et aux engorgemens inflammatoires énormes déterminés par la contusion extrême du membre, les esquilles nombreuses, les fissures des os qui s'étendent jusqu'aux articulations, engorgemens que les débridemens, les émolliens, les antiphlogistiques ne peuvent ordinairement arrêter ; ils succombent souvent aussi à l'inflammation et à des abcès qui se forment dans

I. 32

les articulations immédiatement supérieures. Ces engorgemens se terminent fréquemment aussi par la gangrène
du membre, ou par des suppurations très-abondantes
qui épuisent les malades, et les font tomber dans le marasme. Les convulsions, le tétanos et mille autres accidens nerveux, sont encore des chances de mort que courent les malades que l'on abandonne ainsi en quelque
sorte aux seules ressources de la nature ; et s'ils échappent par bonheur à tous ces accidens, il ne leur reste
pour prix de leurs souffrances qu'un tronçon de membre
difforme, hérissé d'aspérités, souvent couvert d'ulcères
incurables, qui leur est presque sans utilité et la source
de mille douleurs et incommodités. Par l'amputation,
on substitue une plaie simple, régulière, qui doit fournir
un pus louable, et se cicatriser promptement, à une plaie
contuse et inégale, composée de lambeaux et de parties
molles mâchées, déchirées, qui doit fournir une suppuration abondante, de mauvaise nature, et dont il
est souvent impossible d'obtenir la cicatrisation.

C'est dans le lieu d'élection, et s'il est possible au milieu des parties saines, que l'amputation doit être pratiquée. Quand la plaie avoisine une articulation, c'est
généralement au dessus de celle-ci qu'il faut pratiquer
l'amputation ; car alors les parties situées entre le moignon
et l'articulation peuvent être frappées de stupeur, les
fissures de l'os s'étendre jusque dans l'articulation, les
surfaces de celle-ci être déchirées ou contuses ; des inflammations et des abcès peuvent s'y manifester, etc. ; toutes
circonstances qui peuvent forcer plus tard à avoir recours
à une autre amputation pour sauver les jours du malade.

L'extraction des boulets, des éclats de bombes et d'obus
qui peuvent se loger au milieu des parties, doit être faite,

ainsi qu'on le pense, le plus tôt possible, et d'après les
mêmes principes que celle des autres corps étrangers dont
il a été déjà question.

Le traitement général des plaies faites par les projectiles lancés par les bouches à feu, est le même que celui
des plaies qui sont produites par des balles, et celui de
toutes les opérations graves en général. Néanmoins, la
stupeur locale et générale se retrouvant ordinairement
dans ces blessures à un plus haut degré que dans les autres,
il faut insister plus particulièrement sur les moyens recommandés pour combattre cette fâcheuse complication.
(Voy. *Commotion* et *Stupeur.*)

## SECTION X.

### Des cas d'amputation.

Lorsqu'un chirurgien est appelé pour donner ses soins à
un individu blessé par un coup d'arme à feu, la première
chose qu'il a à faire, c'est de juger d'après la situation de
la plaie, sa nature et le désordre des parties, si le membre
peut être conservé, ou s'il est tellement affecté, que son
amputation soit absolument indispensable pour sauver
la vie du malade. Entre ceux qui abusent de ce moyen
extrême et ceux qui le proscrivent dans la plupart des
cas, il faut qu'il tienne une conduite qui diffère à la fois
de celle des uns et des autres. Nous nous trouvons ici
amenés à revenir sur les diverses sections dans chacune
desquelles nous avons examiné la terminaison des blessures lorsqu'elles étaient abandonnées aux seules ressources de la nature et privées de celles que procure une
chirurgie efficace.

A — Une plaie simple et dans laquelle une balle produit seulement une perforation des chairs, n'exige jamais

l'amputation, et cette ressource ne pourrait, dans un cas pareil, ne devenir urgente que lorsque, par suite d'un traitement mal dirigé, ou par suite de l'absence de tout secours, ou d'une disposition individuelle particulière, qui rend la maladie rebelle aux traitemens les mieux combinés, cette blessure se compliquerait d'accidens que rien n'a pu entraver, tel que sphacèle, inflammation avec étranglement, suppuration abondante, excessive, qui épuise le malade et menace de le faire périr. Mais ordinairement un traitement méthodique, local et général, ainsi que nous l'avons dit, amène ces sortes de blessures à une terminaison presque toujours heureuse.

B — Le fracas d'os des membres par une balle est un des cas qui réclament le plus souvent l'amputation, lors même qu'il n'existe aucune autre complication que celle-ci.

Quand l'os principal d'un membre est brisé en éclats par une balle, il est bien difficile de déterminer les cas dans lesquels l'amputation doit être pratiquée. C'est ici que la prévision de l'homme de l'art est souvent en défaut. Si le désordre est médiocre, si les esquilles ne sont pas en nombre trop considérable, ce dont il est facile de s'assurer avec le doigt après avoir débridé, si les parties molles ne sont point trop endommagées; on peut tenter de conserver le membre après avoir fait les débridemens convenables pour prévenir les inflammations par étranglement, extrait les esquilles, etc., etc. On met les malades dans l'appareil des fractures compliquées, on les panse régulièrement une ou deux fois par jour, suivant l'abondance de la suppuration; on entretient la plus grande propreté, et souvent on guérit les malades, principalement quand il s'agit des membres supérieurs, et que les individus sont sains et d'une bonne constitution. Les enfans surtout, guérissent bien plus fréquemment que les adultes, de ces sortes de plaies. Nous avons eu dans ces derniers temps l'occasion de nous en convaincre à l'Hôtel-Dieu : plusieurs jeunes gens de quatorze, quinze, et seize ans, blessés très-gravement, ayant un, et même deux membres fracturés par des coups de feu, ont très-bien guéri de ces blessures, tandis que beaucoup d'adultes qui en avaient de bien moins compliquées ont succombé.

Mais quand le désordre des parties molles est grand, qu'il y a beaucoup d'esquilles éparses çà et là au milieu des parties, que ces parties molles surtout sont elles-mêmes plus ou moins dilacérées, il faut amputer sans hésiter, surtout s'il y a en même temps lésion, ou de l'artère principale, ou des nerfs principaux du membre.

Cependant, on trouve encore des malades qui guérissent malgré ces effrayans désordres, malgré un grand délabrement des parties molles et le fracas des os, et toujours on citera des exemples de militaires blessés de cette sorte sur le champ de bataille, qui se sont obstinément refusés à l'amputation qu'on leur présentait comme la seule et unique ressource qui leur restait pour leur sauver la vie, et qui ont cependant guéri. Il y a peu de chirurgiens habiles qui n'aient eu dans leur vie de pareils exemples, mais ce sont des exceptions qu'il est impossible de prévoir et qui ne peuvent renverser le principe. Tant que ce seront des hommes qui feront la chirurgie, on verra les mêmes choses, les mêmes erreurs; il faudrait que Dieu envoyât des anges sur la terre se livrer à la pratique de cette branche de l'art de guérir, pour décider ces cas épineux. Il y en a en effet qui sont tellement au dessus de toute espèce de prévision humaine, qu'il est impossible qu'on n'ampute point quelquefois des membres qui auraient pu être conservés; mais on peut presque affirmer, que si on tentait cette conservation des membres sur tous les individus qui se trouvent dans les circonstances que nous avons indiquées, on en sauverait à peine un ou deux sur cent, et tous les autres succomberaient. Ces résultats s'observent dans la pratique civile, à bien plus forte raison encore doivent-ils se rencontrer à l'armée, où les hôpitaux sédentaires et réguliers sont fort rares, et où il est impossible de donner aux blessés tous les secours convenables. C'est surtout alors que l'amputation est bien plus indiquée, et fait courir beaucoup moins de chances aux blessés (1).

C — Une lésion semblable à une grande articulation, c'est-à-dire, le fracas des extrémités osseuses, l'ouverture de la capsule articulaire, la dilacération des ligamens, etc., réclament plus impérieusement peut-être encore l'amputation; car, malgré les traitemens les plus méthodiques et les plus rationnels, les malades succombent presque toujours, si on n'a point recours à ce moyen.

D — La lésion du vaisseau principal d'un membre n'exige pas l'amputation ainsi qu'on le faisait autrefois presque toujours dans ces cas; nous avons vu qu'on devait alors avoir recours à la ligature des deux bouts du vaisseau artériel divisé. Mais lorsqu'à cette complication, déjà fort dangereuse par elle-même, se joint la fracture comminutive des os, les chances de guérison

(1) Ces remarques furent faites sur les blessés de juillet 1830 comme sur ceux de l'insurrection de juin 1832. Nombre de blessures compliquées de fracas des os, et dont le traitement semblait si facile, donnèrent par la suite le regret de n'avoir pas eu recours plus tôt à l'amputation.

( *Note des rédacteurs.* )

sont moins nombreuses encore, et l'amputation devient presque inévitable. C'est en vain que l'on rapportera des exemples d'individus blessés aussi grièvement, et qui ont encore sauvé leur membre avec leur vie. Le principe d'avoir recours à l'amputation, dans ces cas, n'en est pas moins sûr, et l'expérience vient chaque jour confirmer son excellence. Pour justifier la conservation du membre dans une lésion pareille, il faudrait que la fracture de l'os fût très-simple, et cela est fort rare, ainsi que nous l'avons dit plusieurs fois.

Nous devons avouer cependant que nous avons nous-mêmes obtenu un succès par la ligature de l'artère fémorale dans un cas de fracture du tibia par arme à feu, fracture compliquée d'une lésion à l'artère tibiale antérieure.

E—La section seule des nerfs principaux des membres ne réclame jamais l'amputation : les inconvéniens qui résulteraient d'une paralysie plus ou moins complète d'un membre volumineux, ne peuvent jamais être mis en balance avec les dangers inévitables de son ablation. Cette lésion seule des nerfs n'exigerait cette ressource que dans le cas où des accidens très-graves, tels que le tétanos, se déclareraient et ne céderaient pas aux moyens ordinaires. L'amputation pourrait peut-être alors être une dernière ressource quelquefois utile, mais le plus ordinairement inefficace, ainsi que nous l'avons dit.

Lorsque la lésion des nerfs principaux du membre est unie à la lésion du vaisseau principal de ce membre, l'amputation n'est pas absolument urgente ; car on a des moyens efficaces à opposer à cette dernière blessure ; toutefois, on ne peut se dissimuler qu'on n'a que très-peu de chances de guérison, puisque le membre se trouvera privé de ses élémens de nutrition momentanément au moins, et de sa sensibilité et de ses mouvemens pour toujours : mais si à ces deux ordres de lésions vient se joindre le fracas de l'os ou des os du membre, ou l'enlèvement d'une quantité considérable de parties molles, l'amputation devient indispensable.

F — Les blessures faites par des projectiles lancés par les bouches à feu sont celles qui causent au plus haut degré sur les membres, les ravages qui nécessitent l'amputation. Nous avons déjà vu que lorsqu'un membre avait été complétement enlevé par un projectile lancé par un boulet, il fallait procéder de nouveau à une amputation régulière, au dessus de l'endroit emporté; il y a cependant une exception à ce principe ; en effet, supposons qu'un boulet ait emporté le bras dans son articulation avec le scapulum, et une portion de ce scapulum lui-même, ici il n'y a point d'amputation à faire ; en effet, aux dépens de quoi serait-elle faite? Il en est de même de l'ablation de la cuisse dans l'articulation coxo-fémorale. Le chirurgien, dans cette circonstance, doit seulement régulariser la plaie autant que possible, enlever les portions osseuses détachées, les parties escharifiées, les corps étrangers, arrêter les hémorrhagies, enfin mettre cette plaie dans les conditions les plus avantageuses pour obtenir le moins d'accidens primitifs ou consécutifs. Les plaies de cette nature sont d'ailleurs toujours fort dangereuses, à cause de la commotion générale qui les accompagne, des inflammations excessives qui surviennent, de l'énorme suppuration qui est inévitable, des hémorrhagies qui peuvent traverser la guérison, des frais que la nature est obligée de faire pour opérer une cicatrice aussi étendue, enfin à cause des maladies des organes intérieurs qui sont si communes pendant leur durée. Quand les projectiles lancés par les bouches à feu ont fracassé un membre à sa partie moyenne ou à ses extrémités, que la peau soit intacte ou non, mais que les parties molles sous-jacentes sont mâchées, contuses, déchirées, broyées, de telle sorte qu'il en doit résulter, malgré tout ce qu'on peut faire, un engorgement inflammatoire très-violent, suivi d'une suppuration excessive ou de la gangrène, on doit encore avoirs recours à l'amputation. Lorsqu'une quantité énorme des chairs a été enlevée à ce membre, que les diverses parties qui le constituent ont été presque toutes arrachées et dispersées, que les vaisseaux et nerfs principaux ont été rompus et dilacérés, etc., etc., il est encore urgent de pratiquer l'amputation, et ce serait une infraction aux règles de la saine chirurgie et aux lois sacrés de l'humanité, d'exposer le blessé à des souffrances inouïes et à une mort presque inévitable en cherchant à lui conserver un membre ainsi endommagé.

Néanmoins, on ne peut disconvenir que dans plusieurs des cas que nous venons d'énumérer, il est souvent très-difficile de prononcer sur l'indispensable nécessité de l'amputation. On a vu si souvent des plaies produites par des projectiles lancés par des armes à feu, balles, biscayens, boulets, éclats de bombe, etc., etc., et compliquées de fractures comminutives, de délâbrement énorme aux parties molles, d'hémorrhagies par suite de lésion aux artères et aux veines principales des membres, d'ouvertures et dilacérations des ligamens des articulations, etc., et qui ont cependant guéri sans amputation, que des chirurgiens consciencieux, mais timides, ne savent pas à quel parti s'arrêter; les auteurs sont pleins d'exemples de guérisons surprenantes à la suite de pareilles blessures. Mais souvent aussi on a lieu de se repentir de ne pas avoir pratiqué les amputations, car les accidens augmentent quelquefois si rapidement qu'il n'est même plus possible d'y avoir recours plus tard Aux armées, on doit tenir compte, pour se décider à pratiquer ces amputations, de la fréquente nécessité d'un transport plus ou moins long et pénible : ici, dans des cas douteux, on doit plutôt se déterminer à pratiquer l'amputation ; car on dirige mieux dans ces momens embarassans, une plaie simple comme celle qui résulte d'une amputation, que celles qui sont compliquées de fracas aux os, aux articulations, de lésion aux artères, etc. , etc.

Est-il possible, en effet, dans le désordre et le tumulte d'un combat, ou au milieu des difficultés sans nombre qui se présentent dans les ambulances pour le transport des blessés, de faire les opérations qui pourraient amener la conservation des membres, de donner à ces blessés les soins minutieux nécessaires dans ces blessures, d'agir enfin comme dans un hôpital civil où règnent l'ordre, le silence et la tranquillité, et où on peut disposer de tout en abondance et avec facilité ? Nous ne le croyons pas ; aussi les chirurgiens militaires qui amputent les membres soit pour des lésions d'artères principales seulement, soit pour des fractures par des balles, ne sont-ils pas à blâmer. Le temps à consacrer pour pratiquer ces opérations délicates et pour donner des soins qui auraient pu conserver les membres, leur manquent, ainsi que les moyens convenables de transports, qui ne se fait souvent que sur des charrettes ou des voitures mal suspendues, dont les cahots multipliés, en poussant les pointes des os brisés contre les chairs, les déchirent, font éprouver d'atroces douleurs, augmentent l'irritation, produisent des engorgemens inflammatoires excessifs, et rendent la gangrène presque inévitable, et la mort presque certaine.

**Dans** les degrés moins tranchés où l'on est embarrassé pour décider si l'opération est nécessaire ou s'il faut attendre, le chirurgien ne doit pas se borner à considérer la blessure ; il doit aussi faire attention à la constitution du malade. C'est au chirurgien à peser mûrement les circonstances particulières à chaque individu ; il en est une encore qui doit le décider souvent à pratiquer cette opération, c'est le danger que courent les malades traités de ces blessures compliquées, en restant long-temps dans les hôpitaux. Le danger d'un long séjour dans ces établissemens est diminué par une amputation, , puisque l'on convertit cette blessure en une plaie susceptible d'une très-prompte guérison, et on évite souvent de cette manière le développement de la fièvre et de la pourriture d'hôpital : on doit encore tenir compte des cas dans lesquels on est obligé d'abandonner les blessés atteints de plaies aussi graves, et qui peuvent rester pendant long-temps sans être pansées. Lorsque l'amputation a été faite, cet inconvénient est beaucoup moindre.

G —Il est enfin des amputations réclamées pour des plaies par armes à feu, qui ont été regardées comme curables, et traitées en conséquence, mais qui ont été compliquées d'accidens qu'il n'a pas été possible de prévoir dans les premiers temps, tels sont les cas de nécroses, de caries, de fistules produites par la présence de corps étrangers qu'on n'a pu extraire, qui entretiennent des suppurations opiniâtres, et qui épuisent les malades, de difformités produites par des cals mal faits, de fausses articulations, de membres atrophiés, insensibles, immobiles et incommodes, couverts d'ulcérations et de fistules , d'articulations atteintes de tumeurs blanches, des plaies qui n'ont pu jamais se fermer à cause de leur trop grande étendue, etc., etc. C'est au chirurgien à juger si les accidens qu'éprouvent les blessés réduits en cet état, sont trop graves pour ne pas pouvoir durer plus long-temps sans compromettre leur vie ou la leur rendre in-supportable ; c'est à lui de peser si ces considérations et une foule d'autres dans le détail desquels nous ne pouvons pas entrer ici, doivent faire passer outre sur les dangers d'une amputation, opération toujours très-grave, et qui seule fait souvent périr les individus qui y sont soumis.

## SECTION XI.

### De l'époque à laquelle les amputations des membres doivent être pratiquées.

Lorsque l'amputation a été jugée indispensable, à quelle époque doit-on la pratiquer ? Faut-il attendre que des accidens nouveaux confirment davantage dans la nécessité d'y avoir recours, ou bien faut-il pré-venir ces accidens et pratiquer l'amputation de suite ? En un mot, faut-il avoir recours à une amputation im-médiate, ou à une amputation tardive ? Cette grande question a été agitée depuis long-temps, par des hommes du plus grand mérite, et elle a été décidée en faveur de l'amputation immédiate. Des faits très-nombreux re-cueillis pendant les dernières guerres de la révolution et de l'empire, ont mis hors de doute la vérité de cette doctrine. Depuis bien long-temps des chirurgiens ha-biles et expérimentés s'attachaient à la faire triom-pher, mais ils rencontraient beaucoup d'obstacles (1). L'académie royale de chirurgie, sentant toute l'impor-tance du sujet, proposa en 1745, un prix pour la meil-leure dissertation sur cette question.

(1) Ainsi, *Joseph Duschene* ( *Traité de la cure générale et particulière*

« L'amputation étant absolument nécessaire dans les
» plaies compliquées de fracas d'os, et principalement
» dans celles qui sont faites par des armes à feu, déter-
» miner les cas où il faut faire l'opération, et ceux où il
» convient de la différer, et en donner les raisons. »

*Faure*, qui se prononça contre l'amputation faite sur-
le-champ, eut le prix. Il prétendit qu'il fallait pour pratiquer l'amputation, attendre que tous les accidens primitifs fussent dissipés, pour en espérer le succès. Il eut
des partisans et des adversaires, et parmi eux on remarque surtout *Boucher*, qui inséra parmi les mémoires de
l'Académie, une dissertation destinée à réfuter l'opinion
de *Faure*. Il pense qu'il est au contraire plus avantageux
de faire l'amputation sur-le-champ, que de la retarder
et d'attendre la réaction générale. Les partisans de *Faure*
prétendirent avec lui que les amputations faites sur-le-
champ, avant que le malade ait eu le temps de se re-

---

*des arquebusades*, publié à Paris en 1625) paraît être le premier écrivain
sur la chirurgie militaire dans l'ouvrage duquel on trouve la recommandation de faire l'amputation de suite dans les blessures graves des extrémités.
*Wiseman*, dans le même siècle (*Chirurgical treatise*), la recommandait
aussi dans les mêmes cas. *Ledran* (*Petit Manuel de chirurgie militaire*,
*Traité ou réflexions tirées de la pratique sur les plaies d'armes à feu*) s'en
déclara le partisan. *Ranby* (*Method of treating gun Shot wounds*, Lon-
don, 1781), chirurgien du roi d'Angleterre Georges II, vanta beaucoup
les avantages de l'amputation immédiate. Pour procurer sur-le-champ du
soulagement aux blessés, et pour faciliter l'exécution des opérations nécessaires, il proposa que les chirurgiens, durant la bataille, se rassemblas-
sent en petits corps, et stationnassent à l'arrière-garde de l'armée. Néanmoins, beaucoup d'autres chirurgiens, également célèbres, adoptèrent
l'opinion contraire, et recommandèrent de ne pratiquer l'amputation des
membres gravement endommagés qu'au bout de quelque temps, et d'attendre que tous les accidens primitifs fussent calmés.

(*Note des rédacteurs.*)

mettre de son trouble et de l'ébranlement que sa blessure
lui a causé, augmentaient ces accidens et qu'elles avaient
alors presque toutes des suites funestes. Mais l'expérience
a prouvé au contraireque l'amputation, développant dans
ces momens beaucoup moins de douleur, cet état était
plus avantageux que nuisible. Sans doute, il faut laisser
reprendre un peu de calme au malade, et, par des moyens
dont il a été déjà question, le tirer de l'état de stupeur où le plonge sa blessure; car, en l'opérant alors
on s'exposerait à voir l'écoulement d'une certaine quantité de sang, et les douleurs inévitables d'une amputation, achever son épuisement, et le faire succomber.
Mais cet état de stupeur étant passé, en pratiquant l'amputation immédiatement ou presque immédiatement, on
évite le développement d'une réaction générale très-
forte, d'une fièvre violente, des spasmes, de la phlébite, de la résorption purulente, des abcès viscéraux, etc., etc., et les diverses opérations indispensables, tels que les larges et profonds débridemens, pour
prévenir tous les accidens qui dépendent d'un grand
fracas d'os, de la présence de corps étrangers, etc.,
opérations presque aussi douloureuses et quelquefois
aussi dangereuses que l'amputation elle-même. Ces douleurs, et la série des accidens qui les suivent, sont donc
épargnées aux malades par l'amputation immédiate.
Tous ces accidens inévitables qui précèdent une amputation tardive, laissent d'ailleurs après une longue série
de maux, le malade dans l'attente, dans la certitude
même d'une opération très-douloureuse dont le succès
est incertain, et qui ramène à son tour d'autres accidens
qui enlèvent souvent le blessé.

   Sans doute, lorsqu'on se décide à pratiquer l'amputa-

tion sur-le-champ, on s'expose dans certains cas à priver
des malades d'un membre qu'on aurait pu leur conserver,
en la différant, parce qu'on aurait eu le temps de constater si ces malades pouvaient résister aux chances que
fait courir cette conservation; mais on ne doit point être
arrêté par cette considération; car, pour quelques membres qu'il serait possible, à la rigueur, de conserver, on laisserait périr au milieu d'accidens primitifs ou consécutifs
beaucoup de malades dont on aurait sauvé la vie en les
amputant sur-le-champ.

Cette grande question n'est donc plus indécise actuellement, et presque tous les chirurgiens sont d'accord sur
ce point (1). Il est généralement admis maintenant,
lorsque l'amputation est jugée nécessaire, qu'il faut la

---

(1) La vérité de cette doctrine est confirmée chaque jour par de nouveaux faits, et les chances de salut pour les malades ainsi opérés sont bien
plus grandes aujourd'hui que du temps de *Faure*. En effet, cet auteur nous
apprend que, sur trois cents amputations environ, faites après la bataille de
*Fontenoy*, une trentaine seulement furent suivies de succès, tandis que
maintenant on sauve plus des trois quarts des amputés, dont quelques uns
des deux membres, ce qui tient surtout à ce que l'on ampute immédiatement tout ce qui est jugé digne de cette opération.

A l'armée d'Italie, en 1796, M. *Larrey* eut la douleur de voir dans les
hôpitaux beaucoup de blessés périr victimes de la confiance que les chirurgiens de cette armée avaient dans les principes de *Faure*. *Bonaparte*,
général en chef, sentit qu'une ambulance volante était seule capable, en
cas de nouvelles hostilités, de prévenir de semblables accidens; et c'est
d'après son ordre que M. *Larrey* forma les divisions d'ambulance dans lesquelles on disposait les jours de bataille tout ce qu'il fallait pour amputer
le plus promptement possible, et dès lors on sauva un grand nombre de
blessés par l'amputation.

Lors du terrible combat naval du 1er juin 1794, M. *Fercoc*, chirurgien-
major du vaisseau *le Jemmape*, écrivait à M. *Larrey* que, sur soixante individus amputés immédiatement après leurs blessures, et transportés à l'hôpital de la marine de *Brest*, deux seulement moururent du *tétanos*; tous

pratiquer sur-le-champ, c'est-à-dire, laisser seulement
passer les premiers momens d'agitation sans rien faire,
et l'abattement et la commotion du malade se dissiper.
Cette période s'étend depuis une jusqu'à six ou huit
heures, suivant les individus, et selon les diverses bles-
ssures qui auront été reçues; généralement, cependant,
il suffit de une heure jusques à trois. Mais quand il
a été impossible de donner tous les secours convenables,
que l'amputation n'a pu être pratiquée sur-le-champ,
ou bien qu'on a cherché à tenter de conserver des mem-

les autres périrent. L'un d'eux avait été amputé des deux bras. Le chirur-
rgien du vaisseau *le Téméraire*, qui fut pris par les Anglais, voulut remettre, d'après le conseil de leurs médecins, jusqu'à son arrivée dans le
port, l'amputation indiquée pour plusieurs blessés; mais il eut la douleur
de les voir tous périr dans le trajet.

    Après l'affaire de *Neubourg*, *Percy* fit quatre-vingt-douze amputations,
et *quatre-vingt-six* guérirent, et M. *Larrey* en guérit douze sur quatorze.
M. *Maclet* parle de onze militaires qui, blessés à la bataille d'*Aboukir*,
amputés dans les premiers vingt-quatre heures, guérirent, tandis que trois
autres amputés, huit jours plus tard, moururent.

    Pendant la guerre d'indépendance des Etats-Unis d'Amérique, en 1780,
les chirurgiens de l'armée française firent un grand nombre d'amputations
d'après l'opinion alors généralement adoptée en France, qu'on ne devait
opérer qu'après la cessation des accidens primitifs : presque tous les blessés
moururent après l'opération. Les Américains, au contraire, qui eurent le
courage de pratiquer l'amputation immédiatement, ou dans les premiers
vingt-quatre heures, chez beaucoup de blessés de leur nation, n'en perdirent qu'un très-petit nombre, et cependant les blessés français étaient,
sous le rapport de la situation de l'hôpital, dans des conditions bien plus
avantageuses que celles des blessés Américains.

    Le grand-succès qui suivit l'amputation pratiquée sur le champ de ba-
taille, fut bien évident après la glorieuse bataille de Toulouse en 1814.
*Guthrie* rapporte (op. cit.) que, sur quarante-sept amputations immédiates,
trente-huit furent guéries, tandis que sur cinquante-une amputations qui
furent remises, vingt-une eurent une terminaison fatale. A l'attaque de la
*Nouvelle-Orléans* par les Anglais en 1814, sur quarante-cinq amputations
immédiates, trente-huit malades furent sauvés, tandis que sur sept des

bres très-endommagés, quels sont les signes qui annoncent qu'il est temps de renoncer à ce traitement, et quel est l'instant favorable à saisir pour pratiquer l'amputation consécutive? C'est lorsqu'on commence à s'apercevoir que ce traitement est tout-à-fait infructueux, que la suppuration est excessive, l'affaiblissement du malade visible, qu'il a de la fièvre, des sueurs, du dévoiement, de l'insomnie, etc. Il ne faut point attendre cependant que les forces du blessé soient tellement affaiblies

amputations consécutives, deux seules guérirent. (Op. cit.) On voit aussi, par le mémoire de M. *del Signore*, chirurgien de l'armée égyptienne, qu'à l'issue du combat de *Navarin*, sur trente-une amputations immédiates, ce praticien ne perdit qu'un malade, tandis que de trente-huit qu'il amputa les jours suivans, il n'en sauva que vingt-cinq.

Pour les fractures de la cuisse par des coups de feu, l'amputation est plus formelle peut-être que pour tous les autres cas. *Ravaton* dit que, si on n'ampute pas, cette fracture est à peu près constamment mortelle. *Schmucker* soutient qu'on ne sauve qu'un malade sur sept, parmi ceux qui sont atteints. *Lombard* tient le même langage. M. *Ribes*, qui n'en a vu guérir aucun, donne l'histoire de dix sujets que les soins les mieux entendus ne purent conserver, et dit que, à l'Hôtel des Invalides, sur un total de quatre mille individus, il n'en a pu trouver un seul qui ait été guéri de ce genre de blessures. M. *Yvan* lui en a montré deux en 1815, mais qui conservaient des fistules, et qui ont fini par succomber aux suites de leurs fractures. M. *Gaultier de Claubry*, ancien chirurgien de la garde impériale française, partage l'opinion de M. *Ribes*, et dit qu'à l'armée d'Espagne, presque tous les militaires dont la cuisse avait été fracturée, sont morts quand on ne les a pas amputés sur-le-champ. Les événemens de 1830 et de 1831, à Paris, ont mis les chirurgiens de Paris à même de confirmer les mêmes faits, et chaque jour on est à même d'en constater de nouveaux. Quelques-uns qui ne font qu'exception, ne peuvent contredire la règle générale. Aussi maintenant les avantages de cette doctrine étant incontestables, toute la question se réduit à savoir dans les blessures graves des membres par des coups de feu, si l'amputation est ou n'est pas de rigueur, ce qui la rejette dans le chapitre du diagnostic, ou des indications.

(*Note des rédacteurs*)

qu'il n'en ait plus assez pour supporter les douleurs de l'amputation. Quant à l'état physique, c'est beaucoup pour le malade d'être encore dans des conditions heureuses de forces, pour supporter l'amputation; mais quant au moral, cela est aussi très-important. Que l'on juge de l'état de tristesse et d'abattement dans lequel doit se trouver un malade qui s'est flatté, ou que l'on a flatté pendant long-temps de la guérison, et auquel on est obligé de déclarer enfin que l'amputation est la seule ressource à employer, enfin, que toutes les douleurs qu'il a éprouvées, tous les risques qu'il a courus sont en pure perte!

Quelques circonstances cependant peuvent engager le chirurgien à hâter cette amputation, ou à la retarder. Telle est, par exemple, la complication d'une hémorrhagie provenant d'une des principales artères d'un membre: en ayant recours de suite à l'amputation, dans ce cas on met un terme à tous les accidens hémorrhagiques et autres; mais si la gangrène s'est emparée du membre, il faut attendre qu'elle soit bornée. Cependant beaucoup de chirurgiens pensent encore que c'est un moyen d'en arrêter sûrement les progrès, et nous croyons qu'ils ont raison (1).

(1) *Pott*, et avant lui *Sharp*, ont soutenu avec force qu'on doit toujours attendre que l'organisme ait arrêté les progrès de la mortification, en ait établi les limites avant de songer à l'amputation; sans cela, disent-ils, on s'expose à voir la gangrène s'emparer du moignon, et s'étendre du côté du tronc. Mais beaucoup de chirurgiens, et parmi eux MM. *Larrey*, *Yvan*, *Dupuytren*, etc., etc., ont fait voir qu'il est parfois prudent de suivre une conduite opposée, et de pratiquer l'amputation avant que la gangrène ne soit bornée. C'est le cas dans une gangrène traumatique. La gangrène doit être regardée ici comme cause de gangrène, et dès qu'elle existe, le malade ne peut que gagner à ce qu'on s'empresse d'enlever les parties mortifiées. Mais il n'en est pas de même de la gangrène spontanée ou de cause interne,

## Section XII.

### De l'amputation des membres et du mode de pansement après l'amputation.

L'amputation des membres étant décidée, qu'elle soit immédiate ou qu'elle soit consécutive, comment faut-il la pratiquer ? Nos lecteurs ne doivent point attendre ici de nous que nous discutions la valeur des diverses méthodes circulaire, oblique et à lambeaux : cela appartient à un traité de médecine opératoire. Nous ne discuterons pas non plus les divers procédés qui ont été et qui sont encore employés. D'ailleurs, très-souvent dans les cas de plaie par arme à feu, la forme des amputations est déterminée par celle de la blessure, et il n'y a point alors de règles à déterminer ; le chirurgien ne peut alors prendre conseil que des circonstances. Voici le procédé que j'emploie dans les cas ordinaires. La peau étant relevée autant que possible par un aide, on fait une section jusqu'à l'os, de la peau et des muscles superficiels et profonds ; ces parties étant toutes relevées à la fois, on fait une seconde section des chairs adhérentes à l'os, au niveau de ces parties rétractées, puis la section de l'os, qui se trouve ainsi placé au sommet du cône creux que présente le moignon. Ce procédé abrége les douleurs, et donne aux parties une forme très-avantageuse, pour pouvoir opérer la réunion par première intention.

de celle, par exemple, qui dépend de l'oblitération spontanée de l'artère ou de la veine principale d'un membre. Ainsi, comme l'on voit, cette proposition d'amputer seulement après que des limites ont été posées par la nature à la mortification, ne peut pas être adoptée d'une manière absolue.

*(Note des rédacteurs.)*

Lorsque l'amputation a été pratiquée, comment doit se comporter le chirurgien? doit-il laisser suppurer le moignon, c'est-à-dire obtenir une réunion par seconde intention, ou bien doit-il chercher à éviter la suppuration, c'est-à-dire obtenir une réunion immédiate?

Nous avons parlé plus haut des moyens d'obtenir la réunion médiate et la réunion immédiate des plaies. Il est inutile de revenir sur la description de ces moyens. Nous ne voulons pas et nous ne devons pas d'ailleurs faire ici l'histoire des avantages et des inconvéniens de l'une ou de l'autre méthode; cette discussion nous mènerait beaucoup trop loin : nous dirons seulement, et la plupart des chirurgiens pensent aujourd'hui que la réunion par première intention doit être tentée dans les amputations faites pour les blessures par armes à feu (1). On l'obtient par les moyens qui ont été indiqués plus haut. Quant à la section des ligatures près de leurs nœuds, de quelque nature qu'elles soient, et leur séjour dans la plaie, c'est une mauvaise méthode. Ces ligatures agissent comme corps étrangers, irritent la plaie, et déterminent souvent des inflammations et des abcès. Je préfère, ainsi que la très-grande majorité des praticiens, réunir dans

(1) Il ne s'agit ici que du pansement après les amputations faites primitivement pour des blessures par armes à feu ; après les amputations consécutives pour ces mêmes blessures, l'opinion des chirurgiens est loin d'être aussi unanime : beaucoup d'entre eux veulent, et avec raison peut-être, qu'on emploie la réunion médiate. Assimilant cette amputation consécutive à celle que l'on fait dans la pratique civile pour des maladies chroniques des membres accompagnées d'une suppuration abondante et ancienne, ils rejettent la réunion immédiate, qu'ils adoptent exclusivement ou presque exclusivement après les amputations primitives que l'on fait dans cette même pratique civile pour des écrasemens, des fractures comminutives, etc., etc. Ces cas, en effet, sont parfaitement comparables.

(*Note des rédacteurs.*)

un des angles de la plaie les ligatures dont un des chefs a été coupé. La suppuration se fait sans doute dans ce point et la réunion y échoue, mais c'est dans une très-petite étendue. D'ailleurs, quel est le cas dans lequel une réunion immédiate, à la suite d'une amputation, soit tout-à-fait complète? Les partisans les plus dévoués de cette méthode auraient bien de la peine à le trouver pour le citer. Pour ma part, j'avoue n'avoir jamais observé une réunion immédiate dans toute la rigueur du terme; toujours la suppuration a lieu dans une certaine partie de la plaie; mais la plus grande ne suppure pas, et c'est là un très-grand avantage que le chirurgien ne doit pas négliger de chercher à obtenir, à la suite des amputations nécessitées par les plaies par armes à feu.

Enfin, pour terminer ce qui est relatif aux amputations des membres, nous dirons seulement deux mots de leurs dangers. Beaucoup d'individus amputés d'un membre important, comme le bras, la jambe, la cuisse, meurent, lors même que cette opération a été pratiquée au milieu des circonstances les plus heureuses. Personne ne peut nier ce fait. On peut calculer que généralement, quoi qu'on fasse, sur six amputés, un succombe. Les dangers qui traversent la guérison d'un amputé sont très-nombreux, les inflammations intérieures, la phlébite, la suppression du pus, son dépôt dans les principaux organes, l'abondance excessive de la suppuration, etc., sont les conditions fâcheuses auxquelles sont exposés les amputés. C'est ce qui fait qu'une amputation est toujours une chose très sérieuse. Aussi le chirurgien doit-il s'attendre toujours à perdre un certain nombre de ceux auxquels il pratique cette grave opération, même au milieu des circonstances les plus favorables.

Pour terminer ce qui est relatif à l'histoire des blessures par les armes de guerre considérées d'une manière générale, il nous reste à traiter encore d'un certain nombre de complications qu'on observe si souvent dans ces sortes de lésions ; telles sont les *hémorrhagies artérielles et veineuses*, la *fièvre traumatique*, les *abcès viscéraux*, la *pourriture d'hôpital*, etc., etc. Nous terminerons enfin cette histoire par la description des cicatrices des plaies produites par les armes de guerre et par celle de leurs maladies ; après quoi nous arriverons aux blessures de chaque région du corps ; c'est ce qui formera notre second et dernier volume.

FIN DU TOME PREMIER.

# TABLE
# DES MATIÈRES.

FIN DE LA TABLE.

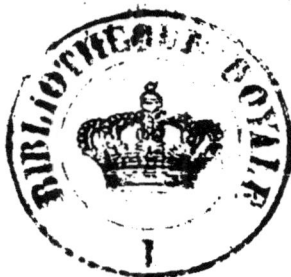

.

www.ingramcontent.com/pod-product-compliance
Lightning Source LLC
Chambersburg PA
CBHW031346210326
41599CB00019B/2664